専門医のための
眼科診療クオリファイ

シリーズ総編集
大鹿哲郎
筑波大学
大橋裕一
愛媛大学

28

近視の病態とマネジメント

編集
大野京子
東京医科歯科大学

中山書店

シリーズ刊行にあたって

　21世紀はquality of life（生活の質）の時代といわれるが，生活の質を維持するためには，感覚器を健康に保つことが非常に重要である．なかでも，人間は外界の情報の80％を視覚から得ているとされるし，ゲーテは「視覚は最も高尚な感覚である」（ゲーテ格言集）との言葉を残している．視覚を通じての情報収集の重要性は，現代文明社会・情報社会においてますます大きくなっている．

　眼科学は最も早くに専門分化した医学領域の一つであるが，近年，そのなかでも専門領域がさらに細分化し，新しいサブスペシャリティを加えてより多様化している．一方で，この数年間でもメディカル・エンジニアリング（医用工学）や眼光学・眼生理学・眼生化学研究の発展に伴って，新しい診断・測定器機や手術装置が次々に開発されたり，種々のレーザー治療，再生医療，分子標的療法など最新の技術を生かした治療法が導入されたりしている．まさにさまざまな叡智が結集してこそ，いまの眼科診療が成り立つといえる．

　こういった背景を踏まえて，眼科診療を担うこれからの医師のために，新シリーズ『専門医のための眼科診療クオリファイ』を企画した．増え続ける眼科学の知識を効率よく整理し，実際の日常診療に役立ててもらうことを目的としている．眼科専門医が知っておくべき知識をベースとして解説し，さらに関連した日本眼科学会専門医認定試験の過去問題を"カコモン読解"で解説している．専門医を目指す諸君には学習ツールとして，専門医や指導医には知識の確認とブラッシュアップのために，活用いただきたい．

　　　　　　　　　　　　　　　　　　　　　　　　大鹿　哲郎
　　　　　　　　　　　　　　　　　　　　　　　　大橋　裕一

序

　近視が，昨今，このように医療者の注目を浴びる疾患となったことには，明らかな理由がいくつか考えられる．

　一つには，視覚，とくに近業に頼ることが多くなった生活環境の変化がある．パーソナルコンピュータ，携帯電話，スマートフォン，タブレットなど，ここ半世紀のうちに，それ以前の人が想像もしえなかった電子デバイスが続々と出現した．以来，利便性と低価格化が普及を後押しし，今では多くの人の日常の生活に欠かせないものとなってきている．当然，その利用のために，顔の近くに焦点を当てることを，かなり長い時間，目に強いることになる．最近では，小児期からこれらのデバイスを長時間使うケースも多く，それが原因で近視を発症するともいわれる．事実，文部科学省学校保健統計によれば，裸眼視力 0.3 未満の小学生は，30 年前に比べると 3 倍になっている．

　もう一つは，眼科の検査機器の飛躍的な進歩がある．とくに OCT（optical coherence tomography）は，眼底部を断層として短時間で解析することができ，しかも患者に対する侵襲はほとんどない．この検査結果の集積によって，近視が眼底部にどのように変化を起こすのかが明らかになってきた．これをもとに，医療的な介入が必要となる"病的近視"の定義や分類について，検討が重ねられている．

　あと一つ，最も注目すべきことは，グローバルスケールで進められている大規模スタディの集積がある．これらの解析から，近視発症には人種差があり，欧米に比べてアジアに多く，特にわが国は世界有数の近視国であることがわかった．さらに，近視発症にかかわる遺伝・環境要因，後部ぶどう腫や脈絡膜新生血管など近視が原因となる眼底部所見と，さまざまな角度からの解析結果が公表されている．

　本巻では，これまでの近視についての知見を，アップデートしたうえで総合的にまとめた．大規模スタディの解析から得られた病態の定義，分類を外来ベースでも使いやすいように記述していただいた．検査，治療，疫学に加えて，緑内障や加齢黄斑変性といった疾患と近視とのかかわりにも，十分に解説していただいた．

　ありふれた所見に，医療者ならば見定めるべき，患者の予後を左右する深刻な病態が隠れていることがある．近視もその一つといえよう．この巻が，読者に，近視診療についての新たなアングルを提示できることを願っている．

2016 年 1 月

東京医科歯科大学医歯学総合研究科眼科学教室／教授
大野　京子

専門医のための眼科診療クオリファイ
28■近視の病態とマネジメント
目次

1 近視の病態と定義

総論と分類	大野京子	2
近視の疫学	川崎 良	9
[SQ] 近視の本態としての眼軸延長と眼球の変形について，小児の場合を中心に教えてください	石井晃太郎	15
[SQ] 近視の本態としての眼軸延長と眼球の変形について，成人の場合を中心に教えてください [カコモン読解] 21臨床25	森山無価	18

2 近視の原因

遺伝的要因	山城健児	26
視覚環境	長谷部 聡	33
続発性に近視を生じる疾患 [カコモン読解] 18臨床40 19一般44 21一般56 22一般51	田中裕一朗	40
[CQ] 強度近視と弱度近視は同じ延長線上にある病態でしょうか？	不二門 尚	51
[SQ] 実験近視研究の進歩について教えてください	世古裕子	56

3 近視の検査所見

超音波所見による眼軸長計測	横井多恵	62
視野	奥山幸子	67
高次収差，コントラスト感度	平岡孝浩	74
電気生理学的検査所見	近藤峰生	91

[SQ] "サイエンティフィック・クエスチョン"は，臨床に直結する基礎知見を，ポイントを押さえて解説する項目です．

[カコモン読解] 過去の日本眼科学会専門医認定試験から，項目に関連した問題を抽出し解説する"カコモン読解"がついています．（凡例：21臨床30→第21回臨床実地問題30問，19一般73→第19回一般問題73問）
試験問題は，日本眼科学会の許諾を得て引用転載しています．本書に掲載された模範解答は，実際の認定試験において正解とされたものとは異なる場合があります．ご了承ください．

[CQ] "クリニカル・クエスチョン"は，診断や治療を進めていくうえでの疑問や悩みについて，解決や決断に至るまでの考えかた，アドバイスを解説する項目です．

網膜脈絡膜血流動態	中林征吾,長岡泰司	98
OCT カコモン読解 20 一般70 22 一般67 23 一般9	佐柳香織	105
マイクロペリメトリー	石子智士	111

4 近視の治療

眼鏡やコンタクトレンズによる近視矯正 カコモン読解 24 一般57	長谷部 聡	122
オルソケラトロジー カコモン読解 21 臨床18	平岡孝浩	130
屈折矯正手術 カコモン読解 19 一般92 19 一般93 24 一般91	北澤世志博	142
薬物治療	鳥居秀成,不二門 尚	151
SQ 周辺視,周辺網膜のデフォーカスについて教えてください	長谷部 聡	157
CQ 強度近視患者のIOL度数の目標値と計算式を教えてください カコモン読解 18 一般34 22 一般36	横井多恵	160
CQ 強膜補強術の動向について教えてください	吉田武史	165

5 強度近視の眼底病変とその疫学

疫学	安田美穂	168
近視性黄斑症の新分類	森山無価	175
眼底病変の進行過程	林 憲吾	177
強度近視の健康関連QOL	横井多恵	187

6 近視性CNV

診断	馬場隆之	194
治療 カコモン読解 24 一般99	藤本聡子,生野恭司	202
CQ 高齢者の近視性CNVとAMDとの違いについて教えてください	森 隆三郎	207
CQ 近視性CNV発生の原因について教えてください	若林 卓	211

7 近視性牽引黄斑症

診断 カコモン読解 18 一般47	島田典明	216
自然予後	島田典明	221
治療／硝子体手術（総論）	厚東隆志,平形明人	225
治療／強膜バックリング	坂東 肇	231

| CQ | OCTから示唆された近視性牽引黄斑症の発症メカニズムとFSIPについて教えてください……………島田典明　236 |
| SQ | 手術時の病理所見から示された発症メカニズムを教えてください………久冨智朗　239 |

8　緑内障と近視性視神経症

診断と予後　カコモン読解　18 一般60　22 一般75　23 一般40 …………………富所敦男　244

治療・管理方針　カコモン読解　20 一般85 ……………………………………新田耕治　254

| CQ | 強度近視眼の視神経障害の機序について，網膜神経節細胞を中心に教えてください……………………………………………………板谷正紀　261 |
| CQ | 強度近視眼の視神経障害の機序について，視神経周囲の構造を中心に教えてください……………………………………………………大野京子　263 |

9　近視性網膜脈絡膜萎縮

診断　カコモン読解　18 一般44　19 臨床19　20 一般41 ……………………………森山無価　268

進行過程と予後 …………………………………………………………………林　憲吾　273

10　強度近視に伴う斜視

診断と検査所見の特徴　カコモン読解　18 臨床38　20 臨床33　23 一般66 ……………横山　連　284

治療・管理方針　カコモン読解　24 一般17 ……………………………………………横山　連　291

文献*　297

索引　317

* "文献"は，各項目でとりあげられる引用文献，参考文献の一覧です．

編集者と執筆者の紹介

シリーズ総編集	大鹿　哲郎	筑波大学医学医療系眼科
	大橋　裕一	愛媛大学大学院医学系研究科視機能外科学分野（眼科学講座）
編集	大野　京子	東京医科歯科大学医歯学総合研究科眼科学教室
執筆者 （執筆順）	大野　京子	東京医科歯科大学医歯学総合研究科眼科学教室
	川崎　良	山形大学医学部公衆衛生学講座
	石井晃太郎	いしい眼科
	森山　無価	東京医科歯科大学医歯学総合研究科眼科学教室
	山城　健児	京都大学大学院医学研究科感覚運動系外科学眼科学
	長谷部　聡	川崎医科大学眼科学2
	田中裕一朗	東京医科歯科大学医歯学総合研究科眼科学教室／小沢眼科内科病院
	不二門　尚	大阪大学大学院医学系研究科感覚機能形成学
	世古　裕子	国立障害者リハビリテーションセンター研究所　感覚機能系障害研究部 視覚機能障害研究室
	横井　多恵	東京医科歯科大学医歯学総合研究科眼科学教室／川口市立医療センター眼科
	奥山　幸子	近畿大学医学部眼科学教室
	平岡　孝浩	筑波大学医学医療系眼科
	近藤　峰生	三重大学大学院医学系研究科臨床医学系講座眼科学
	中林　征吾	旭川医科大学眼科学教室
	長岡　泰司	旭川医科大学眼科学教室
	佐柳　香織	大阪大学大学院医学系研究科眼科学
	石子　智士	旭川医科大学医工連携総研講座
	北澤世志博	神戸神奈川アイクリニック
	鳥居　秀成	慶應義塾大学医学部眼科学教室
	吉田　武史	東京医科歯科大学医歯学総合研究科眼科学教室
	安田　美穂	九州大学病院眼科
	林　憲吾	東京医科歯科大学医歯学総合研究科眼科学教室／横浜桜木町眼科
	馬場　隆之	千葉大学大学院医学研究院眼科学
	藤本　聡子	大阪大学大学院医学系研究科眼科学
	生野　恭司	いくの眼科
	森　隆三郎	駿河台日本大学病院眼科
	若林　卓	大阪大学大学院医学系研究科眼科学
	島田　典明	東京医科歯科大学医歯学総合研究科眼科学教室
	厚東　隆志	杏林アイセンター
	平形　明人	杏林アイセンター
	坂東　肇	大阪労災病院眼科
	久冨　智朗	国立病院機構九州医療センター眼科
	富所　敦男	東中野とみどころ眼科
	新田　耕治	福井県済生会病院眼科／金沢大学大学院医学系研究科脳病態医学講座 視覚科学
	板谷　正紀	埼玉医科大学眼科
	横山　連	大阪市立総合医療センター小児眼科

1. 近視の病態と定義

総論と分類

疫学

近視の発症には人種差があり，従来からアジア人に多く，白人や黒人に少ないことが報告されている．わが国は世界有数の近視国である[1,2]が，さらに近年，シンガポール，台湾，韓国など他のアジア諸国においても近視人口の急増が指摘されている[3-5]．また，欧米諸国においても近年は近視人口の増加がみられており[6]，近視は国際的な視覚障害の原因として，その重要性を増しつつある．

小児における近視人口の増加も，将来の病的近視人口の増加を考えるうえで重要な問題である．わが国では小児の近視の統計はないが，文部科学省学校保健統計の裸眼視力 0.3 未満の小学生の頻度をみると，ここ 30 年間で約 3 倍に増えている．

生活環境の変化などに伴い，近視の低年齢化，高度化が進んでいる．さらには，体の成長が停止したのちに近視を発症あるいは近視が進行する成人発症近視または成人進行性近視も増加している．こういった小児や若年における近視人口の増加は，成人以降に，わが国の失明原因として上位を占める病的近視[7]の増加に結びつく可能性がある．

文献は p.297 参照.

近視の病態

眼の屈折状態を左右する 3 要素は角膜屈折力，水晶体屈折力，眼軸長であるが，近視の場合には程度の大小や小児期の発症あるいは成人期の発症[8]にかかわらず，眼軸長の増大（特に硝子体長の増大）が主たる原因である（図1）．眼軸長は生下時には約 17 mm であるが，その後増大し，成人の正視眼では約 23〜24 mm とされている．片眼遮閉などを用いた実験近視モデル（図2）の研究から，眼軸長が正常値に至るまでの正視化過程（emmetropization）は，ぼけ像を感知した網膜から何らかのシグナルが伝えられ，強膜の成長を制御することにより緻密に制御されていることがわかっている．つまり近視の多くは，視覚制御の何らかの異常によるといえるかもしれない．

1. 近視の病態と定義　3

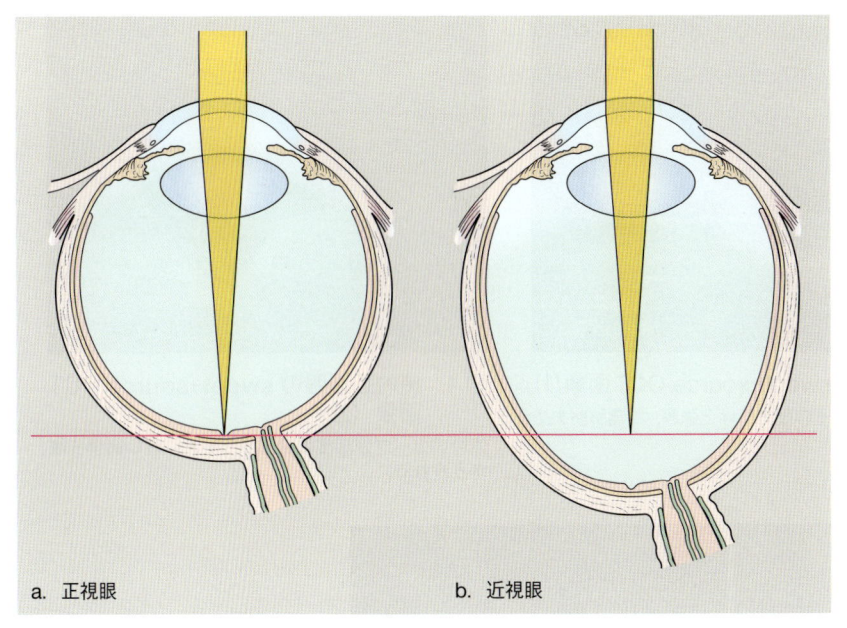

a. 正視眼　　　　　　b. 近視眼

図1　正視眼（a）と近視眼（b）のシェーマ
近視眼では主として眼軸長（硝子体長）が延長し，平行光線が網膜面より前方で結像してしまう．

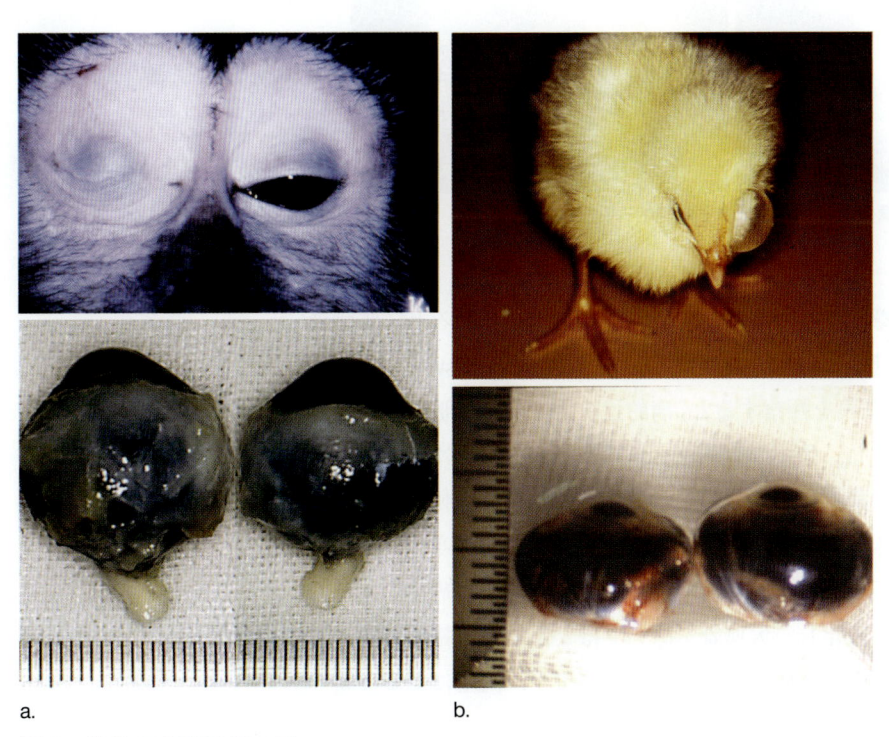

a.　　　　　　　　　　b.

図2　動物の実験近視モデル
サル（a）やヒヨコ（b）の片眼を遮閉もしくは半透明ゴーグルを装用させて幼若期に飼育すると，眼軸延長を伴う近視眼を作成することができる．このモデルを用いて近視発症メカニズムが盛んに研究されてきた．
（写真提供：東京医科歯科大学名誉教授　所　敬先生．）

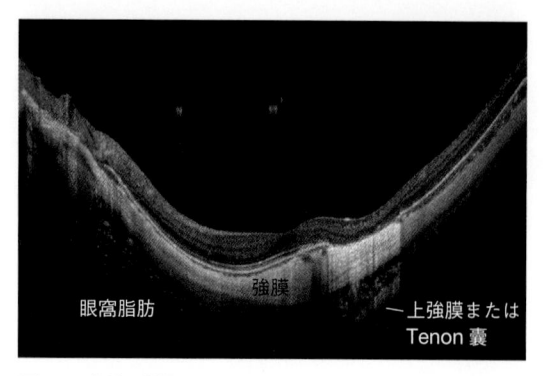

図3 病的近視眼のswept-source OCT画像(1)
強膜の全層が観察でき，その後方には上強膜，眼窩脂肪まで観察できる．

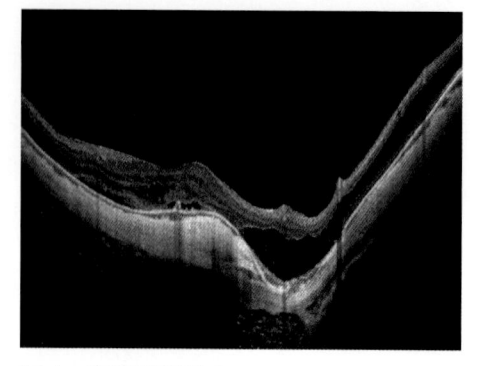

図4 病的近視眼のswept-source OCT画像 (2)
強膜のカーブが高度に変形し，それに伴い網膜分離がみられる．

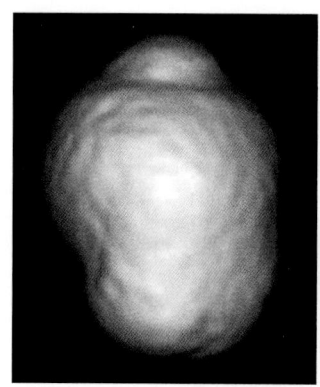

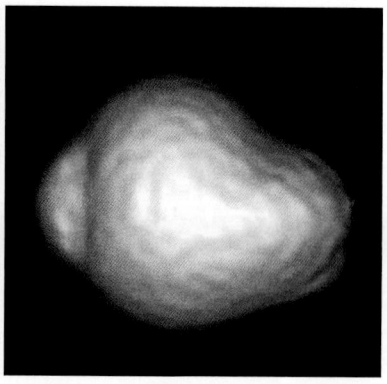

図5 病的近視眼の3D MRI画像
下からみた画像（a）および鼻側からみた画像（b）において眼球が高度に変形し，正常の球形から逸脱している．

a. 下からみた画像　　b. 鼻側からみた画像

病的近視の病態：眼軸が高度に延長した病的近視になると，眼軸延長に加えて強膜が菲薄化し，変形する（図3）[9]．最近のswept-source OCTの画像で強膜を観察すると，病的近視眼では正視眼の1/3以下に強膜が菲薄化し，強膜のカーブも正常な弧を描かずにさまざまに変形する．検眼鏡的にも強膜の変形は後部強膜ぶどう腫として観察することができる（図4）．眼軸延長に続いて強膜の高度の菲薄化が起きる機序は不明であるが，病的近視眼では強膜の菲薄化に先んじて，脈絡膜が菲薄化し，大血管を除いてほとんどの脈絡膜の層が消失した状態に至る．このような脈絡膜の消失が，内圧による強膜への負荷を増強させる可能性もある．

　強膜の菲薄化，変形による後部強膜ぶどう腫を生じる[10]という点が，一般的な近視にはない病的近視の特有の問題であり，そのために眼底後極部の網膜・視神経が伸展され視覚障害を起こす原因となる．

　最近3D MRIの検討からMoriyamaら[11]は，病的近視の眼球形状

を詳細に3次元的に解析することに成功した（図5）．眼球は中枢神経系である網膜や視神経を擁しており，その外壁を構成する強膜の菲薄化や変形が，中枢神経系組織の機械的障害を惹起することは想像に難くない．3D MRIの解析では耳側偏位型というある特定の眼球変形パターンを有する症例に高頻度に視神経障害がみられることが明らかとなっており，眼球変形と視覚障害との直接的関連を示したものである．

近視の分類

近視の分類にはさまざまあり，程度分類，眼底所見あるいは視機能障害からの分類などがある．わが国では程度分類として庄司[12]の分類が多く使用されている（表1）．視機能障害の点からは，単純近視と病的近視という分類がある．前者は正常な生物学的個体差の分布範囲にあるもので，屈折度は比較的軽く，眼鏡を用いて正常視力まで矯正が可能な近視である．一方後者は，変性近視あるいは悪性近視とも呼ばれてきた病態であり，Duke-Elder[13]によれば，眼底後極部に特有の近視性黄斑部病変（図6）[14-16]あるいは後部強膜ぶどう腫を伴う近視とされている．

さらに所ら[17]は，強度近視は眼軸の延長が主因であるため，病的近視を，眼軸が異常に長く，正視眼の眼軸長の平均値から標準偏差が3倍以上離れて長いものと定義し，これを屈折度に換算した結果，表2のように病的近視を定義している．

しかしながら，種々の国際研究において異なる強度近視，病的近視の定義や分類が用いられている現状があり，そのため各国のデータを単純に比較することが難しいという問題点がある．国際的に統一された病的近視の診断基準を確立するMETA-PM（META-analysis for Pathologic Myopia）Studyが現在進行中であり，その成果が期待される．

特殊な近視

近視はさまざまな病態に合併して生じることも多い．ダウン症候群などの発達異常には高頻度に屈折異常が合併することが知られている．先天性近視は種々の全身性および局所性疾患においてみられるが，特に全身的素因がない症例にも少なからず存在する．興味深い病態に片眼強度近視がある[18]．強度近視になったほうの眼に明らかな局所性の原因（角膜混濁など）がある場合もあるが，明らかな原

表1　近視の程度分類

弱度近視	≧−3.00Dの近視
中等度近視	−3.00〜−6.00D
強度近視	−6.00〜−10.00D
最強度近視	−10.00〜−15.0D
極度近視	<−15.0D

D：diopter
（庄司義治：眼科診療の実際．上巻．東京：金原出版；1956. p.576.）

表2　病的近視の診断基準

年齢	屈折度	矯正視力
5歳以下	−4.00Dを超える	≦0.4
6〜8歳	−6.00Dを超える	≦0.6
9歳以上	−8.00Dを超える	≦0.6

（所　敬ら：病的近視診断の手引き．厚生省特定疾患網膜脈絡膜萎縮症調査研究班報告書．1987. p.1-14.）

a. 紋理眼底　　　　　　　　　　　b. びまん性萎縮病変

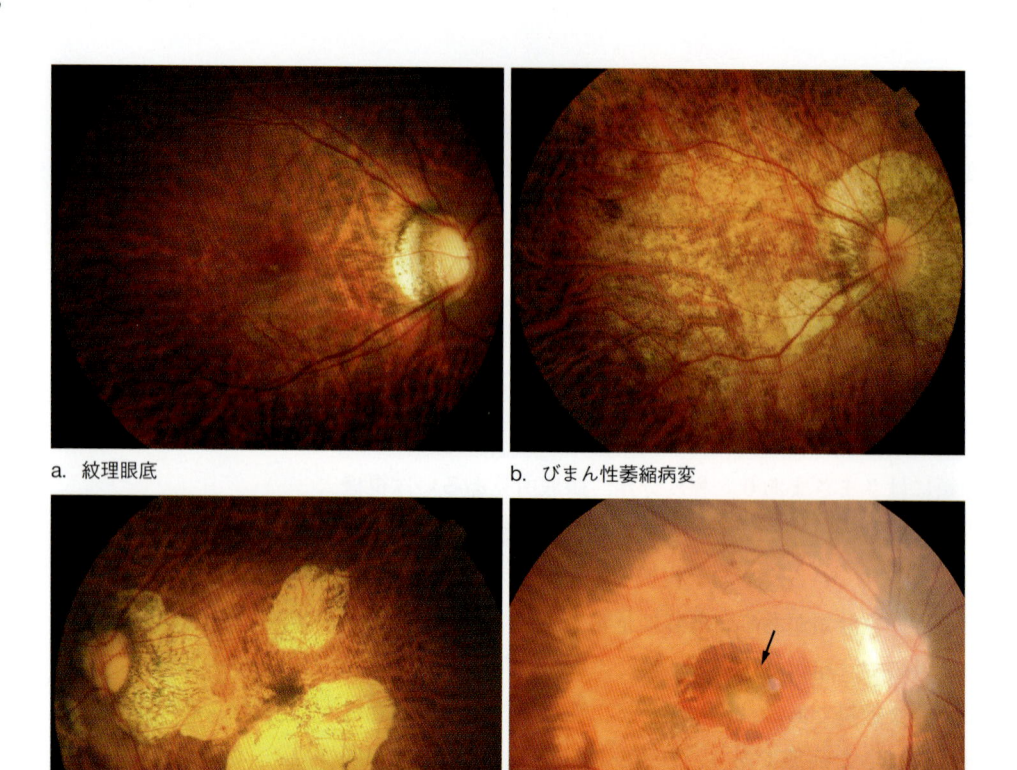

c. 限局性萎縮病変　　　　　　　　d. 近視性脈絡膜新生血管

図6　病的近視のさまざまな眼底病変

因がないにもかかわらず片眼のみ強度近視になる症例がある．片眼強度近視は，近視発症の遺伝的要因，環境的要因を考えるうえでいろいろな教唆を与えてくれる病態であり，今後の研究が期待される．

失明原因として重要な病的近視

　病的近視はわが国の失明原因として常に上位を占める重要な疾患である（図7）．2006年の厚生労働科学研究班の報告[7]によると，視覚障害（視覚障害等級6級以下）の原因のうち，強度近視は緑内障（20.7％），糖尿病網膜症（19.0％），網膜色素変性（13.7％），黄斑変性症（9.1％）に次いで5位（7.8％）である．また失明（視覚障害等級1級）の原因では，緑内障（25.5％），糖尿病網膜症（21.0％），網膜色素変性（8.8％）に次いで4位（6.5％）である．

　わが国で行われた種々の疫学研究をメタ解析したYamadaら[19]の報告によると，WHOの基準による0.05以下の視覚障害者（よいほうの眼が0.05以下）は，緑内障（24.3％），糖尿病網膜症（20.6％），

a. 視覚障害（視覚障害等級6級以下）の原因疾患分布

- その他 (26.5)
- 緑内障 (20.7)
- 糖尿病網膜症 (19.0)
- 網膜色素変性 (13.7)
- 黄斑変性症 (9.1)
- 強度近視 (7.8)
- 白内障 (3.2)

b. 失明（視覚障害等級1級）の原因疾患

- その他 (29.5)
- 緑内障 (25.5)
- 糖尿病網膜症 (21.0)
- 網膜色素変性 (8.8)
- 強度近視 (6.5)
- 黄斑変性症 (4.2)
- 白内障 (4.5)

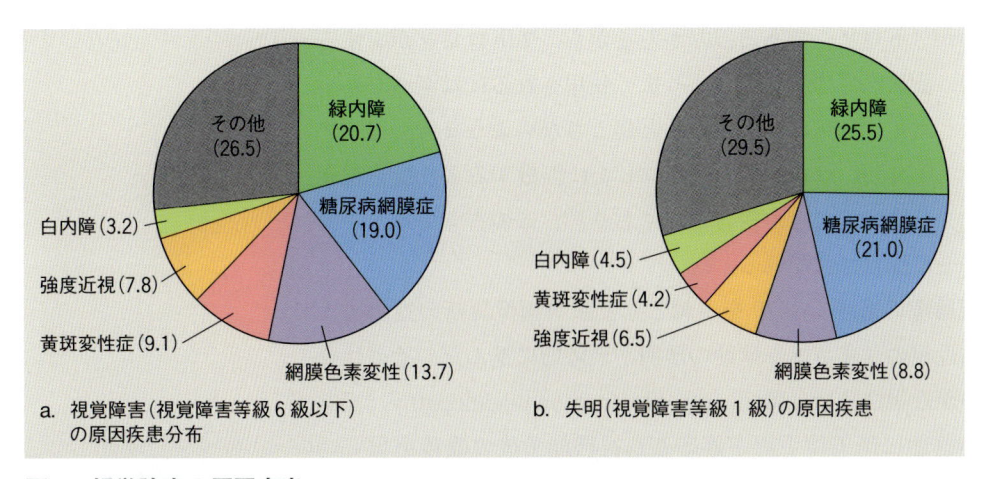

図7　視覚障害の原因疾患（％）
（中江　公ら：わが国における視覚障害の現状．厚生労働科学研究研究費補助金　網膜脈絡膜・視神経萎縮症に関する研究．平成17年度　総括・分担研究報告書．2006．p.263-270．）

変性近視（12.2％），加齢黄斑変性（10.9％），白内障（7.2％）の順である．また，多治見スタディの結果ではIwaseら[20]が，WHOの基準による0.05以下の視覚障害者の原因は近視性黄斑変性が22.4％と最多原因であったと報告している．

このようにスタディ間により若干の違いがあるが，病的近視はわが国の重要な失明原因であることがうかがえる．

近視診療の進歩

眼軸長の視覚制御と周辺部網膜のデフォーカス：実験近視モデルを用いた研究から，発達途中の幼若な眼球は，与えられた視覚的環境に順応して，網膜像のデフォーカスを最小にするように眼軸長を伸展させる機能をもつことが明らかとなり，眼軸長の視覚制御（visual regulation of axial length）と呼ばれている．Smithら[21]はサルを用いた実験近視研究により，網膜周辺部の後方へのデフォーカスが眼軸延長に重要な役割をしていることを見いだした．単焦点眼鏡レンズ（凹レンズ）では，周辺視野からくる光線はレンズを斜めに通過するために，マイナスパワーが強くなる．このため，光軸上の近視を完全矯正した場合，網膜周辺部には後方へのデフォーカスが起きる．

周辺部のデフォーカスを補正するための特殊な眼鏡レンズが作製されており，わが国でも日本眼科医会の支援を得て，臨床試験を施行している．近視治療効果をもつ眼鏡レンズが承認される日が期待される．

近視の薬物治療：近視進行を有意に抑制する薬物として，今なお知

られるのがアトロピンである．しかしながら，アトロピンが有する散瞳作用，調節麻痺作用などにより広く使用されるには至らなかった．しかし近年，散瞳作用をほとんど起こさないような低濃度のアトロピン（0.01％）でも通常のアトロピンに匹敵するような近視進行抑制効果を有することが報告されており[22]，この古くて新しい薬剤がもう一度注目されている．

病的近視診療の進歩：OCTを主軸とした眼科画像診断の進歩により，病的近視のさまざまな病態の解明が飛躍的に進んだ．その代表的なものが近視性黄斑分離症（myopic traction maculopathy）であり[23]，本病態に硝子体手術が適応され視機能予後の改善を得ている[24-26]．また，近視性脈絡膜新生血管（近視性CNV〈choroidal neovascularization〉）に対してもベバシズマブ，ラニビズマブ，アフリベルセプトなどの抗VEGF（vascular endothelial growth factor）療法が適用されつつあり，治療効果が期待されている[27,28]．しかし，CNV周囲の網膜脈絡膜萎縮の発生や拡大[29]といった，近視性CNV特有の問題もあり，長期予後の評価が必要であろう．さらに，OCTを用いて病的近視の視神経障害のメカニズムの解明も進んでいる．今後，画像診断の進歩とともにさらなる解明が期待される．

まとめ

このように，近視診療は近年目覚ましく進歩してきた．しかし今なお，近視の発症および病的近視の発症や進行を完全に止めることはできていない．また，病的近視患者においても多くの眼底病変はいまだに治療法がないのが現実である．病的近視の合併病変に対する治療は進歩してきたが，病変発生後の治療では，視覚障害が残存してしまう．病的近視の本態は眼球または強膜の変形にあることから，強膜を標的としてその変形を予防，是正する治療の確立が望まれる．さらには，最近の遺伝子解析研究の成果[30]および実験近視研究の進歩により，網膜内でぼけを感知して強膜に伝えるシグナル機構の解明も大いに期待される．

また，地域あるいは人種を超えた病的近視の頻度や危険因子を解析するためにも，国際メタ解析により，病的近視の診断基準を統一することが必要である．この目的のもと，現在META-PM Studyが進行中であり，成果が期待される．

（大野京子）

近視の疫学

近年，近視を単なる屈折異常として認識するのにとどまらず，失明対策の重要な課題のひとつとしての認識が高まっている[1]．近視を中心とした屈折異常の診断や屈折矯正はもとより，病態の理解，環境要因と遺伝的素因双方の危険因子の理解，さらに屈折矯正では避けられない視力障害を引き起こす可能性の高い強度近視やさまざまな合併症，疾患など新たな疫学的新知見が蓄積しつつある[*1]．

近視の有病率[*2]：近視は増えている

小児，学童期の近視の有病率とその時代変遷：文部科学省学校保健統計調査報告書によれば，学校検診における"裸眼視力1.0未満のもの"の割合は年々増加傾向にあることが示唆されている[2]．裸眼視力1.0未満の眼の屈折異常の種類の内訳に占める近視および近視性乱視の割合は小学生で約46％，中学生で約73％，高等学校生で約91％であり，"裸眼視力1.0未満のもの"の増加の大部分が"近視の増加"によって説明できよう[3]．

直接的に近視の有病率が増加しているかを調査するためには，理想的には，同じ研究対象地域で調査を繰り返すことが望ましい．同じ国であっても，異なる研究対象地域・集団に対する横断研究を時系列で俯瞰するだけでは近視の有病率が増えているかを判断するのは難しい．定点的に近視の有病率が上昇しているのかを調査した研究は限られているが，わが国の小児，学童の近視の有病率の時代変遷についてはMatsumuraら[4]が1984年から1996年にかけて行った研究が詳細である（図1）．ここからみてとれるように，近視の有病率は1984年に比べ1996年では7歳以降の有病率が高くなり，実に17歳の時点での近視有病率は1984年の49.3％から1996年の65.6％まで上昇していた．同様に，1983年から2000年にかけて行われた台湾での学童期の年齢別近視有病率[5]をみると（図2），近視の有病率が全年齢層において1990年代に入り増えていること，また，強度近視においても1995年と2000年においては13歳以降の有病率が高くなっていることがわかる．このような過去数十年の間

文献はp.298参照．

[*1] 2002年，田野保雄教授がEdward Jackson Memorial Awardを受賞された際に"Pathologic Myopia：Where are we now?"と題して世界に向けてわが国が率先して行ってきた強度近視の診断と治療について概説し，"今後世界を先導せよ"という力強いメッセージを発信した．実にその予言的な講演のとおり，その後わが国の近視研究においては大きな進歩があった．

[*2] 近視の有病率を考えるうえで近視の定義が重要である．近視は無調節状態のときに－0.5D以上の屈折状態であると定義されることが多い．このほかにも－1.0D以上，－0.25D，－0.75Dなどさまざまな定義が使われることもあり，特に国際比較や経時的な比較を行ううえでは統一した基準の設定が必要である．

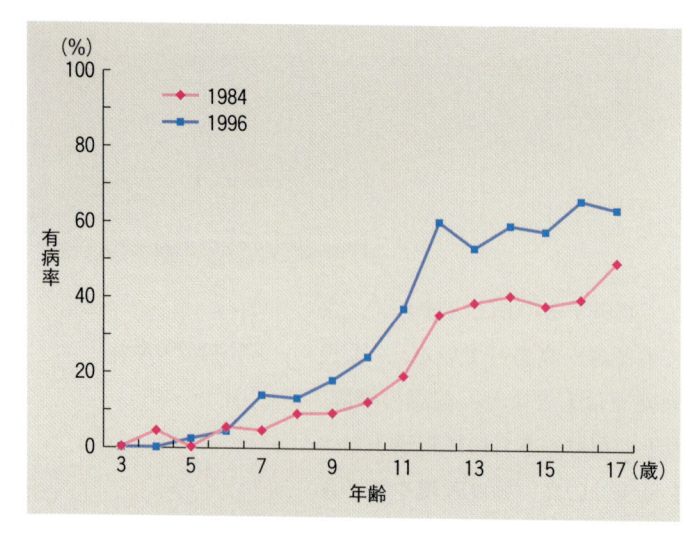

図1 学童期の近視（≦−0.5D）有病率の時代比較

(Matsumura H, et al：Prevalence of myopia and refractive changes in students from 3 to 17 years of age. Surv Ophthalmol 1999；44〈suppl 1〉：s109–115 より抜粋して改変.)

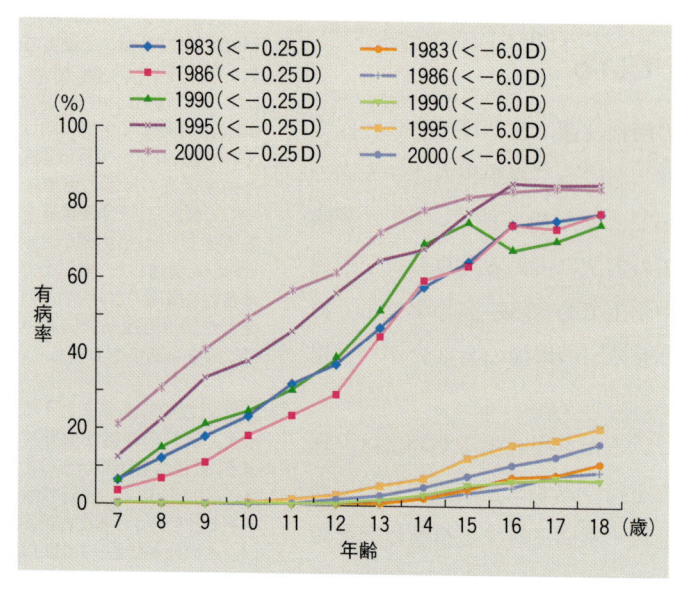

図2 台湾における学童期の近視（<−0.25D）および強度近視（<−6.0D）の有病率の時代比較

(Lin LL, et al：Prevalence of myopia in Taiwanese schoolchildren：1983 to 2000. Ann Acad Med Singapore 2004；33：27–33 より抜粋して改変.)

でみられるような急激な近視の増加は，遺伝的素因よりも環境要因の変化が大きな影響を及ぼしていると考えられている.

成人以降の近視の有病率とその時代変遷：成人以降の近視の有病率についてはさまざまな国と地域から疫学研究の報告がある（**図3**）[6,7]．年齢や調査法の違いがあるので直接に比較できない点もあるが，地域別にみると，アジア以外に比べてアジアで有病率が高い傾向があり，特にわが国の疫学研究（多治見スタディ，久山スタディ）では有病率が高いことがわかる.

強度近視[*3] **の有病率**：強度近視の有病率について各国の一般住民を対象とした成人の疫学研究における強度近視の有病率の報告をみると，近視と同様にアジア以外に比べてアジアで有病率が高く，その

[*3] 強度近視の定義は，厚生労働省の定義では屈折度−8Dを超える近視とされている．研究によっては−6D，あるいは−5Dを定義として用いているものが多い．ほかに，眼軸長をもとにした強度近視の定義もある．近視性網膜症の有病率が急峻に高くなるなどを参考に屈折度や眼軸長の基準を設定し，強度近視を定義することが望ましい．

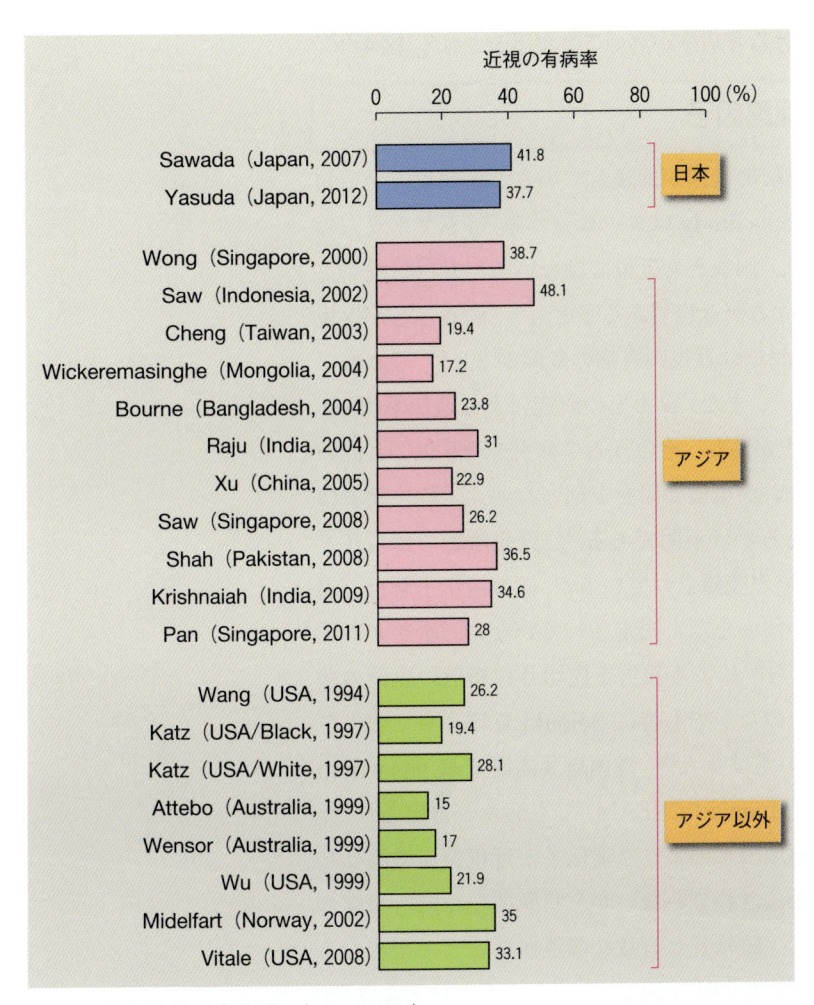

図3　強度近視の有病率（≦−0.5D）

(Morgan I, et al：How genetic is school myopia? Prog Retin Eye Res 2005；24：1-38.／Pan CW, et al：Worldwide prevalence and risk factors for myopia. Ophthalmic Physiol Opt 2012；32：3-16をもとに作成.)

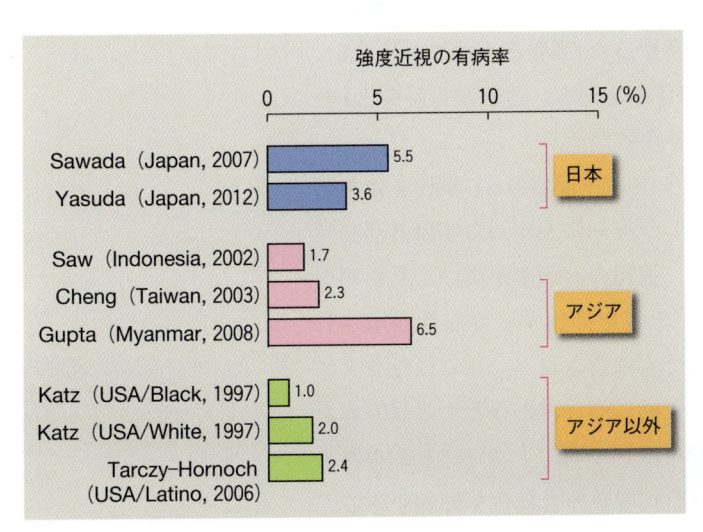

研究者（国, 年）	近視の有病率 (%)	地域
Sawada (Japan, 2007)	41.8	日本
Yasuda (Japan, 2012)	37.7	日本
Wong (Singapore, 2000)	38.7	アジア
Saw (Indonesia, 2002)	48.1	アジア
Cheng (Taiwan, 2003)	19.4	アジア
Wickeremasinghe (Mongolia, 2004)	17.2	アジア
Bourne (Bangladesh, 2004)	23.8	アジア
Raju (India, 2004)	31	アジア
Xu (China, 2005)	22.9	アジア
Saw (Singapore, 2008)	26.2	アジア
Shah (Pakistan, 2008)	36.5	アジア
Krishnaiah (India, 2009)	34.6	アジア
Pan (Singapore, 2011)	28	アジア
Wang (USA, 1994)	26.2	アジア以外
Katz (USA/Black, 1997)	19.4	アジア以外
Katz (USA/White, 1997)	28.1	アジア以外
Attebo (Australia, 1999)	15	アジア以外
Wensor (Australia, 1999)	17	アジア以外
Wu (USA, 1999)	21.9	アジア以外
Midelfart (Norway, 2002)	35	アジア以外
Vitale (USA, 2008)	33.1	アジア以外

図4　強度近視の有病率（≦−6.0D）

(Morgan I, et al：How genetic is school myopia? Prog Retin Eye Res 2005；24：1-38.／Pan CW, et al：Worldwide prevalence and risk factors for myopia. Ophthalmic Physiol Opt 2012；32：3-16をもとに作成.)

研究者（国, 年）	強度近視の有病率 (%)	地域
Sawada (Japan, 2007)	5.5	日本
Yasuda (Japan, 2012)	3.6	日本
Saw (Indonesia, 2002)	1.7	アジア
Cheng (Taiwan, 2003)	2.3	アジア
Gupta (Myanmar, 2008)	6.5	アジア
Katz (USA/Black, 1997)	1.0	アジア以外
Katz (USA/White, 1997)	2.0	アジア以外
Tarczy-Hornoch (USA/Latino, 2006)	2.4	アジア以外

なかでも特に日本人における有病率が高いことが示唆される（図4）[6,7]．

近視の危険因子・保護因子

遺伝的素因：近視には遺伝的素因が関連していることが以前から知られている．Sydney Myopia Study はヨーロッパ系，アジア系双方の小児を対象とした研究で，"両親とも近視ではない子ども"に比べて，"両親のうち少なくとも片方が近視である子ども"，"両親ともが近視である子ども"では，それぞれ近視の有病の危険が 2.3 倍，7.9 倍であったと報告されている[8]．また，双生児の研究による遺伝率（heritability）は 10 研究で報告があり，そのうち 7 研究で 0.6 以上と高いことから遺伝要因の度合いが環境要因を上回ったが，一般住民ではそこまで高い遺伝率があるかは不明である[7]．連鎖解析では現在まで 20 以上の近視関連座位が登録されているが，候補遺伝子解析で追試・再現性の高い遺伝子はいまだに同定されていない．全ゲノム関連解析では，Nakanishi ら[9]による報告を皮切りに複数の座位の関連が報告されている．そのなかでも特に Solouki らによって報告された 15q14 座位[10]については多人種，多国籍共同研究（Consortium for Refractive Error and Myopia；CREAM）でも関連が再現され[11]，注目されている．この領域のどのような遺伝子が近視発症に関与しているのかはまだ明らかにされていないが，角膜曲率や前房深度との関連がないのに対して，眼軸長と有意な関連があるとの報告もあり，徐々に病態理解との関連も明らかになりつつあるといえよう[12]．

近見作業：長時間の近業はその後も調節緊張が持続し，それが眼軸を延長させ，近視化に至ると考えられている．たとえば Sydney Myopia Study では，30 cm 未満で読書する小児は 30 cm 以上離して読書する小児に比べ有意に近視が多かった（調整済みオッズ比 2.5）．また，30 分より長く連続して読書する小児も，連続読書時間 30 分以下の小児と比べて 1.5 倍近視が多かった[13]．

屋外活動時間：オーストラリアのシドニー近郊の 51 学校を対象とした調査では，スポーツもしくはレジャーにかかわらず屋外活動時間が長いほど近視の有病率が低く，遠視の有病率が高いことを報告し[14]，屋外活動時間が長いことが近視を抑制する可能性が示された．同様の関連はそのほかの研究でも確認され[15]，さらには介入によって屋外活動を増加させ近視の予防につなげようとする試みもある．台湾では学校単位で休み時間を屋外で過ごすプログラムを導入し，1 年後に非近視眼においては屈折度数の近視化を抑制すること

ができたと報告している（年率＋0.18D, 95％信頼区間0.03-0.33D）[16]．シンガポールでは屋外活動時間を増加させるための介入（具体的には，情報提供と週末の屋外活動プログラムへの参加推奨および参加者への玩具購入券の報償など，利用した個人ないし家族単位での介入）を評価する無作為化臨床試験が行われた[17]．介入の結果として6か月後には週平均で2.5時間屋外活動時間が延長したが，9か月目までにその差が消失したことから，より長期的に継続性のある屋外活動時間上昇のためのプログラムが必要とされた．

屋外活動と近視を結びつける機序はまだ明らかになっていない．屋外での強い光刺激が縮瞳をもたらし，焦点深度を深める効果があることや網膜内でのドパミンが増加し，眼軸の延長を抑制するなどの説が挙げられている．近年では屋外活動時間が足りないことによるビタミンD不足が近視と関連しているという説を支持する報告が複数ある．Yazarら[18]はRaine Studyにおいて，近視が血清25(OH)D濃度が低いことと関連したことを報告した．年齢，性別，人種，両親の近視，教育歴，眼部の太陽光曝露指標で調整したうえでも血清25(OH)D濃度が50 nmol/L未満では50 nmol/L以上に比べて2倍近視を有する危険が高かったという．同様に韓国の全国規模の健康栄養調査 Korea National Health and Nutrition Examination Survey（KNHANES）では，強度近視の有病率は25(OH)Dの血清濃度上位1/3に属する場合は，下位1/3に属する場合に比べて約半分であった[19]．

屈折矯正では予防できないさまざまな近視，強度近視の合併症，関連疾患

近視性黄斑症の有病率：一般成人住民を対象とした疫学研究に基づく近視性黄斑症の有病率には**表1**のような報告がある．近視性黄斑症の定義や判定基準が異なるため直接比較はできないが，対象者の0.9～3.0％の有病率である．近視性黄斑症は女性に多いとされているが，それを裏づけるように女性患者数が男性患者数よりも多いようである（1.11～6.67倍）[20-25]．

失明原因としての近視，強度近視：2007年の時点でわが国における視覚障害者は164万人，そのうち18万人が失明状態にあると推定され，その93.2％が40歳以上，61.2％が65歳以上であるとの推計がある[26]．多治見スタディでは近視性黄斑変性が失明原因の3位であり，片眼性失明の原因疾患としては第1位である[27]．若生らは2007～2010年で新規に視覚障害者認定を受けた18歳以上の視覚障

表1 一般住民対象疫学研究における近視性黄斑症の有病率，男女比，および病変内訳

研究名	年齢(歳)	人数(人)	近視性黄斑症の有病率 % 全体 (% 強度近視)	男性1に対する女性の比	後部ぶどう腫(%)	網脈絡膜萎縮(%)	lacquer cracks(%)	Fuchs斑(%)
Blue Mountains Eye Study[20] (Vongphanit, 2002；オーストラリア)	49≧	3,583	1.2 (44.9)	6.67	26.5[a]	7.1	8.2	3.1
Beijing Eye Study[21] (Liu, 2010；中国)	40≧	4,319	1.6 (92.6)	1.11	48.4[a]	92.6[b]	5.6	2.1
Handan Study[22] (Gao, 2011；中国)	30≧	6,603	0.9 (43.3)	2.10	37.5[a]	25.2	18.8	7.2
Hisayama Study[23] (Asakuma, 2012；日本)	40≧	1,892	1.7 (30.6)	1.83	—[a]	29.7*	2.8	—
Shihpai Eye Study[24] (Chen, 2012；台湾)	65≧	1,058	3.0 (72.2)	1.79 (M3+)[c]	—	—	—	—
Singapore[25] (Chang, 2013；シンガポール)	40≧	6,680	—	1.50 (M3+)[c]	90.0[a]	23.0[c]	1.8	0

a：Curtinらによる分類，b：Steidl and Pruettの分類，c：Avilaの分類による．
* macular atrophy：6.5%, patchy chorioretinal atrophy：7.4%.

害者を対象に視覚障害の原因と現状を報告した[28]．これによると，強度近視は2.5%を占め10位であるが，近視は網膜剥離，緑内障，近視性神経障害などさまざまな眼疾患の危険をも高める．よって，失明原因上位の疾患，すなわち緑内障（21.0%，1位），黄斑変性（9.5%，4位），網脈絡膜萎縮（8.4%，5位），視神経萎縮（5.4%，6位）などにも強度近視に伴う視覚障害が含まれている可能性がある．

"日常生活での屈折異常に対する不十分な矯正"も失明対策の重要課題*4

WHOが1997年に打ち出した"VISION 2020"は，2020年までに避けられる失明を根絶しようという意欲的な目標を設定したプログラムである[29]．その五つの優先項目の一つが屈折異常に対する対策である．近視といえば眼鏡やコンタクトレンズ，屈折矯正手術で"矯正できる"単なる屈折異常であると理解されがちであるが，屈折異常の診断が十分にされていない，眼鏡やコンタクトレンズが十分に普及しておらず屈折矯正ができていない，などの状況下では視力障害の原因となり，実に世界中で1億5,300万人が屈折異常のために日常生活において視力障害の状態にあると推測されている．

（川崎　良）

*4 わが国においても屈折矯正へのアクセスが身近な問題としてもち上がる事態となったのが，2011年3月11日の東日本大震災である．震災後に被災地において眼科医療支援を行った東北大学眼科の活動報告によれば，被災者の主訴の44.1%が"眼鏡がない"，"コンタクトレンズがない"といった屈折異常に関する訴えだったことになる．実際の診断でも屈折異常が39.2%と第1位であり，そのうち近視性乱視が23.0%と最も多かった[30]．

サイエンティフィック・クエスチョン

近視の本態としての眼軸延長と眼球の変形について，小児の場合を中心に教えてください

Answer 幼児期における眼軸延長は，学童近視での眼軸延長とは機序が異なる可能性があります．

クエスチョンの背景

正視化や近視化の機序は，いまだ明らかになっていない．近視化が，角膜頂点から網膜面までの焦点距離の変化，つまり眼軸延長に基づくことは明らかになっている．しかし，眼軸延長をコントロールする機序は，さまざまな因子が検討されており，いまだ解明されていない．また，これまで幼児期における眼軸延長と，学童近視での眼軸延長との間の明確な違いについてほとんど検討されてこなかった．

アンサーへの鍵

これまで正視化・近視化に関しては，眼軸長や角膜曲率などの形状評価に基づいて研究が行われてきた．眼軸長は出生時から1～2歳まで急速に伸長し，その後6歳頃まで緩やかに伸長し正視化の完成に伴って眼軸延長は停止する．また，近視化するものは学童期以降も眼軸長の伸長が続く，と理解されてきた（図1）．一方で，"長さ"による評価は得られる情報量が少なく，成長に伴った眼軸延長に対して機序の違いを見いだすことは困難であった．

新しい形状評価法の眼球への応用：形状を定量的に評価する手法は，植物や動物の形態学が進んでいる．その手法のなかで，輪郭を評価する手法にフーリエ（Fourier）解析[*1]を用いた方法がある[1]．MRI 画像（図2）を用いてこの方法を眼球に応用した検討から，いくつかの興味深い知見が得られている[2,3]．一点は，0～6歳までは眼球形状は年齢に依存し，7歳以降は調節麻痺下の屈折値に依存すること．また，0～6歳までの眼球形状の変形パターン（扁球形から球形）と，7歳以降での眼球形状の変形パターン（球形から偏長形）は明確に異なることである．加えて，0～6歳までの眼軸延長は，水晶体形状の変化と相関していることである（図3）．

[*1] **フーリエ（Fourier）解析**
積分可能なすべての関数は，三角関数によって級数展開できる理論．複雑な関数を周波数成分に分解して，より簡単に記述することができるため，音や光，振動，画像解析など幅広い分野で用いられている．

文献は p.299 参照．

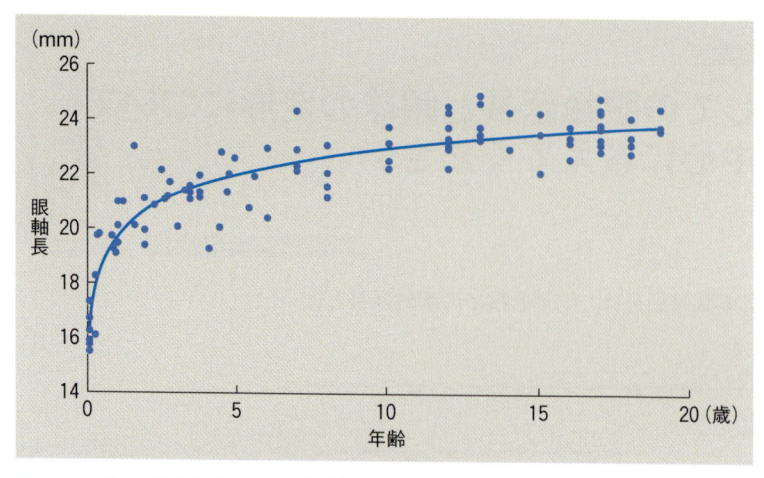

図1　0歳から20歳までの眼軸延長（105例のデータによる）
(Ishii K, et al：Quantitative evaluation of changes in eyeball shape in emmetropization and myopic changes based on elliptic Fourier descriptors. Invest Ophthalmol Vis Sci 2011；52：8585-8591.)

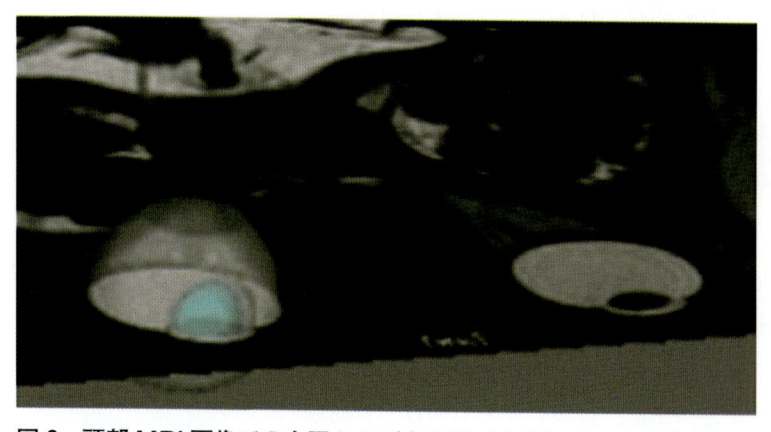

図2　頭部MRI画像での右眼および水晶体（水色）の3次元化

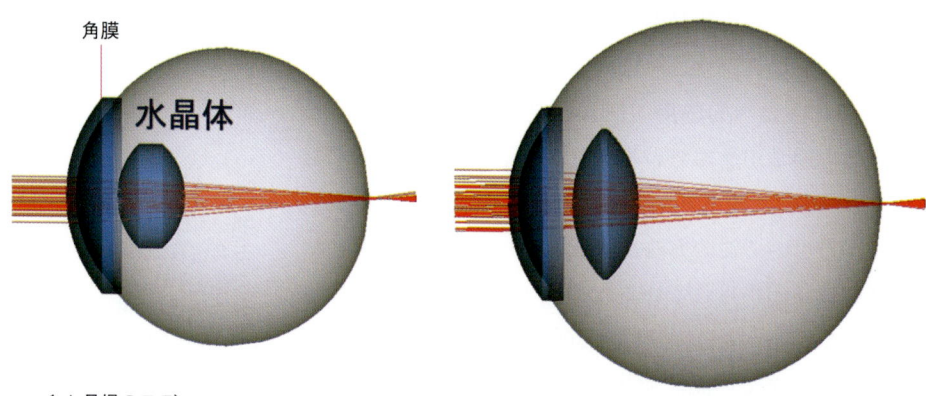

a. 1か月児のモデル
b. 6歳児のモデル

図3　1か月児と6歳児の眼球モデル
6歳までの眼軸延長では，水晶体の変化と眼軸長が相関する．

これらの知見から，幼児期における眼軸延長と，学童近視での眼軸延長は，機序が異なる可能性があると考えられる．眼球変形が6歳までは年齢依存であり，屈折値に影響されないということは，正視化過程における眼球変形は遺伝的要素に強く支配されている可能性が示唆される．ただし，この時期で水晶体形状と眼軸延長が相関していることから，水晶体に起因する光学特性の関与も示唆される．幼児期での片眼の視覚遮断によって，遮断眼の眼軸が伸長することはよく知られており，視覚刺激のフィードバックを示唆する結果は妥当と考えられる．

　一方で，7歳以降では眼球形状と年齢は相関せず，屈折値とのみ相関する．正視化以降で眼軸が伸長する場合には，眼球が球形を保ったまま等倍に拡大するパターンと，眼球が変形しながら眼軸が伸長するパターンと，大きく2パターンが考えられる．後者のみが近視化していることから，学童近視には従来から示されているように周辺屈折の変化が関与していることが示唆される[4]．

正視化・近視化の解明のために

　近年のさまざまな知見から，正視化による眼軸延長と近視化による眼軸延長が，異なる機序に基づくことが明らかになってきた．正視化・近視化の双方において遺伝的要素が関与していることに疑う余地はない．一方で，水晶体に起因する光学特性や，周辺屈折などの要素が，眼球の発達にどのように関与しているのかを明らかにしていくことで，正視化および近視化の解明の一助となることが期待される．

（石井晃太郎）

サイエンティフィック・クエスチョン

近視の本態としての眼軸延長と眼球の変形について，成人の場合を中心に教えてください

Answer 正視眼では，眼軸延長は13歳頃で停止するとされていますが，病的近視では成人期以降でも眼軸延長がみられ，さらに後部ぶどう腫の形成により眼球後部の突出がみられます．この形状変化がさまざまな視機能障害の要因となると考えられます．

近視と眼球形状変化の関連

近視の本態は眼球形状変化である．眼球は正視の状態であれば，ほぼ球状の形態をしているが，近視の進行とともに眼軸が延長し，さらに病的近視まで進行すると，眼球後部の突出（後部ぶどう腫の形成）が生じる．眼軸延長と後部ぶどう腫形成により強膜および網脈絡膜の菲薄化をきたし，種々の近視性病変の進行の重要な要因となる．本項では，病的近視眼における成人期以降の眼軸長の変化と

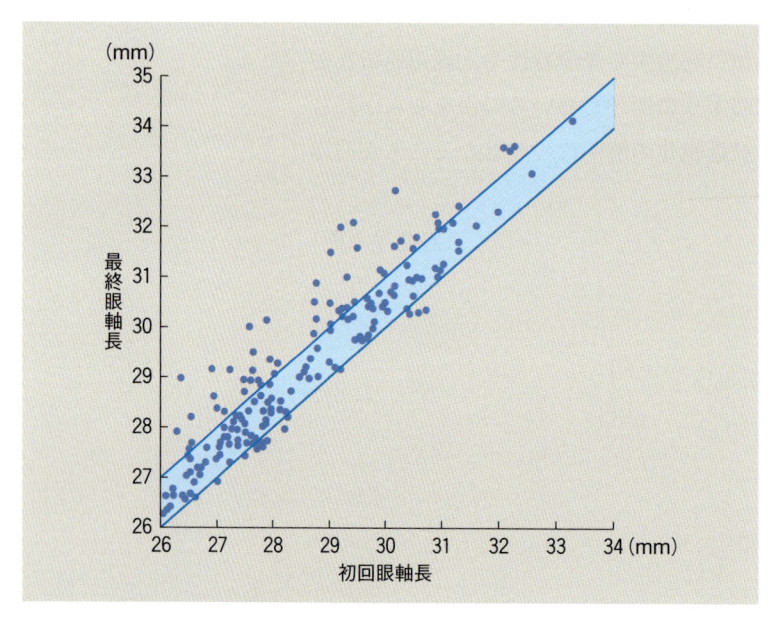

図1 病的近視眼の眼軸長長期変化
横軸に初回測定時眼軸長，縦軸に最終測定時眼軸長をプロットしたグラフ．初回と比較して，ほとんどの症例で眼軸長の延長が認められる．
(Saka N, et al：Long term changes in axial length in adult eyes withpathologic myopia. Am J Ophthalmol 2010；150：562-568.)

1. 近視の病態と定義   19

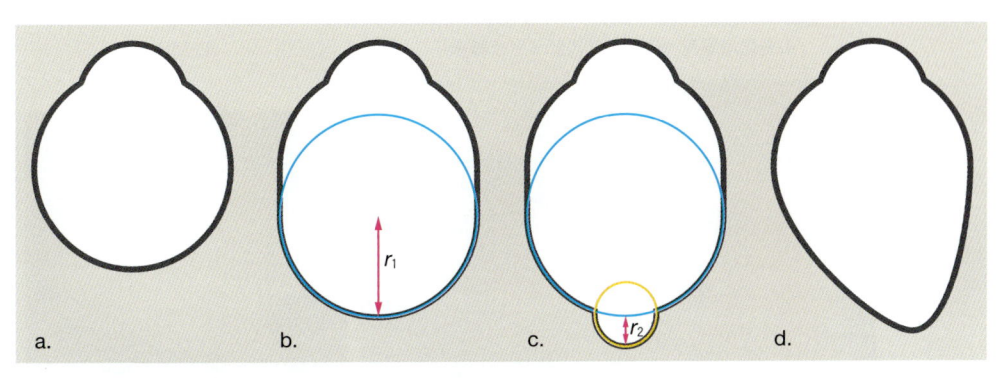

a.　　　　　b.　　　　　c.　　　　　d.

図2　後部ぶどう腫のシェーマ
bの状態では眼球後部は単一の曲率半径（r_1）しか存在ないので，後部ぶどう腫には至っていない．cでは眼球後部にもう一つの曲率半径（r_2）が存在し，後部ぶどう腫と定義される．dでは眼球後部に複数の曲率は存在しないが，大きく鼻側に偏位した形状を呈しており，これも後部ぶどう腫と定義される．
（Ohno-Matsui K：Proposed classification of posterior staphylomas based on analyses of eye shape by three-dimensional magnetic resonance imaging and wide-field fundus imaging. Ophthalmology 2014；121：1798-1809.）

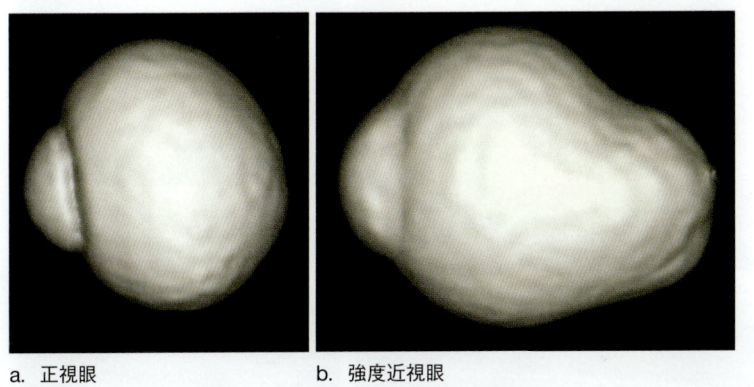

a.　正視眼　　　b.　強度近視眼
図3　3D MRIで撮影し，側方から観察した眼球

後部ぶどう腫に代表される眼球の変形に焦点を当てて概説する．

眼軸延長

正視眼では眼軸延長は13歳頃で停止すると報告されているが[1]，病的近視眼では成人期以降でも眼軸延長がしばしばみられる．Sakaらは病的近視患者101人184眼を対象としてAモードで測定された眼軸長の長期変化を報告した．対象症例は平均年齢46.0歳，平均観察期間は7.0年であった．その結果，眼軸長は初回測定時では平均28.5 mm，最終測定時では平均29.4 mmと成人期以降でも病的近視眼では眼軸は延長することが明らかになった（図1）[2]．さらに，後部ぶどう腫を有する眼と有さない眼の2群に分けて眼軸延長量を検討すると，後部ぶどう腫を有する眼では眼軸長変化は0.11 mm/年で

文献は p.300 参照．

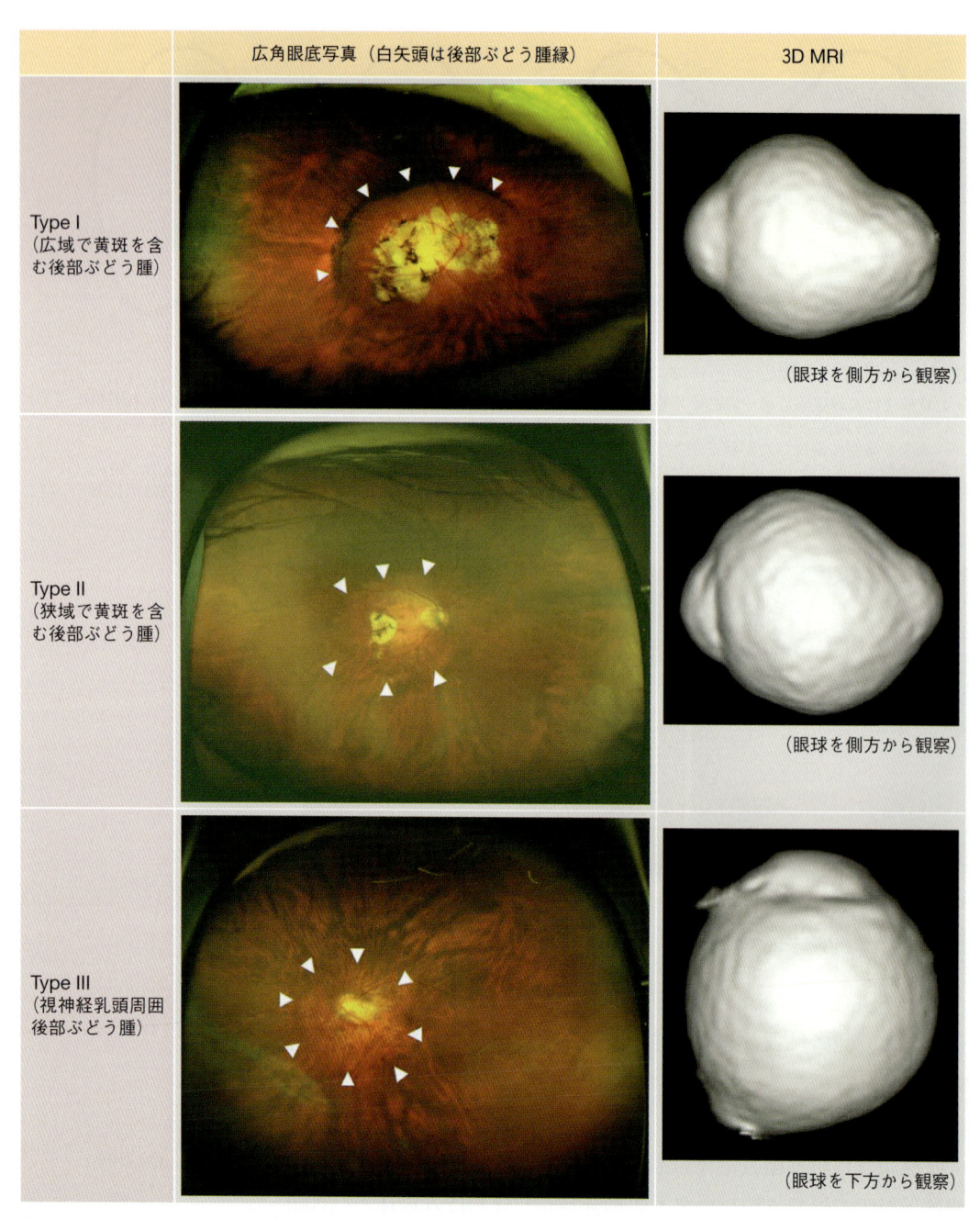

	広角眼底写真（白矢頭は後部ぶどう腫縁）	3D MRI
Type I（広域で黄斑を含む後部ぶどう腫）		（眼球を側方から観察）
Type II（狭域で黄斑を含む後部ぶどう腫）		（眼球を側方から観察）
Type III（視神経乳頭周囲後部ぶどう腫）		（眼球を下方から観察）

図4　3D MRI 所見を組み合わせた新分類

あったのに対して，後部ぶどう腫を有さない眼では 0.06 mm/年であり，有意に後部ぶどう腫を有する眼で眼軸延長量は大きかった．

また，同グループはその後，IOLMaster® を用いて病的近視患者 185 眼（平均年齢 48.4 歳：22〜84 歳）の 2 年間の眼軸長変化を調査し，報告している．その結果，平均眼軸長は 29.35 mm から 29.48 mm

	広角眼底写真（白矢頭は後部ぶどう腫縁）	3D MRI
Type IV（鼻側後部ぶどう腫）		（眼球を下方から観察）
Type V（下方ぶどう腫）		（眼球を側方から観察）

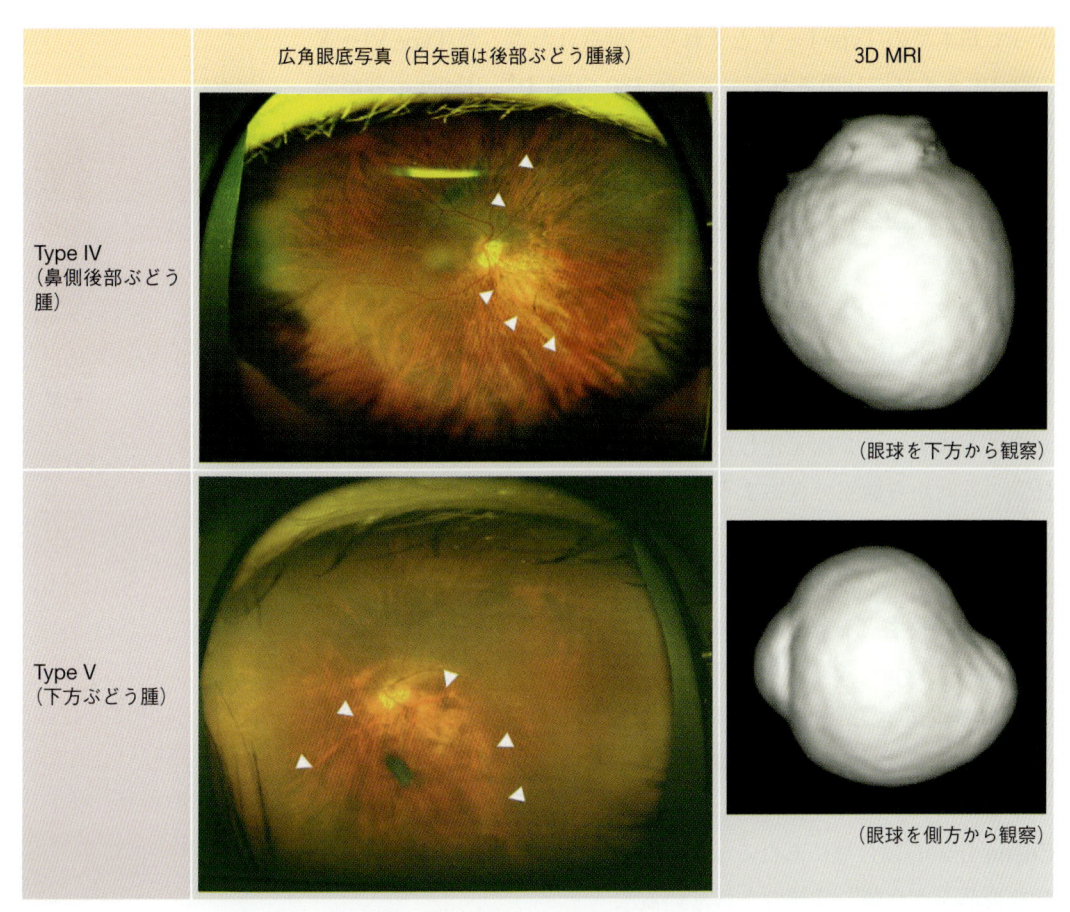

（図4のつづき）

に有意に増加しており，2年間で平均0.13mmの延長がみられた[3]．このように病的近視眼では，しばしば成人期以降も眼軸は延長し続けており，眼球形状変化が進行していると考えられる．

眼球形状変化

眼球は本来ならば球状を呈しているが，病的近視眼では眼軸延長や後部ぶどう腫の形成により，眼球形状が球状から大きく逸脱してくる．

後部ぶどう腫は，これまで統一された具体的な定義は提示されていなかった．近年，Spaideによって後部ぶどう腫の定義が報告され，それによると，後部ぶどう腫は"眼球後部に存在する異なる曲率をもった突出"，とされている（**図2c**）．さらに大野らは，異なる曲率をもたずに鼻側に偏って突出した形状変化を加えて後部ぶどう腫と定義している（**図2d**）[4,5]．後部ぶどう腫のタイプは，Curtinらに

よって基本型の Type I～V とそれらが組み合わさった Type VI～X の計 10 タイプに分類されている（p.180 の図 3）[6]．Hsiang らが報告したわが国でのタイプ頻度は Type II が 47.4％ と最も頻度が高く，次いで Type I（21.1％），Type IX（15.3％）の順であり，年齢とともに形状が変化することもしばしばみられる（特に Type II から Type IX）[7]．

上記のタイプ分類は検眼鏡的に行われるものであるが，近年の MRI 技術の進歩により，3D MRI を用いて眼球を 3 次元的に観察することが可能となった．3D MRI は T2 強調画像を volume rendering することによって 3 次元化した画像であり，この方法により眼球を任意の方向から観察できるようになった（図 3）[8]．

大野らは広角眼底撮影および 3D MRI を組み合わせた検討により，Curtin 分類を詳細に検討し，単純化した新分類を報告した．Curtin 分類の各タイプを後部ぶどう腫の範囲と場所によって再定義し（図 4），Type I を "広域で黄斑を含む後部ぶどう腫"，Type II を "狭域で黄斑を含む後部ぶどう腫"，Type III を "視神経乳頭周囲後部ぶどう腫"，Type IV を "鼻側後部ぶどう腫"，Type V を "下方ぶどう腫" とし，それに "その他" を加えて六つに分類している．Curtin 分類の複合型にあたる Type VI～X はすべて "広域で黄斑を含む後部ぶどう腫" に統合されている[9]．

まとめ

病的近視眼における成人期以降の眼軸延長および眼球の変形について概説した．病的近視の本態は眼球の形状異常であり，本来球状を呈している眼球が近視の進行とともに球状から逸脱することによって，さまざまな合併症発生や病変の進行につながっていく．近年の IOLMaster® や 3D MRI などの機器の進歩により，眼球形状をより正確に診断することも現在では可能となってきている．今後は診断法の発達だけでなく，眼球形状変化を予防する治療も必要となってくると思われる．

カコモン読解 第21回 臨床実地問題25

38歳の男性．左眼の視力低下を自覚して来院した．左眼眼底写真と眼窩CTとを図A，Bに示す．必要な検査はどれか．2つ選べ．

a 眼軸長測定
b フリッカERG
c 蛍光眼底造影
d MRIによる全身検索
e 脳脊髄液検査

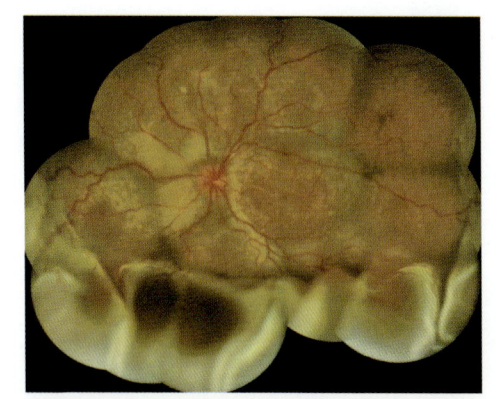

図A

図B

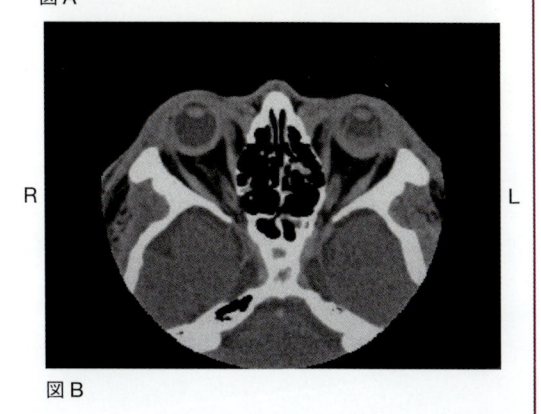

解説 症例は中年男性，片眼性の視力低下．眼底所見は漿液性網膜剝離と下方の脈絡膜剝離．CTでは左眼の強膜肥厚を認め，右眼も若干肥厚しているようにもみえる．鑑別診断としては小眼球，後部強膜炎，uveal effusion，Vogt-小柳-原田病などが挙げられる．痛みを伴わないことから後部強膜炎は否定的，Vogt-小柳-原田病は強膜肥厚の所見より否定的である．a，c，eはどれも有用な検査であるが，小眼球，uveal effusionの鑑別に必須な検査であればa，cを選ぶ．

模範解答 a，c

（森山無価）

2. 近視の原因

遺伝的要因

　近視の発症に遺伝的な要因があることは古くから知られており，1970年頃から家系や双生児を用いた研究が多数行われて，その遺伝性が明らかとなってきた．しかし，近視の発症には遺伝的な要因以外に近見作業や屋外活動といった環境要因も関与しており，近視の発症にかかわる遺伝子は近年まで明らかにはされてこなかった．近視の発症にかかわる遺伝子の発見は近視の原因解明や予防・治療法の確立のために重要であり，2000年頃からは家系を用いた連鎖解析によって，近視発症に関与する座位がMYP locusとして発表されてきた．しかし，その座位に存在する遺伝子からは，明らかに近視発症にかかわるものは発見されなかった．2010年頃からはゲノムワイド関連解析（genome-wide association study；GWAS）が精力的に行われ，少しずつ近視の発症に関与する遺伝子が明らかとなってきている．

連鎖解析によって発見されたMYP loci

　近視および強度近視の原因遺伝子を発見するための連鎖解析の多くは1998年から2010年の間に行われているが，MYP1 locus（Xq28）を発見した研究は1990年に発表されている．近視のなかにはX連鎖性の症候群に伴うものがあり，この研究ではBornholm eye disease（BED）の家系を用いて原因遺伝子がXq28にあることを発見した[1]．その後，この遺伝子領域とBEDとの関係については，14年後に同様の所見を示す家系を用いて，その再現性が確認されている[2]．さらに，BEDなどの症候群を伴わない強度近視とMYP1 locusとの関係を示す研究結果も報告されている[3,4]が，この領域に存在する遺伝子のなかから，近視や強度近視の発症にかかわる遺伝子はまだ発見されていない．

　1998年には強度近視を含む家系を用いて，常染色体優性遺伝モデルに基づいて連鎖解析を行った結果が2報，ミネソタ大学から報告された[5,6]．それぞれMYP2 locus（18p11.31），MYP3 locus（12q21-q23）として登録され，この二つの座位についても再現性を支持する研究

文献はp.300参照．

結果が出ている[7-13]. しかし，MYP2 領域に存在し網膜の発生段階をコントロールする *TGIF* や，MYP3 領域に存在し強膜のプロテオグリカン成分となる *LUM* などの候補遺伝子についてさらなる検討がなされた結果，これらの領域には近視の発症へのかかわりが明らかであるといえる遺伝子は発見されていない．

2002 年，2003 年にも強度近視を含む家系を用いた常染色体優性遺伝モデル連鎖解析の研究結果が報告され，それぞれ MYP4 locus (7q36)，MYP5 locus (17q21-q22) として登録されている．MYP4 locus については軽度の近視においても近視度数と関連することが以降の報告によって確認されており[14]，MYP5 locus については強度近視に弱い関連を認めたという再現性確認研究結果が報告されている[11]．MYP5 領域には，強膜のコラーゲン成分となる *COL1A1* が存在しており，候補遺伝子研究が行われたが，近視発症に対する関与は明らかには証明されていない．

2004 年には－1.0 D 程度の弱い近視も対象にした家系研究や双生児研究が行われ，近視の原因領域として MYP6〜MYP10 が報告された[15,16]．これらの領域のなかで，MYP7 領域には眼の発生を司る *PAX6* が存在している．*PAX6* と強度近視との関連については 6 報の研究結果が報告されており，結果はまちまちではあるが，既報を総合的に判断すると *PAX6* は強度近視の発症に関連があると考えてもよいかもしれない[17]．

その後も同様の連鎖解析が多数行われ，これまでに連鎖解析によって MYP11〜MYP19 の座位が報告されている（表 1）．その一部については再現性の確認もなされたが，これらの領域内にも近視発症に明らかに関連している遺伝子は発見されてこなかった．

強度近視を対象とした GWAS

ここまでに述べてきたように連鎖解析では近視発症にかかわる遺伝子はほとんど明らかにされることはなかったため，近視の病態解明につながることもなかった．2000 年以降にはゲノム研究の手法が大幅に進歩し，大量のサンプルを用いた GWAS が可能となった．近視に関する GWAS としては 2009 年に強度近視を対象にした研究結果がわが国から世界初の GWAS として発表された[18]．この研究では 2,741 人の遺伝子データを用いて GWAS を行い，さらにその再現性を 1,510 人のデータを用いて検証しており，11q24.1 領域にある *BLID/LOC399959* が強度近視の感受性遺伝子であることが発表さ

表1 連鎖解析による座位の研究報告

座位	染色体	関連する近視の種類	報告者
MYP1	Xq28	X-linked high myopia	Schwaltz（1990）
MYP2	18p11.31	high myopia（AD）	Young（1998）
MYP3	12q21-q23	high myopia（AD）	Young（1998）
MYP4	7q36	high myopia（AD）	Naiglin（2002）
MYP5	17q21-q22	high myopia（AD）	Paluru（2003）
MYP6	22q12	common myopia	Stambolian（2004）
MYP7	11p13	common myopia	Hammond（2004）
MYP8	3q26	common myopia	Hammond（2004）
MYP9	4q12	common myopia	Hammond（2004）
MYP10	8p23	common myopia	Hammond（2004）
MYP11	4q22-q27	high myopia（AD）	Zhang（2005）
MYP12	2q37.1	high myopia（AD）	Paluru（2005）
MYP13	Xq23-q25	X-linked high myopia	Zhang（2006）
MYP14	1p36	common myopia	Wojciechowski（2006）
MYP15	10q21.2	high myopia（AD）	Nallasamy（2007）
MYP16	5p15.33-p15.2	high myopia（AD）	Lam（2008）
MYP17	7p15	common myopia	Ciner（2008）
MYP17	7p15	high myopia（AD）	Paget（2008）
MYP18	14q22.1-q24.2	high myopia（AR）	Yang（2009）
MYP19	5p13.3-p15.1	high myopia（AD）	Ma（2010）

X-linked high myopia：X連鎖性強度近視
high myopia：強度近視
common myopia：近視
AD：autosomal dominant（常染色体優性遺伝）
AR：autosomal recessive（常染色体劣性遺伝）

れた．その後，この遺伝子領域が本当に強度近視の発症に関与しているかどうかを検証した研究結果が3施設から報告されており，2報ではその関連が否定されており[19,20]，1報がその関連を支持している[21]．

その後も強度近視に関するGWASはアジアを中心に行われてきた．2011年にはシンガポールとわが国の共同研究によって，960人のサンプルを用いたGWASと，3,087人のサンプルを用いた再現性の検証が行われ，カテニンデルタ2遺伝子（*CTNND2*）が強度近視の感受性遺伝子であることが報告された．このカテニンデルタ2はカドヘリンを介した細胞の接着接合・シグナル伝達にかかわる分子で，Wat/β-カテニン経路にも関与していることから注目を集めており，*CTNND2*と強度近視発症との関連については他施設からもその関与

が支持されている[21,22]．シンガポールとわが国の共同研究は2012年にも報告があり，4,944人の遺伝子データを用いてGWASを行い，6,551人のデータを用いて再現性の検証をすることによって，1q41の*ZC3H11A*が強度近視の感受性遺伝子であることが発表された[23]．

中国からも複数のGWAS結果が報告されている．2011年には437人のサンプルを用いたGWASと12,962人のサンプルを用いた再現性の検証によって4q25領域に強度近視の感受性遺伝子があることが発表され[24]，別のグループからは1,088人のサンプルを用いたGWASと8,445人のサンプルを用いた再現性の検証によって13q12.12領域に強度近視の感受性遺伝子があることが発表された[25]．4q25については，強度近視との関連を支持する再現性確認実験の結果も一つ報告されている[26]．

2013年には中国から1,625人のサンプルを用いたGWASと5,811人のサンプルを用いた再現性の検証によって*VIPR2*と*SNTB1*が強度近視の感受性遺伝子であることが発表され[27]，さらにシンガポール，日本，中国の共同研究として，5,030人のサンプルを用いたGWASと4,800人のサンプルを用いた再現性の検証が行われ，*ZFHX1B*が強度近視の感受性遺伝子であることが発表された[28]．

近視を対象としたGWAS

強度近視サンプルとコントロールとを比較することによって強度近視の発症にかかわる遺伝子を発見しようというGWASはアジア人を中心に行われてきたが，白人では強度近視が少ないため，遠視～近視のサンプルをすべて用いて，屈折度数に関係する遺伝子を発見しようというGWASが主に行われてきた．2010年には5,328人のサンプルを用いたGWASと10,280人のサンプルを用いた再現性の検証によって*GJD2*が近視の感受性遺伝子であることが発表され[29]，4,270人のサンプルを用いたGWASと13,414人のサンプルを用いた再現性の検証では*RASGRF1*が強度近視の感受性遺伝子であることが発表された[30]．その後，この二つの遺伝子については再現性を確認できたとする研究結果が複数の施設から報告されており，強度近視にも関連があることがわかっている[31]．

2013年にはさらに大規模なGWASの結果が，23andMe社とCREAM（Consortium for Refractive Error and Myopia）から報告された．23andMe社は顧客の遺伝子情報を解析し，その結果判明した祖先，体質，疾患感受性などの情報を提供している．顧客が提供し

た眼鏡使用の有無などの個人情報をもとに，23andMe 社は近視発症年齢と遺伝子情報との関係を解析している．2013 年の報告では 45,771 人のサンプルを用いた GWAS と 8,323 人のサンプルを用いた再現性の検証によって GJD2 と RASGRF1 以外に，LAMA2, LRRC4, RDH5, TOX, PRSS56, SHISA6, BMP3, DLG2, PDE11A, ZIC2, SETMAR, QKI, NPLOC4 が近視の感受性遺伝子であることが発表された[32]．CREAM は白人の 27 コホートとアジア人の 5 コホートをメタ解析した研究で，37,382 人の白人サンプルを用いた GWAS と 8,376 人のアジア人サンプルを用いた再現性の検証を行い，GJD2 と RASGRF1 以外に，CD55, PRSS56, CACNA1D, BMP3, KCNQ5, LAMA2, ZMAT4, TOX, RORB, CYP26A1, BICC1, GRIA4, RDH5, PCCA, ZIC2, MYO1D, KCNJ2, CNDP2 が近視の感受性遺伝子であることを発表し，さらにすべてのサンプルを用いた GWAS で LOC100506035, KCNQ5, TJP2, PTPRR, SIX6, RBFOX1, SHISA6, BMP2 が感受性遺伝子である可能性を示した．なお，この 8 個の候補遺伝子については CREAM の論文内では再現性の確認が行われていないため，他施設での研究結果と合わせて総合的に判断する必要がある．今後も再現性を確認する研究が報告されてくるはずであるが，表 2 に 23andMe 社と CREAM の研究結果をまとめる．両方の研究によってその関連が指摘されている遺伝子については，近視の感受性遺伝子と考えてよいだろう．

　CREAM からは眼軸長に着目した GWAS の結果も報告されている[33]．この研究では 12,531 人の白人サンプルを用いた GWAS と 8,216 人のアジア人サンプルを用いた再現性の検証によって，以前指摘されていた ZC3H11B のほかに RSPO1, CMSS1, LAMA2, GJD2，および CD55, MIP, ALPPL2 が眼軸長の延長にかかわる遺伝子であることを発表し，さらにすべてのサンプルを用いた GWAS で ZNRF3 も感受性遺伝子である可能性を示した．なお，ZNRF3 については CREAM の論文内では再現性の確認が行われていない．また，23,591 人のサンプルを使って，これらの遺伝子のうち，LAMA2, GJD2, CD55, ALPPL2, ZC3H11B が屈折度数にも関連があることも示している．

脈絡膜新生血管とその治療効果

　強度近視に伴う脈絡膜新生血管（myopic choroidal neovascularization；mCNV）は 10％ 程度の患者にしか生じないが，中心窩に出

表2 23andMe 社と CREAM による GWAS の研究結果

遺伝子	23andMe 社 1st 白人 ◎$p<5\times10^{-8}$ ○$p<1\times10^{-6}$	23andMe 社 2nd 白人 $p<0.05$	CREAM 1st 白人 $p<5\times10^{-8}$	CREAM 2nd アジア人 $p<0.05$	1+2 白人+アジア人 $p<5\times10^{-8}$
PRSS56	◎	○	◎	○	
LAMA2	◎	○	◎	○	
TOX	◎	○	◎	○	
RDH5	◎	○	◎	○	
GJD2	◎	○	◎	○	
BMP3	◎	○	◎	×	
ZIC2	◎	○	◎	×	
RASGRF1	◎	×	◎	○	
SHISA6	◎	○		○	◎
KCNQ5	◎	×		○	◎
RBFOX1	◎	×		○	◎
TJP2	◎	×		×	◎
BICC1	○	×	◎	○	
MYO1D	○	×	◎	×	
CD55			◎	○	
ZMAT4			◎	○	
GRIA4			◎	○	
PDE11A	◎	○			
LRRC4	◎	○			
DLG2	◎	○			
SETMAR	○	○			
QKI	○	○			
NPLOC4	○	○			
SIX6				○	◎
LOC100506035				○	◎
BMP4	◎	×			
PABPCP2	◎	×			
DLX1	◎	×			
ZBTB38	◎	×			
SFRP1	◎	×			
RGR	◎	×			
KCNMA1	◎	×			

(表2のつづき)

遺伝子	23andMe 社 1st 白人 ◎$p<5×10^{-8}$ ○$p<1×10^{-6}$	23andMe 社 2nd 白人 $p<0.05$	CREAM 1st 白人 $p<5×10^{-8}$	CREAM 2nd アジア人 $p<0.05$	CREAM 1+2 白人+アジア人 $p<5×10^{-8}$
CACNA1D			◎	×	
CHRNG			◎	×	
CHD7			◎	×	
RORB			◎	×	
CYP26A1			◎	×	
PCCA			◎	×	
KCNJ2			◎	×	
CNDP2			◎	×	
PTPRR				×	◎
BMP2				×	◎

現すると患者の視力予後を大きく損ねることになる．現時点ではどの患者にmCNVが出現するのかを予測することはできないが，遺伝子的な背景がその出現に影響している可能性が考えられるため，多くの研究が行われてきた．

mCNVの発生に関係する可能性がある遺伝子としては滲出型加齢黄斑変性の発症に関与する遺伝子が候補として調べられており[34,35]，そのなかでは*CFI*がmCNVの発生に関係するという報告もあった[36]が，その後の研究で否定されている[37]．ほかにも，*PEDF*，*VEGF*，*GJD2*，*RASGRF1*といった遺伝子についても研究が行われたが，mCNV発生と明らかな関係がある遺伝子はまだ見つかっていない[31,37,38]．

一方で，mCNVの病態にはVEGF遺伝子の多型が関係していることがわかってきている．たとえばmCNVの大きさに関しては，VEGF遺伝子のrs2010963の遺伝子型がCC型の患者ではCG型やGG型の患者に比べて有意に病変サイズが大きいということが示されており[38]，さらにこの遺伝子型は病変サイズとは独立して，抗VEGF抗体治療後の視力予後にも影響を与えていることも報告されている[39]．治療を行う前に遺伝子を調べることによって，予後を予測したり，治療方法を選択したりすることが可能となってくるかもしれない．

(山城健児)

視覚環境

近視人口の増加と視覚環境の変化

　2013（平成25）年に実施された文部科学省の学校保健統計調査によれば，裸眼視力1.0未満の者の割合は，高校生において初めて65％を突破した．主な原因は，近視人口の増加によるものと考えられる．同様の傾向は米国を含む多くの国々で報告され，Brien Holdenらは，全世界16億人の近視人口は，2020年までに25億人に達すると予想している[*1]．近視人口の増加は，情報化社会において視覚環境が変化したためにもたらされたものであろう．

なぜ近視予防が必要なのか？

　近視が強度になると，眼軸の過伸展とともに網脈絡膜に病的変化が起こり，黄斑変性症，網膜剥離，緑内障に罹患しやすくなる．なかでも近視性黄斑変性は成人失明（矯正視力0.05未満）の原因の第1位となっている．人口の高齢化が進むと，この問題はますます拍車が掛かることが予想される．

　近視を病因論から考えるとき，軽度〜中等度近視は環境への適応の結果生ずる，いわば生理的近視であり，−6Dを超える強度近視は病的近視である．両者はカテゴリの異なる疾患であろうと古くから考えられてきた．しかし近年の疫学調査[1)]によれば，これら眼合併症の有病率は，軽度から強度に至るまで，近視の強度とともに一定の割合で増加することが明らかになった（図1）．この関係をもとにFlitcroftは，生理的近視と病的近視は異なる疾患ではなく，軽度近視が進行した結果，強度近視という病態に至ると考えるのが自然であると述べている．この解釈が正しければ，近視が軽い段階でその進行を抑制することにより，将来失明につながる眼合併症を予防できるはずである．

戦時下の近視予防法と学童への生活指導

　1938年，厚生省の指導のもとに"視力保健連盟"が設立され，全

[*1] 下記URLを参照されたい．
http://www.brienholdenvision.org/

文献はp.302参照．

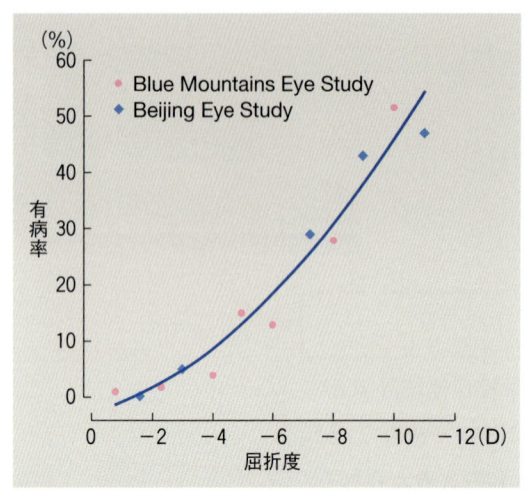

図1 屈折度と近視性黄斑変性の有病率の関係
(Flitcroft DI：The complex interactions of retinal, optical and environmental factors in myopia aetiology. Prog Retin Eye Res 2012；31：622-660. Figure 5.)

表1 1939年に日本政府が通達した近視予防法

1	身体を強健にし，偏食を避けて，戸外運動を奨励すること
2	眼の疲労を防止し，眼に適当な休養を与えること
3	姿勢を正しく保持し，読書距離は30cm以上，寝転んで読書をしないこと
4	採光に注意し，十分に明るい光線の下で勉強すること
5	印刷物を選択し，文字の過小なものは避けること
6	視力検査をしばしば受け，近視者患者は正しい眼鏡を用いること

国規模の近視予防活動が実施された．戦時下では，近視は国防上の問題として認識されており，ルビを含む小活字の使用の是非が議論された．翌年，東京大学の石原忍は，漢字が日本人に近視が多い理由であると考え，字形の単純な石原東眼式新仮名文字を提案した．さらに当時の厚生・文部次官から全国の教育機関に対して，"近視予防法"が通達されるに至った（**表1**）．現在も教育機関で実施されている生活指導は，こうした戦時中からの経験論を踏襲したものであろう．

しかし今世紀になると，医療のあらゆる分野において，科学的エビデンスに基づく医療（evidence-based medicine；EBM）の考えかたが普及した．近視予防学においても例外ではなく，経験論ではなく，エビデンスに基づいて生活指導のガイドラインの見直しが必要である．

表2 学童の近視進行に関する主なコホート研究

名称	実施国	対象者（人）	期間（年）
Orinda Study II	米国	3,889	1989〜2001
Singapore Cohort Study of the Risk Factors for Myopia	シンガポール	5,094	1999〜2002
Sydney Myopia Study	オーストラリア	2,353	2003〜2005

コホート研究から得られた科学的エビデンス

　コホート研究とは，ある地区の住民（数千〜数万人）に対し，ベースラインで臨床データを収集し，数年〜数十年の経過観察の後，疾患の発症や進行にかかわる危険因子を探る研究である．危険因子がコントロール可能なものであれば，危険因子をコントロールすることで疾患の発症や進行を防ぐことができる．最も成功したコホート研究は，虚血性心疾患の危険因子を解明したFramingham研究であろう．コホート研究は，長い観察期間を要し，研究費も莫大になるが，前向き研究であるためエビデンスとしての信頼性は高い．

　学童期の近視進行に関する代表的なコホート研究としては，Orinda Study，Singapore Cohort Study of the Risk Factors for Myopia，Sydney Myopia Studyが挙げられる（表2）．これらの研究結果を総合すると，学童期の近視進行は，① 遺伝因子の影響が最も強いが，② 都市部で早く，③ 近業の程度が強いほど早く，④ 戸外活動（outdoor activity）により抑制され，⑤ I.Q.や学歴が高いほど早いこと，などが示されている．しかし人種，生活習慣，視覚環境の違いを考慮するとき，今後わが国においてもこうしたコホート研究を実施する必要があろう．

　興味深いことにコホート研究の結果は，従来の経験則を裏づける科学的エビデンスといえる．近視予防法（表1）のうち，"1"，"3"，"4"はその妥当性が証明されたと考えるべきであろう．

　ベースラインで収集される臨床データは，近視進行に関連する可能性のある因子に限られるため，コホート研究から新知見が得られることは少ない．新知見としては，近視発症には遺伝因子の関与が強く，両親ともに近視である子どもは両親いずれも近視でない子どもに比べてリスクが8倍高く，片親のみが近視の子どもは両親いずれも近視でない子どもに比べてリスクは2倍高いことが明らかになった．ここで注意したいのは，近視眼そのものが遺伝するのか，

近視進行を促す環境因子に対する感受性が遺伝するのか，遺伝子の発現の場所が特定されていない点である．

環境因子と眼軸長の視覚制御機能

なぜ近視進行は③近業の程度が強いほど早く，④戸外活動により抑制されるのであろうか．近視予防の研究分野で現在中心となっている原理は，網膜ぼけ仮説（blur theory）である．遮閉すると実験動物の近視が進行する現象は，形態覚遮断近視として古くから知られてきた．さらに Earl Smith 3rd らは，度数の異なる眼鏡レンズを生後間もないサルに装用させ，屈折度や眼軸長の経時変化を調べたところ，凹レンズで後方へのデフォーカスを与えた場合，これに順応するように眼軸の過伸展と近視化がみられることを発見した（lens-induced myopia）[2]．この報告はその後，異なる種による動物実験により検証され，発達段階にある眼球は，与えられた視覚環境に応じて，網膜上でデフォーカスを最小にするように眼軸を伸展させる能力をもつと結論された（visual regulation of axial length）．元来，正視化（emmetropization）を促すはずのこの機能が，近業を主体とする情報化社会に適応を示した結果，近視人口が増加するのであろうと考えられる．

それでは近視進行がみられる学童の生活において，眼軸の過伸展の引き金となるデフォーカスはなぜ生じるのだろう？　原因として，①近業時にみられる網膜後方へのデフォーカス（調節ラグ）と②網膜周辺部における網膜後方へのデフォーカスが注目されている（図2）．

近業時には，生理的な低調節がみられ，正視眼であってもフォーカスはわずかに網膜後方にずれる（調節ラグ，図3）．Gwiazda らは，近視学童では調節反応が悪く，大きな調節ラグがみられることを報告し，調節ラグが近視進行の原因であろうと考えた[3]．しかしコホート研究によれば，必ずしも近視発症前に大きな調節ラグがみられるわけではなく，調節ラグは近視進行の引き金ではなく結果であろうとする意見もある．

一方，網膜周辺部における網膜後方へのデフォーカスは，動物モデルにおいて，レンズやデフューザを用いて視野の一部に像のぼけを与えたとき，対応する局所のみに眼軸の過伸展が観察されることから，にわかに注目された．この実験結果は，眼軸長の視覚制御が黄斑部に限定された機能ではなく，周辺網膜が大きな役割を果たし

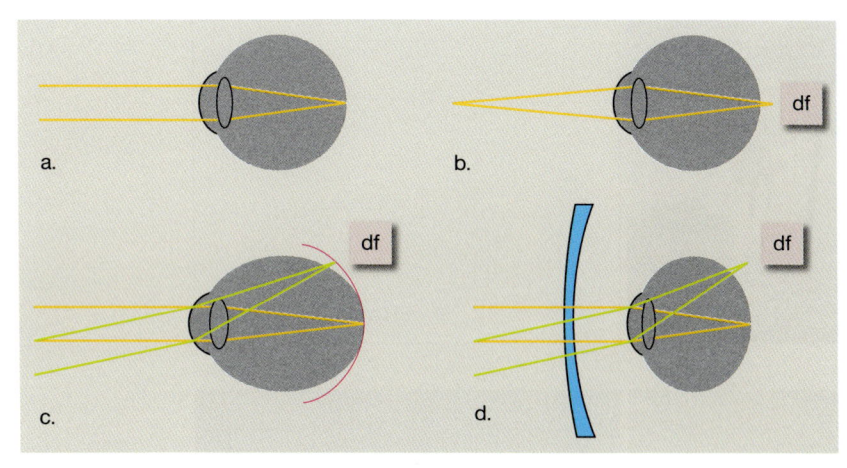

図2 網膜後方へのデフォーカスの原因
a. 正視眼.
b. 近見時のデフォーカス（調節ラグ）.
c. プロレート（前後に長い）な眼球形状でみられる周辺網膜でのデフォーカス.
d. 凹レンズ矯正に伴う周辺網膜でのデフォーカス.
df：デフォーカス

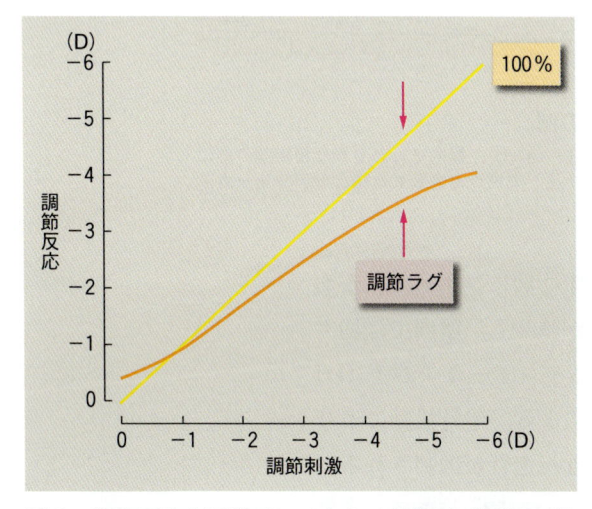

図3 調節反応と近業時にみられる低調節（調節ラグ）

ていることを示している．臨床的にも，周辺網膜に遠視性の焦点誤差を認めた症例で近視が進行しやすいとの報告がみられる．

　調節ラグと網膜周辺部のデフォーカスいずれの説も，近視進行は③近業の程度が強いほど早く，④戸外活動により抑制されることを説明できる．図3に示したように，調節ラグは視距離が短いほど大きくなる傾向があり，調節安静位より遠方（正視眼または屈折矯正眼では約0.5～1m）つまり屋外活動では発生しないからである．網膜周辺部のデフォーカスは，眼球（網膜）の形状や屈折矯正の方法によって差があるが，同時に，視覚環境に応じてダイナミックに

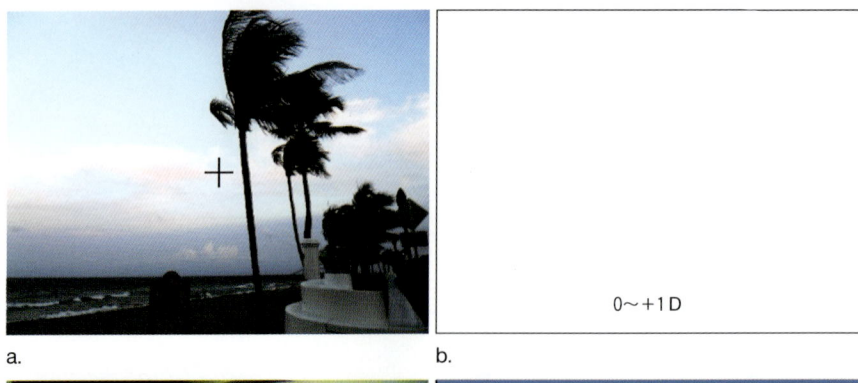

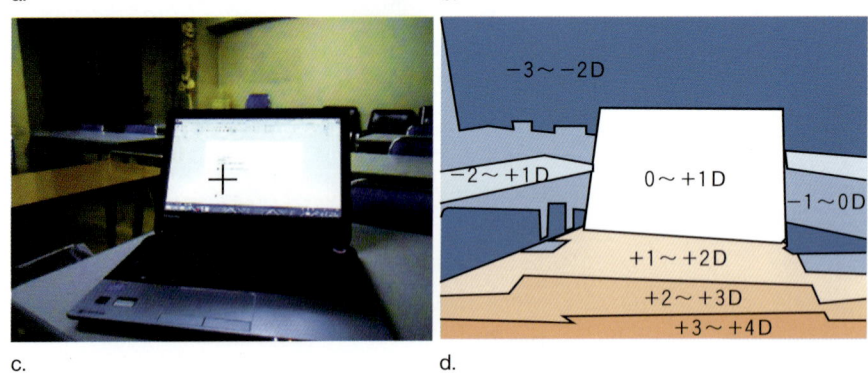

図4　屋外と屋内におけるデフォーカス分布の例

屋外では周辺視野（網膜）のデフォーカスは起こりにくい（a, b）．屋内ではわずかな視距離の差によって大きなデフォーカスが生ずる（c, d）．注視点（十字）で焦点を合わせた場合のデフォーカスの分布を示す（b, d）．

変動する．図4に例を示したように，網膜中心窩にフォーカスがあるとき，屋外では周辺視野のデフォーカスが減少し，屋内では増大する傾向がある．これは，局所網膜におけるデフォーカスの差（D）は距離（m）の逆数の差で与えられることによる．屋外活動により周辺網膜のデフォーカスが軽減されれば，近視進行が抑制されるはずである．この仮説に従えば，表1の近視予防法"3"にある"姿勢を正しく保持し，読書距離は30cm以上"も説明できる．図5に示すように，姿勢が悪くかつ視距離が近いと，周辺網膜には大きなデフォーカスが発生する．採光が十分でなければ（表1の"4"），瞳孔散大により入射光の収束角が大きくなるため，周辺網膜のぼけはさらに増大するだろう．

　上記の解釈以外にも，屋外活動では網膜が強い照明-太陽光を受けることにより，ドパミンが分泌され，眼軸の伸展を抑制するとする仮説も検討されている．また調節緩和効果により，学童期にみられる水晶体の菲薄化が可能になるとする仮説（mechanical tension theory）も議論されている[4]．しかし現時点では，これらを支持す

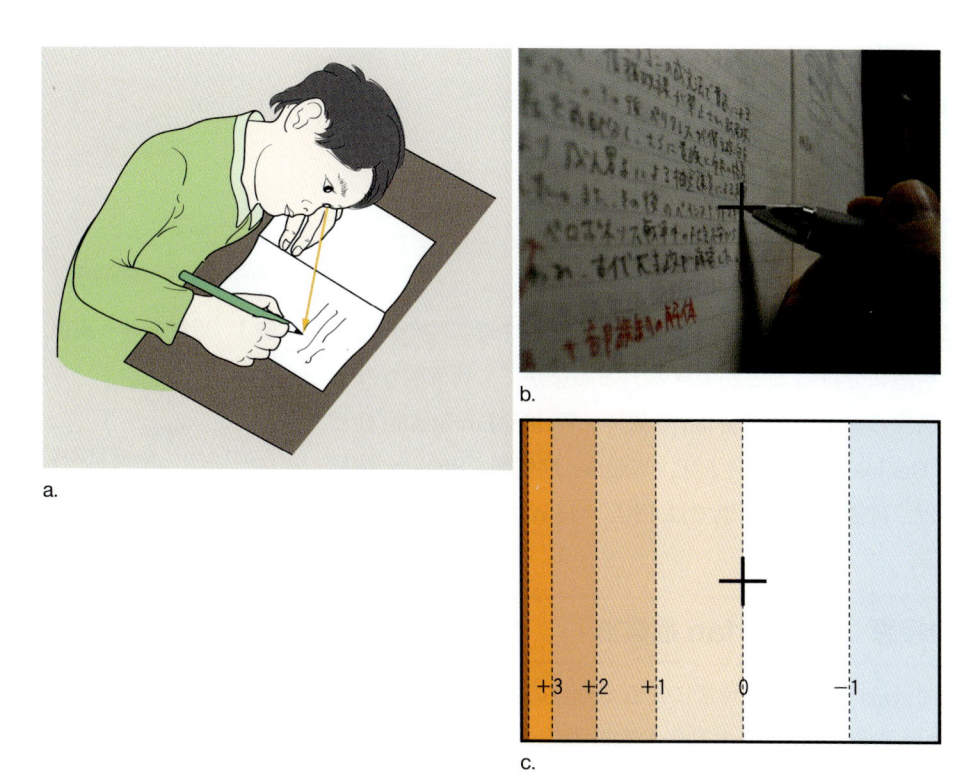

図5 悪い姿勢で書字を行う場合 (a) の視野 (b) とデフォーカス分布 (c)
十字は固視点を示す．右視野では網膜前方の，左視野では網膜後方のデフォーカスが発生する．

る動物モデルは確立されておらず，エビデンスは限られている．

まとめ

　国内だけでなく全世界で近視人口は増加しており，その原因は情報化社会における視覚環境の変化によると思われる．コホート研究から得られたエビデンスによれば，近視進行がみられる学童期には，書字や読書の際に正しい姿勢で十分な視距離を保つこと，積極的に戸外活動を行うことが推奨される．予防効果は網膜ぼけ仮説で説明できるように思われるが，治療機転をめぐる議論はいまだ決着がついていない．

（長谷部　聡）

続発性に近視を生じる疾患

続発性に近視を生じる疾患として，表1のように遺伝性の疾患と非遺伝性の疾患に分けることができる．このなかでも代表的な疾患として，遺伝性の疾患ではMarfan症候群，Weill-Marchesani症候群，Ehlers-Danlos症候群，白子症，Wagner症候群，Stickler症候群をとりあげ，非遺伝性の疾患ではPIC，MEWDS，AZOORについて概説する．

表1　近視を伴う疾患

遺伝性の疾患

Marfan症候群
Weill-Marchesani症候群
Ehlers-Danlos症候群
白子症（albinism）
Wagner症候群
Stickler症候群
Noonan症候群
Cohen症候群
ホモシスチン尿症
Rubinstein-Taybi症候群

非遺伝性の疾患

PIC
MEWDS
AZOOR
ダウン症候群
McCune-Albright症候群
Prader-Willi症候群

遺伝性の疾患 (1) Marfan症候群

概念：細胞間接着因子の先天異常による全身性の結合組織病．心血管系異常（大動脈弁閉鎖不全，大動脈弁輪拡張症，大動脈解離など），筋骨格異常（長い四肢，高身長，脊柱側彎症，漏斗胸），両眼の水晶体偏位を三主徴とする疾患である．常染色体優性遺伝形式が多いが，25％は突然変異により発症する．*FBN1*（fibrillin-1）遺伝子変異による1型と*TGFBR2*（TGF-β receptor II）遺伝子変異による2型に分類される．眼所見を含む特徴的な症候は主に1型でみられ，2型では眼異常所見自体がまれである．

軸性近視により中等度〜強度近視を呈するが，水晶体の位置異常により強度の乱視や遠視などさまざまな屈折異常を認める．隅角形成異常，水晶体偏位により閉塞隅角緑内障を発症することがある．そのほかにも，斜視，眼振，眼瞼下垂，水晶体の異常，白内障，網膜色素変性，青色強膜，コロボーマなどきわめて多彩な所見を呈する．

診断，治療：特徴的な外観から本疾患を疑う．自然瞳孔下で有水晶体部，無水晶体部のいずれを使用しているかを確認したうえで，個々の例で光学的条件にあった適切な矯正を行うことが大切である．水晶体亜脱臼，白内障による視力低下が進行した場合に水晶体再建術が行われる．偏位が軽度の場合はIOL（intraocular lens；眼内レンズ）の挿入が可能であるが，Zinn小帯の脆弱性から縫着が必要となることが多い．硝子体脱出した場合は硝子体切除が行われるが，術後の網膜剥離に注意が必要である．IOLを挿入しない場合は，術後，眼鏡やコンタクトレンズによる矯正となる．

遺伝性の疾患（2）Weill-Marchesani 症候群

概念：Marfan 症候群と同様に，*FBN* 遺伝子の異常に起因する遺伝性結合組織疾患である．短軀，指短縮，短頸，発育不良，関節の運動制限などの全身症状のほか，眼所見として球状水晶体を特徴とする遺伝性疾患．常染色体優性遺伝が多いが劣性遺伝例も存在する．

診断：Marfan 症候群同様に，前眼部中胚葉の発生異常に起因する Zinn 小帯の形成不全，水晶体偏位，球状水晶体，小水晶体などがみられる．虹彩の前方移動を起こして閉塞隅角緑内障を発症する例や，前房に水晶体が脱臼して瞳孔ブロックを起こし緑内障をきたす例がある．

治療：水晶体偏位の程度が軽く矯正視力が良好であれば，経過観察でよい．水晶体偏位による視力低下や複視が出現した例では水晶体摘出術を行う．浅前房に伴う眼圧上昇に対して，レーザー虹彩切開術が有効な例がある．

遺伝性の疾患（3）Ehlers-Danlos 症候群

概念：コラーゲン分子またはコラーゲン成熟過程に関与する酵素の遺伝子変異に基づく遺伝性疾患で，皮膚，関節，血管など結合組織の脆弱性によりさまざまな症状を呈する．その原因と症状から，6 病型（古典型，関節可動性亢進型，血管型，後側彎型，多関節弛緩型，皮膚脆弱型）に分類されており，全病型を合わせた推定頻度は約 1/5,000 人とされている．皮膚の過伸展・脆弱性，血腫が認められ，間擦部の増大により瘙痒を示す．眼所見は Marfan 症候群に類似しているが，眼瞼皮膚の過伸展性，創傷治癒遅延が特徴的である．そのほかにも裂孔原性網膜剝離，網膜血管様線条やぶどう腫，強度近視，円錐角膜などが知られている．遺伝形式は病型により異なるが，後側彎型（旧 VI 型，眼所見を合併するもの）では常染色体劣性遺伝形式を呈す．

診断，治療：臨床症状，皮膚伸展率の測定により診断する．後側彎型では，新生児期または生後 1 年以内に進行性脊椎後側彎がみられる．眼合併症については，対症療法が主体となる．軽度の外傷で眼球破裂をきたすことがあるため，外傷には特に気をつける．本症候群に伴う網膜剝離では，易出血性による網膜・硝子体出血や強膜の菲薄化による通糸時の穿孔が生じる可能性がある．

遺伝性の疾患（4）白子症（albinism）

概念：メラニン色素形成過程の異常により皮膚，毛，眼のメラニン色素が減少，ないし欠如する先天性遺伝性代謝疾患である．眼症状として，虹彩・眼底の色素異常，黄斑低形成，眼振，羞明，遠視・近視などの屈折異常，斜視，先天白内障，網膜剥離，視神経萎縮を示す．眼皮膚白子症（oculocutaneous albinism；OCA）と眼白子症（ocular albinism；OA）に分類される．

診断：病型によって病変の部位，程度，視力障害，眼振の程度が異なる．眼皮膚白子症（OCA）は，チロシナーゼ陰性型では皮膚はピンク色，毛髪は白色あるいは金色，虹彩は灰色あるいは青色を呈する．眼振，羞明を生じる．眼底には色素異常，中心窩反射の欠如がみられる．チロシナーゼ陽性型は加齢とともにメラニン色素が増加し，皮膚・毛髪・眼の色は改善し，眼振，視力障害の症状も改善傾向を示す．

眼白子症（OA）は *GPR143* 遺伝子の変異により生じ，X染色体劣性遺伝形式をとる．眼球だけに現れる白子症で，皮膚や毛髪の色素沈着はほぼ正常である．保因者では眼底周辺部に脱色素がみられる．男性患者では皮膚，毛髪の色素は正常に近い．視力障害，眼振，羞明は眼皮膚白子症よりも軽度のことが多い．

治療：羞明に対しては，遮光眼鏡，虹彩つきコンタクトレンズを使用する．網膜剥離については，色素上皮の色素が薄いため裂孔検出が困難，光凝固術の凝固斑が得られにくいなどの特徴がある．

遺伝性の疾患（5）Wagner症候群

概念：異常な網膜硝子体癒着や網膜分離症など網膜硝子体に異常を示す，硝子体網膜ジストロフィの代表的疾患である．常染色体優性遺伝の遺伝形式を示す．*CSPG2* 遺伝子の変異による[1]．発症年齢は30歳代が多い．若年者に進行性の白内障を併発することがある．硝子体は，高度に液化し，濃縮した索状物のみが認められ，empty vitreous と呼ばれる．網膜には，進行性の網脈絡膜萎縮と格子状変性を伴う．網膜剥離の合併はまれとされる．

診断：遺伝性疾患であるため，詳細な家系調査を行い遺伝性疾患であることを確認する．網膜剥離を伴うStickler症候群と鑑別する．

治療：根本的な治療はなく，合併症に対する治療が主となる．

文献は p.302 参照．

遺伝性の疾患（6）Stickler 症候群

概念：軟骨形成不全症の一つで，type Ⅱ コラーゲンの生成に関与する遺伝子の異常により発症する．原因遺伝子により type 1（*COL2A1* 遺伝子の変異），type 2（*COL11A1* 遺伝子の変異），type 3（*COL11A2* 遺伝子の変異）に分類される[2]．

10歳代より発症する．硝子体は，Wagner 症候群と同様に，高度に液化し，濃縮した索状物のみが認められ，empty vitreous と呼ばれる．網膜は深さの異なる多発裂孔を特徴とし，網膜剥離を約半数に合併するとされる．進行性の網脈絡膜萎縮，格子状変性などを認める．全身所見として，頭蓋形成不全，骨関節異常，難聴を伴う．

診断：非典型的な網膜剥離や若年者の白内障や原因不明の視力低下の症例では，硝子体の観察を十分に行う．網膜剥離などの家族歴を聴取するとともに，全身所見の有無を CT 検査にて確認する必要がある．

治療：合併症の治療を行う．網膜剥離についてはバックリング手術が基本であるが，深さの違う多発裂孔が多く，また，脈絡膜の変化により網膜下液排液の際に出血を起こしやすいためバックリング手術は難しい．後部硝子体剥離が未剥離なため困難な場合もあるが，深部裂孔には硝子体手術が第一選択である．

網膜剥離の頻度が高く予後不良な Stickler 症候群の場合には，網膜剥離の予防，裂孔に対する凝固が重要である．長期にわたる定期観察が必要であることを患者へ十分に説明する．

遺伝性の疾患（7）その他

近視を伴うその他の先天疾患を**表 2** に示す．

非遺伝性と考えられている疾患（1）PIC（punctate inner choroidopathy；点状脈絡膜内層症）（図 1）

概念：Watzke らが，前部ぶどう膜炎や硝子体内炎症を伴わず，のちに萎縮性網脈絡膜瘢痕を形成する黄色～灰色斑を後極部に生じる症候群として，1984 年に報告した[3]．30 歳前後の中等度近視を有する女性に多く，−10D を超えるような強度近視眼での発症はまれである．白人に多く，90％ は女性に発症する[4]．網膜深層から脈絡膜内層にかけて多発性の黄白色の白色病巣がアーケード内に生じ，前房や硝子体の炎症は伴わないのが特徴である．これら白点病巣は経

表2 近視を伴うその他の先天疾患

疾患	遺伝形式と原因遺伝子	備考
Noonan 症候群	常染色体優性遺伝（*PTPN11, KRAS, SOS1, RAF1* 遺伝子）	細胞内シグナル伝達経路である RAS/MAPK の構成分子の遺伝子異常による．特徴的顔貌，先天性心疾患，精神発達遅滞，低身長を呈す．
Cohen 症候群	常染色体劣性遺伝（*COH1* 遺伝子）	肥満，知能障害，筋緊張低下，特徴的顔貌を呈す．
ホモシスチン尿症	常染色体劣性遺伝（*CBS* 遺伝子）	メチオニン代謝産物であるホモシスチンを変換する酵素の先天的欠損により血中にホモシスチンやメチオニンが蓄積し，尿中に大量に排泄される先天性アミノ酸代謝異常症．知能障害，骨格異常による高身長・四肢指伸長を特徴とする．
Rubinstein-Taybi 症候群	常染色体優性遺伝（*CBP* 遺伝子）	特徴ある顔貌，低身長，精神遅滞．

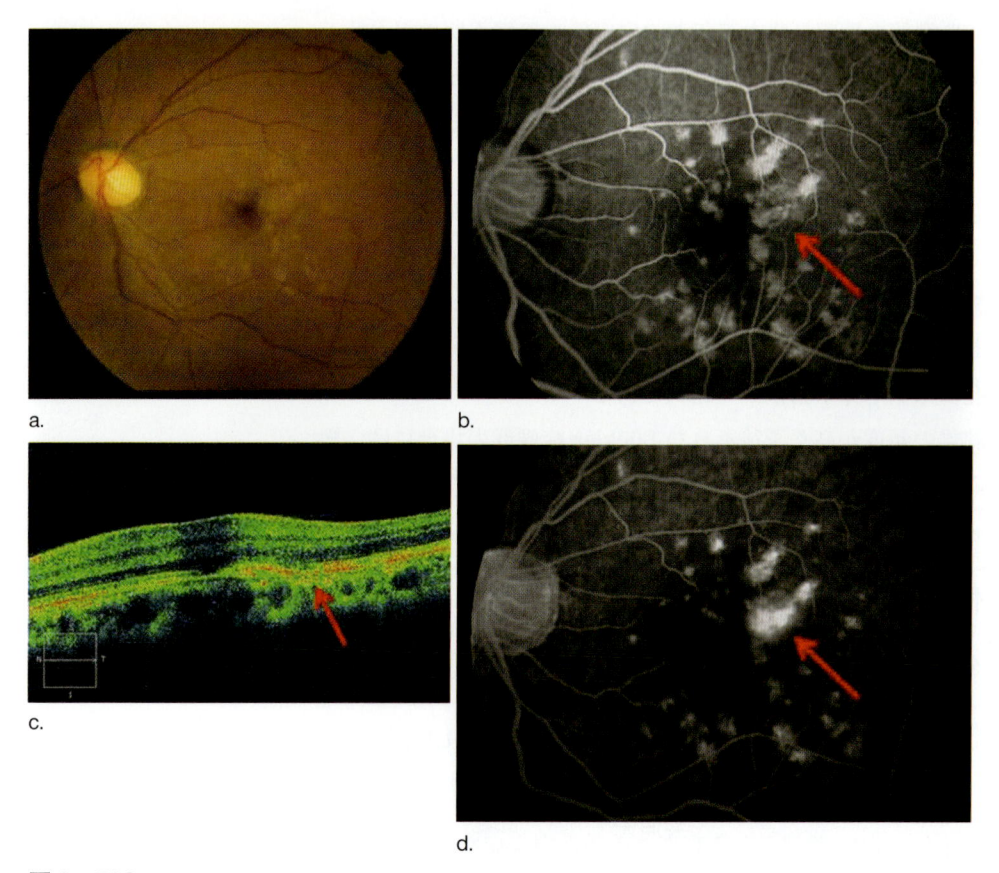

図1 PIC

37歳，女性．屈折度−8.5D．カラー写真（a）では黄斑周囲に多発する黄白色の点状病変が散在している．FA では初期から病変部に一致した過蛍光（b，矢印）を認め，後期に CNV からの蛍光漏出を認めた（d，矢印）．OCT（c）では，網膜深層から脈絡膜にかけて高反射帯を認める．ベバシズマブ（bevacizumab）の硝子体注射を施行し，CNV は退縮した．
CNV：choroidal neovascularization（脈絡膜新生血管）
PIC：punctate inner choroidopathy（点状脈絡膜内層症）

過とともに萎縮性変化を残す．

症状：暗点（91％），霧視（86％），光視症（73％），飛蚊症（69％），羞明（69％）などがある[4]．一般的に予後良好な疾患で自然軽快することが多いが，黄白色病変に隣接した部位に脈絡膜新生血管（choroidal neovascularization；CNV）を45～69％に合併すると報告されている．CNVの合併は，PICにおける視力予後不良因子である．

所見：急性期病変は100～300μmの境界不明瞭な黄色斑が網膜色素上皮や脈絡膜内層レベルに生じる．病変は後極～中間周辺部にあり，周辺部には認めないことが多い．CNVや網膜下線維増殖（subretinal fibrosis）を合併することがある．Gerstenblithらは経過中69％でCNVが発症し，56％で網膜下線維増殖を発症したと報告している[4]．

診断には蛍光眼底造影検査（フルオレセイン蛍光眼底造影検査〈FA〉，インドシアニングリーン蛍光眼底造影検査〈IA〉），光干渉断層計（OCT）が有用である．FAでは，初期から後期にかけて増強する過蛍光を認め，後期では蛍光漏出を示す．CNVを伴う例では旺盛な蛍光漏出を伴う．IAでは初期から後期にかけて，網膜下病変に一致する低蛍光を認める．OCTでは，活動期に網膜深層から脈絡膜にかけて高反射帯がみられ，網膜色素上皮の不整を伴う．視力不良例では視細胞内節外節接合部（ellipsoid zone）の途絶を認める．

治療：CNVを発症した例では，近視性CNVとの鑑別が重要である．CNVの周囲に点状病巣を認めることで鑑別する．CNVに対して抗VEGF（vascular endothelial growth factor；血管内皮増殖因子）抗体の硝子体注射が有効である．PIC自体に活動性のある炎症を認める場合は，抗VEGF抗体硝子体注射に副腎皮質ステロイドの眼局所投与を追加することがある．初期には自然治癒も期待できるため，視力低下をきたす合併症がない場合は治療の必要性はないとされている．

非遺伝性と考えられている疾患(2) MEWDS (multiple evanescent white dot syndrome；多発消失性白点症候群）（図2）

概念：1984年にJampolらが，眼底後極部に小点状の病巣が網膜深層から脈絡膜にかけて散在する疾患として報告した[5]．20～50歳の女性に好発し，わが国では患者の44％が－6D以下の近視眼であるとの報告もある[6]．白点病変は，1～2か月で色素沈着を残すことなくほぼ消失し，それに伴い視機能も回復する．視力予後は一般的に良好であるが，再発例，中心窩に病変を含む場合やCNVを合併す

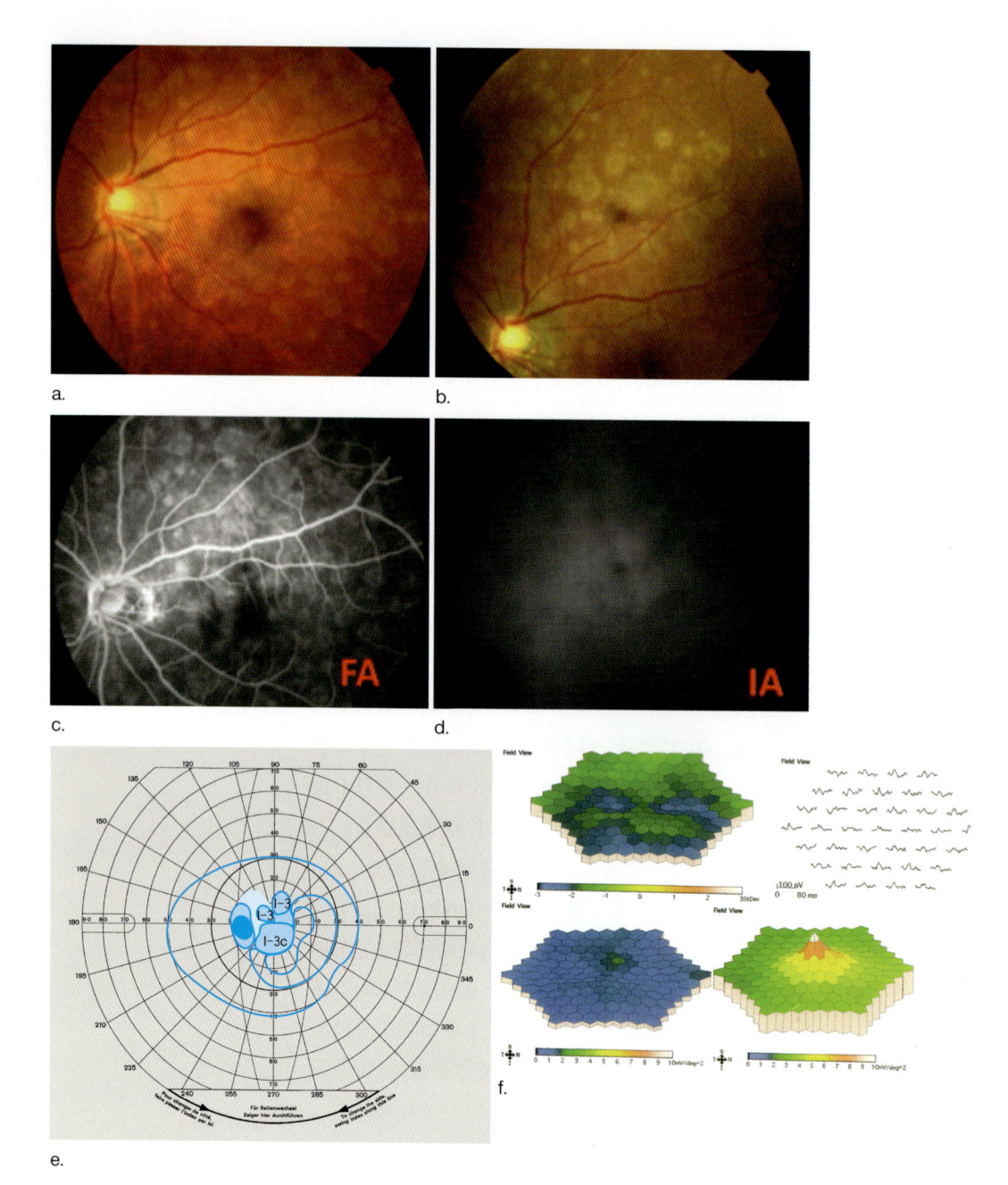

図2 MEWDS

41歳，女性．屈折度－9.0D．突然の左眼の視力低下，中心視野欠損，飛蚊症を主訴に来院．初診時視力はVs＝(0.3)．カラー写真では，乳頭周囲から中間周辺部にかけて白色の淡い点状病変が，網膜深層から網膜色素上皮レベルに散在する．視野検査では，Mariotte盲点の拡大，中心暗点，傍中心暗点がみられ，多局所ERGでは振幅の低下がみられた．未治療で経過観察し，1週間後にはVs＝(1.0)と視力は改善し，2週間後に白点は消失した．
MEWDS：multiple evanescent white dot syndrome（多発消失性白点症候群）

る例では視力回復が不良なことがある．

症状：90％以上の症例で急激な視力低下，視野異常を伴う．そのほかに光視症，霧視の訴えがみられる．眼症状出現の2週間前に感冒

様の前駆症状を呈することから，ウイルスの関与も考えられるが原因は不明である．

所見：100〜200μmの小白点が網膜色素上皮から網膜深層レベルに散在する（図2a, b）．FAでは白点に一致して初期から後期まで過蛍光を示す（図2c）．IAでは早期では明らかな異常はないが，後期像で後極部から中間周辺部に特徴的な多数の低蛍光斑がみられる（図2d）．低蛍光斑は白点に一致する以外の健常部も含めて多数みられる．視野検査ではMariotte盲点の拡大，中心暗点，傍中心暗点を示す（図2e）．視野異常は自覚的には片眼性でも，視野検査では両眼性に描出されることが多い．限界フリッカ値（critical flicker frequency；CFF）の低下もみられる．OCTでは中心窩のellipsoid zoneが途絶あるいは不明瞭になる．網膜電図（electroretinogram；ERG）では，全視野ERGで錐体および杆体の振幅が減弱する（図2f）[7]．

治療：白点病変は通常1〜2か月で消失し，視機能も回復するため一般的に視力予後は良好である．ステロイドの全身投与が有効であったという報告が多いが，自然治癒が認められる疾患のため，視力低下，視野障害の重症例に対して早期の改善を目指して用いる．再発して慢性の経過をとる症例に免疫抑制薬の全身投与が有効であったという報告もある．CNVを合併した症例に対しては，PDT（photodynamic therapy；光線力学療法），抗VEGF抗体硝子体注射の有効性が近年報告されている．

非遺伝性と考えられている疾患(3) AZOOR (acute zonal occult outer retinopathy；急性帯状潜在性網膜外層症)

概念：1993年にGassが，眼底所見が正常であるにもかかわらず，突然の光視症と視野障害を呈し，網膜外層の障害を伴う原因不明の疾患として13例の症例報告をした[8]．典型的には，健康な若年女性の片眼または両眼に好発し，光視症を伴う急激な視力，視野障害を特徴とする．眼底所見については，初期は正常，または軽度の変化がみられるのみで検眼鏡の特徴はない．

症状：急性に発症する視力・視野障害でしばしば光視症を伴う．約90％の患者に，視野欠損の部位に光視症を認める．光視症は風車，電流，煙，脈動，泡，閃光など具体的に表現ができる．光視症が視野障害に先行する場合もあれば，視野障害が光視症に先行する場合もあり，これら発症時期については一定のパターンはない．残像が

残ることもある．この視野欠損と光視症は永続し，経過中に片眼性から両眼性に移行することがある．視力低下は症例によりさまざまで，一般的には視力良好例が多いが，視野障害が黄斑を含んで広範囲に及ぶと中心暗点になり著明な視力低下を起こす．

所見：前眼部，中間透光体，眼底は正常のことが多い．視野検査にて Mariotte 盲点の拡大を認める．盲点は遠心性に拡大し，黄斑の手前で終わることが多い．黄斑を含むと大きな中心暗点となる．OCTでは，視野欠損に一致した ellipsoid zone の欠損が生じる．多局所 ERG では視野欠損部と ellipsoid zone 欠損部に一致した振幅低下が起こる．蛍光眼底造影検査では特に異常を認めない[9]．

治療：治療法は確立されていない．病因として，自己免疫の関与が推定されていることから，ステロイドパルス療法やステロイド内服が用いられることがある．Gass らは 51 例の AZOOR 患者を平均 9 年にわたって追跡調査しており，その結果，77％の患者で発症後半年以内に症状と検査所見が固定し，残りの 23％では徐々に症状や視野障害の改善がみられたと報告している．また，ステロイドを投与した群と投与していない群とでは最終的な視力結果に有意差はみられなかったと述べている[10]．最終視力は 1.0 以上が 40％，0.1〜0.9 が 35％，0.1 以下が 25％と報告されている[11]．視野欠損と光視症は永続する．経過中に片側性から両側性へ移行することがある．視野欠損に一致した眼底は，数年後に網膜色素変性様の萎縮を起こすことがある．

カコモン読解 第 18 回 臨床実地問題 40

25 歳の男性．両眼の視力低下を自覚して来院した．眼外傷の既往はない．左眼前眼部写真を図に示す．右眼も同様である．この疾患にみられるのはどれか．3 つ選べ．

a 近視
b 巨大角膜
c 網膜剝離
d 骨粗鬆症
e 解離性動脈瘤

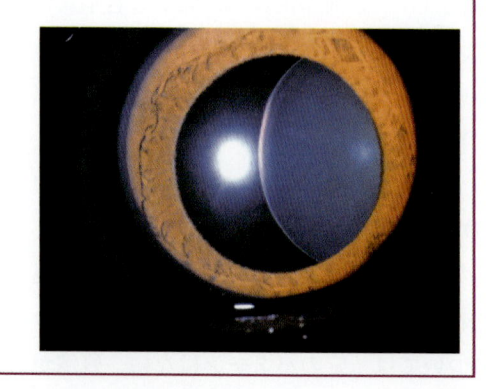

解説 写真では左眼水晶体の耳側偏位がみられる．両眼性水晶体偏位からMarfan症候群，Weill-Marchesani症候群，Ehlers-Danlos症候群，Crouzon病，ホモシスチン尿症などが考えられるが，選択肢からMarfan症候群を連想させる問題．

Marfan症候群は，心血管系異常（大動脈弁閉鎖不全，大動脈弁輪拡張症，大動脈解離など），筋骨格異常（長い肢，高身長，脊柱側彎症，漏斗胸，扁平足），両眼の水晶体偏位を三徴とする．ほかにも近視，外斜視，眼振，眼瞼下垂，水晶体の異常（水晶体偏位，水晶体脱臼，球状水晶体，白内障），網膜変性，網膜剥離，緑内障，青色強膜，コロボーマなどきわめて多彩である．

模範解答 a, c, e

カコモン読解 第19回 一般問題44

近視の頻度が高いのはどれか．2つ選べ．
a Behçet病　b 網膜色素変性　c 先天停在性夜盲完全型
d 多発一過性白点症候群（MEWDS）　e 中心性漿液性脈絡網膜症

解説 先天停在性夜盲は先天的に杆体機能不全を示す非進行性の疾患である．幼少期より夜盲がある．ERG検査や暗順応検査などで異常を認めるが，視力，視野，色覚といった明所視機能は一般に正常である．杆体が完全に消失している完全型と杆体機能が残存している不全型の2型に分類される．完全型には中〜強度近視が多く，不全型は近視も遠視もありうる．MEWDSは20〜50歳の女性に好発し，わが国では患者の44％が−6D以下の近視眼との報告もある．

模範解答 c, d

カコモン読解 第21回 一般問題56

Marfan症候群で誤っているのはどれか．
a 水晶体脱臼　b 心血管異常　c 筋の発育不全
d 常染色体優性遺伝　e 外胚葉由来組織の異常

解説 前述のとおりa〜dは正しい．Marfan症候群は細胞間接着因子の先天異常による結合組織病で，中胚葉由来組織の異常である．

模範解答 e

> **カコモン読解　第22回 一般問題51**
>
> Marchesani症候群で正しいのはどれか．3つ選べ．
> a 短指　　b 緑内障　　c 球状水晶体　　d 心血管異常
> e 常染色体優性遺伝

解説　短軀，指短縮，小球状水晶体を特徴とする遺伝性疾患で常染色体優性遺伝が多い．水晶体偏位を伴うことが多く，虹彩の前方移動を起こして閉塞隅角緑内障を発症する例や，前房に水晶体が脱臼して瞳孔ブロックを起こし緑内障をきたす例がある．

模範解答　a，(b)，c, e（解答は四つある可能性がある．）

（田中裕一朗）

クリニカル・クエスチョン

強度近視と弱度近視は同じ延長線上にある病態でしょうか？

Answer ヒトの眼球は，眼軸長延長と角膜および水晶体の屈折力の低下が終わる 6〜8 歳に正視化現象をほぼ終えます．この正視化現象が続いている間に起こる近視は遺伝的要因が強く，それ以降に起こる近視は環境因子が強いといえます．ヒヨコを用いた実験では，遺伝的要因が強い個体が環境負荷を受けると強度近視になることが知られています．同じ遺伝的素因をもつ個体が，環境負荷の程度に応じて強度近視にも弱度近視にもなりうることが証明されれば，強度近視と弱度近視は同一の spectrum のなかにあることになりますが，遺伝的素因がはっきりとはわかっていない現状では，結論を出すことは難しいです．

強度近視の定義についての考えかた

成人では，一般に弱度近視は 3D 未満，中等度近視は−3D〜−6D，強度近視は−6D 以上の近視を指す．一方，所らは，わが国では何らかの視機能異常を示す病的近視は−8D 以上であると報告しており，−6D の強度近視は必ずしも病的近視とはいえない．

発症年齢で近視進行をパターン化する考えかた

Thorn ら[1] は，両親の教育程度が高い，米国ボストン在住の白人の小児 243 人を対象にした縦断的研究で，近視の進行のパターンを，早期発症型，通常型，後期発症型に分類して指数関数で近似して検討している．早期発症型は小学校入学以前に発症し，最終的に−6D 以上の強度近視になる群，通常型は 8 歳頃以降に発症し，−5〜−6D の中等度近視に収束する群，後期発症型は 13〜14 歳頃以降に発症し，−3〜−4D の中等度近視に収束する群である（**図 1**）．このように明確に分類できれば，強度近視は早期発症型に属し，中等度近視以下に収束する通常型，後期発症型とは異なる群であるといえるかもしれない．自験例で，長期にフォローできた小児の近視進行例を**図 2** に示す．早期発症型に属する症例で，近視は初期に−1D/年，後半には−0.5D/年で進行し，17 歳頃にほぼ収束して最終的に−13〜−14D の近視になっている．

文献は p.303 参照.

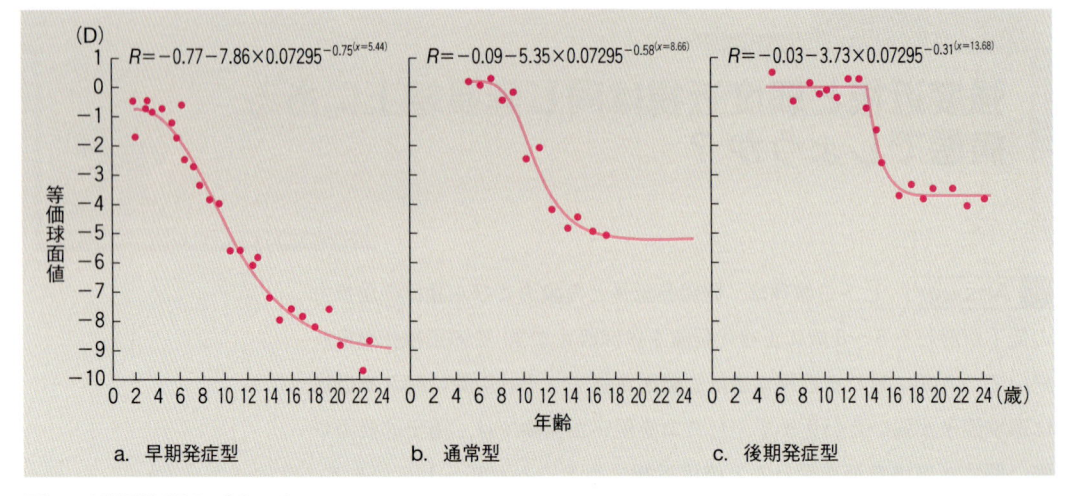

図1　近視進行のパターン
(Thorn F, et al：Myopia progression is specified by a double exponential growth function. Optom Vis Sci 2005；82：286-297.)

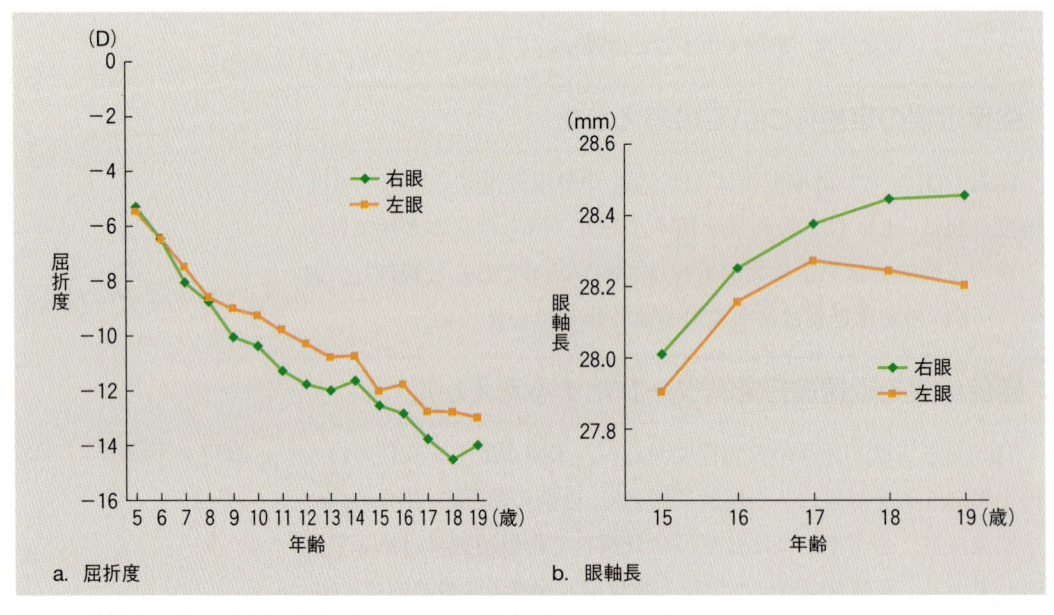

図2　早期発症型の症例の屈折度（a）および眼軸長（b）の変化

今までにわかったこととこれからの研究動向

　わが国で縦断的に小児の進行を検討した所らの報告[2]では，8歳以降に発症した症例でも，最終的に−6Dを超えるケースもある（図3）．したがって，−6Dで区切って，それ以上の強度近視とそれ以下の弱度〜中等度近視が異なる群ということは難しいように思われる．一方，眼球のパーツごとの屈折力の変化を考えると，眼軸

2. 近視の原因

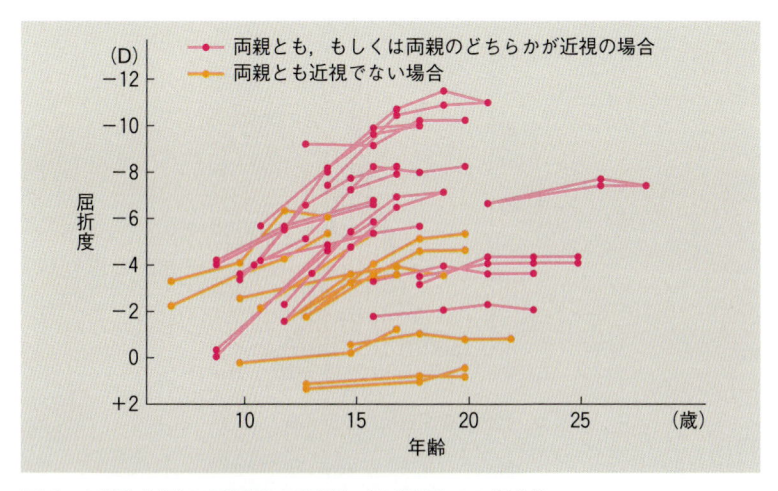

図3 近視症例の屈折度の経過（多数例での検討）
(Tokoro T, et al：Changes in ocular refractive components and development of myopia during seven years. Jpn J Ophthalmol 1969；13：27-34.)

a. 眼軸長の変化

b. 角膜屈折力の変化

c. 水晶体屈折力の変化

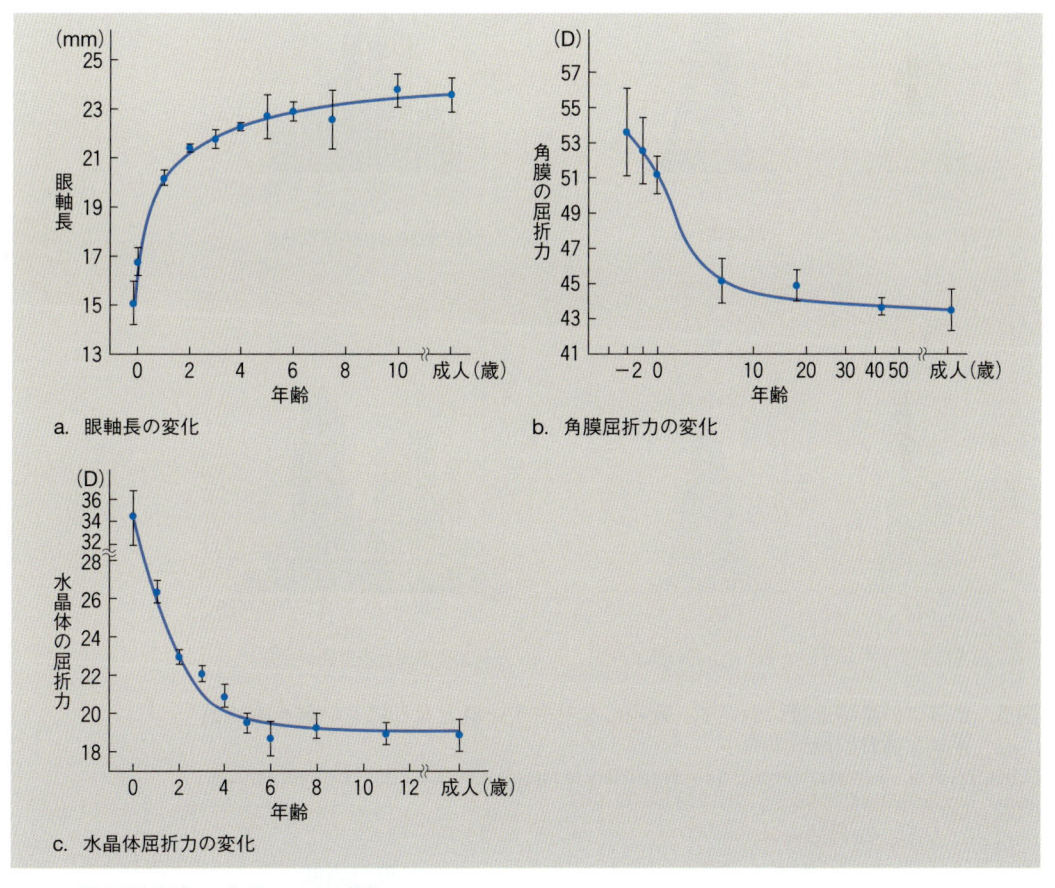

図4 眼屈折要素の成長による変化
(Gordon RA, et al：Refractive development of the human eye. Arch Ophthalmol 1985；103：785-789.)

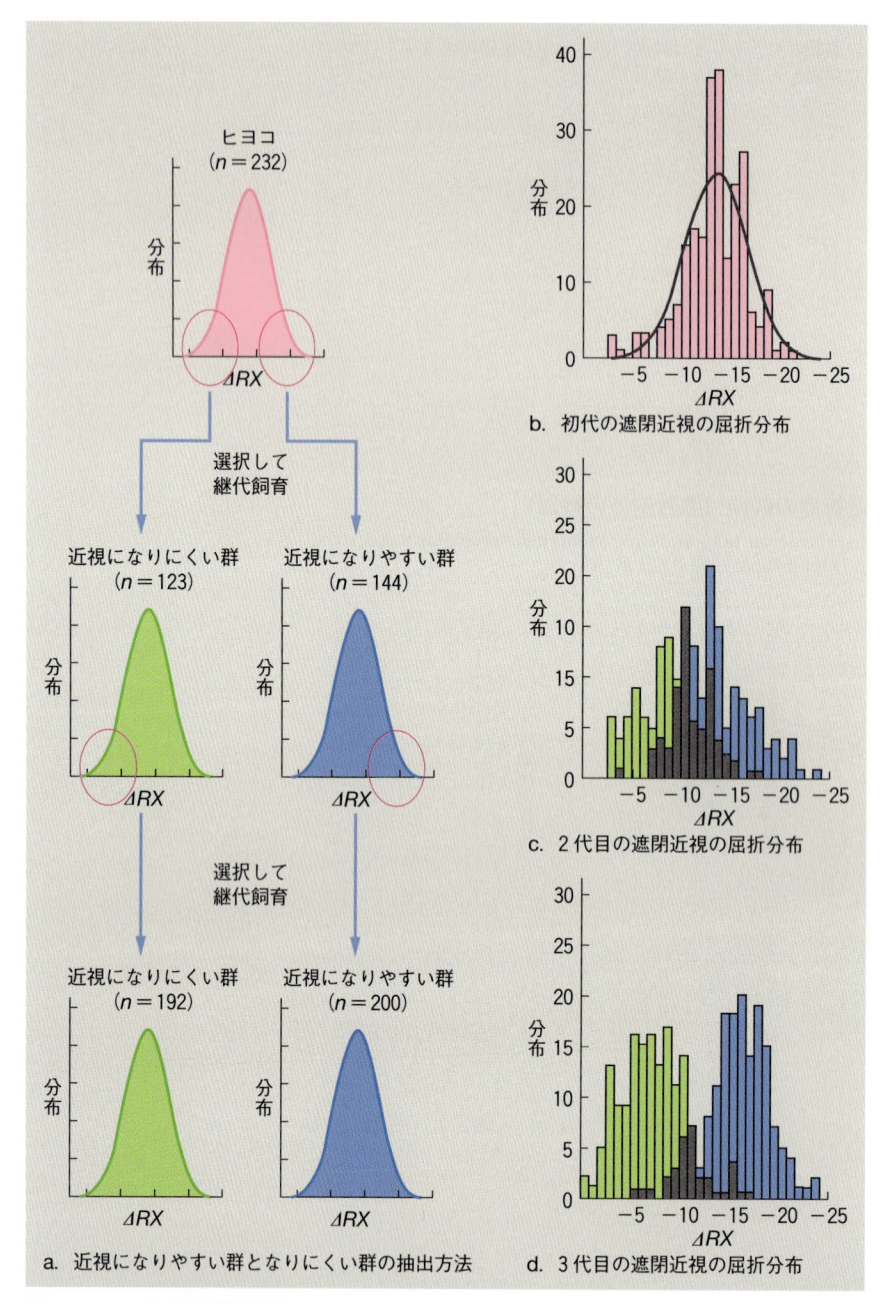

図5 ヒヨコの遮閉近視において，近視になりやすい群となりにくい群を継代飼育した場合の屈折分布

(Chen YP, et al：Selective breeding for susceptibility to myopia reveals a gene-environment interaction. Invest Ophthalmol Vis Sci 2011；52：4003-4011.)

　長は主として6～8歳頃まで延長するが，これは角膜の屈折力の低下（1歳半頃まで）および水晶体の屈折力の低下（6～8歳頃まで）は代償されるため，8歳くらいまでは正視化現象が働く（**図4**）[3]．これをThornらの分類に当てはめると，早期発症型は正視化現象が働

いている最中に近視化が始まっており，環境負荷（近業）が小学校入学前では少ないことを考えると，早期発症型は遺伝的要因が強いといえる．一方，通常型および後期発症型は，正視化現象がほぼ終了してから近視が進行しており，環境因子が強いといえる．このような観点からは，−6Dという基準ではなく，発症年齢で区切って，遺伝性の強い群と環境要因の強い群で分類できるかもしれない．現在，近視の遺伝子解析が進んでいるので，遺伝子と近視発症年齢の検討が進めば科学的な考察が可能になるかもしれない．

　実験近視では，遺伝的要因をもった個体が環境負荷を受けると強度近視になることが示されている（**図 5**)[4]．したがって，遺伝子のゲノムワイド関連解析（genome-wide association study；GWAS）を行う際，環境要因をできるだけそろえた解析が必要になる．今後の研究の発展が望まれる．

（不二門　尚）

サイエンティフィック・クエスチョン

実験近視研究の進歩について教えてください

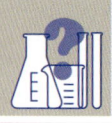

Answer 実験近視モデルを用いた研究によって，眼軸伸長のメカニズムとして視覚シグナルに起因する経路とレチノイン酸など視覚シグナルとは別経路の二つの経路の存在が示唆されています．これらを手掛かりに，将来的には近視進行予防法の開発へとつながる可能性があります．

実験近視とは？—視性刺激遮断近視（FDM）とレンズ誘発性近視（LIM）

形態覚遮断近視/視性刺激遮断近視（form-deprivation myopia；FDM）は，幼若サルを瞼々縫合したり，生後まもないヒヨコにゴーグル装着すると，眼軸伸長を伴う強い近視になることから実験近視モデルとして広まったものである．FDMではヒト強度近視眼の変化と似て，後極部強膜が著しく菲薄化するなど[1]，ヒト強度近視の病態に類似する点があり，種々の実験近視モデル眼を用いて多くの解析が行われてきた．瞼々縫合，ゴーグル装着いずれによっても，視覚が完全に遮断されるわけではなく，ぼけ像が網膜に結ばれることから"形態覚遮断近視"ともいわれる．一方で，遮閉ではなく強いマイナスレンズを装用させるという方法でも眼軸伸長を伴う近視（lens-induced myopia；LIM）を作製でき，最近はFDMとLIMの二つが主要な実験近視モデルとなっている[2]．

サルとヒヨコ以外の実験近視モデル動物

原始的霊長類とみなされるツパイ（tree shrew）は，強膜の構造がヒトと同様に線維性であって，サルよりも成長が早く，瞼々縫合による片眼遮閉後15日という比較的短い期間で近視になることから，ツパイFDMはヒヨコやサルに次いで多く用いられてきた．また，マーモセットやモルモットやマウスを用いたFDMの報告も増えている．マウスモデルの最大の利点は遺伝子改変マウスを用いて原因と結果とを明らかにすることができることであるが，目が小さいために眼軸長計測が困難であると考えられてきた．しかし最近，MRIを用いた計測方法で成果が出てきており，今後の発展が期待さ

文献はp.303参照.

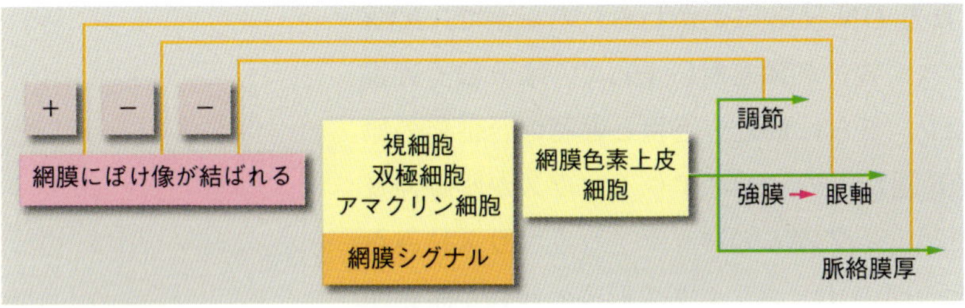

図1　網膜にぼけ像が結ばれることによるフィードバックコントロール
たとえば近視性デフォーカスは，脈絡膜の肥厚，眼軸伸長の抑制，調節の減弱を促す．これらは，正視化現象を説明するものでもある．逆に遠視性デフォーカスは近視化を促進すると考えられている．

れる．一方，ゼブラフィッシュは体長5cmほどの小型の魚で，成長がとても早く，胚が透明で遺伝学的アプローチが可能な最も単純なモデル実験脊椎動物として，ゲノム情報や胚操作技術が蓄積されてきており，眼球形状に関する報告も散見される[3,4]．

実験近視の発生機序

視覚シグナルの眼軸伸長への関与：FDMにおける近視化はどうして起こるのだろうか？　ぼけ像が網膜に結ばれることが眼球のサイズを変化させるトリガーになり，そのぼけを減少させるようにフィードバック機構が働いて眼軸の伸長が促進されると考えられている（図1）．

サルの種によっては中枢も関与することが報告されているが，ヒヨコでは，視神経を切断してもヒヨコにFDMを誘導できること[5]，網膜の半分だけ遮閉した場合には，その視野に対応する側の眼球が特に膨らむこと[5]から，local controlであると考えられる．また，ゴーグルをしていてもストロボ光が存在すると近視にならない，あるいは1日数時間 normal vision があると近視化しない，などの報告もあり，視覚入力が重要であること，網膜内の何らかの因子が近視化に一次的な役割を果たしていることは間違いない．

では，網膜のどの層が眼軸伸長に影響を与えるのだろうか？　種々の網膜破壊実験から，眼球成長に影響を及ぼす可能性がある細胞は，アマクリン細胞，双極細胞，視細胞，網膜色素上皮細胞が考えられている．アマクリン細胞が産生するドパミンが近視化に抑制的に働くことは古くから示唆されている．最近の話題では，ヒトでON型双極細胞の機能が特異的に障害される完全型先天停在性夜盲症（complete congenital stationary night blindness；CSNB1）が近視を合併することと関連し，その原因遺伝子（*GRM6, TRPM1, NYX,*

GPR179, LRIT3：いずれも ON 反応にかかわる）のなかで，NYX 遺伝子に変異のあるマウスが視性刺激遮断によって，より強く近視化することが報告された[6]．さらに最近，近視と難聴の合併症の原因遺伝子である SLITRK6 遺伝子のノックアウトマウスが眼軸伸長を伴うことが報告された[7]．SLITRK6 のノックアウトマウスにみられる視細胞と双極細胞との間のリボンシナプス形成の遅れが眼軸伸長の原因である可能性が示唆された．一方，FDM マウス（C57BL/6J）網膜の網羅的遺伝子発現解析から明らかになった遺伝子である ZENK のノックアウトマウスも近視になると報告されている[8]．グルカゴン産生アマクリン細胞は，ZENK を産生するが，グルカゴン産生細胞を詳細に観察すると，突起を分岐し網膜周辺部の circumferential marginal zone（CMZ）に神経終末を形成するという[9]．近年，近視化には周辺部網膜のデフォーカスが重要であるとされ，視細胞，双極細胞，アマクリン細胞などによって周辺部網膜で形成される神経回路は眼軸伸長機序と密接な関連がありそうである．

その他のメカニズム：筆者らは，胚発生における軸形成に中心的な働きをしているレチノイン酸に着目し，ヒヨコ FDM の強膜ではレチノイン酸受容体の発現が増加し[10]，網膜でもレチノイン酸が増加すること[11] を報告した．さらに，レチノイン酸のインヒビターが FDM を抑制すること[12]，レチノイン酸を食餌に添加すると眼球の伸長が起こり，最も生理活性の高いビタミン A である 13-cis-レチノイン酸だとさらに著しく眼球の伸長が起こること[13] が報告された．しかも，常暗下で飼ってもやはりレチノイン酸を食餌に添加すると眼球の伸長が起こり，レチノイン酸は視覚シグナルとは別経路で眼球の成長を制御していることが示唆された．

光の関与も古くから示唆されている．モルモットを白色光，緑色光，青色光の環境で飼育し，緑色光の群では他の群と比較して近視化傾向があり，松果体におけるメラトニン産生が抑制されていた[14]．また最近，屋外活動が近視化を抑制することが明らかになってきているが，そのメカニズムとしては，ドパミンを介する経路や，intrinsically photosensitive retinal ganglion cell（ipRGCs）の関与も指摘されている[15]．ipRGC は従来から関与が示唆されているメラトニンを産生する細胞であり，メラトニン/ドパミンを介する経路は古くて新しいトピックである．

一方，眼軸伸長の主体は強膜であると考えられ，古くから種々の実験近視モデルを用い，強膜の細胞外マトリックスのリモデリング

が眼軸伸長にかかわることが指摘されてきた．実験近視モデルとして最も一般的に用いられてきたヒヨコ強膜は，内側の厚い軟骨層と外側の薄い線維層とから成る．ヒト発育期強膜の網羅的遺伝子発現解析を行った結果，ヒト強膜も軟骨の性質をもつことが示唆された[16]．軟骨関連遺伝子は特に後極部強膜で多く発現しており，もともと備わっている後極部強膜の脆弱性を補強する分子レベルでのメカニズムが破綻することが眼軸伸長につながる可能性がある．

まとめ

　視覚シグナルから強膜が主体である眼軸伸長へと，つまり点から線へと，メカニズムの解明が進んできている．眼軸伸長機序には，視覚シグナルから始まる経路と視覚シグナルとは別経路と，両者の存在が示唆されている．複数の経路が存在するのか，ひとつの経路に集約されるのか．眼軸伸長機序が解明され，近視進行を予防できる日がくることが期待される．

（世古裕子）

3. 近視の検査所見

超音波所見による眼軸長計測

眼軸長計測の意義

　眼の屈折度を形成する主な要素は角膜屈折力，水晶体屈折力，眼軸長である．これら3要素のうち，過度の眼軸長の伸展は近視の最も重要な因子であり，近視の病態を理解するためには眼軸長とそれに関与する眼球形態の生体計測を行うことが重要である．所らは1988年に超音波法による眼軸長計測を用いて，正視眼の眼軸長の正規分布曲線から標準偏差の3倍以上はずれたものを病的近視とし，これを屈折度に換算し，5歳以下では−4.0Dを超えるもの，6～8歳では−6.0Dを超えるもの，9歳以上では−8.0Dを超えるものと定義した[1]．しかし近年，光学式眼軸長計測装置の発展により，簡便で精度の高い眼軸長計測が可能となったことから，今後は近視の本態に即した眼軸長による病態評価がより重視されると考えられる．

　日常診療で近視眼の眼軸長の経年変化を追跡する場合，ヒト眼球における標準的な眼軸長の経年変化[*1]を理解しておく必要がある．近視眼の経時的眼軸長計測においては，学童期では過度の眼軸長伸展，成人以降では正視眼では認められない異常な眼軸長伸展の有無[*2]に留意する．また強度近視では単純に眼球の前後軸が伸展するだけでなく，加齢に伴い眼球後極部に後部ぶどう腫を形成[*3]することで，しばしばいびつな眼球形状を呈する．後部ぶどう腫による後極部組織への持続的な機械的負荷は，近視性網脈絡膜萎縮や近視性新生血管などのさまざまな眼合併症の要因となることから，後部ぶどう腫を含む後眼部全体の3次元的な形態を把握することは強度近視の診療において不可欠である．近年，3次元磁気共鳴画像（3D MRI）を用いた画像解析により，強度近視眼における眼球形状の全体像が明らかになりつつあるが[7]，日常診療においては依然，双眼倒像鏡や超音波法での形態評価が簡便であり現実的である．

文献は p.304 参照．

[*1] 一般にヒトの眼軸長は成熟児で16mmで，成人までに24mmになる．この間，出生直後から1歳半までに3～4mm，1歳半～3歳までに0.5～1mm，8～13歳までに0.5～1mm伸展し，15～18歳前後で停止する[2]．つまり，ヒトの眼軸長の伸展は新生児期と乳児期に著しく，以後徐々に緩徐となり成人以降，停止する．

[*2] 若年発症近視において中程度までの近視群（−6.0D以下）と強度近視群（−6.5D以上）別に眼軸長の経年変化を比較した場合，過度の眼軸長伸展は後者で若年期ほど顕著である．また，前者では成人以降は正視と同様に眼軸長の伸展が停止するが，後者では成人以降も眼軸長の伸展が緩やかに持続する[3]．さらに成人以降では，強度近視では，中年期以降に後部ぶどう腫の形成が関与し，眼軸長の伸展がさらに加速する[4]．

[*3] 後部ぶどう腫は双眼倒像鏡所見から，単一のぶどう腫からなるType I～Vの基本型と複数のぶどう腫からなるType VI～Xの複合型に分類される[5]．強度近視を対象としたわが国の報告[6]では，50歳未満の80.7％，50歳以上の96.7％に後部ぶどう腫が形成され，頻度ではType IIが52.7％と最多で，次いでType Iの23.4％，Type IXの17.0％となっている．後部ぶどう腫は加齢とともに深度が増し，基本型のType IIから複合型のType IXへしばしば移行する．

超音波と光学式眼軸長測定装置を用いた長眼軸眼における眼軸長計測

それぞれの測定原理と結果のよみかた：光学式眼軸長測定装置では，固視が良好であれば，視力が不良であったり，後部ぶどう腫を伴う超長眼軸眼（眼軸長30mm以上）であっても，中心窩をとらえた正確な眼軸長計測が可能である．しかし，光学式眼軸長測定装置は，視軸に混濁がある症例では測定できず，超音波法での眼軸長計測は今後も必須である．超音波法による眼軸長計測には，直接法と水浸法がある．国内では簡便な直接法が流布しているが，水浸法のほうが眼球圧迫による測定誤差が少なく，海外では直接法より水浸法が主流となりつつある．

また，水に近い前房・硝子体や固体に近い水晶体では物理特性が異なるので，音速や屈折率は各眼組織区分で変化するが，国内で使用されているほとんどの接触式超音波Aモード法では，眼軸長の短長にかかわらず，眼軸長算出のための音速設定に等価音速[*4]を採用しており，また，光学式眼軸長計測装置でも同様に等価屈折率[*5]を採用している．しかし，眼軸長が長くなれば水晶体の占める割合が小さく，硝子体の占める割合が大きくなるため，等価音速や等価屈折率を用いる限り，長眼軸眼の眼軸長計測においては，眼軸長が長ければ長いほど測定誤差を生じることになる．特に超長眼軸眼では，後部ぶどう腫の影響で硝子体腔の割合が顕著に拡大するため注意が必要である．光学式眼軸長計測装置では，装置内である程度の眼軸長の補正がなされるが，超音波法に関しては，長眼軸眼であるほど眼軸長が実寸より長く算出されるため，前房深度，水晶体厚，硝子体腔を個別の区分音速を用いて算出するセグメント方式で算出した眼軸長も参考にするとよい．ただし，セグメント方式においても，三つの部位を個別に算出することによる測定誤差が多くなるため，解釈には注意が必要である．2010年に国内で発売された超音波画像診断装置 A-Scan Plus® (Accutome) は，水浸式の超音波計測法とセグメント方式の眼軸長算出法を採用しており，さらに同時期に発売された IOLMaster® 500 (Carl Zeiss Meditec) に専用のUSBメモリを介してデータの代入が可能である．また超音波画像診断装置 UD-8000（トーメーコーポレーション）では，イメージアタッチメントを用いた水浸式に近い眼軸長計測が可能である．

超音波Aモード法での注意点：超音波Aモード法で後部ぶどう腫

[*4] 眼球内組織の区分音速は，角膜 1,641m/sec，前房 1,532m/sec，水晶体 1,641m/sec，硝子体 1,532m/sec であるが，Gullstrand 模型眼の各区分の割合をもとに有水晶体眼の等価音速は 1,550m/sec に設定されている．超音波法での眼軸長は，角膜表面から内境界膜までの伝搬時間に等価音速を掛けて算出される．

[*5] 眼球内組織の区分屈折率は，角膜 1.3856，前房 1.3459，水晶体 1.4070，硝子体 1.3445 であるが，Gullstrand 模型眼の各区分の割合をもとに有水晶体眼の等価屈折率は光学式眼軸長計測装置 IOLMaster® (Carl Zeiss Meditec) では 1.3549 に設定されている．IOLMaster® では涙液表面から中心窩の網膜色素上皮までの反射から眼軸長を算出し，その後，内境界膜までの値になるよう測定機器のなかで換算される．

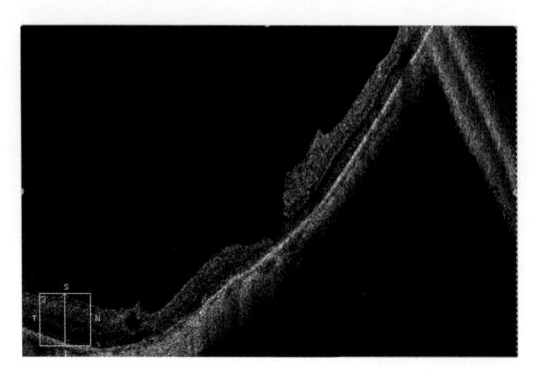

図1 後部ぶどう腫を有する強度近視眼の中心窩の部位と強膜の傾斜の関係
後部ぶどう腫を有する強度近視眼では，中心窩はしばしば強膜の傾斜上に位置する．

を伴う長眼軸眼の眼軸長を計測する際には，必ずしも最長の計測値が中心窩をとらえた測定結果ではないことに留意する必要がある．しばしば，後部ぶどう腫を伴う長眼軸眼では中心窩が強膜の傾斜した部位に存在するため（**図1**），超音波Aモード法で中心窩をとらえた場合，正常と異なり低い網膜・強膜スパイクしか得られず，スパイクの起点も階段状や傾斜状となる．一方で正常に近い急峻な起点と強い網膜・強膜スパイクを示す測定結果は，後部ぶどう腫の底面を垂直にとらえた結果であり，測定値は中心窩をとらえた計測値より長くなる．このため，後部ぶどう腫を伴う長眼軸眼の超音波Aモード法を行う場合は，双眼倒像鏡，OCT，超音波Bモード法などで事前に後部ぶどう腫と中心窩の位置関係を把握しておく必要がある．またAモード法での計測は，オートモードを使用した場合，後部ぶどう腫の底面の波形を正常に近く計測する可能性がある．したがって，計測はマニュアルモードで行い，超音波Bモード法を組み合わせながら，Aモード法での測定結果が中心窩をとらえているのか，あるいは後部ぶどう腫の底面をとらえているのかを，波形や眼軸長を確認しながら判断する[8]．両者を見誤った場合，特に眼内レンズ挿入術において術後屈折値の予期せぬ遠視化を招くこととなる．さらに，後部ぶどう腫を伴う強度近視では，近視性牽引黄斑症を合併する率も高く，OCTで中心窩に分離や網膜剝離が生じていないかを事前に確認することも重要である．

超音波Bモード法での注意点：超音波Bモード法を用いて後部ぶどう腫を伴う眼球の眼軸長計測を行う場合は，水平方向の黄斑断層像を用いる．十分なジェルとアイカップを用いて角膜中心と接触したプローブ先端を患者に正面視で固視させ，プローブ先端のプローブマーカーを鼻側に向ける．画面左端中央に角膜頂点と水晶体中心を描出し，画面の右端中央のやや上方に視神経を描出する．このと

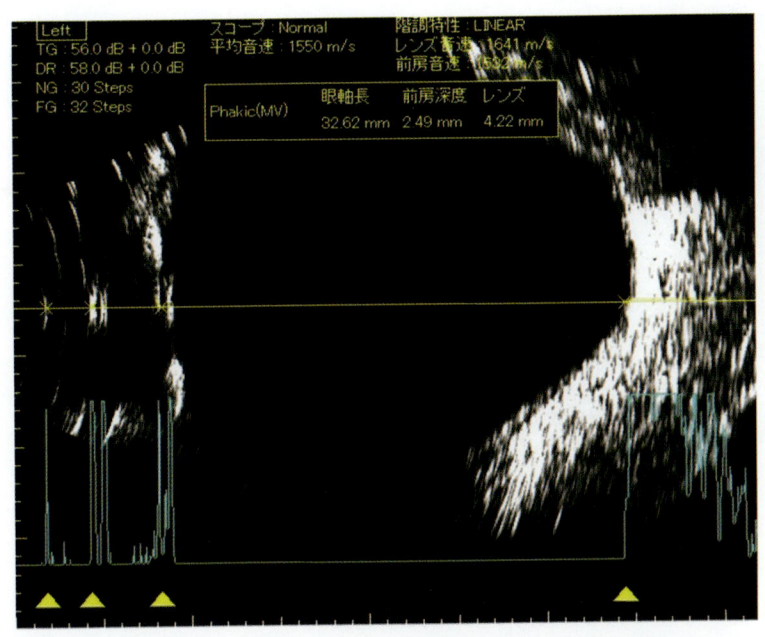

図2 B-Axial モード法による強度近視眼の超音波眼軸長計測
Bモード画面の左端中央に角膜頂点と水晶体中心を描出し，画面の右端中央のやや上方に視神経を描出することで，水平方向の黄斑断層像を得る．中心窩が後部ぶどう腫の壁の傾斜上に位置する症例では，Bモードで黄斑断層像を描出し，同時に画面下方に描出されたAモードベクトルを用いて眼軸長計測を行う方法が有用である．

き，視神経の中心から約4.5mm下方の，画面右端中央に中心窩が描出される．キャリパーで角膜頂点から中心窩までの距離を計測し，眼軸長を算出する．超音波画像診断装置 UD-8000 の B-Axial モードでは，水浸法での超音波Bモードで黄斑断層像を描出すると同時にAモードでの眼軸長の計測が可能であり，光学式眼軸長計測が困難な後部ぶどう腫を伴う眼球の眼軸長計測に有用である（図2）．

超音波法による後部ぶどう腫の評価

近年は眼科光学機器の技術的進歩が目覚ましいが，日常診療において後部ぶどう腫を含む後眼部全体の3次元的な形態を定量的に評価する手段はいまだ乏しく，現状では双眼倒像鏡と超音波Bモード法での評価が主流である．超音波Bモード法は後部ぶどう腫の部位の確認のみならず，突出度の評価においても有用である．後部ぶどう腫の突出度の評価法は Pruett らの報告をもとに，後部ぶどう腫の最も深い部位から乳頭面までの距離を算出する[9]．後部ぶどう腫の深さが2mm以下を Grade 1，2〜4mm を Grade 2，4〜6mm を Grade 3，6mm を超えるものを Grade 4 と分類する（図3）．

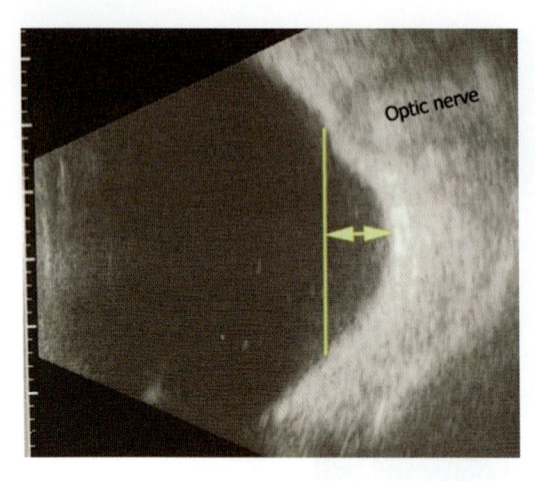

図3 超音波Bモード法を用いた後部ぶどう腫の突出度の評価法

超音波Bモード法で水平方向の黄斑断層像を描出する．乳頭面の中心から垂線を引き，後部ぶどう腫の最も深い部位から乳頭面までの距離を算出する．
(Hsiang HW, et al：Clinical characteristic of posterior staphyloma in eyes with pathologic myopia. Am J Ophthalmol 2008；146：102-110.)

まとめ

　過度の眼軸長の伸展は近視の本態である．光学式眼軸長測定装置の到来以降，日常での眼軸長計測が高精度でかつ簡便となり，今後は眼軸長をもとにした近視の病態評価がより重視されると考えられる．しかし，光学式眼軸長計測には測定不能例が存在するため，超音波法での眼軸長計測もまた必須である．ただし，等価音速を用いた超音波Aモード法は長眼軸眼であるほど誤差を生じやすく，解釈には注意が必要である．また後部ぶどう腫を伴う長眼軸眼の超音波Aモード法での眼軸長計測では，測定軸を見誤る可能性があり，超音波Bモード法を併用した計測を行う必要がある．さらに強度近視に伴うさまざまな眼合併症は，後部ぶどう腫の形成による後極部への持続的な機械的負荷が要因であり，強度近視の診療においては単なる眼軸長の計測だけでなく，双眼倒像鏡や超音波Bモード法などを活用しながら眼球後部全体の3次元的な形態を考慮した病態評価を行うことも重要である．

(横井多恵)

視野

強度近視と視野感度とのかかわり

　強度近視の視野感度への影響は多様である．眼軸が延長し眼球壁が伸展した強度近視眼では，神経細胞密度の低下や，中心窩以外の網膜面における屈折矯正エラーが視野感度の低さにつながりうる．また病的近視では，網脈絡膜のびまん性および限局性萎縮病変や，後部ぶどう腫辺縁など眼球壁の強く屈曲した部位での障害，血管周囲の網膜内層障害など，それぞれの網脈絡膜病変に対応する部位の視野に感度低下を生じる．牽引黄斑症や黄斑円孔と網膜剥離，単純

a．カラー眼底写真

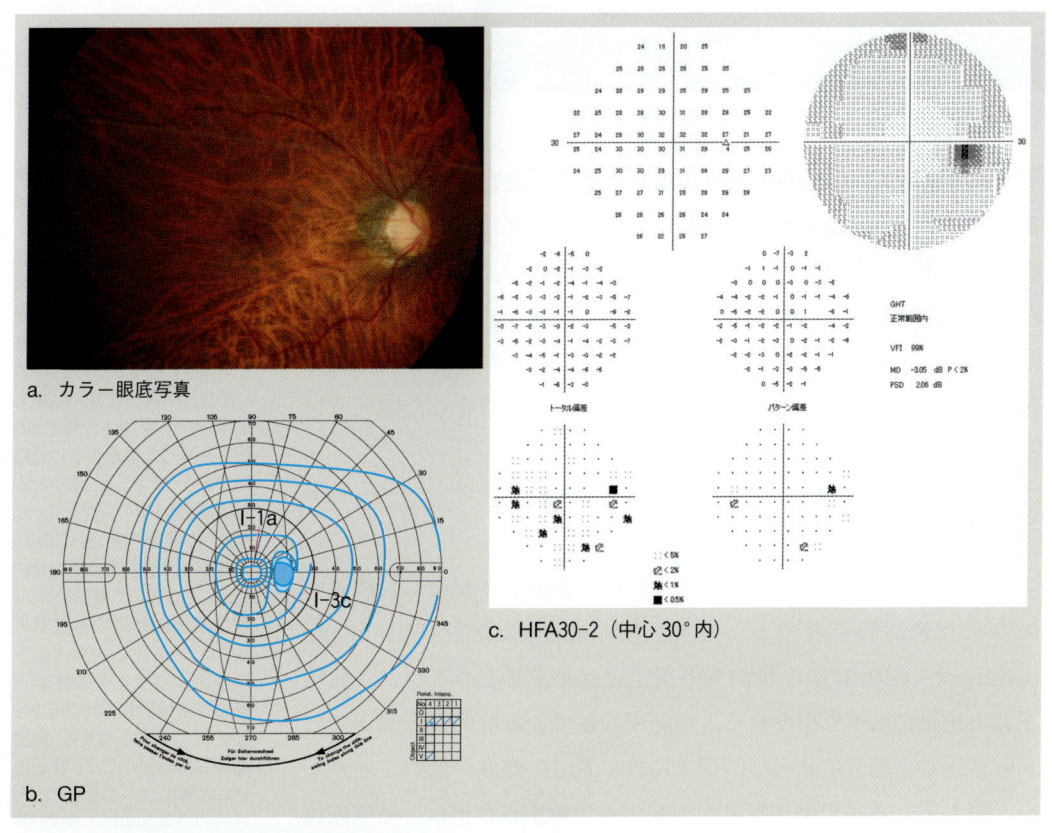

b．GP

c．HFA30-2（中心30°内）

図1　強度近視によるびまん性感度低下例（41歳，男性）
眼軸長 29.9 mm．紋理眼底．GPでは，サイズIのイソプタがやや狭く，中心30°内静的視野はHFA30-2でびまん性にやや低感度で，MD値は－3.05 dB．

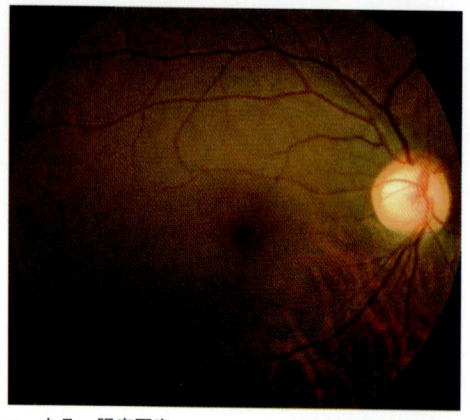

a. カラー眼底写真

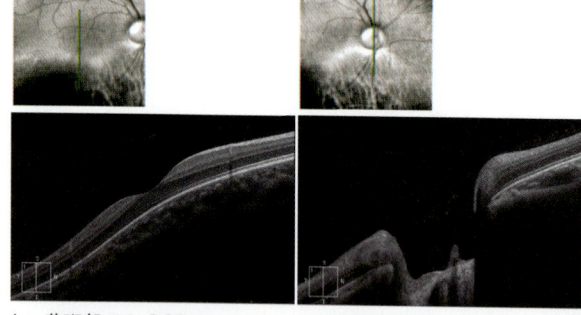

b. 黄斑部でのOCT

c. 視神経乳頭でのOCT

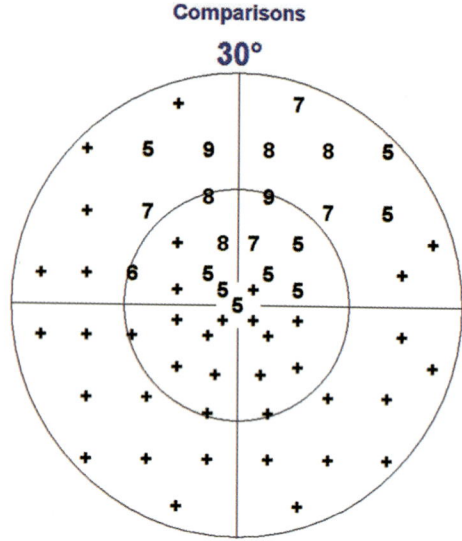

d. Octopus G2（中心30°内）

図2 非強度近視眼の近視性屈折暗点例
（21歳，女性）
眼軸長23.9 mm．視神経乳頭から中心窩より下方の眼底は紋理状で後方へ傾斜し，対応する上半視野にOctopus G2で，局所的な近視矯正不足による10 dB未満の感度低下を認める．

型や脈絡膜新生血管からの黄斑出血による中心視野感度の低下もある．さらに，強度近視眼では視神経乳頭部の病変による神経線維束障害型視野異常を認めることも少なくない．近年，近視性視神経症が新たな疾患概念として提唱され，近視が発症リスクの一つである緑内障との関係など，今後のさらなる検討が待たれている．視覚障害が強い高度な強度近視眼では，これらの病態が複合した眼底所見と視野異常を呈することが多い[*1]．

強度近視眼は低感度

　強度近視眼では，他の眼疾患や網脈絡膜萎縮病変がなく紋理眼底のみの比較的若年者であっても，Goldmann 視野計（Goldmann perimeter；GP）による動的視野測定ではサイズIのイソプタ面積が非近視眼に比べてやや狭く，自動視野計による静的視野測定では年齢別正常平均値に比べて，びまん性に数 dB 感度が低いことが多い（図1, 7）．各種自動視野計が内蔵する年齢別正常値は，強度近視眼をデータベースに含まないため，強度近視眼の視野を診る際には留意する．

[*1] 強度近視眼で眼軸が長く近視が強いほど，視野感度は低い．さらに，加齢で視野感度が下がりやすく，視野異常を認めることが多く，視野障害が強い例も多い．強度近視眼の視野異常を診る際は，まず屈折度と年齢を把握したうえで，視力や固視や中間透光体の状態も参考にして，視路の状態をどの程度反映した信頼のおける結果であるかを考える．次いで眼底の網脈絡膜の対応部位を，明らかな萎縮病変だけでなく，眼球形状や血管の走行とその周囲にも注意して確認し，局所網膜障害に対応する感度低下であるかを診る．そのうえで，乳頭部に収束する神経線維束障害型視野異常があるかを診て，その病態を考える．網脈絡膜も乳頭部も，OCT断層像でも観察したい．もちろん，より後方の視路疾患による視野異常を合併することもありうる．固定内斜視で測定自体が制限される例もある．多彩である．

3. 近視の検査所見   69

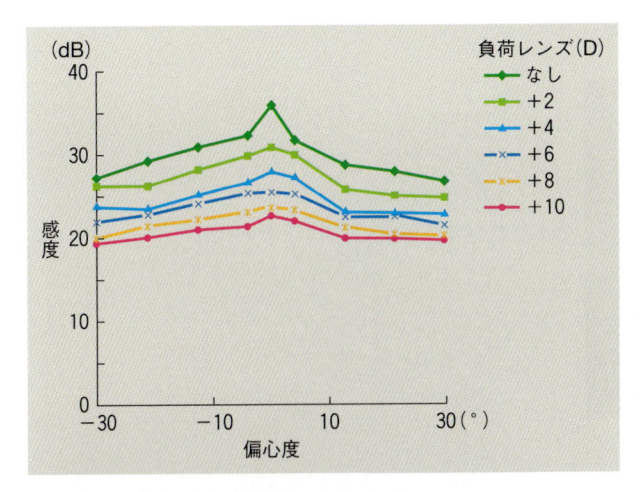

図3 健常者へのプラスレンズ負荷による視野感度への影響

健常10例10眼の平均感度（25～36歳，平均28.7歳，球面度±3D未満，乱視度2D未満）．Octopus 201，視標サイズ3，45°経線上で測定．感度低下は固視点で最大，30°で+4D負荷で3～4dB，+10D負荷で7～8dBの低下．
（資料提供：小島眼科医院分院 高田園子先生．第11回日本緑内障学会発表．）

a. カラー眼底写真

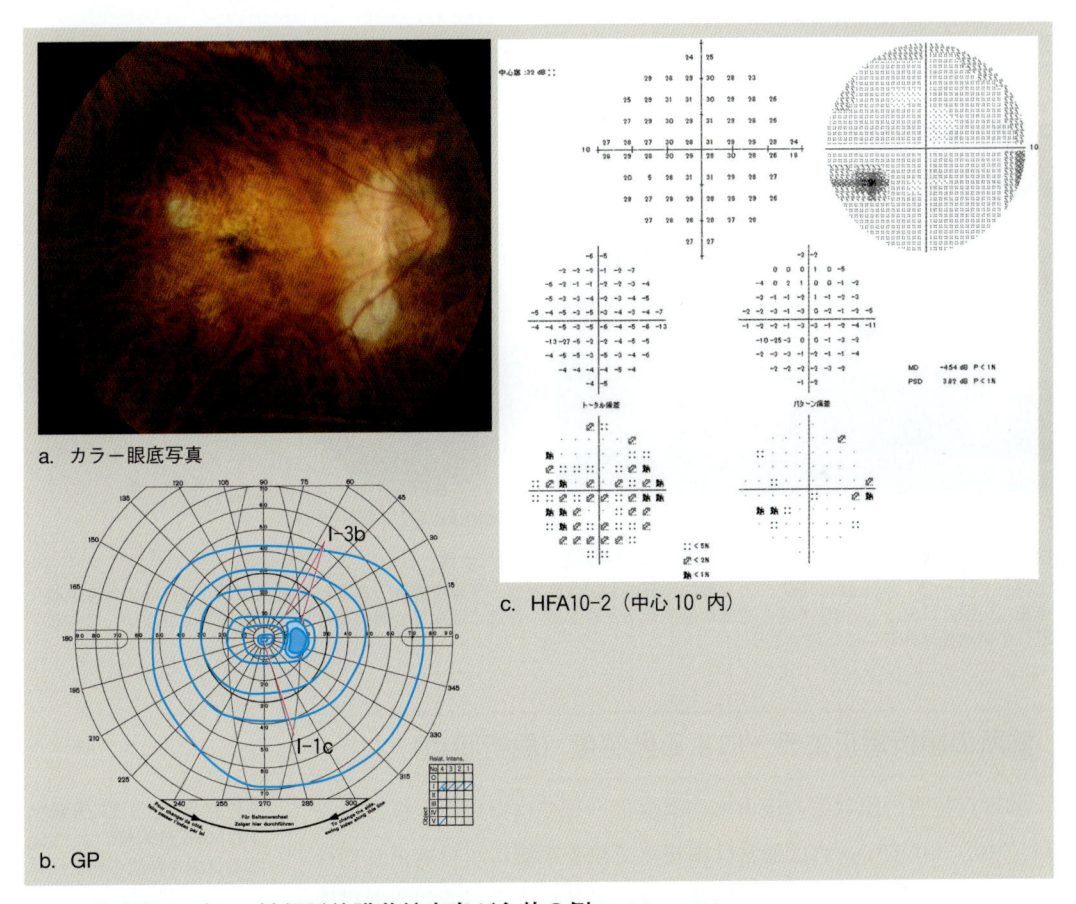

b. GP

c. HFA10-2（中心10°内）

図4 黄斑部のびまん性網脈絡膜萎縮病変が主体の例（68歳，女性）
眼軸長30.9mm．GPのイソプタは全体に狭い．中心10°内静的視野は，小さい限局性萎縮病変と乳頭部の後部ぶどう腫耳側縁周囲の萎縮を除くびまん性萎縮病変部では，HFA10-2で10dB未満の感度低下．

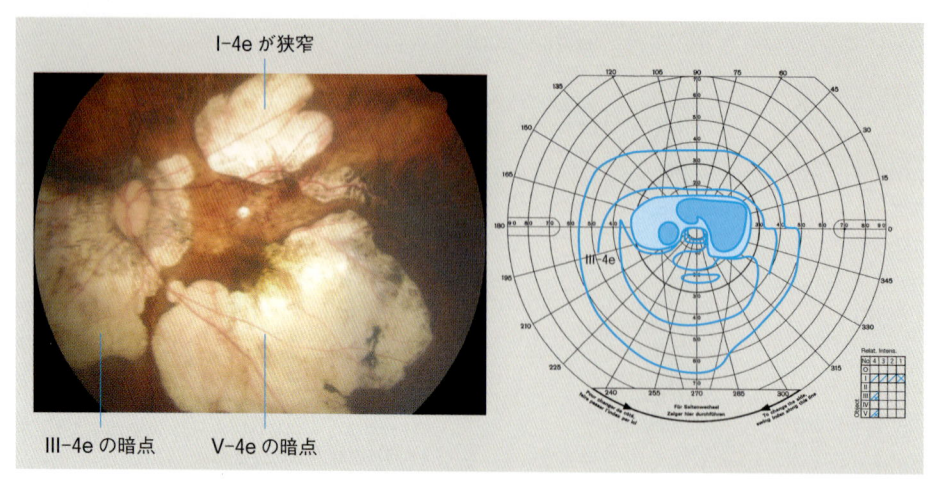

図5　限局性網脈絡膜萎縮病変が目立つ例（82歳，女性）

眼軸長 30.4mm．GPのイソプタは全体に狭く，軽い鼻側階段を認める．限局性萎縮病変では，最高視標輝度 4e（1,000asb）が見えない．

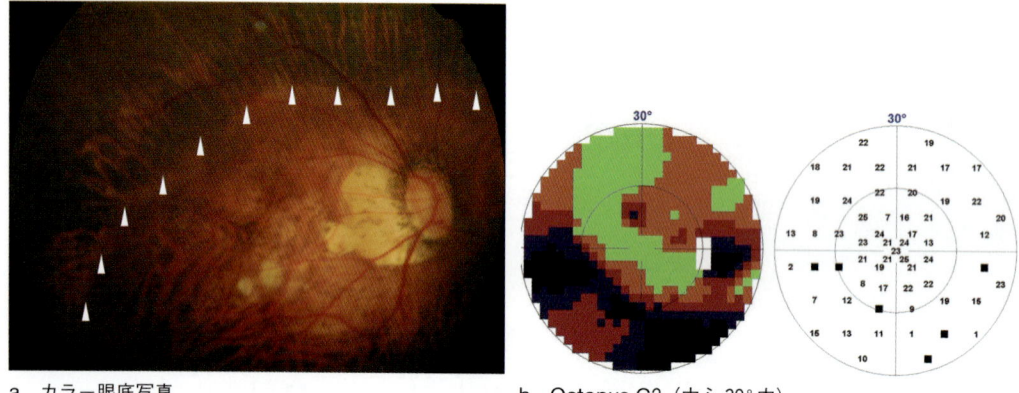

a．カラー眼底写真　　　b．Octopus G2（中心30°内）

図6　後部ぶどう腫の辺縁に沿う感度低下の例（73歳，女性）

眼軸長 27.5mm．Octopus G2による静的視野の右図は実測値．下半視野から鼻側に，後部ぶどう腫辺縁の網脈絡膜萎縮（矢頭）に沿って0dBを含む高度な感度低下が連なる．盲点に収束する神経線維束障害型異常ではない．上半視野に小斑状萎縮病変による暗点あり．

局所の屈折矯正エラーによる低感度（屈折暗点）

　強度近視眼の眼球壁の後方への進展は一様ではない[*2]．視野検査は，中心30°内であれば通常は固視点で検査距離に屈折矯正して行うが，傾斜乳頭症候群のように，後眼部の形状による局所的な近視性あるいは遠視性の矯正エラーがあれば低感度となる（屈折暗点）．参考として，前述したびまん性低感度のない非強度近視眼での近視性屈折暗点例を図2に，完全矯正した健常者へプラスレンズを負荷して近視性矯正エラーの視野感度への影響をみた結果を図3に示す[*3]．

[*2] 後部ぶどう腫の分類や，その3次元的解析については，本巻他項を参照されたい．

[*3] 通常の明度識別視野に比べ，critical flicker fusion frequency（CFF）を測るフリッカ視野は屈折矯正エラーの影響を受けにくい．

3. 近視の検査所見　71

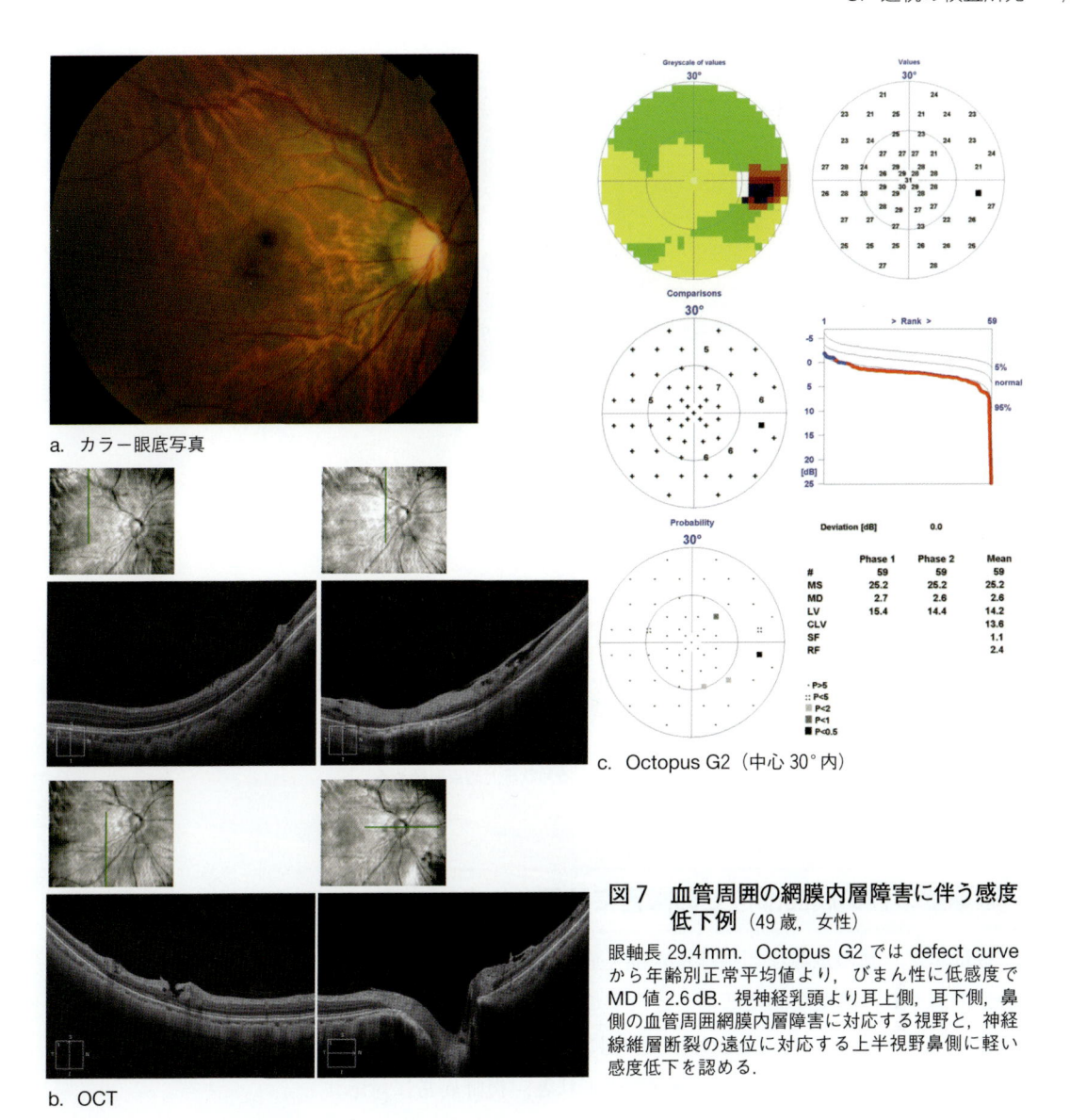

a. カラー眼底写真

b. OCT

c. Octopus G2（中心30°内）

図7　血管周囲の網膜内層障害に伴う感度低下例（49歳，女性）
眼軸長29.4mm．Octopus G2ではdefect curveから年齢別正常平均値より，びまん性に低感度でMD値2.6dB．視神経乳頭より耳上側，耳下側，鼻側の血管周囲網膜内層障害に対応する視野と，神経線維層断裂の遠位に対応する上半視野鼻側に軽い感度低下を認める．

びまん性・限局性網脈絡膜萎縮病変による感度低下

　びまん性萎縮病変では，網膜機能に低下はあるものの残存しており，静的視野は10dBまでの感度低下にとどまることが多く，動的視野もイソプタ面積の全体的な縮小にとどまる（図4）．一方，限局性萎縮病変では，脈絡膜毛細血管板が消失し視細胞も萎縮するため，視野の対応する部位は基本的に絶対暗点となるが（図5），小さい病変の場合は，病変部での散乱光や固視ずれにより絶対暗点とならないこともある（図4, 6）．

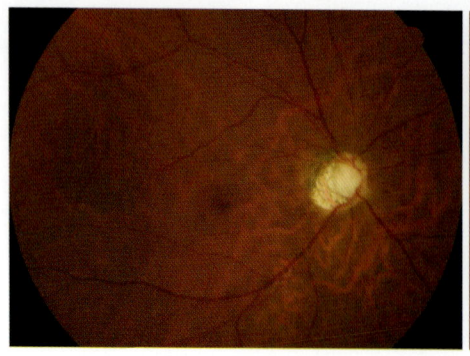

a. カラー眼底写真

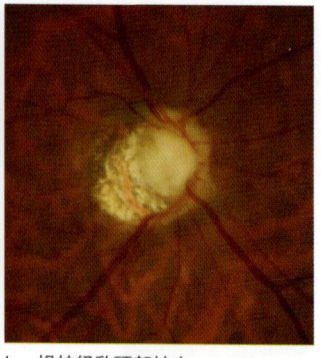

b. 視神経乳頭部拡大

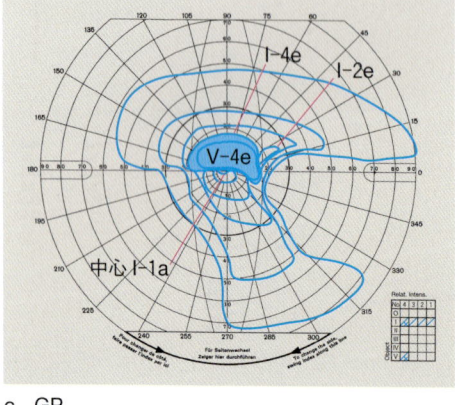

c. GP

図8 耳側楔状欠損を伴う強度近視の緑内障例
(60歳, 男性)

眼軸長 28.1 mm. 耳側コーヌスを伴う傾斜した乳頭. 鼻側狭窄と耳側楔状欠損が伴うひょうたん型視野を呈し, 上方には固視点に接する弓状絶対暗点も認める.

眼球壁の強い屈曲部位での障害に注意

後部ぶどう腫の辺縁など眼球壁が強く屈曲した部位では, 網脈絡膜が障害され, 高度な感度低下をきたすことがある (図6). 緑内障などの視神経症における Mariotte 盲点に収束する神経線維束障害型視野異常と間違わないよう, 眼球壁の形状と, 視野異常に対応する部位の網脈絡膜所見に注意することが大切である.

血管周囲の網膜内層障害に伴う感度低下

強度近視眼では光干渉断層計 (optical coherence tomography; OCT) で網膜血管周囲の網膜内層に裂隙や断裂を認めることがあり, その部位での感度低下や, 網膜神経線維が障害されて乳頭に対してより遠位にあたる部位の感度低下も生じうる (図7). この場合も, 乳頭部における神経線維束障害による視野異常との鑑別に留意する.

神経線維束障害型視野異常

視神経乳頭部の病変は神経線維束障害型視野異常を呈する. 眼球

a. カラー眼底写真

b. Octopus G2（中心30°内）

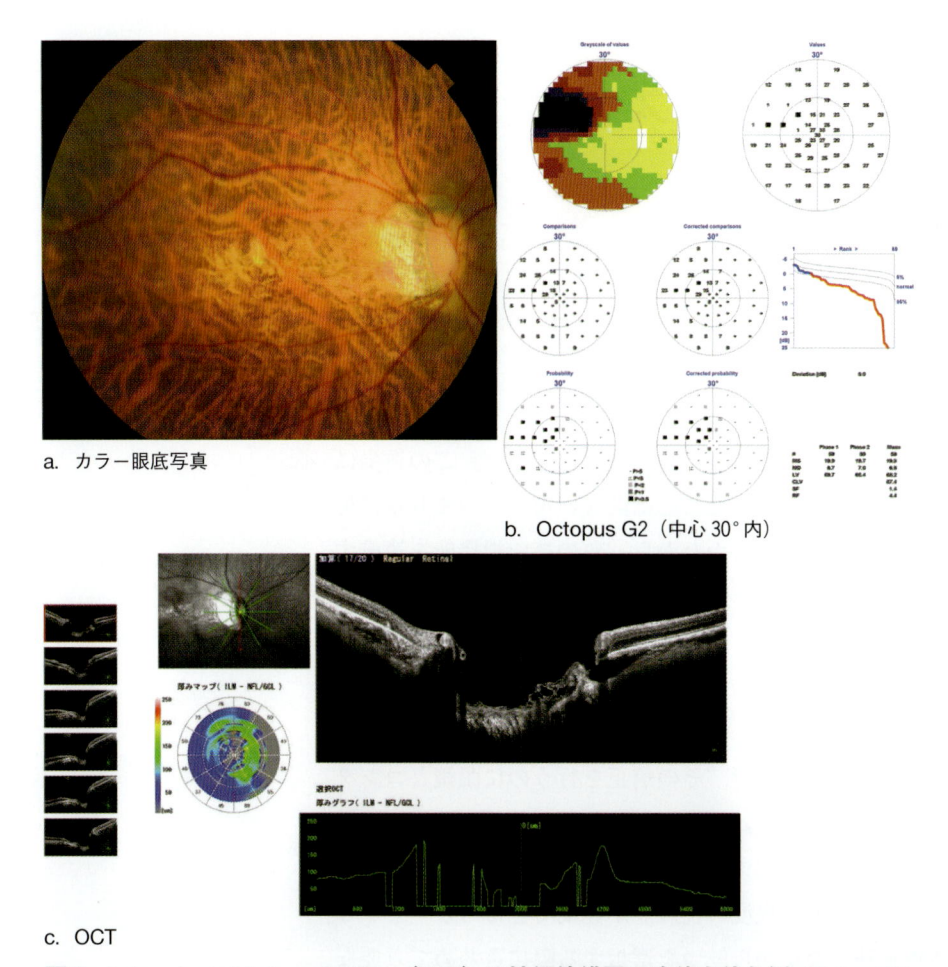

c. OCT

図9 intrachoroidal cavitation（ICC）に神経線維層の途絶を伴う例（67歳，女性）
眼軸長27.8mm．乳頭耳側やや下方のコーヌス内出血と，乳頭下方にあるICCのコーヌス縁の一部で神経線維層の途絶を認め，Octopus G2で上半視野の鼻側に0dBを含む感度低下を認める．

壁が進展し近視化する過程で乳頭部も変形し脆弱化し，緑内障発症のリスクとなる．強度近視眼の緑内障では，耳側楔状欠損（**図8**)[*4]や，乳頭黄斑線維束障害による中心視野障害の先行など，非典型的な進行様式を示す例も少なくなく，近視は緑内障の進行過程にもかかわる．さらに強度近視眼では，OCTで乳頭やコーヌス内のピットやintrachoroidal cavitation（ICC）のコーヌス縁で神経線維層の途絶を認めることもあり（**図9**)，篩状板（緑内障性変化合併例を含む）とその周囲組織の近視に伴う構造的変化に神経線維層の菲薄化（緑内障性変化合併例を含む）が重なることで，強度近視でなければ起こらないような機械的な神経線維束（層）障害が生じ（近視性視神経症[*5])，視野異常の原因となりうる．

(奥山幸子)

[*4] 耳側楔状欠損は，視神経部分低形成との鑑別も問題となる．耳側楔状欠損と鼻側の視野狭窄が合わさった形は，ひょうたん型視野と呼ばれる．

[*5] 近視性視神経症の概念については，本巻他項を参照されたい．

高次収差，コントラスト感度

この検査の意義

　近年，視機能検査法や眼光学測定機器の進歩により quality of vision（QOV）を詳細に評価することが可能となった．この進歩に伴い，眼科医の意識改革が進んだことは間違いない．つまり単に視力を改善するという従来の考えかたから，"質の高い視機能を達成するためにいかなる治療・工夫を施すべきか"ということを多くの医師が無意識のうちに考えるようになった．そして，この趨向は白内障手術や屈折矯正手術のみならず，あらゆる領域において高まっている．

　近視の診療においても同様で，"その矯正を行うのに眼鏡とコンタクトレンズで QOV がどう異なるのか"，また"コンタクトレンズの種類によってどのように変化するのか"，"屈折矯正手術やオルソケラトロジーを行うと，どの程度の視機能が達成できるのか"という点は，数ある矯正法のなかから一つを選択する際にきわめて重要なファクターとなる．また，矯正や治療を施す前に，それぞれの眼がどのような光学特性と視機能を有するのか，という点についてもあらかじめ確認しておく必要がある．強度近視眼で網脈絡膜萎縮が生じていれば，いかなる矯正を行ったとしても達成できる QOV には限界があるからである．

　QOV の指標を大別すると，自覚的なものと他覚的なものがあるが，本項では他覚的パラメータの代表として高次収差，自覚的パラメータの代表としてコントラスト感度をとりあげ，それぞれについて概説する．

高次収差 (1) 概要

　収差とは，レンズ系を用いる光学系において，収束するはずの光が1点に収束しない"ずれ"のことを指す．現在，臨床で用いられている波面収差は単色収差に関するもので，波面が特定の光学系に進むのに際し，光学系の収差の影響を受けて進んだり遅れたりする

のを面の位相としてとらえて評価するものである．単色収差以外では色収差（自然界でみられる虹の現象）が有名であるが，波面収差解析[*1]ではこの収差は考慮されていない．

　単色収差は大別して低次収差と高次収差に分けられる．低次収差とは眼鏡で矯正できる成分であり，球面成分と円柱成分からなる．一方，高次収差とは眼鏡で矯正できない成分であり，角膜形状解析における不正乱視に相当する．従来の眼科学では低次収差を矯正することに主眼がおかれていたが，高次収差が視機能へ及ぼす影響は無視できず，高い QOV の達成のためには高次収差を減らす努力が不可欠であることが認識されるようになった．後述するように，波面収差解析では高次収差量を定量的な数値として算出することができるため，絶対的な量として比較することが可能となる．また，カラーコードマップでトレンドを定性的に判断したり，得られた高次収差量から Landolt 環のシミュレーションを行うことによって患者の見えかたを理解することが可能となった．以上の理由により，高次収差は QOV を端的に表す他覚的指標の代表として広く臨床で用いられるようになった．

高次収差（2）測定原理

　眼外から入射する平面波が網膜上に到達したときに，どのようにゆがめられているかを観察できれば網膜上での見えかたを把握することができるが，生体の網膜上にセンサーを置くことはできない．そこで Hartmann-Shack 型波面センサーでは，逆経路の波面（眼内光源からの波面）を眼外で検出することにより眼内の光学特性を評価する．もちろん光源を眼内に設置することもできないので，黄斑から反射する光を眼内光源とみなすわけである．

　まず眼外（装置に内蔵された 1 次光源）から細いレーザービームを黄斑部に集光させる（中央部のきわめて狭い範囲を通過するので，往路の収差による影響は無視できる）．その後，黄斑部網膜面で反射した光は 2 次光源となり眼外に向かって拡散していく．光の波面は同心円状に広がり，硝子体，水晶体，瞳孔，前房，角膜を通過して眼外に出射する．この波面を Hartmann プレート（格子状に数百～数千個並べられた小さなレンズ群）を通過させて，複数のスポット光に集光させ，CCD カメラで撮影することにより Hartmann 像を得る（図1）．そして Hartmann 像の各 spot のずれから波面関数を求め，Zernike 多項式で展開し，その係数から収差を求める（図2）．

[*1] 波面収差解析
従来の"幾何光学"は光を光線としてとらえる学問であるが，波面光学では光を波として考える．たとえば点光源から出射した光を考えると，時間経過とともに同心円状に光の波が拡散していく．この波の等位相面を波面と呼ぶ．均一で遮るものがない空間を通過した波面は，ゆがみのない理想的な波面を形成するが，実空間では媒質が不均一であるために波面はゆがめられる．たとえば夜空の星を観察したときに，間に介在する大気が均一であれば光の波面が整然と形成され，星はきわめて鮮明に観察されるわけだが，実際には大気の状態が不均一であるために星の観察状態はさまざまに修飾されてしまう．眼球内も同様に考えることができ，理想的な光学系であれば，眼内を通過した波面は眼球光学系の凸レンズ系で収束し黄斑にきちんと集光するはずである．しかし，個々の眼球では程度の差はあれ不均一な状態が存在するので，理想波面からのずれが生じるのである（これを波面収差という）．この"ずれ"を定量的に測定しようとするのが波面収差解析である．

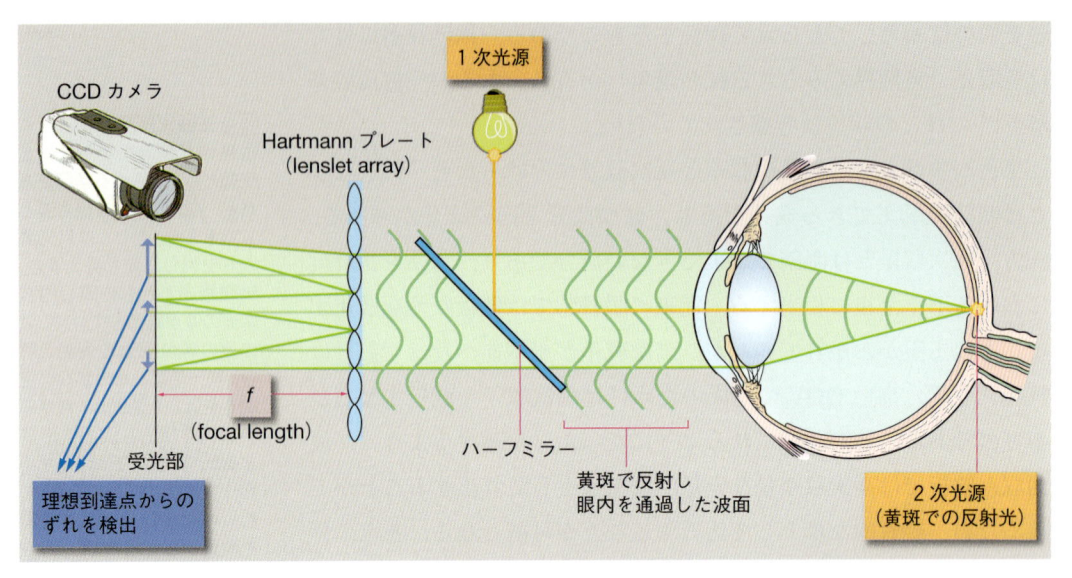

図1 波面センサーの原理

眼外（装置に内蔵された1次光源）から細いレーザービームを黄斑部に集光させる．その後，黄斑部網膜面で反射した光は2次光源となり眼外に向かって拡散していく．光の波面は同心円状に広がり，硝子体，水晶体，瞳孔，前房，角膜を通過して眼外に出射する．この波面を Hartmann プレート（格子状に数百～数千個並べられた小さなレンズ群）を通過させて，複数のスポット光に集光させCCDカメラで撮影することにより Hartmann 像を得る．

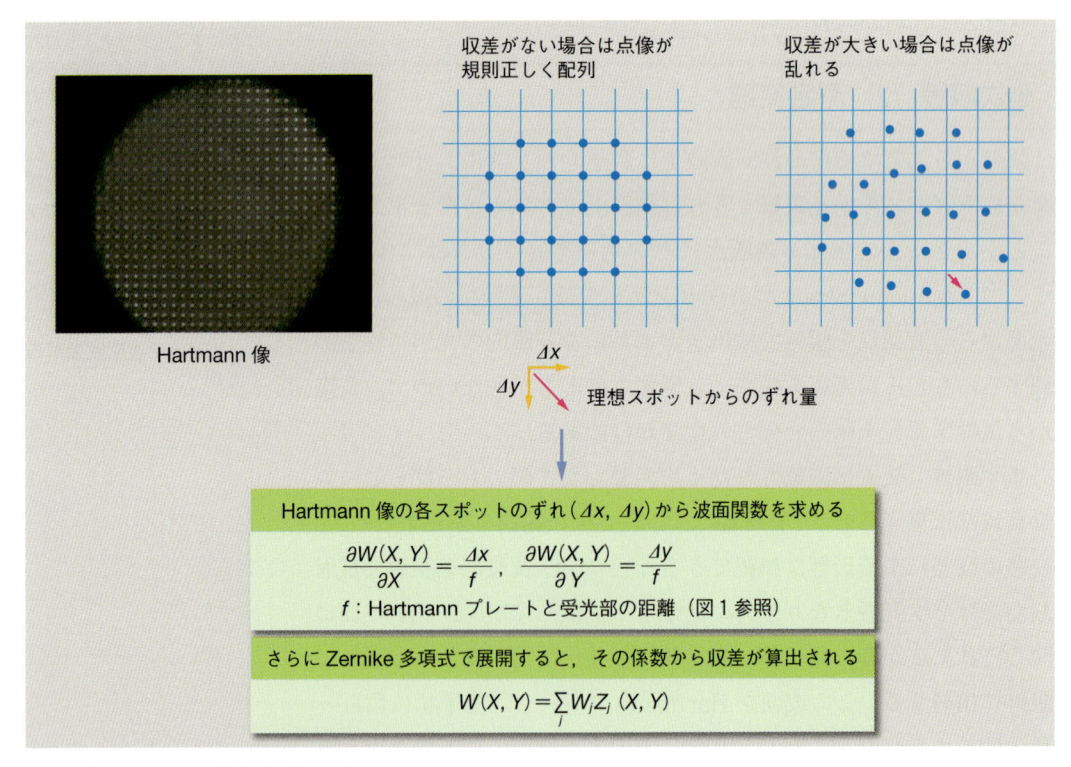

$$\frac{\partial W(X,Y)}{\partial X} = \frac{\Delta x}{f}, \quad \frac{\partial W(X,Y)}{\partial Y} = \frac{\Delta y}{f}$$

f：Hartmann プレートと受光部の距離（図1参照）

$$W(X, Y) = \sum_i W_i Z_i(X, Y)$$

図2 Hartmann 像と収差の算出

まったく収差のない理想的な正視眼では，眼外に出た波面は平面となるため，lenslet array で分解されたスポット光の像はきれいな格子状の配列となるが，眼内の光学系にゆがみがあると，Hartmann 像は理想位置からずれて配列する．Hartmann 像の各 spot のずれから波面関数を求め，Zernike 多項式で展開し，その係数から収差を求める．

まったく収差のない理想的な正視眼では，眼外に出た波面は平面となるため，lenslet array で分解されたスポット光の像はきれいな格子状の配列となるが，眼内の光学系にゆがみがあると，Hartmann像は理想位置からずれて配列する(**図2**)．このずれ情報からZernike多項式によるフィッティングを行い，波面を再現する．この波面は，その眼の屈折異常の要素をすべて含んでいる．

高次収差（3）検査の対象と測定手順

あらゆる眼疾患や視機能低下を訴える患者はすべて対象となるが，特に眼鏡による矯正では十分な視力が出ず，不正乱視の存在が疑われる症例がよい適応となる．円錐角膜や角膜外傷後などの角膜形状異常や，初期白内障や核白内障に伴う水晶体屈折分布の変化をきたしている症例では波面収差に特徴的な変化が出やすく，診断や病態の理解に役立つ[*2]．また，非球面眼内レンズの適応を判断する際や屈折矯正手術前後の光学的質の変化を評価する場合にもきわめて有用である．

測定は通常のオートレフラクトメータと同様の要領で行う．患者に固視標を眺めてもらい，ジョイスティックを動かして角膜のアライメントを合わせたのちに測定ボタンを押す．測定の際には必ずしも散瞳する必要はないが，明室を避ける．明室では縮瞳して十分な解析径が得られないからである．また，角膜トポグラフィーと同様に涙液の安定性が測定に影響するので，測定直前に数回瞬目させ，涙液層を安定させてから撮影を行うと良好な像が得られやすい．

高次収差（4）解析方法

波面収差解析により，屈折異常を球面・円柱面のみならず不正乱視を含めて定性的・定量的に評価する．

定性的解析：収差を定性的にとらえるにはカラーコードマップが有用である．無収差の理想的な光学系であれば，眼内光源から発した波面は眼外で平面波となるが，実際の眼球ではさまざまな程度に収差（光学的なゆがみ）が存在するので，眼外に射出した波面には凹凸ができる．この波面に対して，基準面を緑色，進んでいる波面は赤色（暖色系），遅れている波面には青色（寒色系）の擬似色を割り当てることにより波面全体をカラーコードマップとして表示でき，波面の凹凸を定性的にとらえることができる．また，低次収差成分と高次収差成分に分けてカラーコードマップ表示したり，各

[*2] **波面収差解析が困難な症例**
白内障が進行し散乱が強くなると波面収差の測定や解析は困難となる．角膜不正乱視が強すぎる場合も不適である．黄斑を含む網膜剝離がある症例や高度の硝子体混濁を有する症例においても検査は困難である．むしろ明らかな疾患や病変が存在しない症例において，微細な光学特性変化を検出するような場合に威力を発揮する．

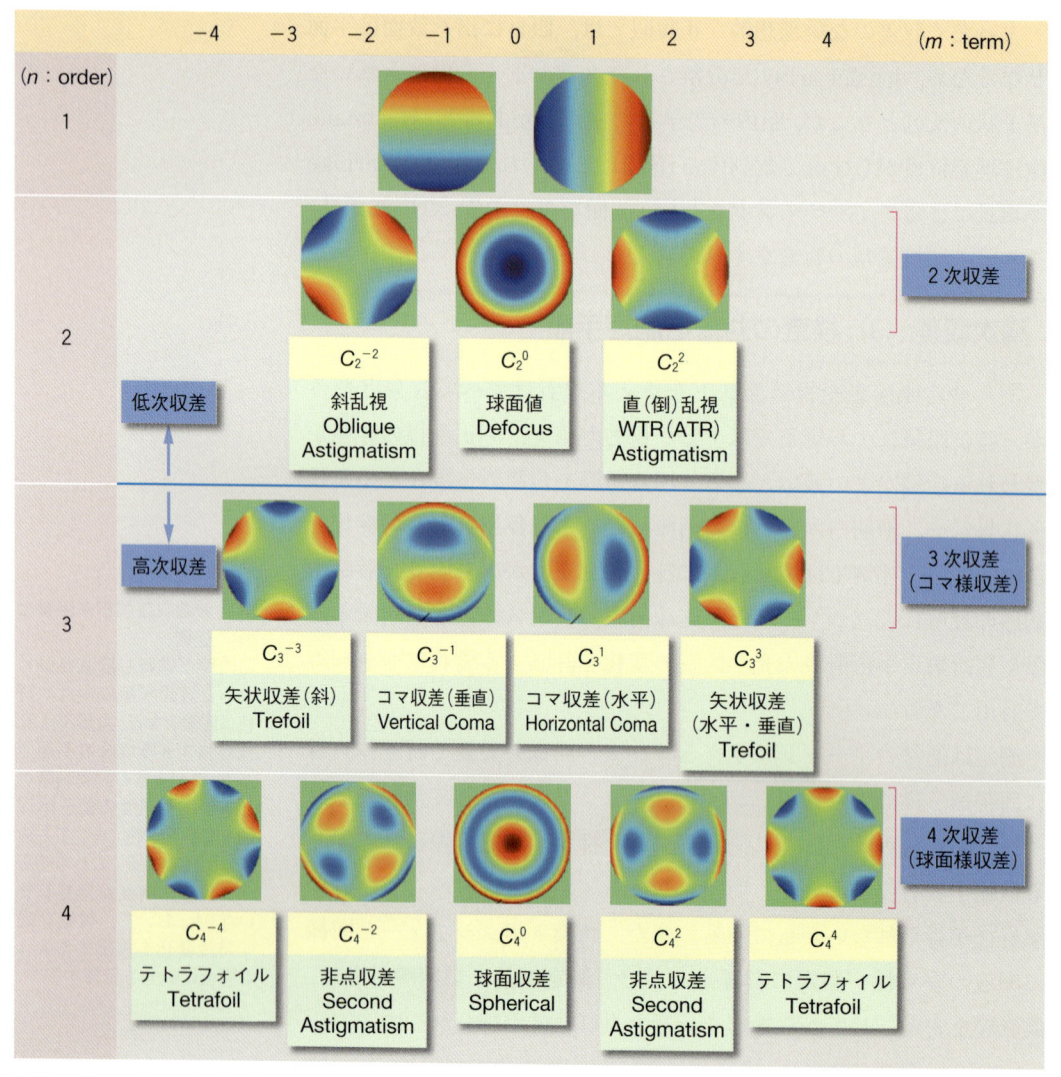

図3　Zernikeのピラミッド

各Zernike係数（C）はnとmの整数を用いて座標のように表示される（C_n^m）．ここで，nは放射方向の次数（縦軸），mは回転方向の波の数（横軸）を示しているが，要するにnとmに整数を当てはめればどの項の収差成分であるかがわかる表記法となっている．2次収差は低次収差，3次以降は高次収差となる．3次収差を総称してコマ様収差，4次収差を総称して球面様収差と呼ぶ．

Zernike成分に対しても同様のマップ表示をすることで不正乱視の特徴を詳細に把握することができる．暖色系と寒色系の色調にも濃淡をつけているので，収差の大きさも認識できる．つまり赤や青の色が混在し，その色調が濃いほど収差が大きく，緑一色の均一なパターンに近づくほど収差が少ないことを示す．

定量的解析：Zernike係数の符号と値により各収差成分の方向と大きさが把握できる[*3]．Zernike各項は2次元のピラミッドで表示されることが多く，各項の特徴を理解するのに便利である（**図3**）．

[*3] はp.79参照．

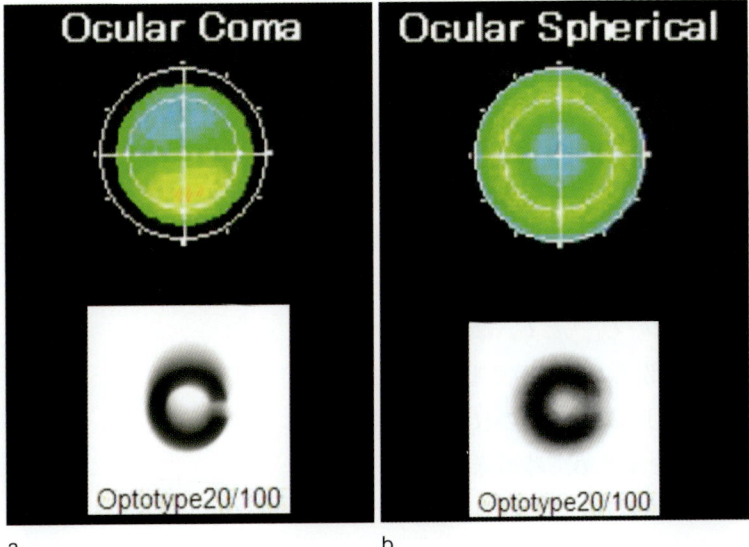

図4 コマ収差と球面収差のLandolt環シミュレーション像
a. コマ収差が大きいと尾を引くように像が滲む.
b. 球面収差が大きいと同心円状に滲むようなぼけを生じる.

Zernike多項式は何次まででも（無限に）展開できるが,高次になるほど臨床的意義は薄れるので,通常は4〜6次までの解析にとどめることが多く,臨床的にもこれで十分である.単位はジオプトリー（D）ではなく,基準面からの距離（μm）として表される.

高次収差 (5) 各収差成分の特徴

2次収差：ピラミッドの2段目は2次の収差に相当し,C_2^{-2}, C_2^0, C_2^2から構成される.C_2^{-2}は斜乱視,C_2^0は球面（defocus）,C_2^2は直（倒）乱視を反映しており,これら3成分はいずれも眼鏡レンズで矯正できることから,低次収差に分類される.これに対して眼鏡レンズで矯正できない成分を高次収差と呼ぶが,3段目（3次）以降の収差成分がこれに相当する.

3次収差：細かくみていくと,左からC_3^{-3}, C_3^{-1}, C_3^1, C_3^3となり,C_3^{-1}は垂直コマ（vertical coma）,C_3^1は水平コマ（horizontal coma）を表す.コマ収差とは彗星の周囲の星雲状の部分（coma）に由来する用語で,尾を引くように像を滲ませることからこの呼称がつけられている（図4a）.3次収差の両端のC_3^{-3}とC_3^3は矢状収差（トレフォイル；trefoil）と呼ばれ,白内障患者の三重視の原因として注目されている.なお,3次の収差成分はいずれも中心から見て非対称成分である.3次収差を総称してコマ様収差と呼ぶが,5次の収

[*3] **各Zernike係数の表記法**
各Zernike係数（C）はnとmの整数を用いて座標のように表示される（C_n^m）.ここで,nは放射方向の次数（縦軸）,mは回転方向の波の数（横軸）を示しているが,要するにnとmに整数を当てはめればどの項の収差成分であるかがわかる表記法となっている.ちなみにmがゼロの場合は回転対称であることを示す（例：C_2^0, C_4^0, C_6^0）.

差成分もすべて非対称な成分であることから，3次と5次（奇数次）の収差をまとめてコマ様収差と呼ぶこともある．

4次収差：4段目（4次）の収差は C_4^{-4}，C_4^{-2}，C_4^0，C_4^2，C_4^4 の5成分から構成され，真ん中の C_4^0 を狭義の球面収差と呼ぶ．球面収差は中央を通る波面と周辺部を通過する波面の集光面が異なるために網膜上では同心円状に滲むようなぼけを生じる（**図 4b**）．コマ収差と並び最も代表的な高次収差成分である．その両脇の C_4^{-2} と C_4^2 は非点収差（2nd astigmatism），両端の C_4^{-4} と C_4^4 はテトラフォイル（tetrafoil）と呼ばれ，いずれも中心から見て対称な収差成分である．4次の収差を総称して球面様収差と呼ぶが，6次の収差も対称性であることから4次と6次（偶数次）をまとめて球面様収差と呼ぶこともある．そして，3次以降の収差すべてをまとめて全高次収差と呼ぶ．

読みかたととらえかた：上記のように収差成分には多項が存在するので，一つ一つを細かくみても全体としての傾向がわかりにくい．そこで，非対称な成分を集めてコマ様収差と総称したり，対称性成分をまとめて球面様収差として扱えば，高次収差全体としての特徴をとらえやすい．ここで注意しなければならないのは，収差は基準波面からのばらつき（速いか遅いか）であり，正負の符号をもっているので，測定範囲を単純に平均すると互いに相殺しあってゼロになってしまう．つまり，波面が凹凸入り乱れている複雑な形状でも，単純平均ではその特性が失われてしまう．そこで，波面の特性を損ねないように表現するために，それぞれの二乗の総和を求め（収差の方向性はなくなるが絶対量としての特徴を残す），その平方根（√）を計算し，root mean square（RMS）として表示することが一般的となっている．RMSで表せば，凹凸の大きい波面の収差量は当然大きくなるし，凹凸の小さい波面ではRMSは小さくなるので，全体としての傾向を反映しやすい．もちろん，個々の収差成分を詳細に検討する場合は，符号を残して収差の方向性を考慮したほうがよい．RMSとして収差量のみを考えるのか，符号を残した係数自体を比較するのかはケースバイケースで選択する必要がある．しかし，一般的にはコマ様収差，球面様収差，全高次収差などの合算した収差で考える場合はRMSを使用し，各収差成分を比較する際にはそのままの係数を使用することが多い．

なお，収差を定量的に論ずる場合は，収差量が瞳孔領（測定面積）の大きさにより大きく異なることに注意が必要である．代表的な波

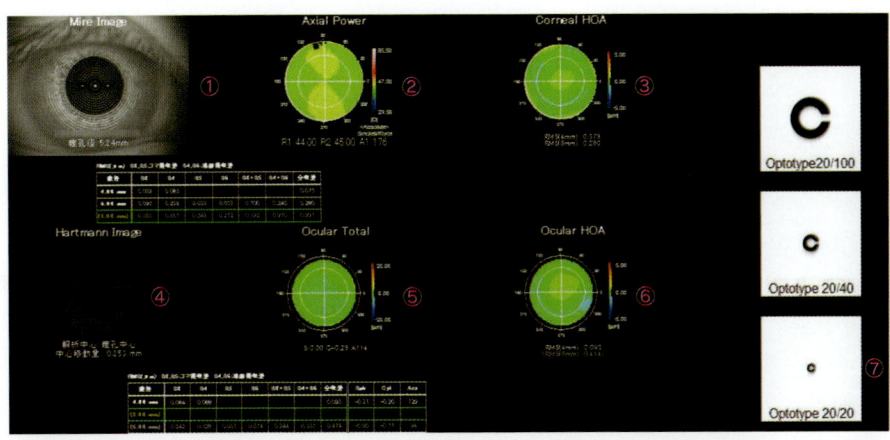

a. 正視

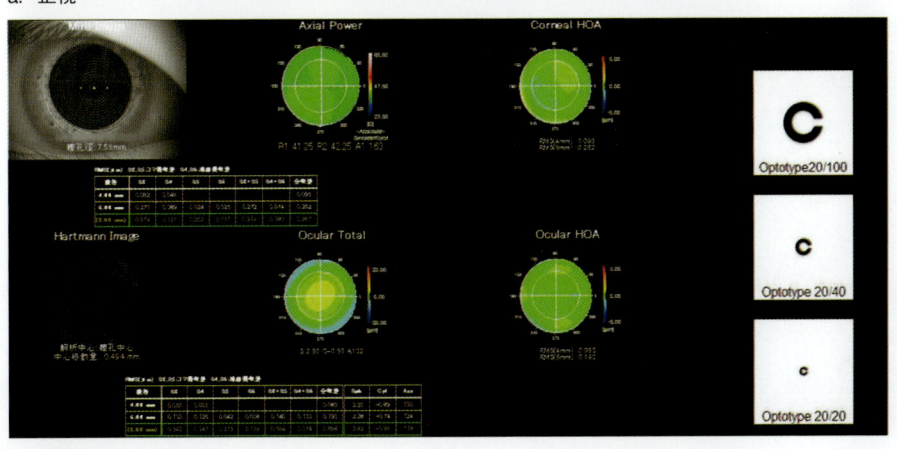

b. 遠視

図5 正視眼と遠視眼の収差マップ

a. 正視；
① 角膜マイヤー像（左上図）：角膜にプラチドリングを投影した画像で，これをもとに角膜形状解析が行われる．画像下部に撮影時の瞳孔径も表示される．マイヤー像のゆがみやパターンを定性的に把握できる．
② 角膜 Axial Power（角膜屈折力）マップ（中上図）：角膜屈折力の分布をカラーコード表示するマップである．マップ下部にはケラト値が表示される．角膜屈折力分布を大まかにとらえ，乱視の程度や軸を定性的に把握する．
③ 角膜高次収差マップ（右上図）：角膜前面由来の高次収差の分布がカラーコード表示される．マップ下部には解析範囲が 4 mm および 6 mm のときの角膜高次収差量が RMS 値で表示される．
④ Hartmann 像（左下図）：眼球内部から瞳を通って反射してきた点像が表示される．この点像の配列の乱れから収差量が算出される．点像が格子状に規則正しく配列していれば高次収差は小さい．逆に点像のずれが大きければ明らかに高次収差が大きいと判断できる．
⑤ 眼球全収差マップ（中下図）：眼球の低次収差（球面，円柱面）と高次収差のすべての収差が含まれるカラーコードマップである．まず中心部分の色を確認し，暖色系なら遠視眼，寒色系なら近視眼と判断できる．緑色であれば正視に近いことがわかる．マップ下部にはレフ値も表示される．また，同心円状ではなく非対称なパターンを示す場合は不正乱視が存在する可能性が高い．
⑥ 眼球高次収差マップ（右下図）：眼球全収差のうち，高次収差だけをとり出して表示するマップである．つまり眼鏡などで矯正できない不正乱視成分のみが表示されていると考えてよい．マップ下部には 4 mm および 6 mm 領域の高次収差量が RMS 値で表示される．マップ全体が均一な緑色であれば高次収差はほとんど存在しないと判断できる．暖色系や寒色系の混在が目立つ場合は高次収差が大きい．
⑦ Landolt 環シミュレーション（右端図）：眼球高次収差量に基づいた Landolt 環シミュレーション像である．低次収差は除外されているので，眼鏡などで完全矯正した場合の見えかたと考えてよい．上段から視力値 20/100（小数視力 0.2），20/40（小数視力 0.5），20/20（小数視力 1.0）の視標の見えかたをシミュレーションしている．
b. 遠視．眼球全収差マップ（中下図）をみると，中央が暖色系（黄色）であるので遠視であることがわかる．角膜高次収差マップ（右上図）や眼球高次収差マップ（右下図）は緑色が主体であり，高次収差は小さいと判断できる．Landolt 環のシミュレーション像（右端図）もクリアである．

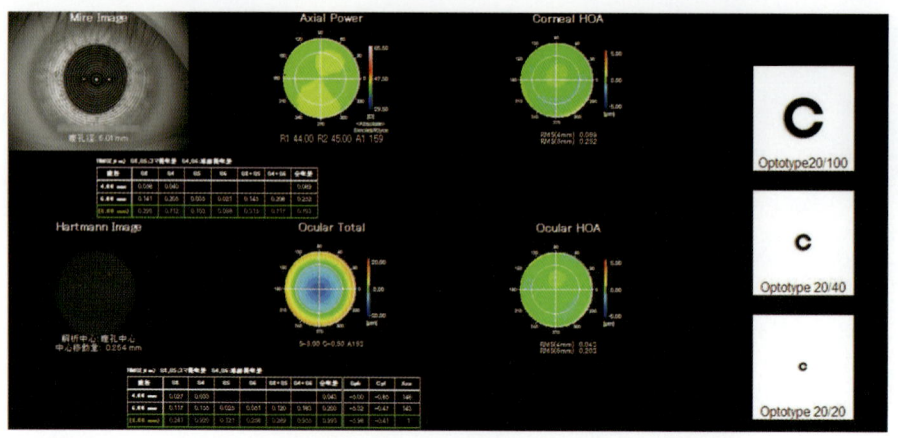

a. 近視

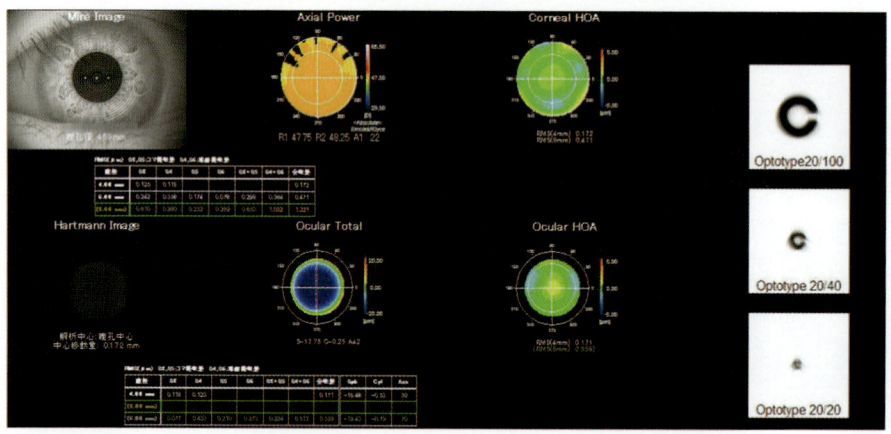

b. 強度近視

図6 近視眼と強度近視眼の収差マップ

a. 近視．眼球全収差マップ（中下図）をみると，中央が寒色系（青色）であるので近視であることがわかる．角膜高次収差マップ（右上図）や眼球高次収差マップ（右下図）は緑色が主体であり，高次収差は小さいと判断できる．Landolt環のシミュレーション像（右端図）もクリアである．

b. 強度近視．眼球全収差マップ（中下図）をみると，中央が濃紺であり近視が強いことがわかる．角膜高次収差マップ（右上図）や眼球高次収差マップ（右下図）では緑色に寒色系，暖色系が混在しており，高次収差は比較的大きいと判断できる．Landolt環のシミュレーション像（右端図）でもぼけ像が確認できる．

面センサーでは，昼間視を4mm，夜間視を6mmの円形の瞳孔と仮定して評価している．

高次収差（6）結果の読みかた

健常眼：図5aに正視眼の波面収差解析結果を提示する（ここではKR-1W〈トプコン〉での測定結果を示す）．まず，マップの左上に角膜マイヤー像が表示され，その右に角膜形状解析結果，さらに右に角膜高次収差マップが示される．左下にはHartmann像が表示され，その右に眼球全収差マップ，さらに眼球高次収差マップが提示

される．つまり，上段は角膜情報，下段は全眼球情報という区分になる．カラーコードマップでは屈折の状態や高次収差の程度を定性的に判断できるわけだが，簡単にいうと，緑一色に近い色調であれば球面値も乱視もゼロに近いことを示し，高次収差マップにおいては高次収差が少ないことを示す．

この症例においては角膜 Axial Power マップでごく軽度（−0.25 D）の直乱視がみられるが，角膜高次収差マップはほぼ緑一色である．また，眼球全収差（低次収差＋高次収差）マップでも緑色を呈しているので正視であることがわかる．さらに，眼球高次収差マップでも緑の色調を主体としているので眼球高次収差は少ないと判定できる．ちなみに，それぞれの定量数値は角膜・眼球ともにマップ下の表内に提示されている．右端の Landolt 環シミュレーション像では，瞳孔 4 mm 領域での高次収差量に基づく網膜像が示されるが，高次収差が低値であるためシミュレーション像も明瞭であることが確認できる．

屈折異常以外に眼疾患のない若年者における眼球高次収差の総和（RMS）の平均値は，瞳孔 4 mm 径で 0.09 μm，6 mm 径で 0.37 μm といわれているが[1]，本症例はそれぞれ 0.093 μm，0.414 μm と算出されており，平均的な高次収差量であることも確認できる．

遠視眼：図 5b に遠視眼の解析結果を示す．眼球全収差マップ（中央下図）で中央が暖色系に表示されている（波面が速い）ので，遠視眼であることがわかる．高次収差マップは角膜・眼球ともに緑色であり，高次収差は低値であることがわかる．シミュレーション像もクリアである．

近視眼：図 6a に近視眼の解析結果を示す．角膜 Axial Power マップで蝶ネクタイパターンを示し，軽度の直乱視が存在することがわかる．また，眼球全収差マップでは中央が青く（波面が遅く），近視が存在することがわかる．高次収差は角膜・眼球ともに少ない（ほぼ緑一色）．Landolt 環シミュレーション像も良好である．

強度近視眼：図 6b に強度近視眼の解析結果を示す．まず角膜 Axial Power マップをみるとオレンジ一色であり，角膜の屈折力が強いことがわかる．次いで，眼球全収差をみると，中央が非常に濃い青色（波面が非常に遅い状態）であり，近視がきわめて強いことがわかる．さらに高次収差マップでは角膜も眼球も色調が多彩であり（寒色系と暖色系が混在），高次収差が大きいことが容易に判断できる．したがって，Landolt 環シミュレーション像もぼけを生じている．

文献は p.304 参照．

高次収差（7）近視と高次収差

近視と高次収差に関する研究報告はさまざまであり，近視眼は正視眼や遠視眼よりも高次収差が大きいという報告[2,3]と，差がないという報告[4-6]がある．また，近視の程度に応じて高次収差が増加するという報告[7]もあれば，度数とは関連ないとする報告[8]もある．強度近視に関しては高次収差が大きいという報告[9]があるが，一定の結論は出ていない．

高次収差（8）コンポーネント別の評価

高次収差が高値である場合に，その高次収差がどのパーツに由来しているのかを考える必要がある．眼球収差は，眼球内で起こるすべての屈折変化を反映しているわけだが，なかでも重要な屈折要素は，角膜前面，角膜後面[*4]，水晶体（眼内レンズ）である．Hartmann-Shack 型波面センサーは眼球全体としての収差を測定する装置であるが，角膜トポグラファーの機能も搭載された複合機が市販されており，角膜収差を同時に測定できるようになっている．眼球収差情報から角膜収差情報を差し引けば内部収差が算出できるため，コンポーネントごとの評価が可能となった．白内障診療において内部収差を評価することは重要であり，各種の眼内レンズの評価においても内部収差解析が広く臨床応用されるようになってきている（図7）．

▶*4 **角膜後面収差**
これまでは角膜後面の影響は小さいと考えられてきたため，角膜後面の形状を実測して収差量を求めることは通常行われていなかったが，スリットスキャン式角膜形状測定装置や前眼部OCTでの角膜後面収差の測定が可能となり，各パーツ別の収差を評価できるようになった．そして円錐角膜の診療に応用され，角膜後面に由来する高次収差も視機能に大きな影響を及ぼすことが明らかにされてきた．さまざまな屈折矯正手術においても，高いQOVの達成のためには角膜前面だけでなく後面の評価が今後さらに重要になってくると思われる．

コントラスト感度（1）概要

通常の視力計のLandolt環のように，白色背景に黒字のきわめて明瞭な視標を用いた検査では形態覚のごく一部しか評価できないので，この結果を視機能評価の尺度とするには限界がある．日常生活においては濃淡がはっきりしない不明瞭なものを見る機会も多い．特に天気の悪い日や夕暮れ時は対象物の輪郭や濃淡が不鮮明になってくる．このように悪状況における視機能も含めて総合的に評価を行うためには，コントラスト感度検査が有用である．

コントラスト感度検査は，コントラストと空間周波数をさまざまに変化させることによって形態覚を広く評価する視機能評価法であり，空間周波数特性（modulation transfer function；MTF）という

上段で「強度近視眼においては高次収差が正常範囲の症例（緑一色のマップ）も多いが，本症例のように高次収差が明らかに増加している症例も少なくない．」

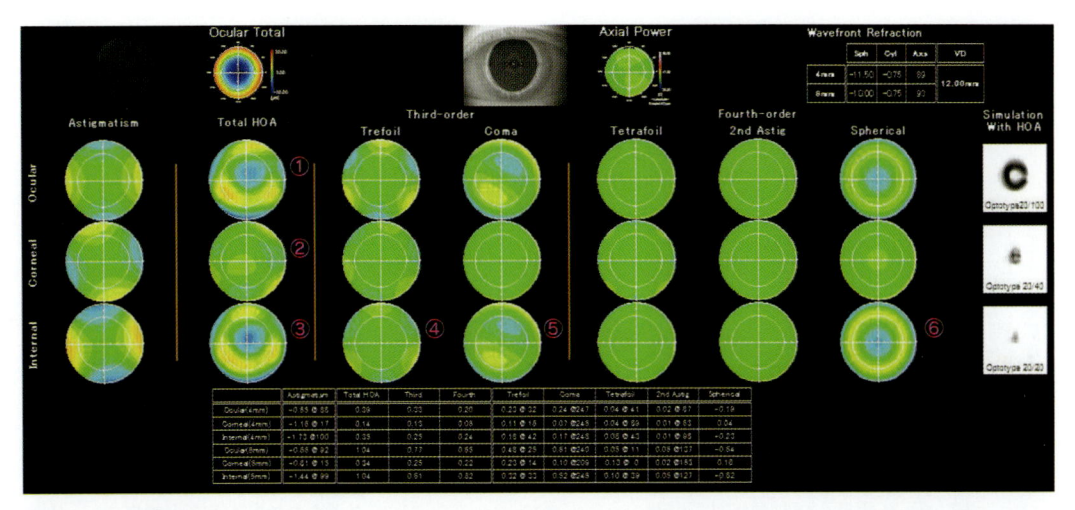

図7 コンポーネントマップ

このマップでは構成要素別の収差量を提示する．つまり3段に分けて，眼球全体の収差（上段），角膜収差（中段），内部収差（下段）が表示される．横軸には左から乱視成分，全高次収差，3次収差（矢状収差，コマ収差），4次収差（テトラフォイル，非点収差，球面収差）が配置されており，各成分が一覧できる．本症例では，まず眼球高次収差が増加していることがカラーコードマップで判断できるが（①），角膜収差量は大きくないので（②），主に内部収差の増加に起因していることがわかる（③）．さらに成分別にみると，矢状収差（④）とコマ収差（⑤），球面収差（⑥）が比較的大きいことがわかる．

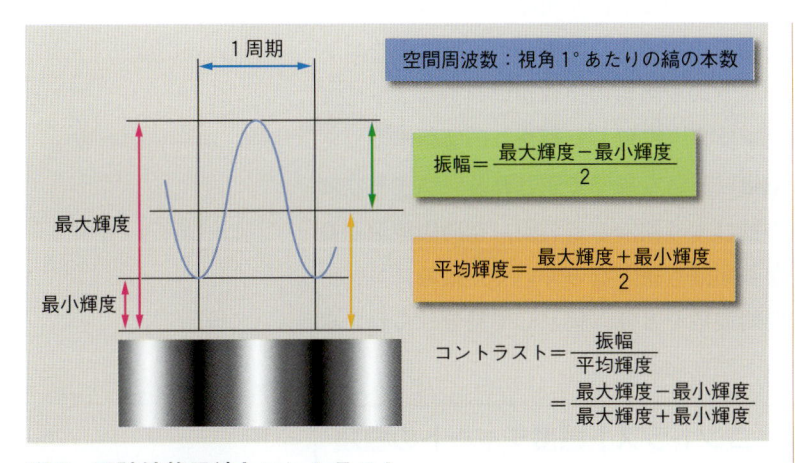

図8 正弦波格子縞とコントラスト

正弦波格子縞を識別できる最小コントラストをコントラスト閾値といい，コントラスト閾値の逆数がコントラスト感度となる．空間周波数は単位長（視角1°）あたりの縞の本数であり，cycles/degree（cpd）という単位で表される．

カメラなどの画像光学分野で応用されていた概念を視覚系に応用したものである．視力検査に比べて視機能異常を鋭敏に反映するため，初期の病態をとらえることができる．またQOVを定量的に評価できるため，さまざまな治療のアウトカムを比較する際にも便利である．

測定には正弦波格子縞が視標として用いられる（図8）．正弦波格子縞とは正弦波曲線に沿ってその輝度が変化する縞模様で，その最大輝度と最小輝度から振幅と平均輝度が求まる．

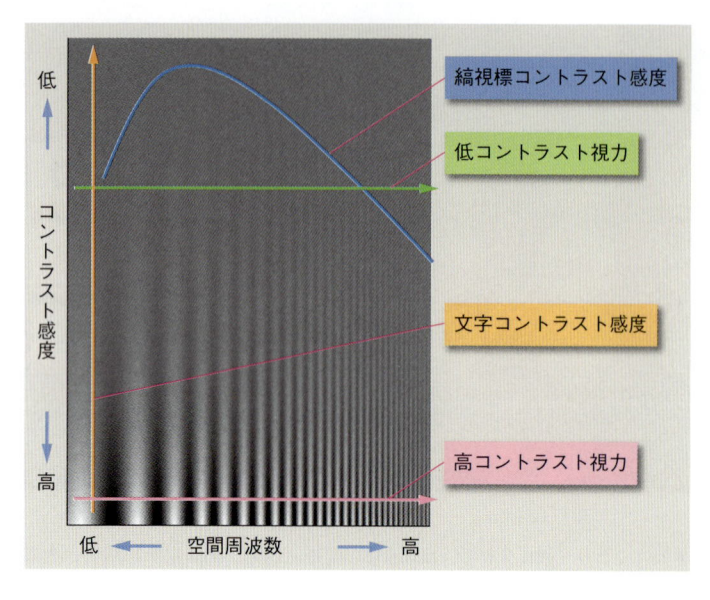

図9 各種コントラスト感度チャートの測定領域

高コントラストの視標のみを用いた従来の視力計では，空間周波数とコントラスト感度で規定される平面のなかの一直線上を検査しているにすぎないが，さまざまなコントラスト感度チャートを用いることにより，この平面のなかの広い範囲を評価することが可能となる．

　要するに，正弦波の振幅が小さいと濃淡がはっきりせずコントラストは低くなり，逆に振幅が大きいと濃淡が明瞭になりコントラストは高くなる．正弦波格子縞を識別できる最小コントラストをコントラスト閾値といい，コントラスト閾値の逆数がコントラスト感度となる．また空間周波数は単位長（視角1°）あたりの縞の本数で定義され，cycles/degree（cpd）という単位で表される．つまり空間周波数が低いと1本1本の縞は太く間隔も広いが，空間周波数が高くなるにつれて縞が細くなり間隔も狭くなっていく．縦軸にコントラスト感度を，横軸に空間周波数をとり，縞として見分けられた点を結んだものがコントラスト感度曲線となる．

コントラスト感度（2）コントラスト感度チャートの種類

　コントラスト感度の評価法として複数のチャートが考案されているが，大別すると①縞視標コントラスト感度，②文字コントラスト感度，③低コントラスト視力の3種類となる．空間周波数特性と各種コントラスト感度検査の関係を図9に示す．高コントラスト視標だけを配列した従来の視力計は，空間周波数とコントラスト感度で規定される平面のなかの一直線上を検査しているにすぎない．しかし，低コントラスト視力チャートを用いれば，まったく違う直線上を調べることができる．また文字コントラスト感度チャートでは空間周波数（視標の大きさ）は一定であるが，コントラストが徐々に変化していくため，上述の高コントラスト視力や低コントラスト

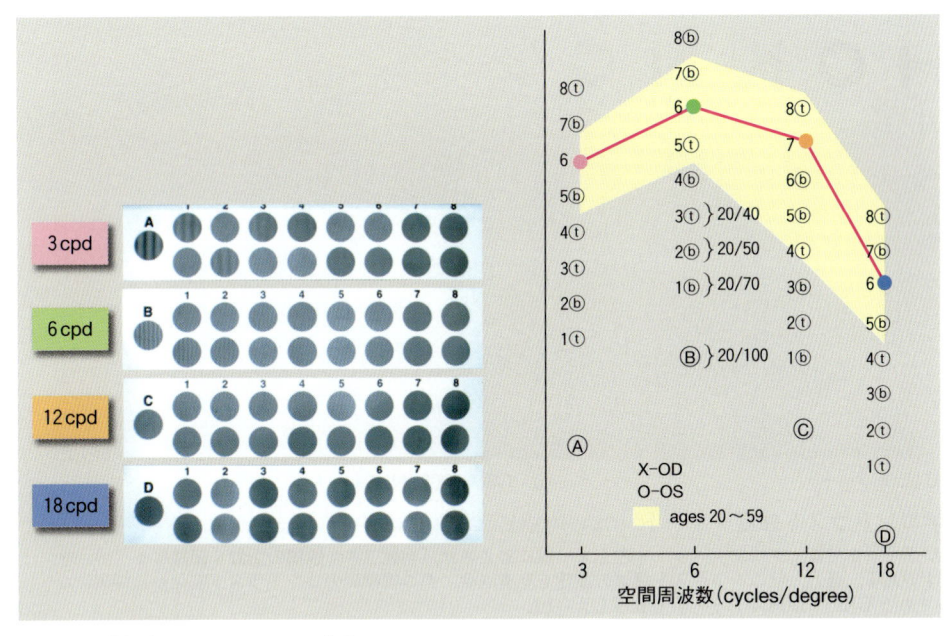

図10 縞視標コントラスト感度チャート（CSV-1000E）
チャートの左端にAからDのサンプル視標があり，下にいくほど空間周波数が高い．各サンプル視標の右側には2段に並んだ視標が八つ配置されている．上下どちらかが縞視標，もう一方が単色視標となっている．また，右にいくほどコントラストが低くなっている．被検者にどちらが縞視標であるかを答えさせ，各周波数で判別できた最も低いコントラストを，右の記入用紙にプロットする．これらの点を結んだものがコントラスト感度曲線となる．正常範囲は黄色のゾーンで表示されている．

視力と直交する直線上を評価していることになる．さらに縞視標コントラスト感度チャートでは空間周波数もコントラストもさまざまに変えながら検査するので，この二つのパラメータで規定される平面上の広い領域を評価していることになる．

以下に，汎用されているCSV-1000（VectorVision）[*5]を例にとり，各チャートの測定法を説明する．

縞視標コントラスト感度：図10左に示すように，3，6，12，18 cpdの四つの空間周波数に対して，それぞれのコントラスト閾値を求めるチャートである．左端にAからDのサンプル視標があり，下にいくほど空間周波数が高くなる（縞模様が細かくなる）．そして各サンプル視標の右側には上下2段に並んだ視標が八つ配置されている．上下どちらかが縞視標，もう一方が縞のない単色視標となっている．右にいくほどコントラストが低くなっており，縞を判別できる限界を調べていく．最も汎用されている標準的な評価法である．

文字コントラスト感度：同じコントラストの文字が3文字ずつ8組あり，計24文字で構成されるチャートを用いて測定する（図11）．コントラストは8段階に設定されており3文字ごとに低くなってい

[*5] **コントラスト感度の測定距離**
CSV-1000はパネル型であり，2.5mの検眼距離をとって測定するが，最近では省スペース設計の覗き込みタイプ（Optec® 6500, Stereo Optical）や自動測定機能をもった機種（CGT-2000, タカギセイコー）も市販化されており，十分なスペースが確保できない人員不足の外来でも測定できるように工夫されている．ただし，コントラスト感度の測定法についてはいまだ国際的な基準がないため，各機種で使用している視標や背景輝度がさまざまであり，別機種で得られた結果を単純に比較することはできない．

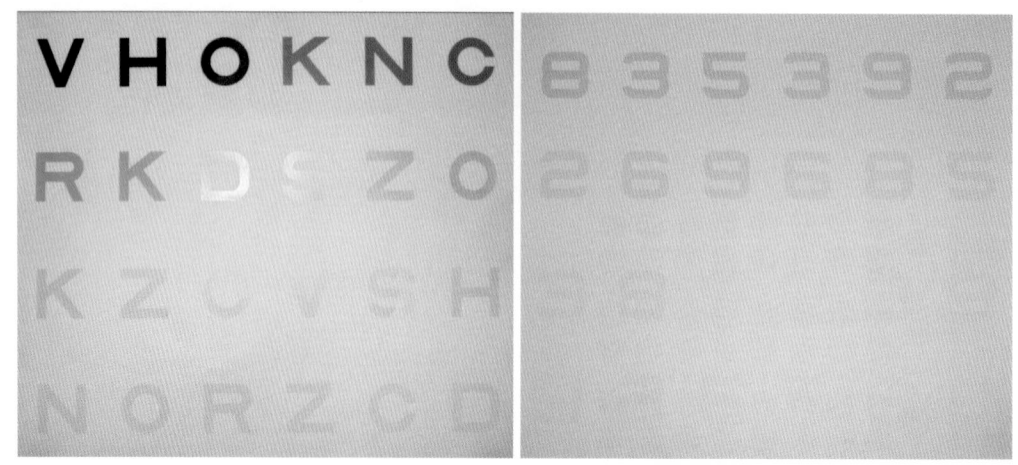

a. CSV-1000 LV チャート　　　　　　　　　b. CSV-1000RN チャート

図 11　文字コントラスト感度チャート（CSV-1000LV, CSV-1000RN）

CSV-1000 LV チャートでは，アルファベットを左上より順に答えさせ，判読できた視標の個数を記録する（a）．全部読めれば 24 である．最近，低コントラスト領域の設定を充実させ，かつ視標間のコントラスト変化が等間隔になるように改良された CSV-1000RN チャートも登場した（b）．

く．文字の大きさは 2.4 cpd に固定されているため，一定の空間周波数におけるコントラスト感度しか測定できない．つまり縞視標コントラスト感度よりも測定している領域が狭い（図 9）．しかし，このチャートはほかのチャートよりも判読が容易であるため，視機能が比較的悪い症例や高齢者でも測定できるというメリットがある．さらに最近になって低コントラスト領域の設定を充実させ，かつ視標間のコントラスト変化が等間隔になるように改良された CSV-1000RN チャートも登場した．より微細なコントラスト感度変化を抽出することが可能であるばかりではなく，統計学的解析も容易であるという特徴をもつ．文字がアルファベットから数字に変わったので，日本人にもなじみやすい．

低コントラスト視力：ETDRS チャートと同様の配置の logMAR 値を使用して測定する．各列に同じ大きさの Landolt 環が五つずつ配置されており，下方にいくにつれ視標が小さくなる（図 12）．コントラストは 10％ に固定されているため，一定の低コントラストにおいて，どの程度の空間周波数まで判読可能かを調べるチャートである（図 9）．通常の視力表のように各列で過半数（3 個）判読できればそのレベルの視力になるという方法ではなく，一つの視標に対して 0.02 logMAR 単位を割り当て，正答できた視標の合計数から算出する．つまり，各列で一つでも二つでも判読できる視標があれば，その結果が総合判定に反映される算出法であり，より詳細な評価が

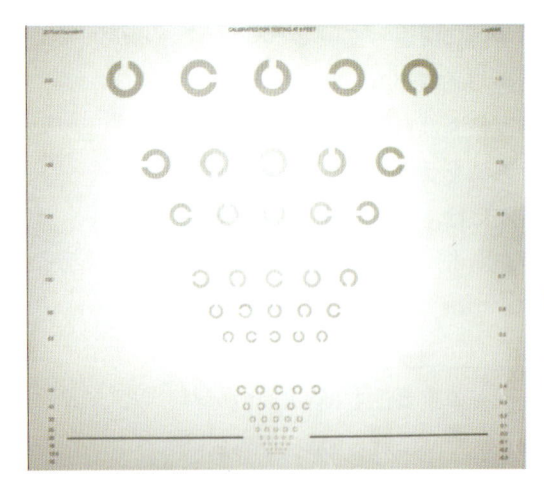

図 12　低コントラスト視力チャート
（CSV-1000 LanC 10％）

低コントラスト視力チャートでは，視力のように各列で過半数（3個）判読できればそのレベルの視力になるという方法ではなく，一つの視標に対して 0.02 logMAR 単位を割り当て，正答できた視標の合計数から算出する．正答個数を N とすると，logMAR 値 $= +1.1 - 0.02 \times N$ となる．

できる．しかしデメリットとして，下にいくほど視標間の間隔が狭くなるため判読がより困難となる点が挙げられる．

コントラスト感度（3）検査の臨床応用

　コントラスト感度は加齢により変化するが，疾患によってもさまざまな影響を受ける．白内障などの光学的要因では高空間周波数での感度低下が生じやすく[10]，視神経疾患など神経的要因が存在すると低空間周波数領域でのコントラスト感度低下が生じると報告されている[11]．また，屈折矯正手術後や初期の円錐角膜など，従来の視力検査では視機能の変化が検出できないような患者においては特に有効であり[12]，患者の愁訴を理解するのに役立つ．最近では涙液変化に伴うコントラスト感度変化も検出できるようになり[13]，本検査の応用が拡大している．

コントラスト感度（4）近視とコントラスト感度

　近視の程度が強くなるにつれてコントラスト感度が低下することが報告されているが[14-16]，どの空間周波数が障害されやすいのかについては一定の見解はない．原因についてもさまざまなファクターが考えられており，高次収差の影響による網膜像の劣化や機能的・形態的変化による網膜機能障害などが示唆されている．

高次収差とコントラスト感度の関連

　波面収差解析が他覚的評価法であるのに対して，コントラスト感度測定は自覚的評価法であり，両者はあくまでも独立した検査法であるが，高次収差とコントラスト感度はよく相関することが報告さ

れており[17]，光学的な質の変化とQOVの変化が密接に関連していることが証明されてきている．しかし，両者の結果の乖離がみられることもまれではない．なぜならコントラスト感度検査は自覚的検査であるために，網膜や中枢での情報処理過程の修飾を受けるからである．コントラスト感度の測定結果を解読する際には，光学特性以外の要因も含まれることを常に念頭に置く必要がある．

まとめ

　波面センサーの普及とともにコントラスト感度検査の重要性も再認識されるようになってきた．視覚の質を考えるうえで，これらの検査は不可欠であるといっても過言ではない．もちろん近視の診療においても有用なツールであり，積極的に臨床応用することにより強度近視や病的近視の光学特性変化や視機能低下をより早期に検出できる可能性が高い．また最近では，高次収差が小児期の近視進行に影響を及ぼす可能性も検討されており，大変興味深い．臨床・研究双方でのさらなる活用が期待される．

（平岡孝浩）

電気生理学的検査所見

近視の網膜機能を ERG で評価する利点

　近視を有する眼の網膜機能を評価する際に電気生理学的検査を用いる利点は，患者の自覚的応答によらない他覚的な方法で評価できることである．さらに，得られる成分を解析することにより網膜の層別・細胞別機能をみることも可能である．その具体的な方法として，これまで網膜電図（electroretinogram；ERG）[*1]や眼球電図（electro-oculogram；EOG）[*2]，あるいは視覚誘発電位（visual evoked potential；VEP）[*3]などが使用されてきた．また最近では，黄斑部の網膜機能を直接評価する方法として，黄斑部局所 ERG や多局所 ERG なども使用されてきている．本項では主に ERG を用いた近視患者の網膜機能評価について，過去の文献による報告を中心に述べる．

近視と全視野 ERG

　全視野 ERG（full-field ERG）は，網膜全体を均一に光刺激することによって網膜全体から得られる電気反応を記録する検査法である．その記録には，通常 Ganzfeld ドームなどを用いた特殊な光刺激装置が用いられる[*4]．

　これまでの報告によれば，近視の進行に伴い，まず ERG の各成分の振幅が低下し，さらに進行すると潜時も延長するとされている[1,2]．近視眼で振幅が低下する原因については，眼軸長が伸長することにより眼球の電気抵抗が変化して ERG の振幅が低下するという説と，網膜の伸展により網膜機能が低下して ERG 振幅が減弱するという二つの説がある．実際にはその両方が関与していると考えられるが，特に潜時が延長するような強い近視の症例では後者の関与がより考えられる．

　図1に屈折異常のない健常者と−13.0Dの近視の患者（軽い後部ぶどう腫あり）から得られた全視野 ERG[*5]を示す．強度近視の患者では，健常者に比べて全視野 ERG のすべての成分（杆体応答，フラッシュ最大応答，律動様小波〈oscillatory potentials；OPs〉，錐体

[*1] ERG
光刺激に対して網膜から発生する電位を記録する検査法である．

[*2] EOG
眼球自体が有している静止電位を測定する検査法であり，規則的に左右に眼球を運動させて皮膚電極から測定する．

[*3] VEP
光刺激に対して後頭葉から発生する電位を頭皮に置いた電極から記録する検査法である．

[*4] わが国では，コンタクトレンズ電極のなかに白色 LED を組み込んだ光刺激装置が広く普及している（LE-4000〈トーメーコーポレーション〉など）．

文献は p.305 参照．

[*5] 全視野 ERG の記録方法には国際標準（ISCEV；International Society for Clinical Electrophysiology of Vision）があり，各成分を記録するための刺激光の強度も示してある．

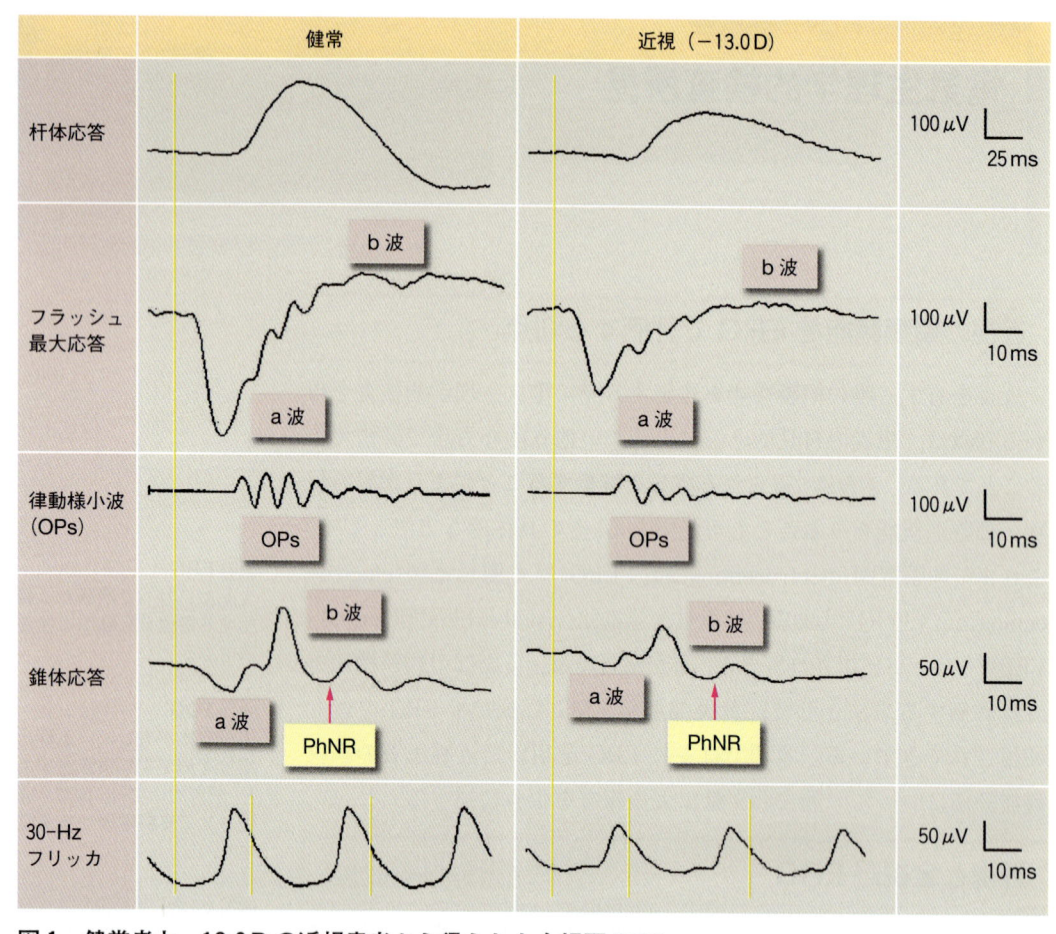

	健常	近視（−13.0 D）	
杆体応答			100 μV / 25 ms
フラッシュ最大応答	b波 / a波	b波 / a波	100 μV / 10 ms
律動様小波（OPs）	OPs	OPs	100 μV / 10 ms
錐体応答	a波 / b波 / PhNR	a波 / b波 / PhNR	50 μV / 10 ms
30-Hzフリッカ			50 μV / 10 ms

図1　健常者と−13.0 D の近視患者から得られた全視野 ERG
近視患者では，健常者に比べて全視野 ERG の振幅が低下していることがわかる．潜時は，ほとんど同じである．

応答，30-Hz フリッカ）の振幅が低下していることがわかるが，潜時はほとんど延長していない．また，全視野 ERG の振幅と屈折値あるいは眼軸長との相関を調べた過去の研究[2]では，ERG の振幅は屈折値よりも眼軸長とよい相関を示す[*6]といわれている．

[*6] 実際には，ERG の振幅の対数値と眼軸長がよく相関する．

網膜の内層と外層では，どちらの機能障害が強いか

ERG の利点の一つは，客観的に網膜の層別機能を判定できる点である．では，近視によって網膜が伸展されると，網膜の外層と内層では，どちらがより障害されるのであろうか．

Westall ら[2]は，フラッシュ最大応答の b 波と a 波の振幅比（b/a 比）を計算して，強度近視群（−6.0 D 以上），中等度近視群（−6.0〜−3.0 D），軽度屈折異常群（−3.0 D 以下）に分類して b/a 比を比較している．その結果では，3 群とも b/a 比の平均は 2.0 程度であり

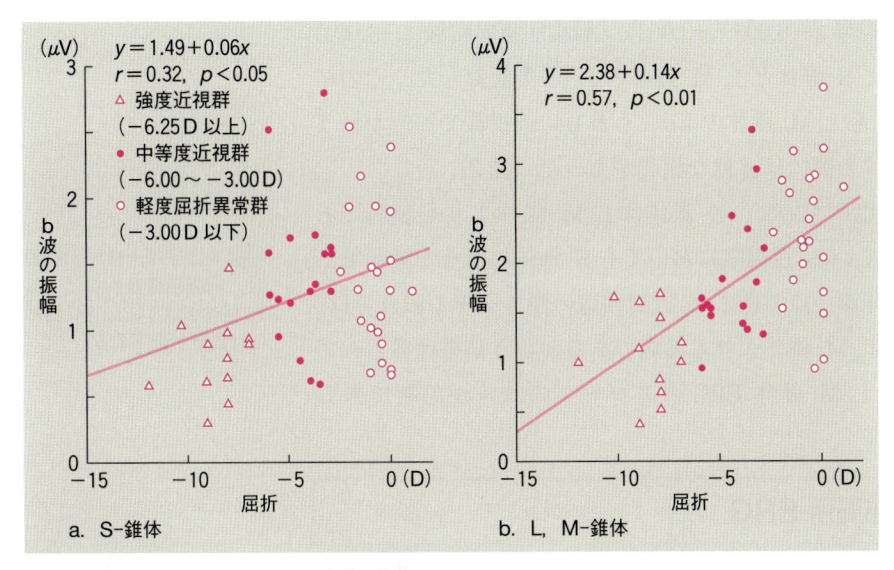

図2 近視の程度とb波の振幅の関連
強度近視群（−6.25 D 以上），中等度近視群（−6.00〜−3.00 D），軽度屈折異常群（−3.00 D 以下）から記録した S-錐体 ERG（a）と L, M-錐体の ERG（b）の振幅のプロット．S-錐体 ERG も L, M-錐体の ERG もともに近視群で振幅が低下し，屈折値と振幅の間には有意な相関がある．
（Yamamoto S, et al：Cone electroretinogram to chromatic stimuli in myopic eyes. Vision Res 1997；37：2157-2159.）

有意差はなかった．

網膜内層機能の指標としてb波よりさらに内層に起源をもつ律動様小波（OPs）を用いるとどうであろうか．上記の論文で，網膜外層機能の指標としてフラッシュ最大応答のa波を，内層機能の指標としてフラッシュ最大応答の OPs を用いて両者の振幅比（OPs/a）を計算すると，その値は3群とも0.45〜0.49程度で，やはり群間で有意差はみられなかった．

以上の結果から，少なくとも網脈絡膜萎縮が出現する前の早期の近視においては，全視野 ERG で評価する限りでは網膜の内層と外層の機能障害に明らかな差はないようである．今後は，網膜のさらに内層に起源を有するとされる，photopic negative response（PhNR）[*7]を用いた評価が明らかになっていくであろう．

近視とS-錐体ERG

ERG では，刺激光の波長を変えることによって短波長感受性錐体（S-錐体）と長中波長感受性錐体（L, M-錐体）の反応を分離することが可能である[*8]．過去の心理物理学的研究では，近視眼でS-錐体の感度が低下することが知られている．

Yamamotoら[3)]は，正常な視力を有する対象者を強度近視群（−6.25 D

[*7] **PhNR**
錐体 ERG のb波の後にみられる陰性波であり，網膜神経節細胞とその軸索が主な起源といわれている．

[*8] この場合は，強い白色背景光のもとでさまざまな波長の光刺激を使って ERG を記録している．短波長（450 nm）刺激により記録した遅い反応をS-錐体 ERG としている．

以上），中等度近視群（−6.00〜−3.00D），軽度屈折異常群（−3.00D以下）に分類してS-錐体とL，M-錐体のERGを記録した．その結果，S-錐体ERGもL，M-錐体のERGもともに近視群で振幅が低下し，屈折値と振幅の間には有意な相関があった（図2）．

　種々の網膜疾患において，S-錐体はL，M-錐体よりも脆弱である[*9]と報告されている．近視眼においてもS-錐体のほうが脆弱であるかどうかが興味深い点であるが，近似曲線の傾きをみる限りでは，S-錐体のほうがL，M-錐体よりも脆弱であるという結果は得られていない．むしろL，M-錐体ERGのスロープのほうが急峻である（図2）．

近視と黄斑部局所ERG

　強度近視により黄斑部の網脈絡膜が萎縮した段階では，黄斑部から記録する局所ERG[*10]が強い低下を示すであろうことは容易に想像できる．では，まだ視力が保たれていて黄斑部に明らかな網脈絡膜萎縮がみられない近視では，黄斑部局所ERGはどのような変化を示すのであろうか．

　石川ら[4]は，屈折が−6.0D以上の強度近視の黄斑部局所ERGを健常者と比較した．その結果，眼底に豹紋状変化があるが後部ぶどう腫のない患者群（1群）では，a波，b波，律動様小波（OPs）の振幅低下のみがみられた．一方で後部ぶどう腫がみられた2群では，a波，b波，OPsの振幅の低下に加えて潜時も延長している．

　図3に，屈折異常のない健常者と−15.5Dの近視と軽い後部ぶどう腫のある両眼視力1.0の患者から得られた黄斑部局所ERG（直径15°の円形刺激）[*11]を示す．強度近視患者では，健常者に比べて明らかに黄斑部局所ERGのすべての成分（a波，b波，律動様小波）の振幅が低下しているが，潜時の遅れはわずかであった．

　今後は，spectral-domain OCT（SD-OCT）により黄斑部病変を黄斑分離，黄斑剝離，あるいは脈絡膜新生血管などに分類し，それらの重症度が黄斑部局所ERGの各成分とどのような相関を示すか，という点が明らかになっていくと思われる．また，黄斑部局所ERGでも記録されるPhNRが近視でどう変化するかという点も興味深い．

近視と多局所ERG

　多局所ERG（multifocal ERG）[*12]とは，一度の検査で多数の網膜部位から局所ERGを記録することができる特殊なERGの検査法で

[*9] たとえば，糖尿病網膜症，網膜色素変性などではS-錐体のほうがL，M-錐体より機能が低下する．

[*10] 眼底の後極部の広い範囲に定常背景光を照射して杆体と散乱光を抑制した状態で，黄斑部の目的部位にスポット光を照射して記録する．三宅により開発され，現在はコーワER-80（興和）という装置が市販されている．

[*11] 黄斑部局所ERGにおいても，a波，b波，律動様小波（OPs），photopic negative response（PhNR）が記録できる．それぞれの成分の起源は，全視野ERGのそれとほぼ同じである．

[*12] その記録装置は，VERIS™（Electro-Diagnostic Imaging）あるいはLE-4100（トーメーコーポレーション）という名称で市販されている．

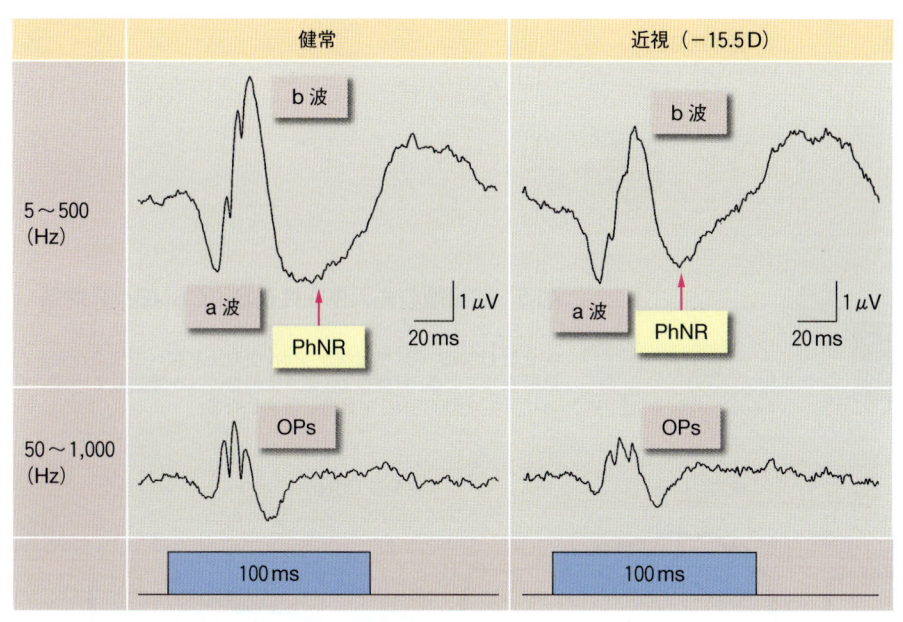

図3 黄斑部局所ERGにみられる近視の影響
屈折異常のない健常者（a）と－15.5Dの近視患者（b）から得られた黄斑部局所ERG．刺激には，直径15°の円形刺激が使われている．強度近視患者では，健常者に比べて明らかに黄斑部局所ERGの全成分の振幅が低下している．周波数帯域5～500Hzで記録した波形は主にa波とb波の解析に，周波数帯域50～1,000Hzで記録した波形は律動様小波（OPs）解析に用いる．b波の後にはPhNRも記録されている．

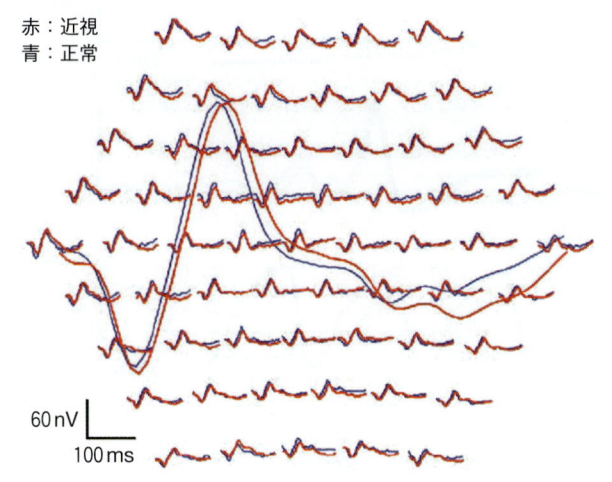

図4 多局所ERGにみられる近視の影響
屈折異常のない健常者10人の多局所ERGの平均波形（青）と，軽度近視20人（平均－3.6D，赤の波形）の多局所ERGの平均波形（赤）．振幅はほとんど同じであるが，局所ERGの潜時は近視群で少し延長していることがわかる．図の中央の大きな波形は，61か所の局所ERGの平均波形である．
(Chen JC, et al：Delayed mfERG responses in myopia. Vision Res 2006；46：1221-1229.)

ある．この多局所ERGの記録方法や表示方法に関しては国際的なガイドラインも作成されている．

近視眼における多局所ERGの所見を検討した過去の研究[5,6]では，近視が強くなるにつれ，後極部の局所ERGの振幅は若干低下し，潜時は延長するとされている．

Chenら[5,6]は，屈折異常がほとんどない健常群と軽度近視群（平

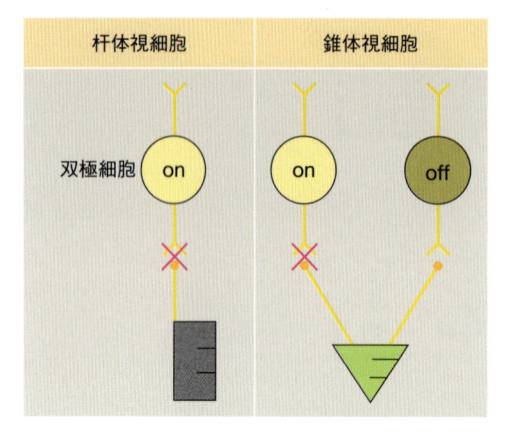

図5 完全型の先天停在性夜盲（CSNB）の病態シェーマ

完全型 CSNB では視細胞から on 型双極細胞への伝達が完全に遮断されている．杆体は on 型双極細胞にしか連結していないために，完全型 CSNB では強い夜盲になる．

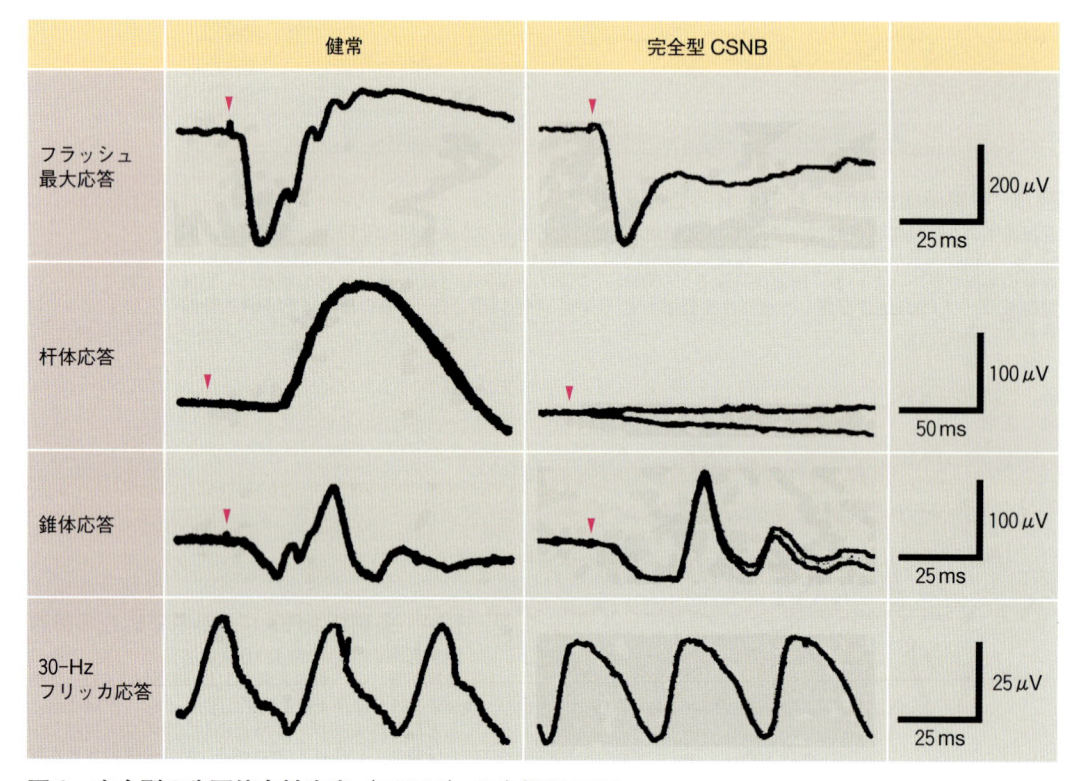

図6 完全型の先天停在性夜盲（CSNB）の全視野 ERG

杆体応答は消失しており，フラッシュ最大応答は，a 波が正常で b 波が減弱する"陰性型"になる．

均 −3.6 D) における多局所 ERG の結果を比較した．その結果，振幅は両群で差はなかったが，すべてのリングにおいて近視群の局所 ERG の潜時が健常者より延長していた（図4）．この軽度近視群にみられた，"振幅低下を伴わない軽い（3 ms 以内）潜時の遅れ[*13]"については，眼軸伸長に伴う網膜内層あるいはシナプス伝達の異常によるものではないかと推定されている．

[*13] 多局所 ERG における振幅低下を伴わない潜時の軽度の遅れは，ほかには完全型先天停在性夜盲などでもみられる．

近視とERGの謎：視細胞からon型双極細胞への伝達が遮断されるとなぜ強度近視になるのか？

　ERGの専門家の間では，昔から近視の機序について一つの大きな謎がある．それは，完全型の先天停在性夜盲（congenital stationary night blindness；CSNB）[*14]と近視の関係である．完全型CSNBは生後から強い夜盲を呈する非進行性の疾患である[7]．この病気では視細胞からon型双極細胞への伝達が完全に遮断されており，原因遺伝子はすべて視細胞とon型双極細胞のシナプス間の機能に関連している．

　杆体はon型双極細胞にしか連結していないために，この疾患では強い夜盲になる（**図5**）．完全型CSNBの患者の全視野ERGでは，杆体応答は消失しており，フラッシュ最大応答は陰性型になる（**図6**）．フラッシュ最大応答のa波は視細胞起源で，b波はon型双極細胞起源だからである．

　興味深いことに，多くの完全型CSNBは幼少時から強い近視を伴い，眼軸が伸長して紋理眼底を呈する．視細胞とon型双極細胞間のシナプスが遮断されると，どのようなメカニズムで強膜が伸展して眼軸が伸長していくのであろうか[*15]．網膜のシナプス異常と近視の進行に関するさらなる研究に期待したい．

（近藤峰生）

[*14] 先天停在性夜盲（CSNB）には完全型と不全型がある．不全型は夜盲の症状はないか，あっても軽度である．

[*15] 完全型CSNBのモデル動物でも眼軸が伸長することが知られている．

網膜脈絡膜血流動態

強度近視の網膜・脈絡膜の状態

　強度近視では，眼軸長の延長に伴う脈絡膜の菲薄化，脈絡毛細血管板の消失，網膜血管の直線化・狭細化などがみられる．病的近視眼の網膜脈絡膜循環は低下すると報告されているが，網膜循環に比べて脈絡膜循環のほうが早期から強く障害されると考えられている．剖検例では，脈絡膜のさまざまな層で血管の閉塞・消失がみられ，脈絡膜組織は線維組織に置換される．これが進行すると，検眼鏡的には脈絡膜の消失により強膜が透見され黄白色病変が観察される．強度近視患者にインドシアニングリーン蛍光眼底造影検査を行うと，脈絡膜動脈の数が減少し，その走行も直線化するなど，脈絡膜循環の障害がみられる（図1）．

　以上より，強度近視の病態には網膜脈絡膜循環障害，特に脈絡膜循環障害が関与していることが推測され，脈絡膜循環を改善することでこれらの病的変化の進行を抑制できる可能性が考えられる．

主な眼循環の測定方法

　眼循環測定法の主なものを以下に挙げる．それぞれ評価できる部位が異なっていることに注意を要する．

拍動性眼血流量（pulsatile ocular blood flow；POBF）：測定さ

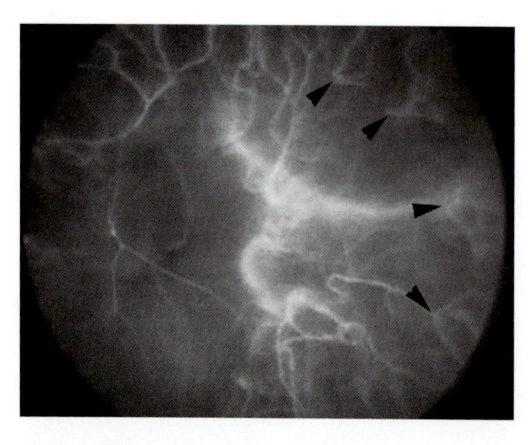

図1　脈絡膜動脈の変化
23歳，男性の左眼インドシアニングリーン蛍光眼底造影の写真．屈折度－15.0D，眼軸長28.9mm．脈絡膜動脈の数の減少を認める．また，短後毛様体動脈への刺入部位は中間周辺部へ移動している（黒矢頭）．
（Moriyama M, et al：Morphology and long-term changes of choroidal vascular structure in highly myopic eyes with and without posterior staphyloma. Ophthalmology 2007；114：1755-1762. 図の説明は筆者による和訳．）

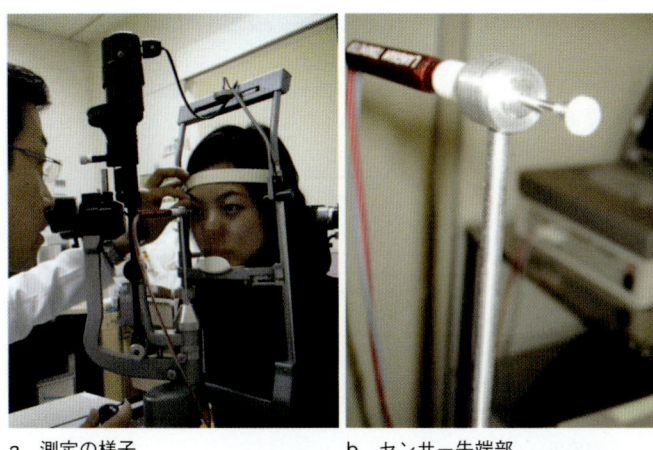

a. 測定の様子　　　　b. センサー先端部

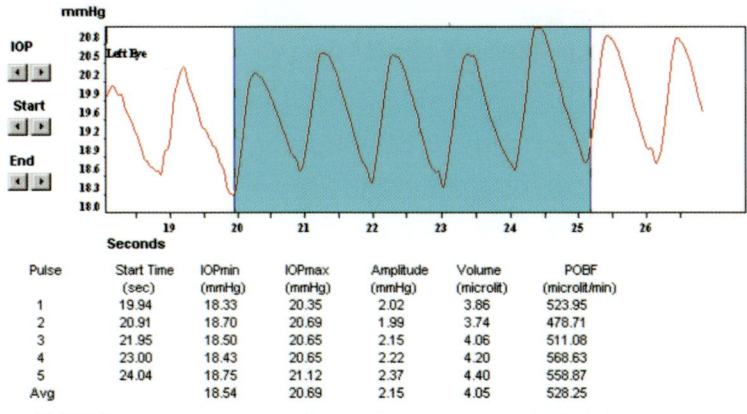

c. 測定結果

図2　拍動性眼血流量の測定
角膜表面において眼圧の変動波を測定することにより,全脈絡膜血流量を反映するとされる拍動性眼血流量が求められる.

た眼圧の経時変化である眼球脈波を眼圧-眼容積の関係から眼容積の変化へ変換し,これを時間の関数として変換したものである.POBFは網膜中心動脈閉塞症の患者でもほぼ正常に記録されることから,眼球内の血流の90％を占める脈絡膜血流量を反映すると考えられている(図2).

Laser Doppler Velocimetry(LDV):網膜血管の中を移動する赤血球にレーザー光を照射すると,ドップラ効果により周波数が偏位(ドップラシフト)するが,このドップラシフトが血流速度に比例することを利用し,網膜血流速度を測定する方法である.赤血球の移動速度を直接的かつ非侵襲的に測定できるという利点がある.さらに,測定部位での2方向からの反射レーザー光のドップラシフトを検出することで1本の血管を流れる血流速度の絶対値を算出し,かつ同時に測定した血管径と合わせて,網膜血流量の絶対値の算出が

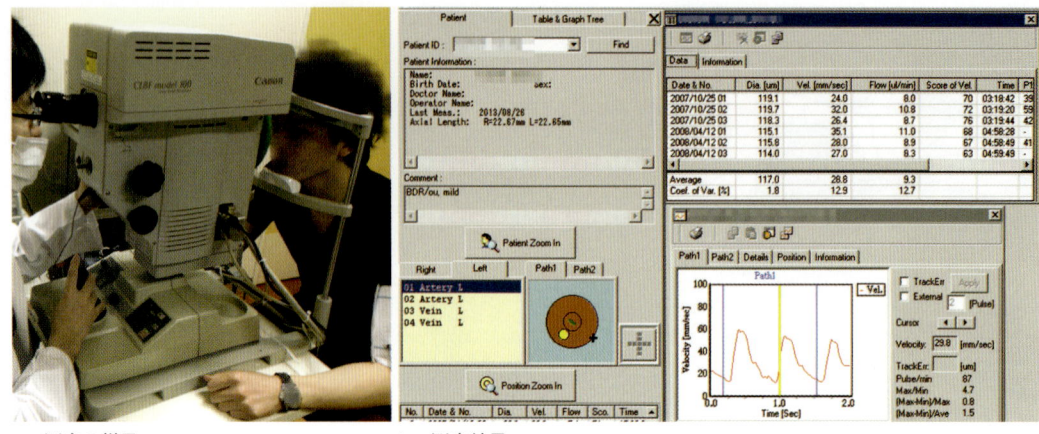

a. 測定の様子　　　　　　　　　b. 測定結果

図3　レーザードップラ法による網膜循環の測定
網膜動静脈の血管径と血流速度の絶対値を同時に測定し，網膜血流量の絶対値を自動で算出する．

可能となった．絶対値で血流量を測定できることは，日常診療において非常に重要な意味をもち，同一個体における測定値の変化を検出するだけでなく，個体間，すなわち健常者と網膜疾患患者から得られた結果を比較することができる．この方法を用いた装置にはレーザードップラ眼底血流計（CLBF model 100，キヤノン，現在は発売中止）がある（図3）．

Laser Doppler Flowmetry（LDF）：LDV が網膜血管内を流れる血流量を測定するのに対して，LDF は脈絡膜や視神経乳頭の毛細血管を流れる血流量を測定する方法である（図4）．組織中を流れる赤血球にレーザー光を照射し，ドップラシフトした反射光の周波数スペクトルがその速度分布に依存することを応用している．測定値は絶対値ではないため，個体間で単純に比較することはできない．LDF 法と走査レーザー検眼鏡の手法を組み合わせることにより，眼底の任意の部位における網膜組織血流量を定量的に測定する Heidelberg Retina Flowmeter（HRF，現在は発売中止）などがある．

超音波カラードップラ法（Color Doppler Imaging；CDI）：中間透光体の混濁の影響を受けずに，非侵襲的に眼球後部の血管（網膜中心動静脈，眼動脈，短後毛様体動脈）の血流動態を測定できる（図5）．現在の CDI では血流の状態と B モード断層像がリアルタイムに表示され，プローブに向かってくる血流は赤，遠ざかる血流は青で表示される．また，血流波形の解析から，血管抵抗指数や拍動係数を算出することも可能である．

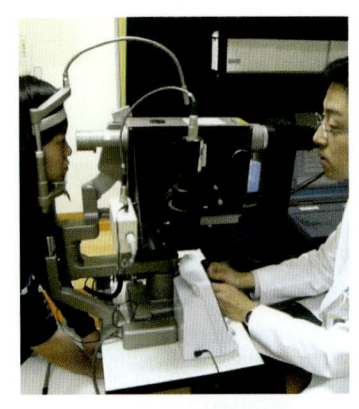

図4 LDFによる測定の様子
Laser Doppler Flowmetry (LDF) を用い, 微弱なダイオードレーザーを照射して, 中心窩脈絡毛細血管板血流量を測定することができる.

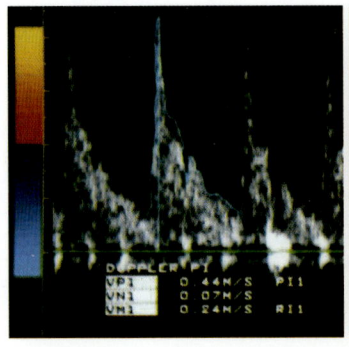

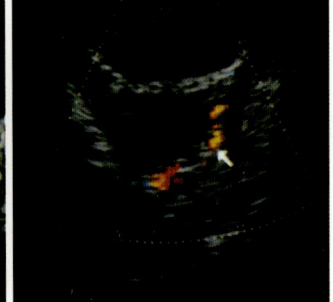

図5 超音波カラードップラ法による眼動脈の血流測定
a. 血流速度波形と血流速度測定値.
b. 眼球および眼球後部領域が観察され, 血流が超音波プローブに向かう部位が赤色, 遠ざかる部位が青色に表示される. 矢印の部位が眼動脈に相当する.
(山崎芳夫ら:緑内障眼の超音波カラー・ドップラー法による眼動脈循環動態の解析. 日本眼科学会雑誌 1994;98:1115-1120.)

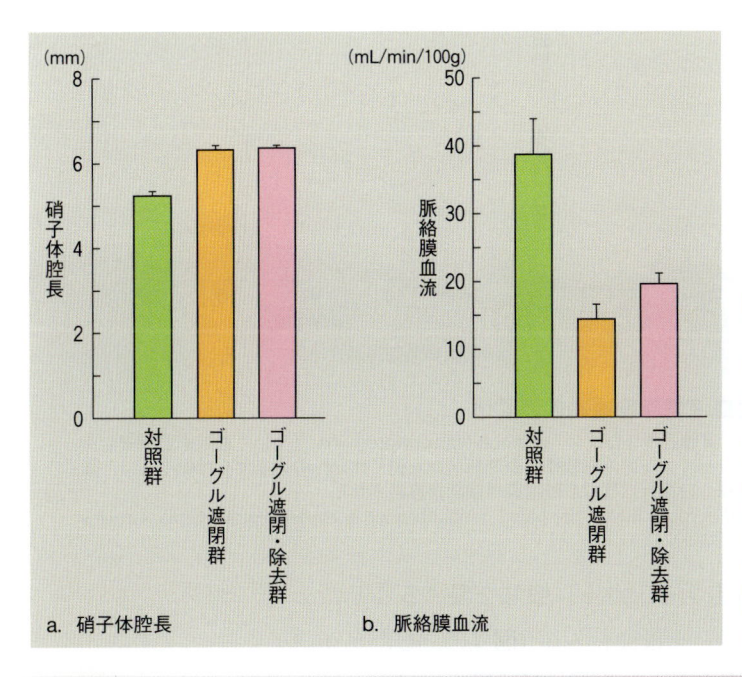

a. 硝子体腔長
b. 脈絡膜血流

図6 実験近視ヒヨコ眼の脈絡膜血流変化
ヒヨコ眼にゴーグル遮閉14日間, もしくはゴーグル遮閉12日間と2日間の除去によって, 実験近視モデルを作成した. 両群とも硝子体腔長は増加(眼軸長は延長)した. 一方, Laser Doppler Flowmetry で測定した脈絡膜血流は有意に減少した.
(Shih YF, et al: Reduction in choroidal blood flow occurs in chicks wearing goggles that induce eye growth toward myopia. Curr Eye Res 1993; 12:219-227.)

動物実験モデルを用いた近視と眼循環

　ヒヨコの片眼にゴーグルを用いて遮閉すると, 2週間で遮閉眼は近視化する. この実験近視モデルにおいてLDFで中心窩の脈絡膜血流を測定すると, 眼軸長の延長に伴い, 遮閉眼では非遮閉眼に比べて37%も脈絡膜血流が減少した(**図6**). また, この血流量の低下は, 主に血流速度の低下によるものであった. 以上より, 脈絡膜血流の低下が近視化に関与することが示唆された[1]. しかし, ゴーグルを装用すると5℃ほど温度が上昇するとされており, 温度上昇自

文献は p.305 参照.

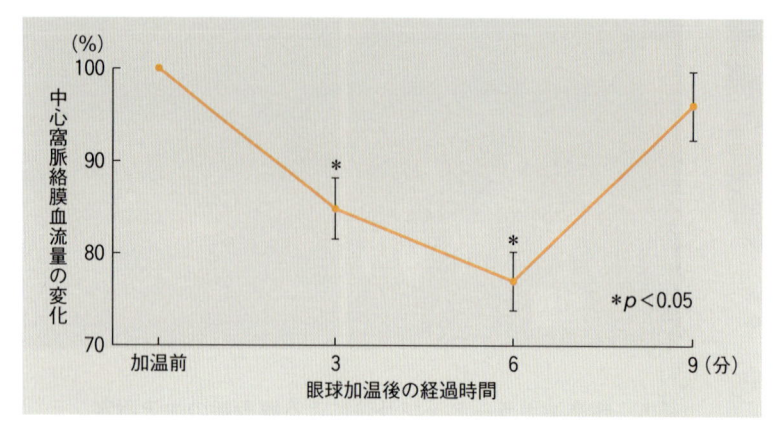

図7 眼球加温に対する中心窩脈絡膜血流の変化

眼球を加温することにより，中心窩脈絡膜血流は一過性に減少した．
(Nagaoka T, et al：The effect of ocular warming on ocular circulation in healthy humans. Arch Ophthalmol 2004；122：1477-1481.)

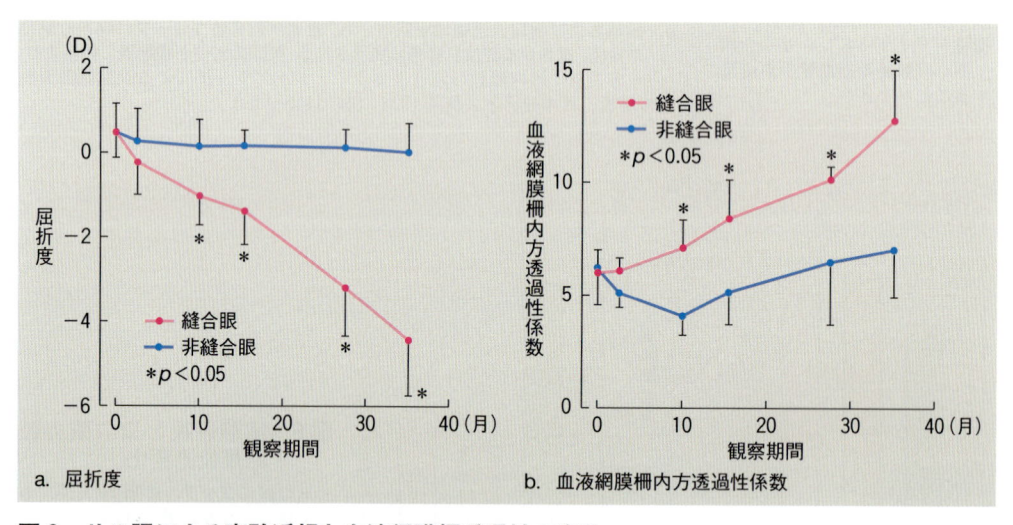

図8 サル眼による実験近視と血液網膜柵透過性の変化

サルの片眼を瞬々縫合することによって実験近視を作成し，vitreous fluorophotometry を用いて血液網膜柵機能を検討した．内方透過性係数は，フルオレセインが血液網膜柵を脈絡膜側から硝子体側への通過する指標であり，血液網膜柵機能を反映する．正視から近視への移行過程で血液網膜柵機能が障害された．
(Yoshida A, et al：Inward and outward permeability of the blood-retinal barrier in experimental myopia. Graefes Arch Clin Exp Ophthalmol 1996；234：S239-242.)

体が近視化に影響する可能性もある．さらに眼球を温めることによって脈絡膜血流が低下するという報告もある（図7）[2]．したがって，近視化もしくは眼球加温のどちらの影響で脈絡膜血流低下が起こったかの詳細は不明である．

一方，サルの片眼を遮閉し形態覚を遮断すると，眼軸長が延長して近視化する．このサル実験近視眼に対して vitreous fluorophotometry[*1] を用いて血液網膜柵機能を評価した報告[3]では，近視化するにつれて血液網膜柵機能が障害されていることが明らかとなった（図8）．さらに，ツパイの眼を遮閉して15日で近視モデルを作成した報告[4]では，遮閉後15日で有意に近視化し，さらに遮閉後45日で有意に血液網膜柵透過性が亢進していた．すなわち，眼軸長の延長という

[*1] **vitreous fluorophotometry**
フルオレセインナトリウムの静脈内投与の前後で眼内蛍光強度を測定し，かつ血漿中の protein-unbound fluorescein を測定することで血液網膜柵機能を評価する方法．

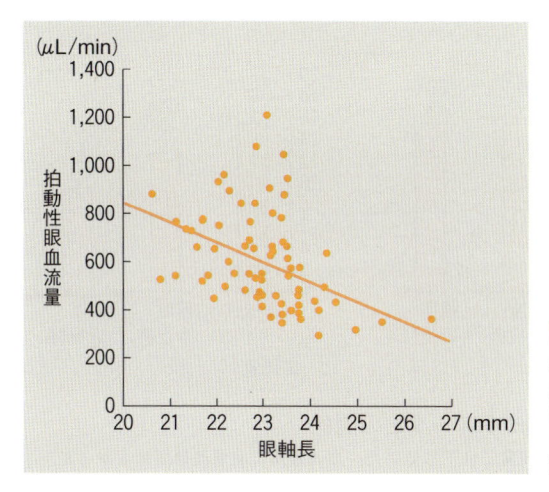

図9 眼軸長と拍動性眼血流量の関係
拍動性眼血流量（POBF）と年齢，収縮期血圧，拡張期血圧，眼圧，屈折度，眼軸長について相関を検討したところ，眼軸長のみが有意に負の相関があった．
(Mori F, et al：Factors affecting pulsatile ocular blood flow in normal subjects. Br J Ophthalmol 2001；85：529-530.)

形態変化がまず起こり，次に血液網膜柵の透過性亢進という機能変化が起こることが明らかとなった．これらの報告から，近視は眼球形態のみならず機能をも障害する病態であることが明らかとなった．

臨床研究による近視と眼循環

われわれは80人の健常人の拍動性眼血流量（POBF）を測定し，主に脈絡膜血流を反映するPOBFと，年齢，収縮期血圧，拡張期血圧，眼圧，屈折度，眼軸長についての相関を検討したところ，眼軸長のみが有意にPOBFと負の相関があったことから，眼軸長の延長が脈絡膜血流の低下に関連する可能性が示唆された（図9）[5]．

網膜循環については，Shimadaらが39人の被検者を正視群（0±3D），軽度近視群（-3～-8D），強度近視群（-8D以上）の3群に分け，レーザードップラ眼底血流計を用いて網膜動脈の血管径，血流速度，および血流量を測定した．その結果，正視群に比べて近視の2群では網膜細動脈の血管径と網膜血流量が有意に低いことが明らかとなった（図10）[6]．この結果は，近視眼では網膜血管の狭細化から起こる網膜血流量の低下が，近視の進行や網脈絡膜萎縮に影響を及ぼす可能性を示唆するものと考えられる．

さらに，1,409人2,598眼（正視2,076眼，近視486眼，変性近視36眼）の眼底写真から網膜血管径を測定した疫学研究[7]によると，変性近視群では正視群・近視群と比較して，網膜の動脈と静脈が有意に狭細化していた．この結果からも，近視による網膜血流低下が，網脈絡膜の病的変化に関連することを示唆するものと考えられる．

CDIを用いて眼球後部の血流と近視の関連をみた報告では，屈折度が近視に傾くほど，網膜中心動脈の収縮期血流速度，後毛様体動

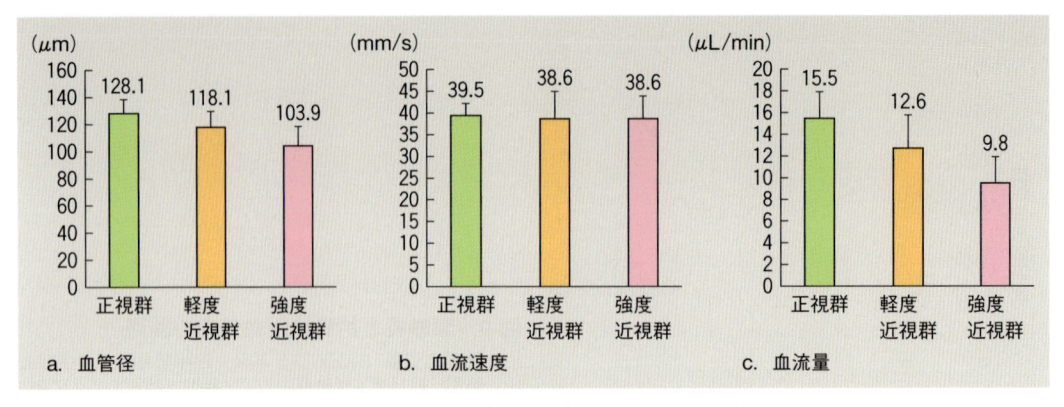

図10 レーザードップラ法による近視と網膜循環パラメータとの関係
強度近視群では網膜細動脈の血管径が小さく，網膜血流量は有意に低下していた．血流速度に有意差は認めなかった．
(Shimada N, et al：Reduction of retinal blood flow in high myopia. Graefes Arch Clin Exp Ophthalmol 2004；242：284-288.)

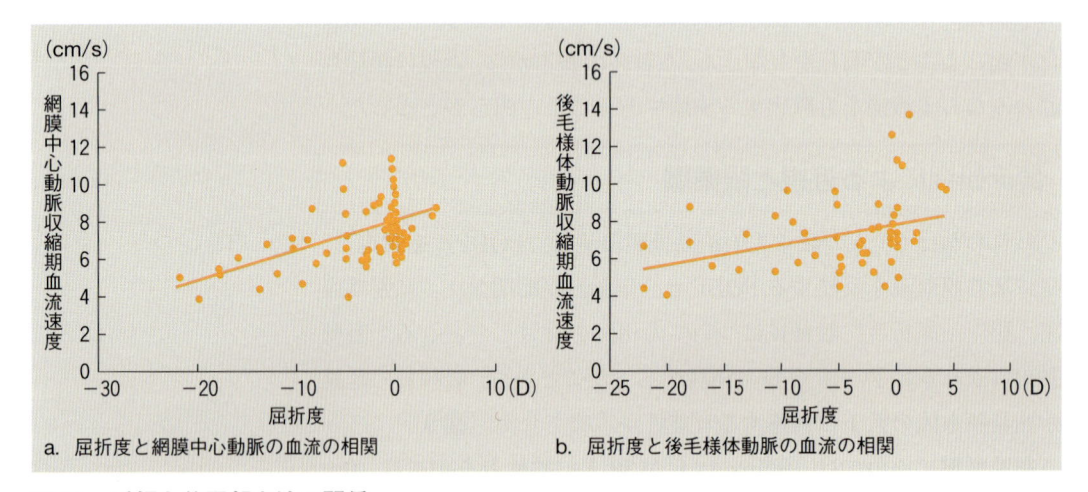

図11 近視と後眼部血流の関係
屈折度と網膜中心動脈・後毛様体動脈の収縮期血流速度は正の相関があった．
(Dimitrova G, et al：Retrobulbar circulation in myopic patients with or without myopic choroidal neovascularisation. Br J Ophthalmol 2002；86：771-773.)

脈の収縮期血流速度は低下する傾向があった（図11）．また，脈絡膜新生血管を有する強度近視眼では，後毛様体動脈の血管抵抗が高値であった[8]．

　以上の臨床試験の結果から，近視眼では眼血流は低下し，病態が進行するとさらに低下する可能性が示唆された．

　これまでの近視眼における検討の結果をみると，近視化に伴い眼血流が低下することはほぼ間違いないと思われる．今後，この眼血流低下を何らかの方法で改善することが近視治療に役立つかどうかを検討されるべきであり，そのためにも信頼性・汎用性の高い眼血流測定装置が必要であろう．

（中林征吾，長岡泰司）

OCT

検査の目的

　強度近視眼では眼軸長延長に伴いさまざまな合併症が生じるが，しばしば後部ぶどう腫や網脈絡膜萎縮のために検眼鏡的観察だけでは診断に苦慮することがある．光干渉断層計（optical coherence tomography；OCT）は非侵襲的，定量的に網脈絡膜の観察ができる機器であり，近視眼に限らず，今や診断や治療方針の決定に不可欠なものとなっている．OCTは発表されてから，まだ20年程度であるが，当初のtime-domain OCTから高速，高解像度のspectral-domain OCT（SD-OCT）へと進化し，3D画像も撮影可能となった．また，これらのOCTが波長840 nmであるのに対し，波長1,000 nm前後の高侵達OCT（high-penetration OCT；HP-OCT）も発売され，網膜色素上皮下や脈絡膜の観察も可能となっている．

代表的疾患のOCT所見

近視性脈絡膜新生血管（mCNV）（図1）：mCNV（myopic choroidal neovascularization）は強度近視の5〜10％の頻度で発生する，2型（Type 2）の脈絡膜新生血管である．新生血管は平坦で小型（通常，1乳頭径以下）であり，網脈絡膜萎縮のなかにあることが多い．また加齢黄斑変性と比較して，滲出性変化に乏しく，蛍光眼底造影検査でも旺盛な蛍光漏出を伴わないため，OCTが非常に有用となる．

　2型CNVであるため，OCTでは網膜色素上皮上の隆起性病変として描出される．CNV下に網膜色素上皮の断裂がみられることもある．CNV周囲に網膜下出血や，フィブリンの析出，滲出性変化を示す少量の網膜下液や網膜浮腫が描出される．特に滲出性変化はline scanでは見逃されることがあるため，3Dモードを用いたほうがよい（詳細な観察は解像度の高いline scanで行う）．mCNVに対する治療は，抗VEGF（vascular endothelial growth factor）薬療法が中心であるが，最近では再治療の決定には造影検査よりもOCT所見が選択されることが多い[1]．理由として造影検査は侵襲的であること

文献はp.306参照.

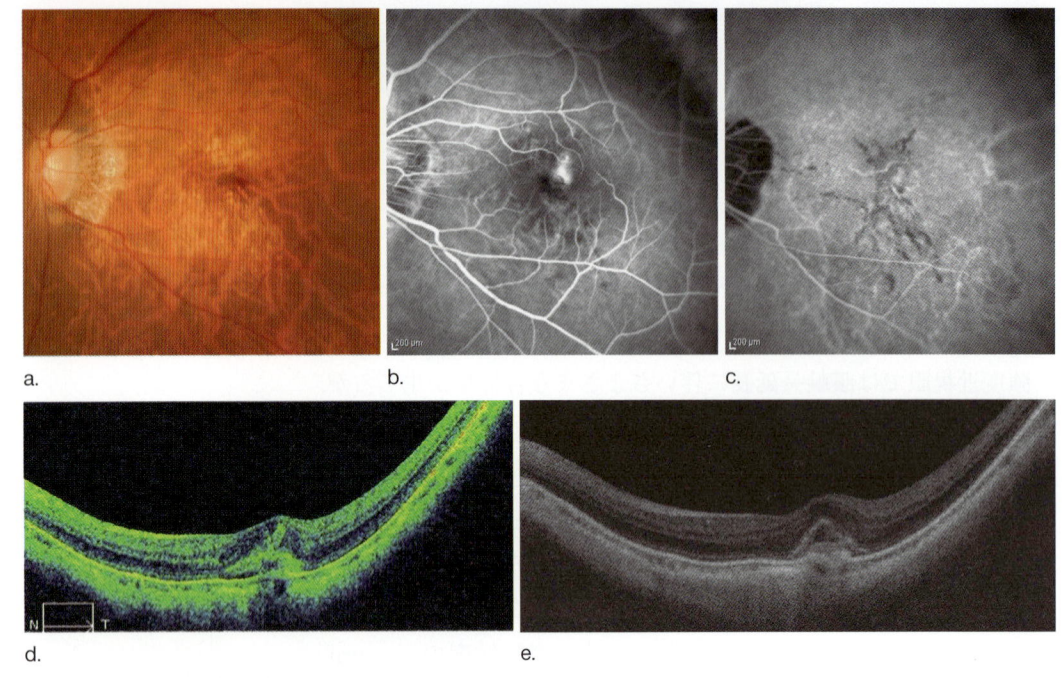

図1 近視性脈絡膜新生血管（66歳，男性）
a. 眼底写真で中心窩に網膜下出血が見える．新生血管はわかりにくい．
b. フルオレセイン蛍光造影写真．新生血管は過蛍光を示している．
c. インドシアニングリーン蛍光造影写真．lacquer cracks を示す放射状の低蛍光のなかに CNV を示す過蛍光が認められる．
d. SD-OCT像．中心窩下に網膜下液を認める．
e. HP-OCT像．新生血管を示す隆起性病変があり，周囲には少量の網膜下液を伴う．
CNV：choroidal neovascularization（脈絡膜新生血管）

と，蛍光漏出がそれほど旺盛でないため評価が難しいことが挙げられる．CNV が鎮静化すると網膜色素上皮による囲い込みがみられる．

近視性黄斑分離症（MF）（図2）：MF（myopic foveoschisis）は網膜内層の分離である．OCT では，網膜内層分離および網膜間隙に架橋構造を認める．網膜表層を詳細に確認すると，黄斑上膜や硝子体牽引，内境界膜や網膜血管による牽引が認められることがある[2]．黄斑円孔を伴うこともある．

　MF は進行性の疾患であり，その進行は緩やかではあるものの，自然経過では 2～3 年で約半数が黄斑円孔や黄斑円孔網膜剥離へ進展するといわれている[3]．自然軽快はまれなため，早期の硝子体手術が望ましい．術後成績は術前に黄斑部剥離を伴うものが，剥離のないものより良好とされている．術後黄斑円孔が予後不良因子とされており，発生率は 18.0％ とされている[4]．また，術後 ellipsoid zone や外境界膜の有無が最終視力と相関するとの報告もある[5]．

黄斑円孔網膜剥離（MHRD）（図3）：MHRD（macular hole and retinal detachment）は網膜全層剥離に黄斑円孔を伴うものである．剥離範

3. 近視の検査所見　107

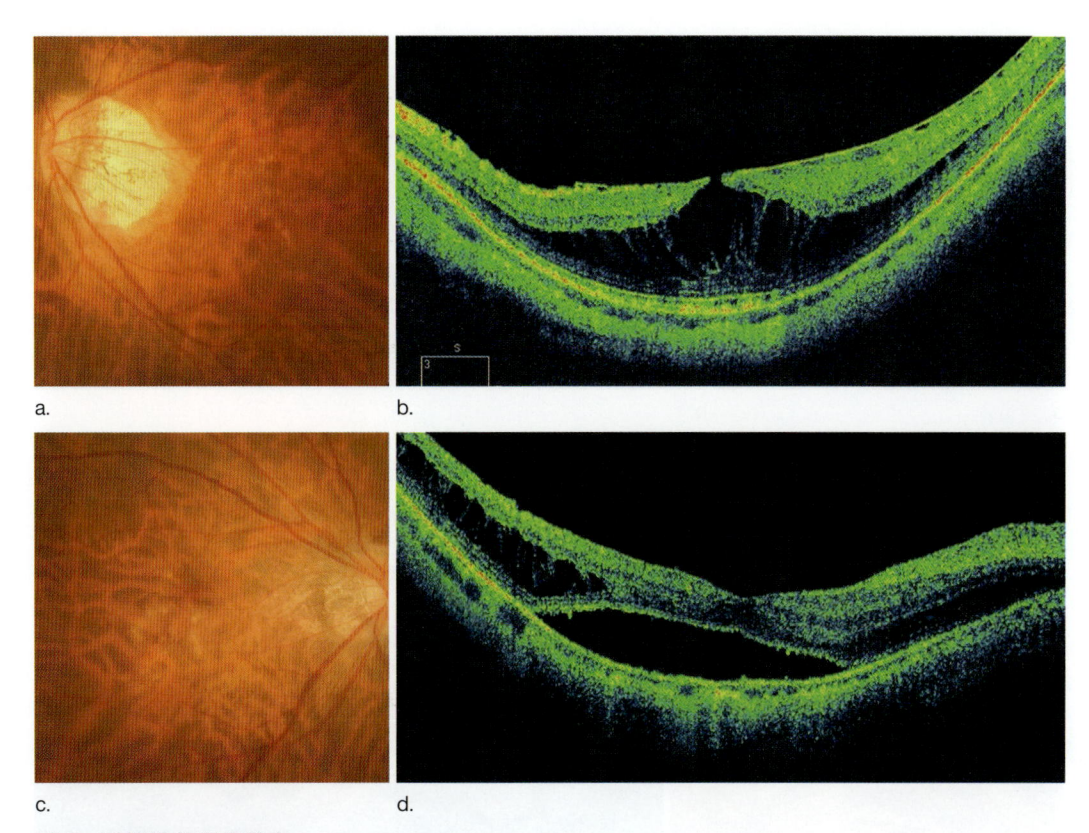

a.　　　　　　　　　　　　b.

c.　　　　　　　　　　　　d.

図2　近視性黄斑分離症
a. 黄斑部剝離を伴わない MF. 眼底写真では紋理眼底のため病変は，はっきりしない．
b. a の SD-OCT 所見．網膜分離とその間の架橋構造がみられる．
c. 黄斑部剝離を伴う MF. 中心窩は軽度の網脈絡膜萎縮を認める．MF は，はっきりしない．
d. c の SD-OCT 所見．中心窩に網膜下液（＝黄斑部剝離）を伴い，その周囲に網膜分離とその間の架橋構造が認められる．

MF：myopic foveoschisis（近視性黄斑分離症）

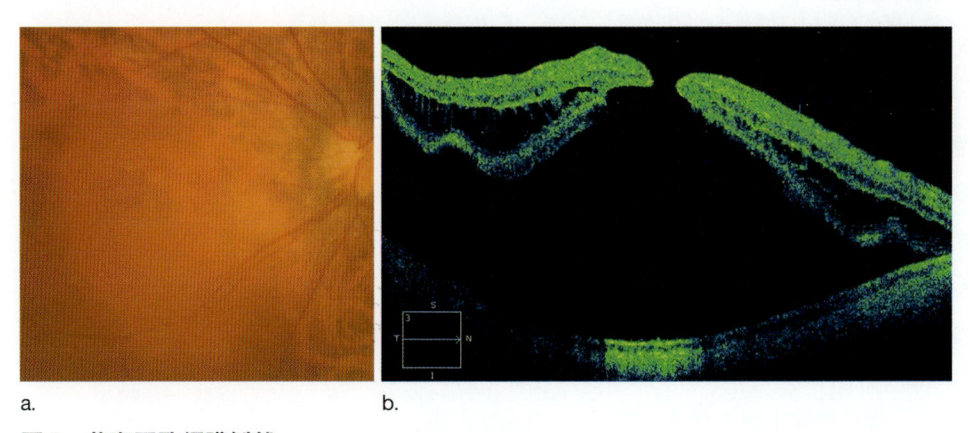

a.　　　　　　　　　　　　b.

図3　黄斑円孔網膜剝離
a. 網膜剝離が認められるが，黄斑円孔ははっきりしない．
b. SD-OCT は黄斑円孔をとらえている．周囲の剝離網膜部では外層分離がみられる．

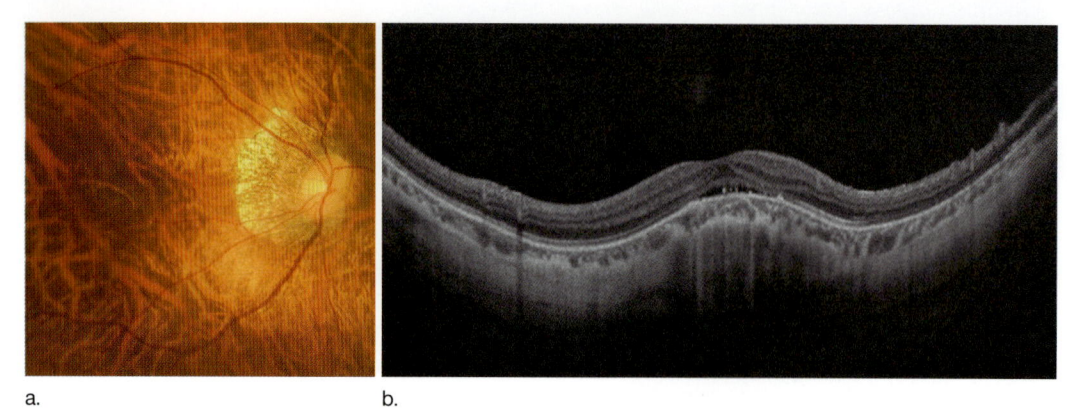

図4 dome-shaped macula
a. 眼底写真では紋理眼底を認める．黄斑の色調がやや不良である．
b. HP-OCTでは中心窩脈絡膜のドーム状の隆起が認められる．強膜は肥厚している．

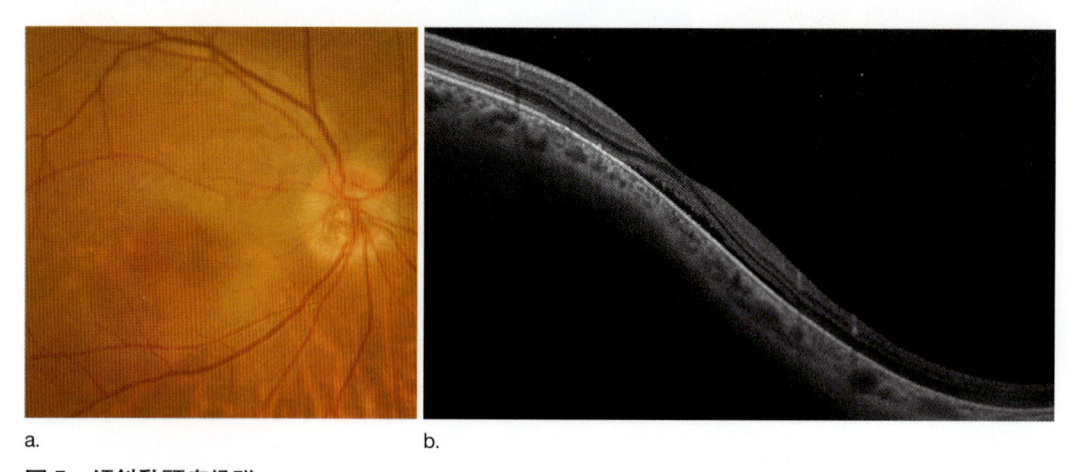

図5 傾斜乳頭症候群
a. 視神経乳頭上縁が下縁より前方硝子体側に位置している．下方に後部ぶどう腫を伴う．
b. HP-OCTでは，下方になだらかな後部ぶどう腫が存在しているのがわかる．中心窩には網膜下液を伴い，脈絡膜は周囲より薄くなっている．

囲が後部ぶどう腫内にとどまるものは，OCTで円孔が確認できる．

治療は基本的に早期の硝子体手術である．術後黄斑円孔の確認は網脈絡膜萎縮のため検眼鏡的には困難であることが多く，OCTが有用である．硝子体手術後で閉鎖率は40％程度である．

dome-shaped macula（図4）：2008年にGaucherらによって報告された疾患で，黄斑がドーム状に眼球内側に盛り上がっている状態を示す[6,7]．時に網膜下液を伴う．EDI（enhanced-depth imaging）-OCTやHP-OCTで観察すると，黄斑下の強膜が局所的に肥厚しており，これが脈絡膜を押し上げていると推察されている．

傾斜乳頭症候群（tilted disc syndrome）（図5）：1976年にYoungらによって報告された疾患で，中等度近視を伴うことが多い．視神

経乳頭の垂直経線が傾斜して，乳頭上縁が下縁より前方硝子体側に位置する先天異常の一つである．乳頭逆位症，先天コーヌス，網脈絡膜下方の菲薄化，視野異常などを合併する．強度近視眼に多い，黄斑円孔網膜剝離や近視性中心窩分離症，単純出血などはみられない．下方にある後部ぶどう腫の境界が中心窩近傍にある場合は，脈絡膜新生血管やポリープ状脈絡膜血管症の発生や，網膜下液貯留を認めることがある．

近視の脈絡膜厚

ヒトの脈絡膜厚は組織学的には170～220μmといわれている．近年，EDI-OCTやHP-OCTを用いることで，非侵襲的に生体眼での脈絡膜観察，脈絡膜厚測定が可能となった．

OCTでは網膜色素上皮から強膜脈絡膜境界までの長さを脈絡膜厚と定義する．これまでの報告では正視眼で191～354μm，近視眼で52～213μmで，近視眼の脈絡膜厚は正視眼と比較して有意に薄いと報告されている[8-10]．脈絡膜菲薄化は，CNVのリスクファクターとして報告されている．

その他

生野らは中心窩を含むline scan画像で中心窩から3mm離れた部位での網膜色素上皮の高さの差を測定することで，眼球後面の弯曲を評価し，後部ぶどう腫の程度を定量している．後部ぶどう腫の進行を評価できる可能性がある．

カコモン読解　第20回　一般問題70

傾斜乳頭症候群でみられないのはどれか．
a 黄斑円孔　　b 視野異常　　c 後部ぶどう腫
d 黄斑部新生血管　　e 網膜色素上皮萎縮

解説　傾斜乳頭症候群は中等度近視を伴うことが多い．乳頭逆位症，先天コーヌス，網脈絡膜下方の菲薄化，視野異常などを合併し，黄斑円孔網膜剝離や近視性黄斑分離症，単純出血などはみられない．下方に存在する後部ぶどう腫の境界が中心窩近傍にある場合，脈絡膜新生血管やポリープ状脈絡膜血管症の発生や，網膜下液貯留を認めることがある．

模範解答　a

> **カコモン読解** 第22回 一般問題67
>
> 傾斜乳頭症候群でみられるのはどれか.
> a 黄斑円孔　b 乳頭陥凹拡大　c 黄斑部網脈絡膜萎縮
> d 上鼻側後部ぶどう腫　e 周辺部網膜無血管領域

[解説] 前述の"カコモン読解 第20回 一般問題70"の解説を参照されたい.

[模範解答]　c

> **カコモン読解** 第23回 一般問題9
>
> 脈絡膜厚が薄くなるのはどれか. 2つ選べ.
> a 加齢　b 黄斑円孔　c 眼軸長の増大
> d 中心性漿液性脈絡網膜症　e Vogt-小柳-原田病

[解説]　enhanced depth imaging や HP-OCT（従来型 OCT より波長が長い）を用いることで，脈絡膜厚測定は簡便にできるようになった．OCT での脈絡膜厚は網膜色素上皮から強膜脈絡膜境界までの長さとされ，正視眼で 191〜354 μm と報告されている．脈絡膜厚には日内変動があること，種々の疾患で増減することが知られている．
a, c. 加齢や近視化で脈絡膜は菲薄化する．
b. 黄斑円孔や黄斑上膜では脈絡膜厚は変化しない．
d, e. 中心性漿液性脈絡網膜症（central serous chorioretinopathy；CSC），Vogt-小柳-原田病では脈絡膜が肥厚する．明確なメカニズムは解明されていないが，CSC では脈絡膜血管の拡張や透過性亢進，Vogt-小柳-原田病では炎症による間質の増大と考えられており，OCT 像で CSC は脈絡膜血管が確認できるのに対し，Vogt-小柳-原田病でははっきりしない．また，両者とも治療によって脈絡膜は薄くなり，再発する際には再び厚くなる．

[模範解答]　a, c

（佐柳香織）

マイクロペリメトリー

特徴

　微小視野検査（マイクロペリメトリー）は，被検者に光を感じさせない赤外光で眼底を観察しながら目的とする領域に直接刺激光を当て，網膜感度を測定する方法である[1]．したがって，検査後に眼底写真から病変部位の感度を推測する通常の視野検査とは異なり，網膜上の検査部位は明らかである．さらに，通常の検査法では，中心部を固視していることを前提として検査結果を評価するため，固視不良の患者では検査部位に関しての信頼性が低下せざるをえないが，マイクロペリメトリーでは固視の安定していない患者でも信頼性のある検査ができるのみならず検査中の固視評価ができる．ここでは，マイクロペリメトリーの検査機器を紹介した後，近視眼におけるマイクロペリメトリー所見について紹介する．

文献は p.306 参照．

検査機器

　1990 年代には，走査レーザー検眼鏡（scanning laser ophthalmoscope；SLO）を用いたマイクロペリメトリーが行われていたが[2]，定量的感度を自動的に評価するプログラムが搭載されていなかったことから，現実的には半定量的評価にとどまっていた．その後，トラッキングシステムを用いることで，同じ部位の感度を検査することが可能となり，目的部位の自動的な定量的感度測定プログラムを組み合わせた装置が発売されるようになった．現在，一般に市販されているマイクロペリメトリーとして，MP-1（microperimeter-1，ニデック），maia™（macular integrity assessment, CenterVue），そして OCT/SLO（Optos）がある[3-5]．それぞれ，装置の原理やプログラムによる細かい特徴があるが，大まかな特徴を挙げてみる．

MP-1[*1]：無散瞳眼底カメラをベースとした装置である．そのため，検査中の眼底所見は赤外光によるカメラ所見であり不鮮明である．検査中は眼底所見と検査部位の対比ができないが，検査後に同装置でカラー眼底撮影をすることができ，その所見を重ね合わせること

[*1] MP-1 では，網膜面への焦点合わせのため検査前に被検眼の屈折度を入力するが，近視眼では特に注意が必要である．視標条件が変化するため，検査後に屈折補正がされていないことに気がついた場合，その結果は参考程度になる．

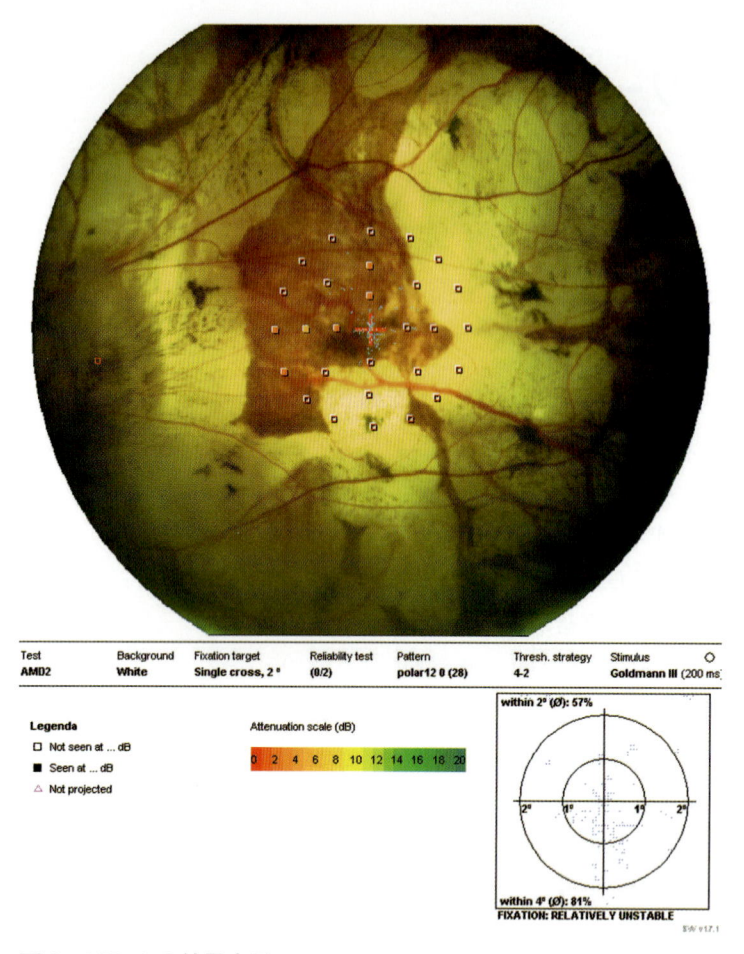

図1　MP-1の結果表示
検査後に撮影するカラー眼底所見上に，網膜感度を表示させる．この際，感度分布をみたいときには，カラーマップ表示も選択できる．右下には，固視の安定性の評価の表示が示されている．

で病変部位と感度との対比が容易になる（図1）．さらに，各種眼底所見との重ね合わせも可能で，蛍光眼底造影画像など別の検査データをとり込んだ画像上に感度結果を表示することができる．

maia™[*2]：SLOをベースとした装置である．そのため，赤外光を用いていても，その共焦点画像は鮮明であり，検査中も眼底所見と検査部位との対比が可能である．しかし，眼底撮影には赤外光のみを用いているため，その結果はモノクロ表示になっている（図2）．そのため，所見によってはカラー眼底写真など別に撮影した眼底画像所見と感度結果を対比させる必要がある．

OCT/SLO：SLOの所見，OCTの所見を同時に撮影することができ，さらに，同じ装置でマイクロペリメトリーも検査することができる装置である．検査部位と眼底所見との対比ができるのみならず，

[*2] maia™では，自動的に焦点を合わせる．しかし，強度近視など屈折異常が大きい場合，眼底をとらえることができないことがある．そのため，手動で移動させて自動焦点合わせを複数回行うか，マニュアルでセッティングする必要がある．

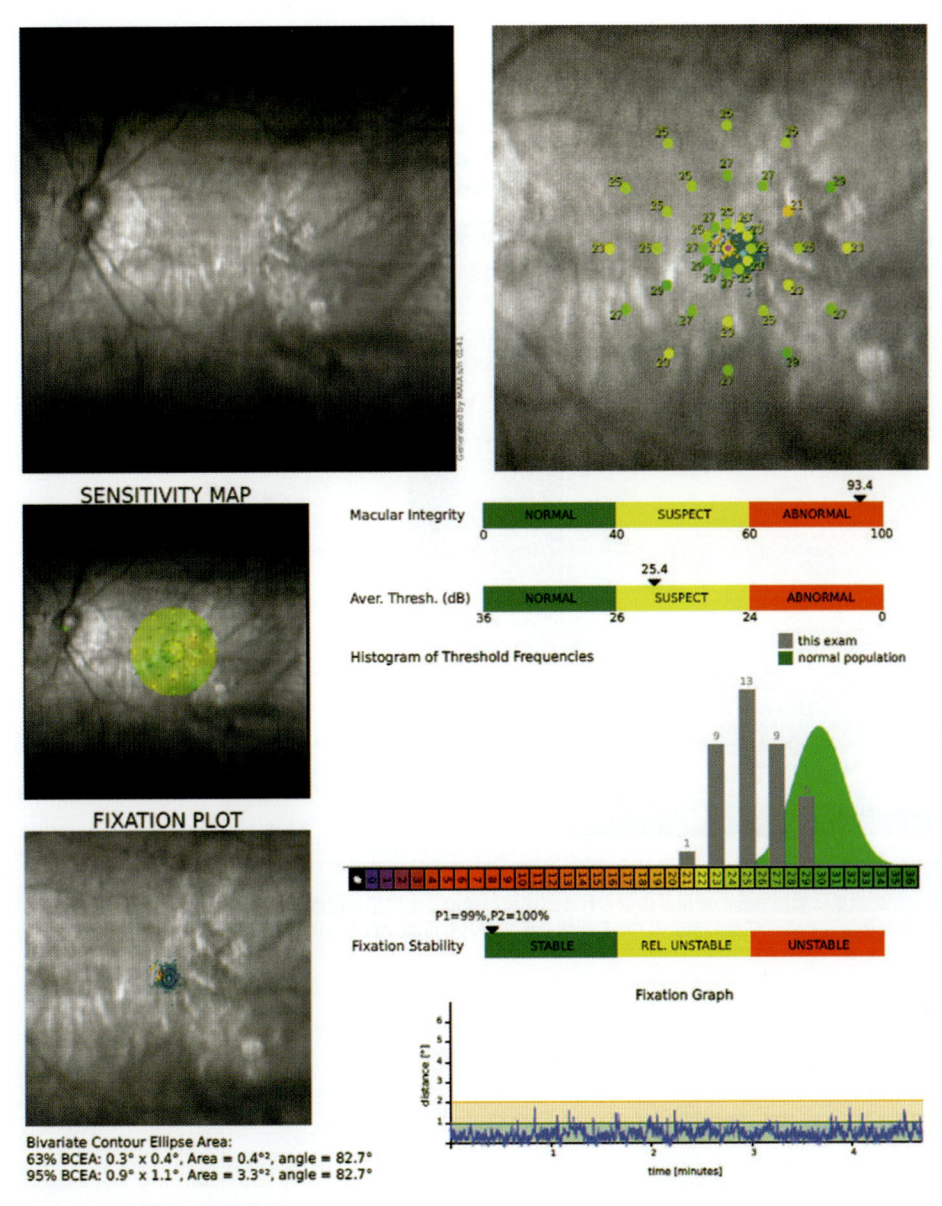

図2 maia™ の結果表示
SLO画像と，測定点での感度，そしてカラーマップ表示が提示され，結果から得られた"Macular Integrity"と称される独自の評価値ならびに網膜感度の度数分布が同時に表示される．固視の状態は，安定性の評価と検査中の動きを経時的にグラフ化したものが示される．

OCT所見と対比させることが可能である（図3）．OCTを先に行うことで，病変部の感度を測定できるよう，測定ポイントを設定することもできる．この装置も，カラー所見が必要な場合は，maia™ と同様に，ほかの装置で得られた眼底画像所見と感度結果を対比させる必要がある．わが国では市販されていない．

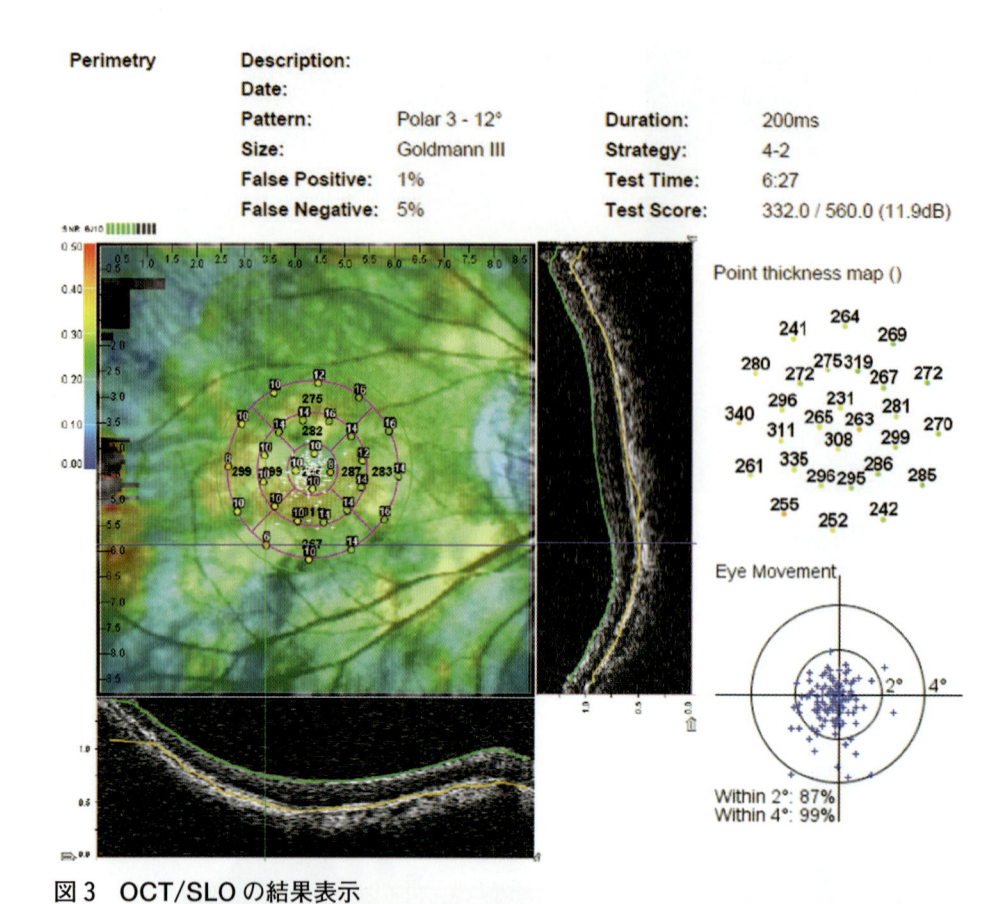

図3 OCT/SLOの結果表示
OCTの3Dマップの結果に網膜感度の結果が表示される．網膜の領域ごとの平均網膜厚と感度測定ポイントにおける網膜厚が提示される．任意の部位のOCT画像を示すことも可能．右下には，固視の安定性の評価の表示が示されている．

強度近視のマイクロペリメトリー所見（1）網膜感度

　強度近視眼において，眼底の見た目の印象や自覚症状と網膜感度が一致しない症例はまれではない．

　近視性の眼底変化のうち，びまん性萎縮病変を示すタイプでは，自覚症状がない早期から，局所的な網膜感度の低下を示す症例がある．正常に近い色調の部分に，やや黄色みがかった萎縮性変化領域が混在した所見となる．しかし，マイクロペリメトリーで評価した網膜感度の変化は，必ずしも見た目の所見とは一致せず，正常な色調を示す領域に感度低下を示すことがある（図4）．逆に，眼底所見上，脈絡膜側からの白い反射を認め萎縮が生じているように見える領域においても，感度を有している症例がある（図5）．

　限局性萎縮病変を認める領域では，病変の大きさによっては，かならずしも患者が自覚しているとは限らない．このように，患者が

3. 近視の検査所見　115

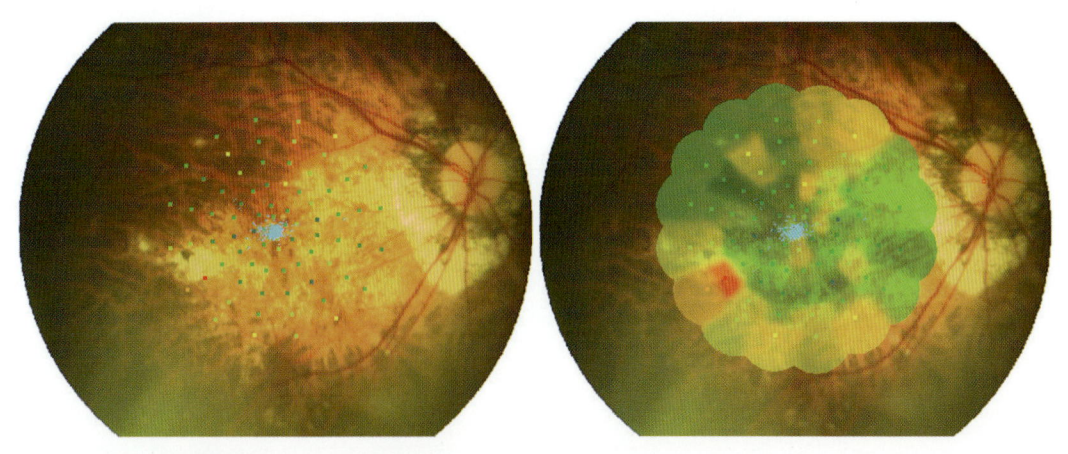

図4　びまん性萎縮病変を示す強度近視例（1）（61歳，女性）
屈折度は−15D，視力は（1.0）．左眼は近視性のびまん性萎縮眼底．カラーコードで表示する場合には，緑色が感度良好で，赤色になるに従い感度低下を表す（右図）．やや黄色みがかった萎縮性変化領域に感度良好な部位を認め，一見正常に見える領域に感度低下を認めている．

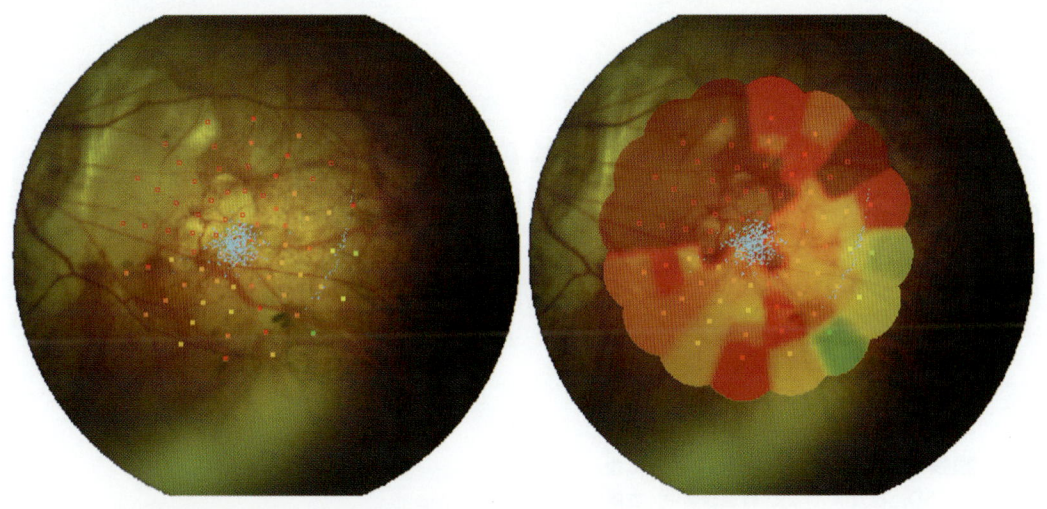

図5　びまん性萎縮病変を示す強度近視例（2）（70歳，男性）
幼少時から強度近視であったが，眼内レンズ挿入眼であり術前の屈折度は不明，視力は（0.1）．左眼は近視性の斑状萎縮．眼底所見上，萎縮している領域においても，感度を有している部分を認める．

自覚していない限局した感度低下の検出はマイクロペリメトリーで可能である（図6）．

強度近視のマイクロペリメトリー所見（2）固視

　患者がどこを中心として物をみているのか，その固視のふるまいを知ることは重要である．この固視は，中心固視が障害されると中心から移動し，あたかもそこが新しい中心であるかのようにふるまうようになる．この領域は偏心視域（preferred retinal locus；PRL）と呼ばれ，文字通り，点ではなく領域で見るようになる[6]．強度近

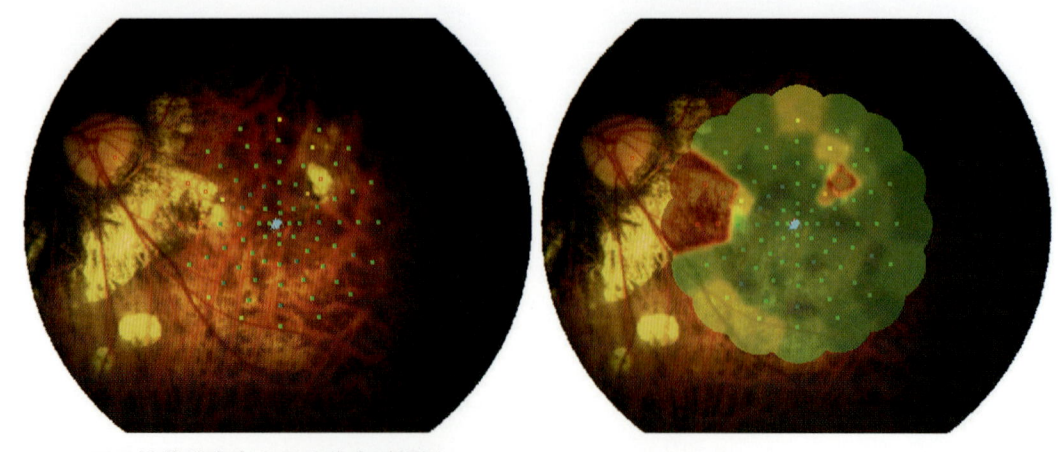

図6　限局性萎縮病変を示す強度近視例（59歳，女性）
屈折度は−14D，視力は（0.9）．視神経乳頭周囲の萎縮病変に一致した視野障害を自覚している．しかし，中心窩上耳側の限局性萎縮病変に一致した網膜感度の著しい低下を認めるものの，暗点の自覚は中心部領域にはない．

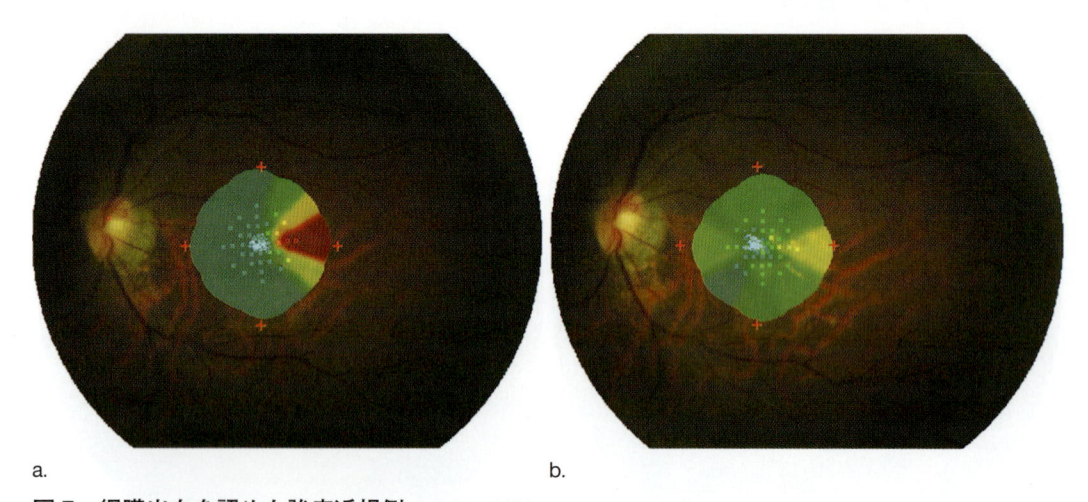

a.　　　　　　　　　　　　　　　　　　b.

図7　網膜出血を認めた強度近視例（40歳，女性）
屈折度は−13D，視力は（1.2）．経過観察中，左眼のゆがみを自覚．
a. 眼底所見上網膜出血を認めた．マイクロペリメトリーでは出血領域に一致した著しい感度低下を認めた．
b. 5か月後，網膜出血は自然に消失した．視力は（1.0）とやや低下気味ではあったが，ゆがみの自覚はほとんどなくなっていた．マイクロペリメトリーでは，網膜感度の上昇を認めた．

視眼のように進行性の変化を黄斑部に生じる疾患においては，病態の進行とともに黄斑部病変部が拡大する．そのため，病変と正常の境界領域に偏心視域がある症例では，偏心視域も周辺部に移動する．このことから，視力の変化を比較する場合，網膜上の位置が異なっている可能性もあることを念頭に入れる必要がある．

　固視近傍の感度変化は，自覚症状に直結する．視力が同じ，あるいは上昇しているにもかかわらず患者の自覚症状が悪化した場合，あるいは視力の低下にもかかわらず自覚症状が改善した場合，固視近傍の網膜感度変化が関与している可能性がある（**図7**）．

3. 近視の検査所見　117

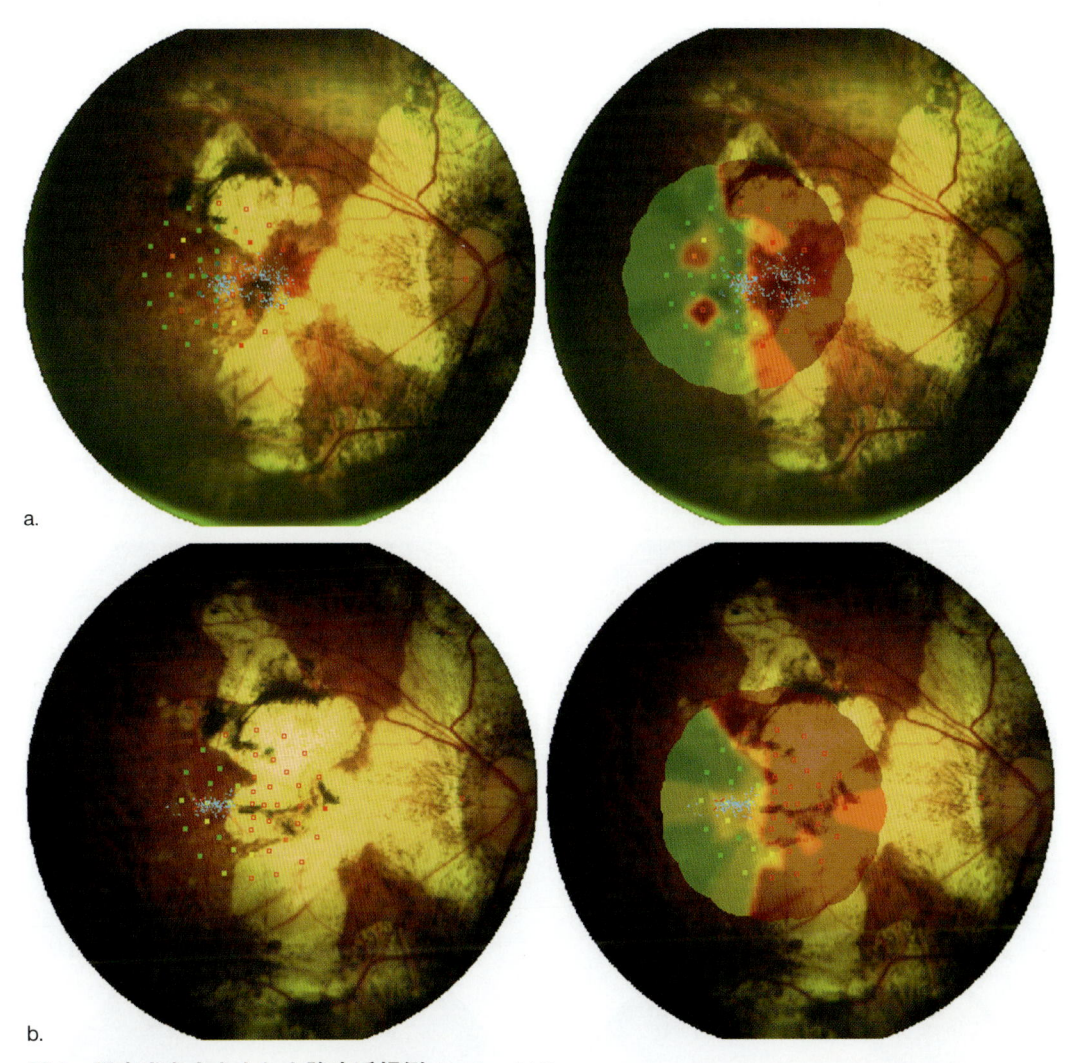

図8　眼底出血をきたした強度近視例（64歳, 女性）
眼内レンズ挿入眼. 右眼の屈折度は術前−15D, 視力は右（0.3）, 左（0.2）. 右眼底出血で近医より紹介された.
a. マイクロペリメトリーでは出血を生じている中心窩領域に著しい感度低下を認め, その領域から耳側領域にかけて PRL が広い範囲で動揺していた.
b. 6年後, 黄斑部の萎縮領域は中心窩領域を含んで拡大していた. 暗点領域は拡大していたが, PRL は暗点領域の耳側で安定し, 視力は（0.4）であった.
PRL : preferred retinal locus（偏心視域）

　新生血管が中心窩領域に生じると, 著しい視力低下をきたすが, その領域の網膜感度も著しく障害され中心固視ができなくなる[*3]. そのため, PRL は広い範囲で動揺し, 確立するまで, 字を読むことも難しくなる. しかしながら, 病態の鎮静化と PRL の確立に伴い, 病変が拡大しても視力値の上昇や自覚症状の改善をきたす症例がある（図8）.
　固視領域の有効視野の大きさも重要である. 著しく感度の低下した領域に囲まれた限局した領域に偏心視域がある場合, 視力は保た

[*3] 検査は固視を中心として行うのが基本設定であるが, 中心固視が障害されている症例では, 検査領域を周辺に設定して行うほうが有用な場合がある. そのような症例では, 経過の観察にはフォローアッププログラムの使用が必要である.

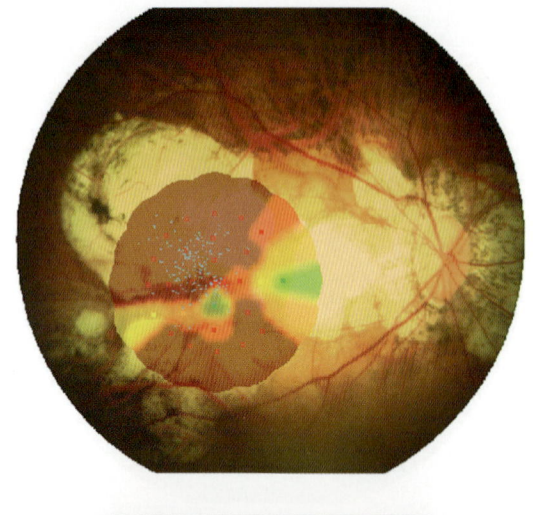

図9 **読み書きが困難になった症例**（79歳，女性）
右眼の屈折度は−19D，視力は右（0.7），左（0.04）．視力は比較的良好にもかかわらず読み書きができなくなってきたとのことでマイクロペリメトリーを施行．斑状の萎縮部に囲まれた領域に感度の良好な領域を認めるものの，そこで安定してみることができず，PRLが広い範囲で動揺していた．

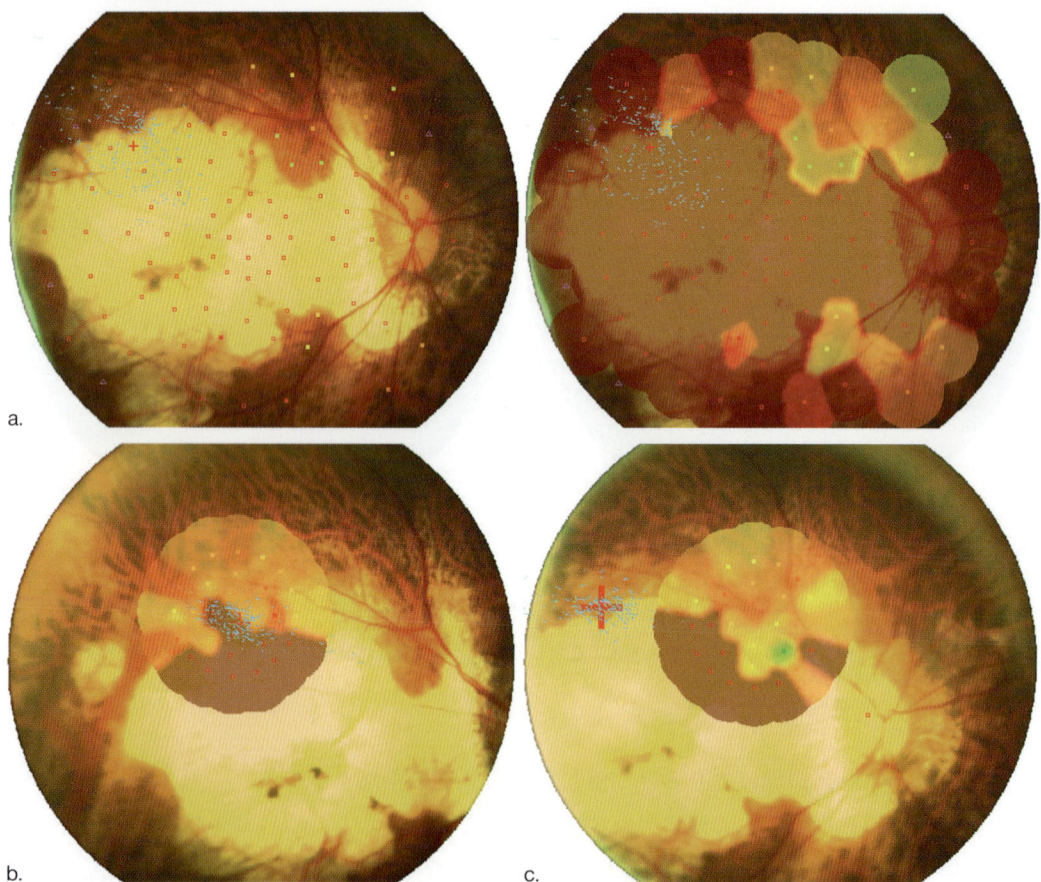

図10 **黄斑部に網脈絡膜萎縮を認める症例**（67歳，女性）
右眼の屈折度は−15D，視力は右（0.1）．右眼黄斑部の広範な網脈絡膜萎縮を認める．マイクロペリメトリーでは，網脈絡膜部に著しい網膜感度の障害を認め，PRLは上耳側で動揺している（a）．このPRL周囲の感度は，ほかの領域に比べ低下していた．そこで，PRL近傍の領域（b）と，本来の中心窩に近い上耳側の領域（c）の網膜感度をより詳細に検査したところ，PRLではない領域の網膜感度のほうが良好であった．

れるものの，文章として文字列を読むことが困難な場合がある．したがって，視力にかかわらず字が読めなくなったと患者が訴えた場合，固視領域の有効視野に変化が生じた可能性を考える必要がある（図9）．

　偏心視域の確立には，僚眼の視機能も影響する．僚眼が中心固視を保ち良好な視力を有している場合には，病眼でも中心領域を使おうとするため，あたかも機能を有さない中心領域で物を見ているかのようなふるまいを続け，偏心視域は確立しにくくなる．たとえば網膜静脈分枝閉塞など，片眼の比較的広い範囲に突然発症するような疾患である．これに対し，強度近視の場合は比較的限局した変化から始まることも多く，最終的には両眼に同様の変化をきたすため，偏心視域が確立しやすい．中心固視が障害された場合，新しい偏心視域は多くの場合，病変部と正常部の境界領域に確立することが多いが，必ずしも最も感度のよい場所に位置するわけではない（図10）．ここにロービジョンケアの介入する余地があるといえる．

（石子智士）

4. 近視の治療

眼鏡やコンタクトレンズによる近視矯正

　近視矯正の目的は，quality of vision（QOV）を最大化することにある．しかし良好な眼鏡視力が得られたからといって，必ずしも矯正が適切であるとは限らない．近視矯正を実践するための必要な屈折検査の基本を述べたうえで，学童期の近視矯正が近視進行に及ぼす影響，眼鏡とコンタクトレンズの違い，強度近視に対する屈折矯正の考えかたについてもあわせて解説する．

屈折検査の基本（自覚的検査）

　レンズ交換法[*1]で近視強度を求めるには，まず乱視の矯正が前提になる．乱視の検査法も各種あるが，ここでは触れない．自動レフラクトメータ（自動レフ）で得られた乱視度数や軸角度を用いるのが簡便であろう．僚眼を遮閉し，乱視矯正に必要な円柱レンズを検眼枠にセットしたうえで，予想される球面度数より約2Dプラスよりの球面レンズを加える（この状況下では調節を働かせると焦点は網膜前方にあるため，雲霧効果を期待できる．ただし緊張性調節の影響をとり除くためには，数分間雲霧を続ける必要がある）．次に5m視力表を見せながら，0.25～0.5Dステップでマイナスパワーを強める．次第に視標の見えかたはクリアとなり，最高視力に達する．さらにマイナスパワーを強めると，しばらく最高視力は保たれる

[*1] レンズ交換法では，レンズ交換のたびに視力を求める必要はない．おそらく，この作業は検査効率，さらに患者の集中力を低下させる．最高視力と思われる視力表から若干大きな視標（通常0.8）を見せ，度数の異なる2枚のレンズを交互に比べながら"どちらがよりクリアに見えるか"をたずねるだけでよい．

表1　レンズ交換法における調節力の影響の例

球面レンズの度数（D）	視力	赤緑試験	矯正の状態
−2.50	0.7	赤＞緑	低矯正
−2.75	1.0	赤＞緑	低矯正
−3.00	1.5	赤＝緑	完全矯正
−3.25	1.5	赤＝緑	過矯正
−3.50	1.5	赤＝緑	過矯正

最良視力が得られるレンズ度数は調節力に応じて一定の幅がある．最も弱いマイナスパワー（−3.00 D）が完全矯正度数（屈折度）である．

(表1). 後方への焦点ずれが調節力により代償されるためである. 最高視力が得られる最も弱いマイナスパワーが屈折度(完全矯正度数)を示している.

　赤緑試験は眼の色収差を応用した自覚的屈折検査である. 近視の低矯正では, 焦点は網膜より前方にあるため, 赤い背景の視標のコントラストが強くなる. これに対し, 過矯正では, 焦点は網膜より後方にあるため, 緑の背景の視標のコントラストが強くなる. 視力表を用いた検査と同様, 赤視標＝緑視標となる最も弱いマイナスレンズを求める.

屈折検査の基本（他覚的検査）

自動レフを用いた他覚的屈折検査：眼科診療において最も多用される検査のひとつである. しかし機械近視が生じやすいこと, また通常片眼で測定するため, 輻湊性調節が不安定になることから, 測定値のとり扱いには注意が必要である. 多くの自動レフは, 測定中の調節の介入を最小限にするため, 自動雲霧装置を内蔵している. しかし雲霧装置に対する反応には個体差があり, すべての症例で有効に作用するとは限らない. 特に調節力の豊富な小児では, 近視はしばしば過大評価される.

　近視が過矯正になると, 正視眼に比べて過剰な調節努力が必要になり, 近業時の内斜位や調節不全の原因になる. 過矯正を避ける最も簡単な方法は, 意図的に低矯正を狙うことである. しかし低矯正は, たとえ検査室で十分な視力が得られたとしても, 暗所や雨天で瞳孔が散大した際に視力低下を招く. 自動レフで得られた測定値に疑問があれば, オーバー・レチノスコピー（検影法）や調節麻痺下（ミドリン®P[*2]やサイプレジン®点眼液）の屈折検査を実施し, 測定結果が一貫しているかを確かめるべきである.

オーバー・レチノスコピー（検影法）：屈折矯正が適切かどうかを判断する他覚的屈折検査である. 検査結果を眼底反射の動きとして直接把握できるうえ, 患者は両眼で実空間に置かれた固視視標を見ながら検査を行うため, 近接性, 輻湊性調節の影響を受けにくい.

　まず, テストしたい眼鏡またはコンタクトレンズを装用させ, 遠方に置いた固視視標（点光源など）を注視させる. 次に僚眼の眼前に＋2.00Dのレンズを置き, 50cmの距離で検影法を行う（図1）[*3]. もし眼底反射が逆行すれば, 眼の焦点（網膜共役点）は無限遠方よりも近くにあることになり, 近視眼であれば低矯正眼鏡であると判

[*2] ミドリン®P点眼液の調節麻痺作用は, 点眼後約30分で最大に, その後すみやかに失われる. そのため, 屈折検査を実施するタイミングが大切である. また, ミドリン®Pは検査中の調節の影響を軽減させるが, 十分な調節麻痺効果が得られるわけではない. さらに散瞳作用により球面収差が加わるため, 自覚的屈折検査において患者側の判断が難しくなる. 直径3mmの人工瞳孔を検眼枠に装着すべきである.

[*3] 僚眼にも＋2.00Dレンズを置いて雲霧を掛ける. 過矯正の場合, 代償性の調節反応を防ぐことにより, 誤って完全矯正と判定することを避けることができる.

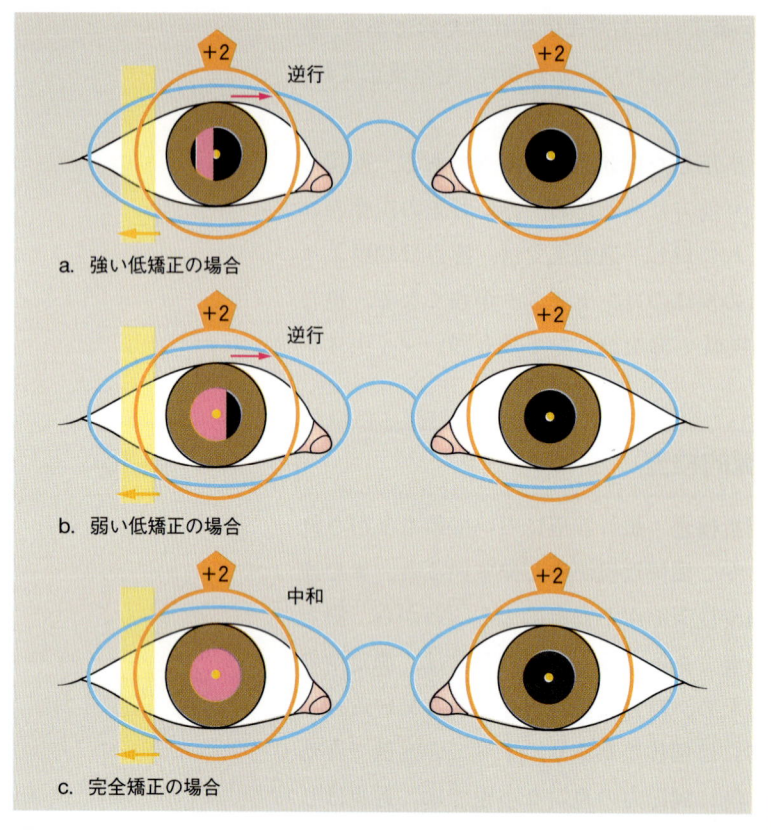

図1 オーバー・レチノスコピーの方法と結果
矢印はレチノスコープの光束（黄）の動きと眼底反射（赤）の動きを示す．開散光で50 cmの検査距離で検査する場合．

断できる．眼底反射が同行すれば，眼の焦点は無限遠方より遠くにあることになり，過矯正眼鏡であると判断できる．眼底反射が中和すれば，完全矯正眼であると判断できる．

学童に対する近視矯正と近視進行への影響

診療では"眼鏡を掛けると近視が進行するのではないか"という質問を受けることは少なくない．また眼鏡を掛けずにがまんしても近視が進行していくことも，よく経験するところである．"眼鏡を掛けようと，掛けまいと，近視は進むときには進む"というのが，これまで多くの眼科医の説明であった．しかし複数の動物モデルにおいて，眼鏡の処方のしかたや使用法がその後の屈折状態に影響を与えていることが明らかになった．

その後，各種の光学的方法論を用いて，学童期の近視進行や眼軸長の過伸展を抑制しようという試みが繰り返し実施されてきた（**表2**）．しかし，報告された抑制効果はいずれも限定的であり，

表2 光学的方法論による近視進行抑制研究の成績

		研究者	発表年	研究デザイン	n	近視進行抑制率	眼軸延長抑制率
眼鏡レンズ（PAL）	1	Lung	1999	2年間CT	46	46%	50%
	2	Shih	2001	2年間RCT	188	15% ($p<0.001$)	2%
	3	Edwards	2002	1.5年間RCT	298	11% (n.s.)	3% (n.s.)
	4	COMET	2004	3年間RCT	469	14% ($p<0.001$)	15% ($p<0.001$)
	5	Hasebe	2008	3年間RCT	92	15% ($p<0.001$)	N.A.
	6	Yang	2009	RCT	178	17% ($p=0.01$)	16% ($p=0.04$)
	7	Cheng	2010	2年間RCT	150	30% ($p<0.001$)	35% ($p<0.001$)
	8	COMET-2	2011	3年間RCT	118	24% ($p<0.05$)	N.A.
	9	Berntsen	2012	1年間RCT	85	33% ($p=0.01$)	N.A.
眼鏡レンズ （RRG/PA-PAL）	1	Sankaridurg	2010	1年間RCT		30% ($p=0.033$)	—
	2	Hasebe	2014	2年間RCT	197	20% ($p=0.018$)	12% (n.s.)
多焦点コンタクトレンズ	1	Anstice	2011	1.7年間RCT	40	37～49% ($p<0.001$)	49～80% ($p<0.001$)
	2	Sankaridung	2011	1年間RCT	85	34% ($p<0.02$)	33% ($p\leq0.001$)
オルソケラトロジー	1	Cho	2005	2年間RCT	35	N.A.	54% ($p\leq0.001$)
	2	Hiraoka	2012	5年間RCT	59	N.A.	30% ($p=0.02$)

PAL：progressive addition lens（累進屈折力レンズ）
RRG：radial reflective gradient
PA-PAL：positively aspherized-PAL（軸外収差防止PAL）
RCT：randomized controlled trial（ランダム化比較試験）
N.A.：データなし
n.s.：not significant（有意差なし）

Cochrane共同計画でのシステマティック・レビュー[1]では，①ハードコンタクトレンズには抑制効果はみられない，②累進屈折力レンズや二重焦点眼鏡レンズは，わずかに近視進行を抑制するものの，抑制効果は1年間で平均0.16 D（95%信頼区間：0.07～0.25 D）にとどまると結論されている．

文献はp.307参照．

所らは 1965 年，低矯正眼鏡を装用したグループと完全矯正眼鏡を装用したグループで近視進行を比較して，前者では近視進行や眼軸長の伸展が小さくなると報告した．しかし近年，海外で実施されたランダム化比較試験によれば，当初の予想とは逆に，低矯正眼鏡装用群で近視進行や眼軸長の伸展が，わずかであるが大きくなることが報告された．

　現時点で研究結果を総合すれば，眼鏡やコンタクトレンズの処方のしかたは，理論的には将来の近視強度に影響するものの，影響の程度は臨床的にはわずかであると解釈するのが適当かもしれない．

眼鏡とコンタクトレンズ矯正の違い

屈折矯正効果の違い：コンタクトレンズが禁忌となる眼疾患がない限り，選択は患者の希望による．ただし眼鏡レンズが角膜頂点より通常 12 mm 前方に置かれるのに対し，コンタクトレンズでは角膜上で矯正を行うため，矯正効果には差があることに留意する．

　矯正効果はレンズが角膜から離れるにしたがって，凹レンズは小さくなり，凸レンズでは大きくなる．このため検眼レンズの度数や頂間距離 12 mm で設定された自動レフの測定値（D）からコンタクトレンズのパワー（D）を求める場合には，次式（0.012 は頂間距離をメートル単位で示したもの）で換算式または換算表（**表 3**）を用いる必要がある．

$$コンタクトレンズの度数 = \frac{眼鏡レンズの度数}{1 - 0.012 \times (眼鏡レンズの度数)}$$

"見かけの調節力"：正視眼またはコンタクトレンズ矯正眼に比べて，眼鏡矯正では同一距離にある物を明視するために必要な調節量は小さい．この効果はレンズパワーが大きいほど強く，たとえば −12 D の矯正眼鏡を装用して距離 30 cm の物を見るとき，見かけの調節は 0.7 D となる（**図 2**）．調節力に余裕のない中・高齢者では，その恩恵は小さくない．

眼鏡レンズのプリズム効果[*4]：凹レンズはその断面の形状により，耳側半分は基底外方プリズム作用，鼻側半分は基底内方プリズム作用をもつ．近業時の輻湊運動によって視線がレンズ鼻側へ移動すると，輻湊必要量が軽減される．

強度近視に対する屈折矯正

　矯正法の選択が問題となるのは，強度近視の場合であろう．それ

[*4] 光心間距離を意図的に増減させることにより，眼位のずれを矯正しうる（Prentice の法則）．しかし，近年の主流である非球面レンズは，視線が光心を通過することを前提としてデザインが最適化されているため，眼位ずれを矯正するためにプリズム効果が必要な場合は，プリズム組み込みレンズを処方するのが好ましい．

表3 検眼レンズ度数からコンタクトレンズパワーを得るための換算表

眼鏡レンズ度数（D）	コンタクトレンズ度数（D）	眼鏡レンズ度数（D）	コンタクトレンズ度数（D）	眼鏡レンズ度数（D）	コンタクトレンズ度数（D）	眼鏡レンズ度数（D）	コンタクトレンズ度数（D）
−0.25	−0.25	−5.25	−5.00	−10.25	−9.25	−15.25	−13.00
−0.50	−0.50	−5.50	−5.25	−10.50	−9.25	−15.50	−13.00
−0.75	−0.75	−5.75	−5.50	−10.75	−9.50	−15.75	−13.25
−1.00	−1.00	−6.00	−5.50	−11.00	−9.75	−16.00	−13.50
−1.25	−1.25	−6.25	−5.75	−11.25	−10.00	−16.25	−13.50
−1.50	−1.50	−6.50	−6.00	−11.50	−10.00	−16.50	−13.75
−1.75	−1.75	−6.75	−6.25	−11.75	−10.25	−16.75	−14.00
−2.00	−2.00	−7.00	−6.50	−12.00	−10.50	−17.00	−14.00
−2.25	−2.25	−7.25	−6.75	−12.25	−10.75	−17.25	−14.25
−2.50	−2.50	−7.50	−7.00	−12.50	−10.75	−17.50	−14.50
−2.75	−2.75	−7.75	−7.00	−12.75	−11.00	−17.75	−14.75
−3.00	−3.00	−8.00	−7.25	−13.00	−11.25	−18.00	−14.75
−3.25	−3.25	−8.25	−7.50	−13.25	−11.50	−18.25	−15.00
−3.50	−3.25	−8.50	−7.75	−13.50	−11.50	−18.50	−15.25
−3.75	−3.50	−8.75	−8.00	−13.75	−12.00	−18.75	−15.25
−4.00	−3.75	−9.00	−8.00	−14.00	−12.00	−19.00	−15.50
−4.25	−4.00	−9.25	−8.25	−14.25	−12.25	−19.25	−15.75
−4.50	−4.25	−9.50	−8.50	−14.50	−12.25	−19.50	−15.75
−4.75	−4.50	−9.75	−8.75	−14.75	−12.50	−19.75	−16.00
−5.00	−4.75	−10.00	−9.00	−15.00	−12.75	−20.00	−16.25

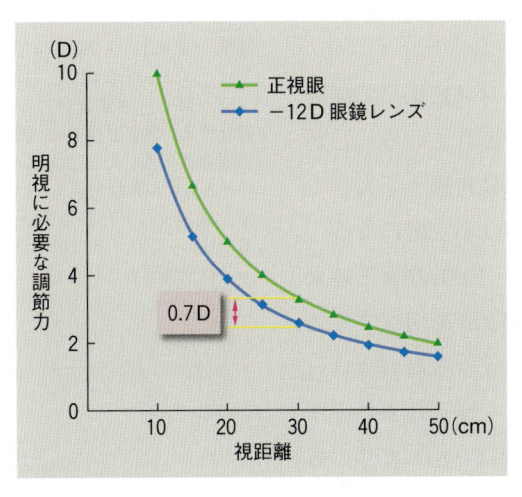

図2 眼鏡矯正における見かけの調節力（頂間距離12mmの場合）

−12Dの矯正眼鏡を装用し，眼前30cmの物を見るとき，見かけの調節力は0.7Dとなる．

ぞれの屈折矯正法により対応可能な度数範囲が異なる（**表4**）．超高屈折率両面非球面レンズ（眼鏡）は−20Dまで矯正可能であり，旧

表4　各種の近視矯正法と矯正可能な度数範囲の目安

矯正法		矯正可能な最大度数
眼鏡	超高屈折率両面非球面レンズ	−20D
	レンチキュラーレンズ	−48D
コンタクトレンズ	ディスポーザブルSCL シリコーンハイドロゲル素材	−9〜−12D
	ディスポーザブルSCL 非シリコーンハイドロゲル素材	−16D
	HCL	−10〜−12D
手術	屈折矯正角膜手術	(−8D)
	有水晶体眼内レンズ	−23D

SCL：ソフトコンタクトレンズ
HCL：ハードコンタクトレンズ

来のCR39による球面レンズに比べるとスマートで違和感が少ない．さらに特殊眼鏡（レンチキュラー）レンズを用いれば−48Dまで対応できる．有水晶体眼内レンズを除けば，眼鏡レンズは最も適用範囲が広い．

　コンタクトレンズは角膜上で屈折矯正を行うため，眼鏡矯正でみられる像の倍率（縮小）効果はわずかである．このため強度近視眼を矯正するうえでは有利であると一般には考えられている．しかしハイパワーのソフトコンタクトレンズは大きな高次収差を伴うため，ローパワーのソフトコンタクトレンズほど鋭い見え味は期待できない[*5]．

　ハードコンタクトレンズはソフトコンタクトレンズに比べて高次収差が小さく，強度近視においては見え味の点で優れている．しかしセンタリングに問題がある症例や，瞬目のたびに角膜上を大きく運動した場合，大きなコマ収差が生じて矯正視力は不安定になる．

　エキシマレーザーによる屈折矯正角膜手術で−10Dの矯正効果を得るには，角膜厚の約30％にあたる150〜180μmを切除する必要がある．照射部分の境目では屈折力の差が大きくなるためハローやグレアなどが現れやすく，また角膜エクタジアや矯正効果の戻りなどのリスクもある．安全に矯正できる近視強度は−8Dまでであろうと考えられている．

　結論として，近視強度が−8Dまでなら，いずれの矯正法も選択できる．しかし自動レフ値で−14Dを超える強度近視であれば，選

[*5] ソフトコンタクトレンズでは，パワーが増すほど，レンズが厚く，酸素透過性が悪化する．強度近視では，酸素透過性の優れたシリコーンハイドロゲル素材が望ましいが，国内では−12Dを超えるシリコーンハイドロゲルレンズは市販されていない．

択肢は超高屈折率両面非球面レンズ眼鏡または非シリコーンハイドロゲル素材のソフトコンタクトレンズにほぼ限定される．

> **カコモン読解 第24回 一般問題57**
> −10Dのコンタクトレンズで完全矯正されているとき，眼鏡での完全矯正に変更する場合の球面度数はどれか．
> a −5D　b −7D　c −9D　d −11D　e −13D

解説　屈折矯正効果は，角膜から離れるにしたがって，凹レンズではわずかに小さくなり，凸レンズではわずかに大きくなることを知っていれば正解できる．

$$\text{コンタクトレンズの度数} = \frac{\text{眼鏡レンズの度数}}{1-0.012\times(\text{眼鏡レンズの度数})}$$

換算式から求める眼鏡度数を x（D）とすると，

$$-10 = \frac{x}{1-0.012\times x}$$
$$-10+0.12\times x = x$$
$$-10 = 0.88\times x$$
$$x = \frac{-10}{0.88} \fallingdotseq -11.4\,\text{D}$$

頂間距離が12 mmであると仮定すると，dの−11Dを選択した場合，厳密には0.4Dの低矯正となる．

模範解答　d

（長谷部　聡）

オルソケラトロジー

オルソケラトロジー*1 は手術の要らない新しい近視矯正法として注目され，わが国でも着実に普及してきている．本法により十分な矯正効果が得られれば，昼間の矯正用具は不要となり裸眼での生活が可能となる．非観血的な治療であるために簡便に導入できるという利点があり，昼間のコンタクトレンズ（CL）装用や眼鏡装用から解放されたいが，屈折矯正手術には抵抗があるという症例がよい適応となる．ただし，矯正範囲が比較的狭く，強度近視眼には不向きである．また，可逆性の治療であるので，矯正効果を維持するためには治療の継続が必要である．

> *1 オルソケラトロジー（orthokeratology）とは，リバースジオメトリー（reverse geometry）デザインと称される特殊な形状が施されたハードコンタクトレンズを計画的に装用することにより，意図的に角膜形状を変化させて近視を矯正する手法であり，近年では夜間就寝時のみにレンズを装用するオーバーナイトオルソケラトロジーが主流となっている．

歴史

オルソケラトロジーの歴史は比較的古く，半世紀前にさかのぼる．当初はハードコンタクトレンズ（HCL）をフラットに処方するというシンプルな手法であったが，効果発現に要する時間が長く，また矯正可能な度数も小さく，予測性にも欠けるため流行するには至らなかった．しかし，1980年代にリバースジオメトリーレンズが開発されると，効果発現に要する時間が格段に短縮され，矯正範囲は拡大し，精度も飛躍的に向上した．さらに高酸素透過性（high Dk）レンズ素材の開発により就寝時装用が可能となり，1990年代には再度臨床応用が進められた．そして，2002年にはParagon Vision SciencesのCRT®レンズが初の就寝時装用オルソケラトロジーレンズとして米国食品医薬品局（Food and Drug Administration；FDA）の認可を受けるに至った．その後，複数のレンズがFDAの認可を受けており，本治療法が世界中で普及するようになった*2．

> *2 わが国では2004年から治験が開始され，2009年4月にアルファコーポレーションのαオルソ®-Kレンズがわが国初の"角膜矯正用コンタクトレンズ"として厚生労働省の認可を取得した．これまで4社のレンズが認可されたが，現在，製造・供給を行っているのはαオルソ®-Kのほかに，テクノピアのマイエメラルドとユニバーサルビューのブレスオーコレクト®の計3種である．

適応と禁忌

わが国のオルソケラトロジー・ガイドラインには適応と禁忌が明記されている（表1）．それらの基準はかなり厳しいが，安全性を最優先した内容となっているので，基本的にはこれを遵守すべきである．円錐角膜やほかの角膜形状異常は禁忌となり，近視・乱視度数や

表1　オルソケラトロジーの適応と禁忌

適応	年齢	20歳以上
	近視度数	−1.00〜−4.00D
	乱視度数	−1.50Dまでの乱視．直乱視よりも倒乱視や斜乱視の矯正は難しい．軸度にも留意．
	角膜中心屈折力	39.00〜48.00D
	健常眼	Schirmer試験が5mm以上，かつ角膜内皮細胞密度が2,000個/mm^{2}以上．
禁忌	インフォームド・コンセントを行うことが不可能もしくはそれを望まない，あるいは取り扱い説明書の指示に従えない．	
	定期健診に来院することが困難．	
	妊婦，授乳中の女性あるいは妊娠の計画がある．	
	円錐角膜の徴候あるいはほかの角膜疾患．	
	AIDSや自己免疫疾患などの免疫異常あるいは糖尿病の存在．	
	コンタクトレンズの装用（またはケア用品の使用）によって，アレルギー性の反応を起こす．	
	前眼部に急性，亜急性炎症または細菌性，真菌性，ウイルス性などの活動性角膜感染症がある．	
	角膜，結膜，眼瞼に影響を及ぼす眼疾患，損傷，奇形などがある．	
	重症な涙液分泌減少症（ドライアイ）．	
	角膜知覚が低下している．	
	充血あるいは異物感がある．	
	治療途中に車やバイクの運転をする，または視力変化が心身の危険に結びつくような作業をするもの．	
	不安定な角膜屈折力（曲率半径）測定値あるいは不整なマイヤー像を示す（不正乱視を有する）．	

(オルソケラトロジー・ガイドライン．日本眼科学会雑誌2009；113：676-679より抜粋，一部改変．)

ケラト値（角膜中心屈折力）の許容範囲も指定されている．まずは角膜形状解析装置を使用して，各種のインデックスや角膜形状異常をスクリーニングする（図1）．円錐角膜でなくても，明らかに不正乱視が強い角膜では不成功に終わることが多いので注意が必要である．

正乱視に関しては1.5Dまでが有効とされている．しかし乱視軸により効果が異なるので注意が必要である．直乱視が最も有効で，倒乱視や斜乱視は効果が安定しにくい．

オルソケラトロジーレンズの特徴

4ゾーン・リバースジオメトリーレンズが最も代表的なレンズである．① ベースカーブ（base curve；BC），② リバースカーブ（reverse curve；RC），③ アライメントカーブ（alignment curve；AC），④ ペリフェラルカーブ（peripheral curve；PC）からなる

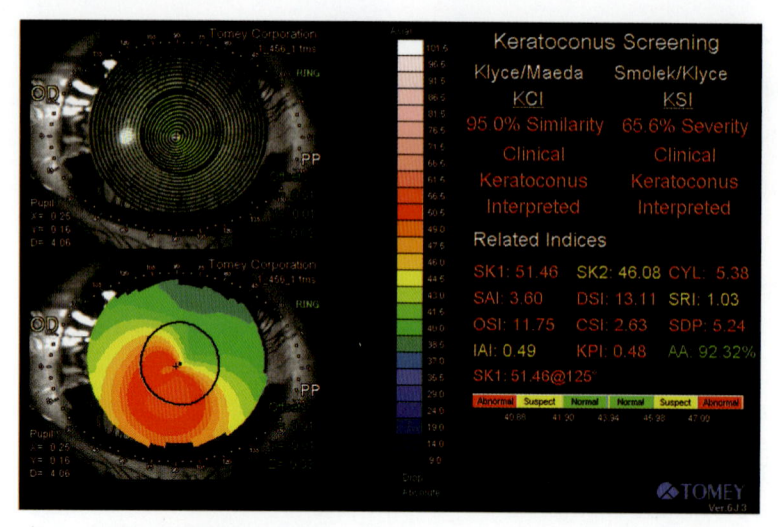

図1 角膜形状異常のスクリーニング
円錐角膜はオルソケラトロジーの禁忌となるため，角膜トポグラファーにより除外する必要がある．ここでは TMS-5（トーメーコーポレーション）に付属している円錐角膜スクリーニングプログラムの一例を提示するが，Klyce/Maeda, Smolek/Klyce のいずれにおいても赤字で警告表示されており，円錐角膜の可能性がきわめて高いことを示している．

（図2）．BC は角膜よりもフラットな曲率に設計された中央約 6 mm の領域であり，角膜中央部を圧迫し扁平化させる役割を担う．フラットな BC は周辺にいくほど角膜から浮いた状態になるが，RC はこれをいったん角膜上まで戻すように設計されるため，結果的に非常にスティープなカーブとなる．RC ではレンズと角膜との間にスペースが生じ，そこに涙液が貯留することから tear reservoir zone とも呼ばれる．角膜上皮が中央から周辺に向かって再分布するための重要な領域であると考えられている．続く AC は角膜と平行になるように設計され，レンズの角膜上でのセンタリングを保ち，偏心を防ぐ役割がある．最周辺の PC には，適度なエッジリフトによりレンズの固着を防ぐ目的がある．

このレンズを継続的に装用することにより，徐々に中央部の角膜上皮の菲薄化と中間周辺部の角膜厚増加がもたらされ，その結果，近視が軽減し裸眼視力の向上が得られる．

処方のしかた

処方法の詳細はメーカーによって異なるが，基本的な考えかたは同じである．以下に標準的な処方法について解説する．
BC の決定：次の計算式から求める．

$$BC(D) = フラット K 値(D) + 目標矯正度数(D) + 圧迫因子$$

ベースカーブ（BC）	レンズ中心部，直径約 6mm の部分であり，角膜よりもフラットな曲率．角膜中央部を圧迫し扁平化させる．
リバースカーブ（RC）	フラットな BC を角膜表面まで戻すため，非常にスティープなカーブとなる．レンズ角膜間にスペースが形成され，tear reservoir zone とも呼ばれる．角膜上皮が中央から周辺へ再分布するための重要な領域．幅 0.6mm 程度．
アライメントカーブ（AC）	角膜とパラレルとなるように設計され，角膜上のセンタリングを保持する．幅 1mm 程度．
ペリフェラルカーブ（PC）	適度なエッジリフトにより涙液交換を促し，レンズの固着を防止する．幅 0.4mm 程度．

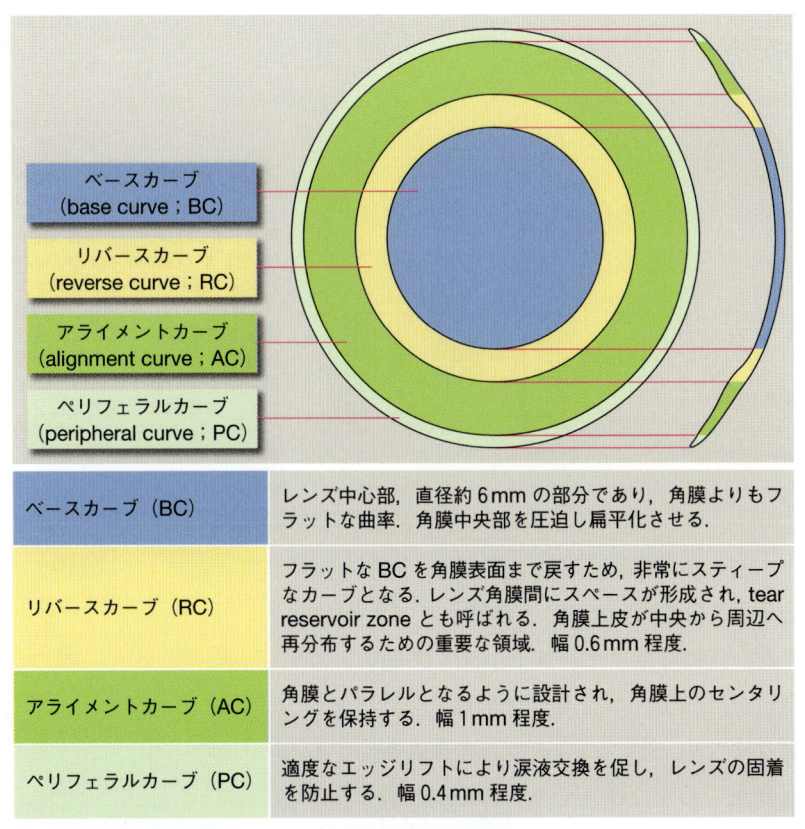

図2 オルソケラトロジーレンズの構造と特徴
一般に 4 ゾーンから構成されるリバースジオメトリーデザインが採用されている．レンズ内面のカーブが領域ごとに異なり，それぞれの幅も異なる．レンズ直径は 10〜11mm で，通常のハードレンズより大きい．

計算式の圧迫因子（compression factor）とは，目標矯正度数（target power）よりもやや強めに矯正することにより効果の安定性をもたらすという概念のもとに設定される因子である．メーカーやレンズデザインによって若干の違いはあるものの −0.75D 前後が採用されている．

具体例を示すと，弱主経線のケラト値（フラット K 値）が 42.00D で，近視度数が −3.25D の症例に対してベースカーブを選択する際には，以下となる．

$$BC = (42.00) + (-3.25) + (-0.75) = 38.00D$$

RC の決定：RC では，BC のフラットなカーブを角膜表面まで戻すために前後方向の大きな落差（深さ）が生じることになる．標準的な角膜は prolate 形状といって中央部が最もスティープで周辺にいくにつれてフラット化しているが，個々の角膜によりこの扁平化の程度が異なる．したがって，RC の決定においては角膜周辺部の扁平化を表す角膜離心率[*3] が重要な指標となる（図3）．標準のトライ

[*3] 角膜離心率（corneal eccentricity）は E-value（E 値）や corneal eccentricity index（CEI）とも呼ばれ，角膜周辺部の扁平化を表す重要な指標となる．計算式の詳細は割愛するが，完全な球体では E 値＝0.0 で周辺の扁平が強くなるにつれ 1.0 に近づいていく．ただし，手術や外傷などの既往がない健常な角膜では E 値は 0.2〜0.7 の範囲にほとんどが分布し，その平均値は 0.5 程度である．また Q 値という類似したインデックスを採用しているトポグラフィー機種もあるので，使用説明書で確認する必要がある．これらの指標はレンズフィッティングを考える際にきわめて重要な指標となるので，必ずトポグラフィー上で確認する習慣を身につけたい．

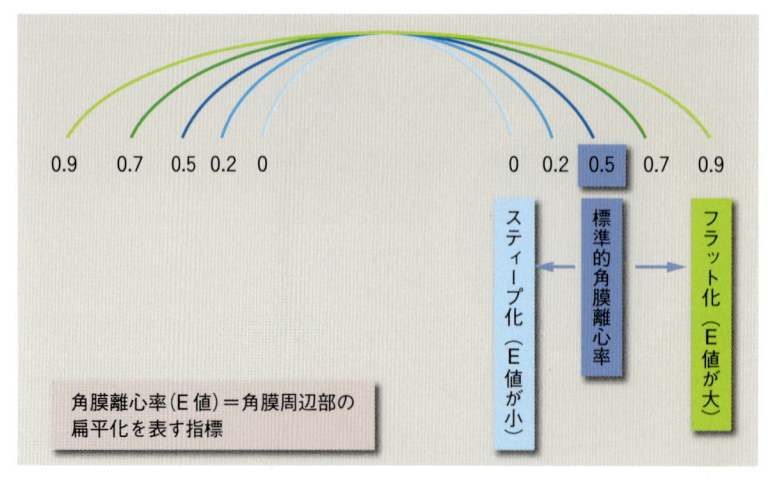

図3 角膜離心率（corneal eccentricity）

角膜トポグラファーではE-value（E値）やcorneal eccentricity index（CEI）などのインデックスで表示され，角膜周辺部の扁平化を表す指標である．完全な球体ではE値＝0.0で周辺が扁平になるにつれ1.0に近づいていく．標準的な角膜では0.2〜0.7の範囲に分布し，その平均値は0.5程度である．

アルレンズでは平均離心率0.5に基づいてRCが作製されている．つまり角膜離心率が0.5に近い症例ではファーストトライアルレンズでうまくいく可能性が高いが，0.5から大きくかけ離れる症例においては変更を加えなければならない．要するに，この落差を大きくするか浅くするかであるが，変更のしかたはメーカーによって異なるので，詳細についてはそれぞれのマニュアルを参照していただきたい．

ACの決定：レンズの中心保持を安定させるためのカーブで，角膜とパラレルになるように設定する．トライアルレンズセットでは平均離心率0.5に基づいてACが作製されているので，角膜離心率が0.5から大きく外れる症例においてはACも変更する必要がある．

PCの決定：レンズの固着を防ぐためのエッジリフトであるが，曲率は固定されており通常は変更する必要がない．レンズ固着がみられる場合には，エッジリフトを高くする．

フィッティングチェック

位置と動きとフルオレセインパターンを確認する．まずセンタリングが良好であることを確認する．動きに関しては，瞬目に伴い1mm程度動けば十分である．通常のHCLよりも小さめの動きで問題ないが，角膜に張り付くような場合は変更する．次にフルオレセインで染色像を確認する．ブルズアイ（bull's eye）[*4]と呼ばれる同心円状のフルオレセインパターンが理想的である（図4）．適切なフィッティングが確認されたら，閉瞼状態にて1〜2時間の安静もしくは仮眠をとらせる．その直後に，角膜トポグラフィーと視力検

[*4] "ブルズアイ（bull's eye）"とは，直訳すると"牛の眼"ということだが，中心にセンタリングのよい円形が確認され，その周囲を同心円がとり囲むようなパターンを指す．フルオレセイン染色所見で用いたり，トポグラフィー所見で使用することもある．オルソケラトロジーの染色像で用いた場合には，以下のような所見を指す．すなわち，中心のベースカーブ下は最小クリアランスとなるため暗い色調となる．その周囲のリバースカーブ領域ではレンズ下に涙液がプールされるため明るいフルオレセインリングが観察される．アライメントカーブは角膜とほぼパラレルであるためやや暗い色調となり，ペリフェラルカーブは最周辺をとり囲む明るいリングとして観察される．

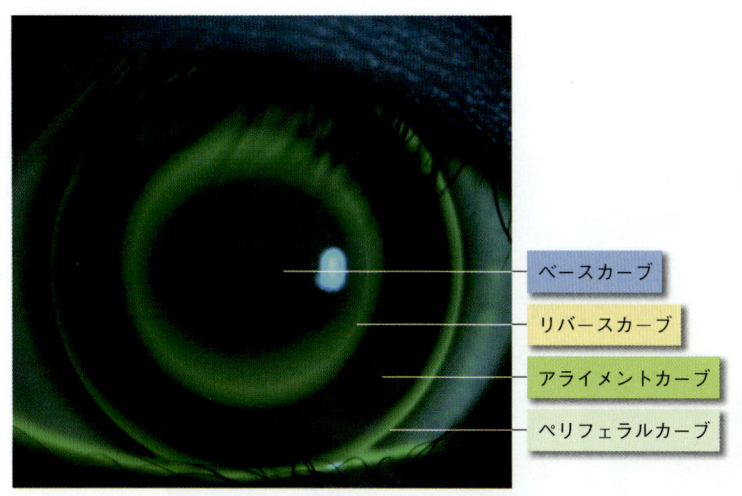

図4　フルオレセイン染色像
ブルズアイ（bull's eye）と呼ばれる理想的な染色像である．ベースカーブ下では最小クリアランスとなるため暗い色調となる．リバースカーブの下には涙液がプールされるため明るいフルオレセインリングが観察される．アライメントカーブは角膜とほぼパラレルであるため暗い色調となり，最周辺のペリフェラルカーブはエッジリフトであるため明るいフルオレセインパターンとなる．

査を行う．この時点で十分な効果は得られないが，角膜中央部の扁平化傾向と，ある程度の裸眼視力の改善が確認されれば，本レンズをオーダーする．

治療効果の判定

治療効果の判定においては視力や自覚所見のみならず，必ず角膜トポグラフィーも使用して他覚的に評価する．視力は徐々に改善していくので，たとえ1週後に十分な裸眼視力が得られていなくても，トポグラフィー上でブルズアイパターンが確認され，角膜の扁平化した領域が偏心していなければそのまま様子をみてよい．2週間継続すれば大多数の症例で視力が安定してくる．この際にDifferential Mapを活用して，治療前後の差をみると治療効果がより鮮明になる（図5）．角膜扁平化領域が中央から偏心していたり，扁平化領域がはっきりせず不規則なパターンを示している場合は明らかにフィッティングが不良である．レンズの変更を試みる．

定期検査

定期検査は，装用開始日の翌日，1週後，2週後，1か月後，3か月後，以降3か月ごとが基本スケジュールとなる．

経過中にフィッティング不良が確認されたり，十分な視力改善が得られない場合は処方交換を行う．フィッティング不良に対するトラブルシューティング法は各メーカーでマニュアル化されているので，それに従い変更する．上方へのずれはルーズすぎ，下方へのずれはタイトすぎることが多いので，ACをスティープ（上方ずれ），

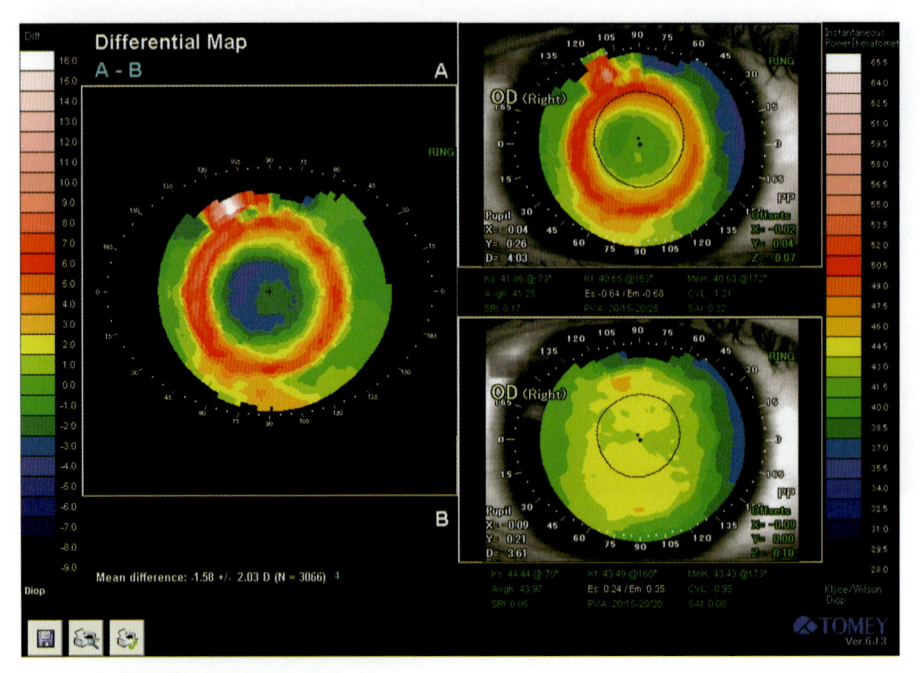

図5 治療前後の Differential Map

右上図が治療後のマップ（A）で右下図が治療前のマップ（B）である．左図は治療後から治療前を引き算したマップ（A−B）で Differential Map と呼ばれる．このマップでは形状変化が強調されるため，治療効果がわかりやすくなるという特徴がある．LASIK（laser in situ keratomileusis）などの屈折矯正手術でも頻用されるマップである．この症例では，中央の扁平化領域とそれをとり囲む中間周辺部のスティープ化が明らかであり，ブルズアイパターンの理想的なトポグラフィー所見を呈している．

フラット（下方ずれ）にそれぞれ変更する．また側方へのずれはレンズ直径（主に AC の幅）を拡大することで改善することが多いが，フルオレセインパターンも参考にして微調整を加える必要がある．そのほか，レンズが固着した場合，central island が出現した場合，角膜中央のステイニングが強い場合，気泡がレンズ下にみられる場合など，いろいろな状況に対するトラブルシューティングが必要となる．

また，定期検査の際には角結膜の合併症を見逃さないように注意深く診察する．さらに使用しているレンズを持参させ，汚れや変形・破損についてもチェックする．RC 部は深い溝状の構造になっているので，汚れがたまりやすい．角膜感染症を未然に防ぐためにもレンズチェックは必須である．レンズケースの洗浄・乾燥も重要であり，こまめに（3 か月ごと）新しいものに交換させる．

光学特性や視覚の質への影響

オルソケラトロジーでは，その特徴的な角膜形状変化により眼光学系への影響は避けられない．これまでに球面収差やコマ収差の増

加が報告されている[1]．そして，これらの高次収差の増加に伴いコントラスト感度が低下することも確認された[1]．このようにquality of vision（QOV）の観点からはネガティブな側面があるが，この特殊な光学特性が近視進行抑制の観点からはポジティブに作用することがわかってきた．

近視進行抑制効果：アジア諸国では近視有病率が欧米と比較して明らかに高く，小児近視進行抑制を目的としたオルソケラトロジーの適応が圧倒的に多い．最近では欧米でも学童への適応が増加してきている[2,3]．この潮流の源として，近年多数の学術論文が報告されたことが挙げられる．

2005年にCho ら[4]は，7〜12歳の学童を対象とした2年間のパイロットスタディにおいて，オルソケラトロジー治療群は眼鏡装用対照群よりも眼軸長の伸びが46％抑制されていたことを報告した．また2009年にWalline ら[5]は，8〜11歳のオルソケラトロジー治療群において2年間で56％の眼軸伸長抑制効果を確認した．Kakita ら[6]は，日本人学童においてオルソケラトロジー治療群と眼鏡装用対照群を2年間追跡調査し，オルソケラトロジー治療群では対照群と比較して36％の眼軸伸長抑制効果が認められたと2011年に報告した．その後，スペインでも追試が行われ，32％の眼軸伸長抑制効果が確認されている[2]．最近では，よりエビデンスレベルの高いランダム化研究の結果が香港から報告され，2年間のオルソケラトロジー治療の眼軸伸長抑制効果は43％であった[7]．

以上に挙げた以外にもさまざまな報告がなされており，オルソケラトロジー小児眼軸伸長抑制効果のエビデンスが徐々に積み上げられてきている．もちろん成長期の眼軸伸長を完全に抑制することはできないが，これらの既報に基づけば，2年間で3〜5割の抑制効果が期待できる．

眼軸伸長抑制効果のメカニズム：前述の眼軸伸長抑制効果発現に関するメカニズムはいまだ明らかにされていないが，最も有力な仮説として軸外収差理論（peripheral refraction theory）[*5]が提唱されている．この理論の背景としてSmith ら[8,9]が行った有名な基礎研究がある．彼らはサルに周辺視野を遮断するゴーグルを装用させたり[8]，黄斑に光凝固を加えることによって[9]，中心視と周辺視が眼球の発育や屈折に及ぼす影響を検討した．その結果，周辺網膜像が眼軸長や屈折の発達に強い影響を及ぼしていることを証明した．つまり，眼軸長や屈折の発達において，中心窩は必ずしも重要ではなく，

文献は p.307 参照．

[*5] **軸外収差理論（peripheral refraction theory）** 軸内（黄斑や後極部）よりも軸外（周辺部網膜）の光学特性が眼軸長や屈折の発達に重要だと仮定した理論である．特に周辺部網膜の屈折状態について言及していることが多く，網膜面よりも後方で焦点を結んでいる状態（peripheral hyperopic defocus）が眼軸長を延長させるトリガーとなるという考えかたである．

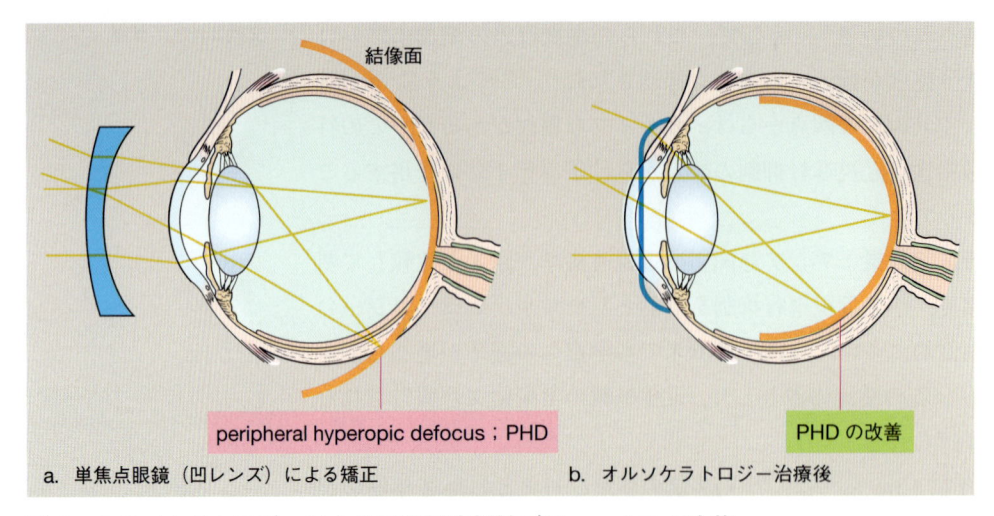

図6 オルソケラトロジーによる周辺部遠視性デフォーカスの改善
通常の単焦点眼鏡で近視矯正を行うと，周辺部の遠視性デフォーカス（peripheral hyperopic defocus；PHD）を生じてしまうが，オルソケラトロジー後は周辺部角膜が肥厚，スティープ化するため周辺での屈折力が増し，その結果，PHDが改善するという仮説が提唱されている．

むしろ軸外（周辺部網膜）の情報が重要であることを示した．

通常のコンタクトレンズや眼鏡による近視矯正では，PHD（peripheral hyperopic defocus）を生じるため眼軸長が伸びてしまうが，オルソケラトロジーでは角膜中央が扁平化すると同時に周辺角膜が厚くなるため，結果として周辺部での屈折力が強くなりPHDが改善する（図6）．その結果，眼軸伸長が抑制されると考えられている．

オルソケラトロジーの長期継続が眼軸長に及ぼす影響：オルソケラトロジーの近視進行抑制に関する既報の内容は非常に期待できるものであるが，いずれも2年間の研究であった．しかし，実際の臨床においては2年を超えて治療を継続している症例はきわめて多い．そこで，われわれは経過観察期間を5年間に延長し同様の検討を行った．対象は8〜12歳の学童59症例で，29症例がオルソケラトロジー治療，30症例は単焦点眼鏡装用を5年間継続した．最終的に43症例（22例 vs 21例）が5年間の経過観察を完了した．ベースラインの年齢は，オルソケラトロジー治療群と眼鏡装用対照群でそれぞれ10.04±1.43歳（平均±標準偏差）vs 9.95±1.59歳，等価球面度数は－1.89±0.82D vs －1.83±1.06D，眼軸長は24.09±0.77mm vs 24.22±0.71mmであり，いずれの項目においても群間の差は認められなかった．しかし，5年後の眼軸長はオルソケラトロジー治療群で25.07±0.91mm，眼鏡装用群で25.63±1.06mmと有意差が認められ，5年間での眼軸長変化量でみてもそれぞれ0.99±0.47mm,

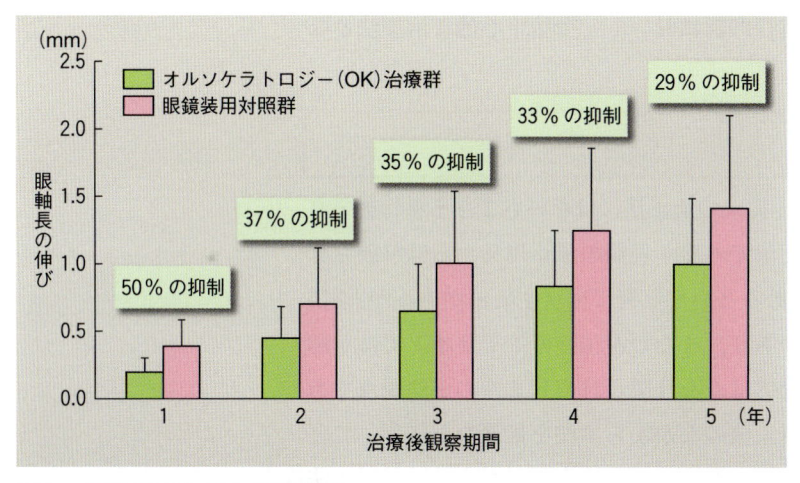

図7 眼軸長変化量の群間比較
縦軸は眼軸長の変化量，横軸は治療後観察期間を示している．観察期間を問わず，常に眼鏡装用群のほうが眼軸長変化量が大きいことがわかる．初年度のOK群の眼軸長の伸びは眼鏡群の半分であり，つまり50％の眼軸伸長抑制効果を有しているが，2年の観察期間では37％に低下していた．さらに3年，4年，5年と観察期間が延びると，その抑制効果は35％，33％，29％と徐々に低下した．要するに，治療継続期間が長期になるにつれ抑制効果は減弱するが，5年間でも約3割の抑制効果が保持されており，ほかの近視進行抑制法と比較しても十分に強い効果であるといえる．
(Hiraoka T, et al：Long-term effect of overnight orthokeratology on axial length elongation in childhood myopia：a 5-year follow-up study. Invest Ophthalmol Vis Sci 2012；53：3913-3919.)

1.41±0.68 mmと眼鏡装用群が有意に高値であった．つまり，5年間の長期継続においてもオルソケラトロジーは眼軸伸長抑制効果を保持することが確認された．ただし，その抑制効果は初年度が最も大きく（50％），その後減少していくことも確認された（5年後には29％）（**図7**）[10]．

ほかの近視進行抑制法との比較

これまでに近視進行を抑制するために多くの方法が試みられてきたが，エビデンスが確認されたものはアトロピン点眼，ピレンゼピン軟膏，累進屈折力眼鏡など数少ない．アトロピンに関しては散瞳に伴う羞明や霧視，調節麻痺による近見障害，紫外線曝露などさまざまな副作用があり，長期使用が困難である．ピレンゼピンはアトロピンよりも散瞳や調節麻痺の影響が少ないが，効果が弱く入手も困難である．累進屈折力眼鏡に関しても効果が不十分であると結論づけられている．オルソケラトロジーの近視進行抑制効果はアトロピンには及ばないもののピレンゼピンや累進屈折力眼鏡よりも明らかに大きい．また，裸眼視力を改善し瞳孔径や調節へ影響を及ぼさないという点で，アトロピンに対して大きな利点を有する．上記の

理由から，小児の近視進行抑制において，今後中心的な治療法となる可能性がある．

まとめ

オルソケラトロジーは，従来の矯正法にはないさまざまな特徴を有するユニークな近視矯正法である．昼間の矯正用具からは解放されたいが，手術には抵抗があるという症例には試す価値があるが，近視度数や乱視度数に制限があり，またわが国のガイドラインでは年齢制限もあるため，その適応はかなり限られてしまうのが問題点である．一方，数ある近視矯正法のなかから本法を最適な方法としてとり入れている症例が確実に存在することも事実である．近視矯正法の新しい選択肢としてその地位を確立しつつあるのは間違いない．

デメリットとしては特徴的な角膜形状変化をもたらすために，過度の矯正を行うと光学的質やQOVの低下が避けられない．しかし，このような光学特性の変化も学童期の近視進行抑制においては大いに威力を発揮することも明らかとなってきた．ただし，そのメカニズムはいまだ仮説にすぎず，効果に個人差があることも否めない．今後はどのような症例でより有効なのか，より重要なファクターは何なのか，有効な開始時期・継続期間はどの程度か，中止後のリバウンドはどうか，など解明しなければならない問題がまだまだある．非常に promising な側面をもつことは確かであるが，長期にわたる安全性の検討を含め，今後のさらなる研究が待たれる．

カコモン読解　第21回　臨床実地問題18

37歳の男性．10年前から強度近視でソフトコンタクトレンズを装用していたが，最近，右眼の視力が低下したと訴えて来院した．視力は右0.02（0.5×－8.00D◯cyl－2.00D 100°）．右眼前眼部写真を図に示す．考えられるのはどれか．

a 円錐角膜
b 球状角膜
c ペルーシド角膜辺縁変性
d Mooren 潰瘍
e Terrien 角膜変性

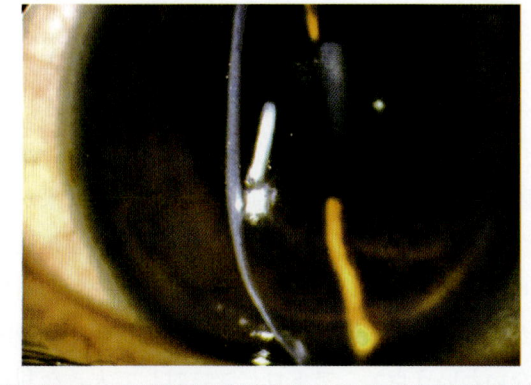

解説 a. 円錐角膜：角膜中央部が非炎症性に菲薄化して突出する．思春期に発症し徐々に進行．通常は 30 歳代で進行が停止する．
b. 球状角膜：角膜全域が非炎症性に菲薄化・突出する．先天性が圧倒的に多い．
c. ペルーシド角膜辺縁変性：非炎症性に下方周辺部の角膜が菲薄化し，前方に突出する．20～50 歳代で診断されることが多い．
d. Mooren 潰瘍：角膜輪部に沿った弧状の潰瘍が認められる炎症性疾患で，潰瘍縁には浸潤細胞が認められる．隣接する輪部結膜には腫脹や充血を伴う．
e. Terrien 角膜変性：非炎症性に角膜周辺部に菲薄化をきたすが，上皮は正常であり潰瘍を形成しない．表在性血管侵入と実質混濁がゆっくりと進行する．しばしば菲薄部より中央側に黄白色の脂肪沈着を伴う．結膜充血は伴わない．

　本症例では角膜下方の菲薄化が認められ，角膜中央部の菲薄化は明らかではない．したがって，円錐角膜と球状角膜は否定的である．また炎症所見や混濁，瘢痕もみられないので Mooren 潰瘍も否定される．ペルーシド角膜辺縁変性と Terrien 角膜変性のいずれかとなるが，Terrien 角膜変性では表在性血管侵入や脂肪沈着が出現することが多いので，ペルーシド角膜辺縁変性が最も考えやすい．37 歳という比較的遅い発症年齢もペルーシド角膜辺縁変性に合致する．ちなみに，この診断には角膜形状解析がきわめて有用であり，角膜下方にカニ爪様と称される暖色系の高屈折力領域が認められれば診断が容易である．

模範解答 c

（平岡孝浩）

屈折矯正手術

術式の変遷

　近視を中心とした屈折矯正手術の歴史は，1950年代にわが国の佐藤が考案した角膜前後面切開術にさかのぼる．しかし，佐藤の手術は角膜の脆弱性や角膜内皮障害による水疱性角膜症などの重篤な合併症のため施行されなくなり，その後，ロシアのFyodorovが考案した角膜前面のみを切開するradial keratotomy（RK）手術が世界的に普及した．しかし，1980年代に入りエキシマレーザーが開発されると，徒手的なRK手術よりも正確に矯正ができるphotorefractive keratectomy（PRK）が考案され，エキシマレーザーによる屈折矯正手術へと時代が変わった．1990年代になると，フラップを作製することによりPRKに比べ術後疼痛が少なく早期の視力回復が得られるlaser in situ keratomileusis（LASIK）へと遷り変わってきた．そして，さらに現在はLASIKが不適応となる強度近視の治療として有水晶体眼内レンズ挿入術も施行されるようになった．

エキシマレーザーによる屈折矯正手術

　レーザーを表層に当てるサーフェイスアブレーションと，フラップを作製し角膜実質にレーザーを照射するLASIKとに分けられる．
サーフェイスアブレーション：術後疼痛の軽減と視力回復の早さを求め，PRKからLASEK（laser-assisted subepithelial keratectomy）へと，さらにEpi-LASIK（epipolis laser in situ keratomileusis）へと移行してきた．PRKはゴルフ刀などで器械的に角膜上皮を剝離してからレーザーを照射する古典的PRKと，角膜上皮もレーザーで除去しすべてレーザーで行うtransepithelial PRK（T-PRK）とがある．LASEKは20％アルコールを30秒ほど角膜上皮に塗布し，角膜上皮を剝離してBowman膜にレーザーを照射する手技であり（**図1**），Epi-LASIKはエピケラトームという器械で角膜上皮のみをシート状にフラップにして，またはフラップを除去してBowman膜にレーザーを照射する手技である（**図2**）．しかし，これらのいずれの手技

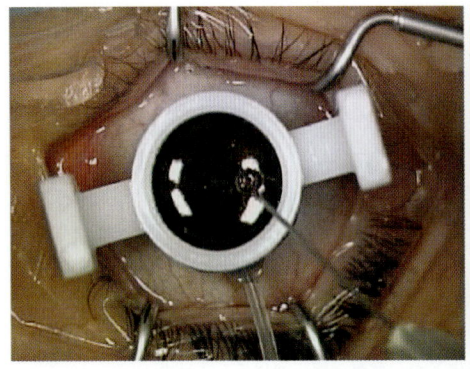

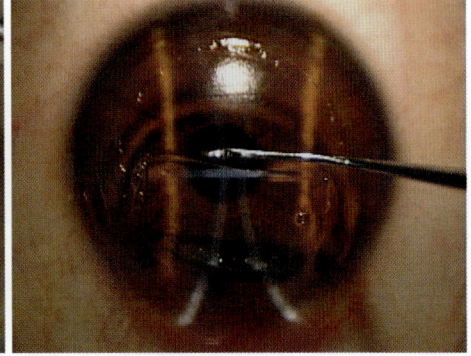

図1　LASEK
a. アルコール浸潤．角膜移植用トレパンの吸引を利用して吸着させ，アルコールを角膜に浸潤させる．
b. 角膜上皮剝離．角膜上皮を専用マイクロホーにて剝離する．

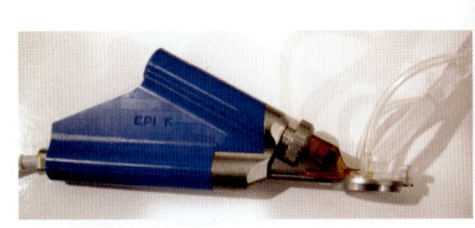

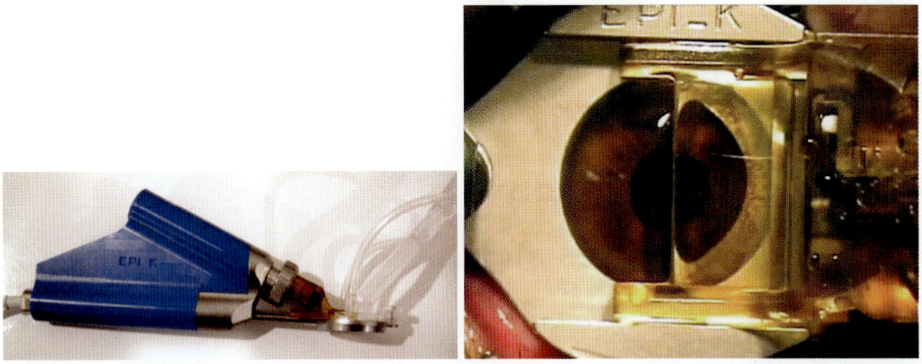

図2　Epi-LASIK
a. エピケラトーム Epi-K™（Moria）．
b. エピケラトームを吸着させ，角膜上皮をシート状に剝離する．

も結果に大差はなく，現在は術者の好みで選択されることが多い．ただし，Avellino（アベリノ）角膜変性症や流行性角結膜炎後などで角膜に混濁がある場合は，手技的に安全な T-PRK が選択される．

また，LASIK ではなくこれらのサーフェイスアブレーションが選択される症例は，レーザー照射後のベッド，いわゆる RSB（residual stromal bed）が LASIK の安全基準とされる $250\,\mu m$ に満たなかったり，角膜形状不整で LASIK には不向きな場合である．エキシマレーザーを使用したサーフェイスアブレーションは，RK 手術に比べ中等度から強度近視まで矯正できること，また術後の裸眼視力で 1.0 以上になる矯正精度が 90％ 以上と良好であるという利点があり，わが国でも屈折矯正手術の普及に大きく貢献した．しかし，角膜上皮の再生までの疼痛や感染症に対する注意が必要であり，また強度近視

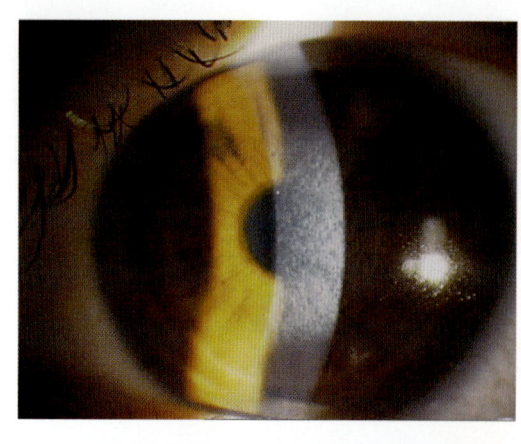

図3 PRKによる角膜上皮下混濁
角膜上皮下から実質浅層にかけて，すりガラス状の濃い混濁を認める．

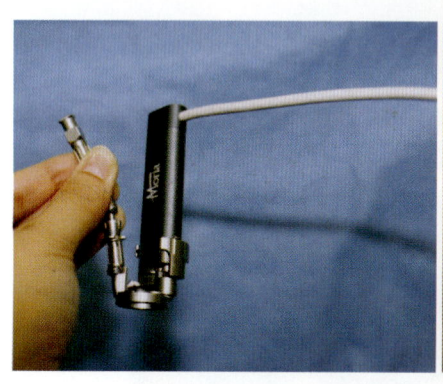

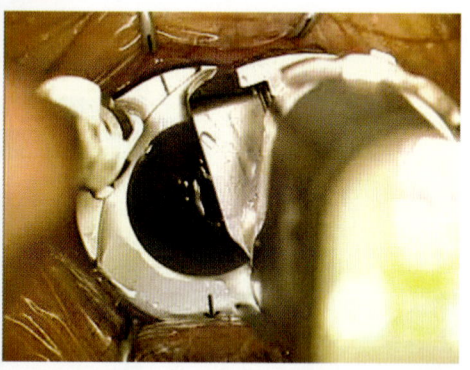

a.   b.

図4 マイクロケラトームによるフラップ作製
a．マイクロケラトーム M2（Moria）．
b．マイクロケラトームを吸着させてフラップを作製する．

では角膜上皮下混濁（図3）やそれに伴うリグレッション（近視化）が問題である．

LASIK：LASIKのフラップは，1990年代にはマイクロケラトームで器械的に作製していたが（図4），2000年頃からFS（femto second；フェムトセカンド）レーザーでつくることが可能になり，現在はFSレーザーが主流である（図5）．これは，マイクロケラトームでは角膜の大きさや形状（平坦か，または急峻か）によってはフラップがとれてしまうフリーフラップやフラップに穴が開くボタンホールなどの術中合併症が約0.5％の確率で生じるが，FSレーザーではこのような術中のフラップトラブルがなく安全にフラップが作製できるためである．

　また，エキシマレーザーの性能も進化している．まず，レーザーの照射径はPRKが開始された当初は4.5mm程度しかなく，術後のハローやグレアは必発の合併症であったが，現在は5.0〜6.5mm程

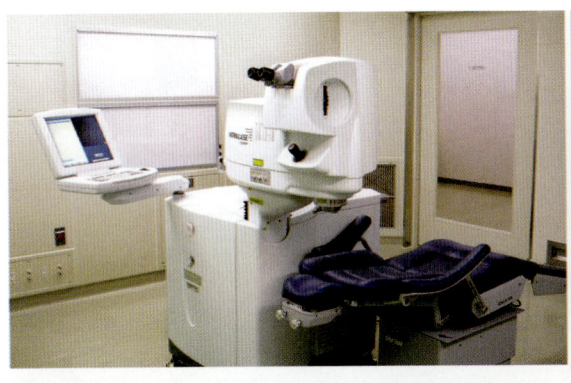

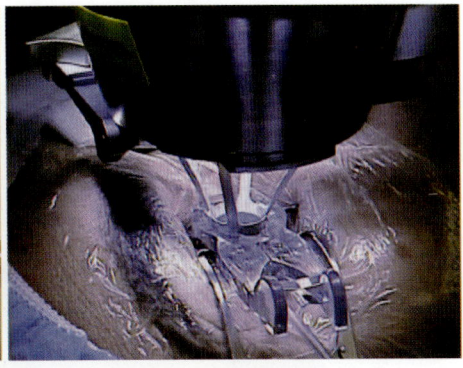

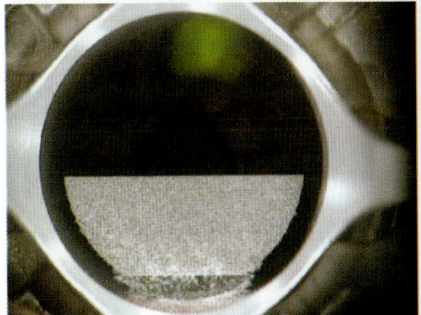

図5 FSレーザーによるフラップ作製
a. FSレーザー iFS（Abbott Medical Optics）．
b. FSレーザーでフラップを作製しているところ（外部モニター）．専用のアプラネーションレンズで角膜を圧平してレーザーを照射する．
c. FSレーザーでフラップを作製しているところ（顕微鏡カメラ）．角膜実質にレーザーが当たり実質間に間隙ができていく．
d. FSレーザーで作製したフラップを開けているところ．

度と大きく，さらにその外側に移行帯が設定されて全体の照射径は8.0～9.0 mmと広くなったので，ハローやグレアもかなり改善されるようになった．ハローやグレアなど視力の質の低下の原因は，レーザーの照射径だけでなく，非球面の角膜にレーザーを照射することにより高次収差が増加することも影響している．そこで，近年のエキシマレーザーは，近視や遠視，乱視などの屈折異常を矯正するだけでなく，視力の質の低下を避けるために高次収差の増加も抑えることができる wavefront-guided LASIK が主流になっている（図6）．この wavefront-guided LASIK が可能なエキシマレーザーは，米国FDA（Food and Drug Administration）だけでなく，2010年にはわが国の厚生労働省の認可も得られた．

LASIKはフラップ作製のためのFSレーザーの開発やエキシマレーザーの進化によりきわめて高い矯正精度で安全に手術が行える

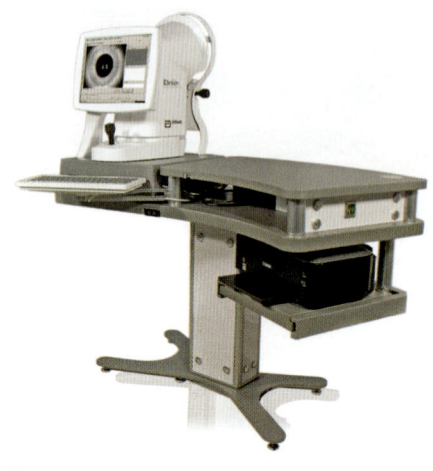

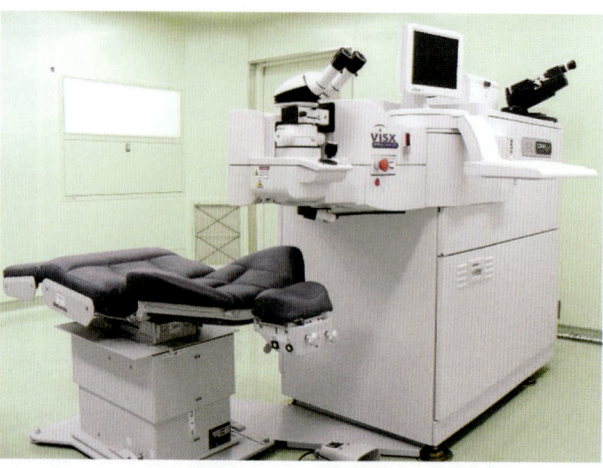

図 6　wavefront-guided LASIK
a.　WaveFront analyzer：iDesign® (Abbott Medical Optics).
b.　エキシマレーザー VISX™ STAR S4 IR® (Abbott Medical Optics).　WaveFront analyzer で解析したデータに基づきエキシマレーザーを照射する.

ことから，わが国でも急速に普及し，2008 年には年間で 40 万症例を超えた．しかし，その一方で，多くの患者が術後に自覚する乾燥感の原因としてドライアイがある．これはフラップ作製時に角膜の知覚神経が切断されるためで，術後 6 か月くらいを経て多くの症例は術前と同程度に改善するが，なかには長期にわたりドライアイが継続し涙点プラグなどの加療が必要になることもある．術後ドライアイは，マイクロケラトームで 130～160 μm の厚いフラップが作製されていた頃は術後不快感の主因であり視力に影響する症例もあったが，近年は 100～120 μm 程度の薄いフラップを FS レーザーでつくれるようになったことでドライアイの発症率は減少し，その程度も軽減している．

有水晶体眼内レンズ

LASIK の普及に伴い，近視度数が強すぎたり角膜厚が薄い症例を中心に有水晶体眼内レンズ (phakic IOL) 手術も普及してきている．phakic IOL は，わが国では 2000 年頃から手術が始められ，現在に至るまで 20,000 症例ほどの実績がある．phakic IOL には前房型と後房型があり，導入当初は虹彩に固定する前房型の Artisan® (図 7) や折りたたみ式の Artiflex® が中心であったが，2010 年の厚生労働省の認可をきっかけに毛様溝に固定する後房型の ICL (implantable collamer lens) が主流になっている (図 8)．どちらの phakic IOL

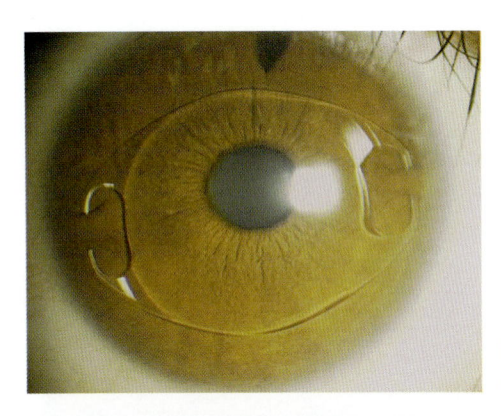

図7　phakic IOL（前房型の Artisan®）
虹彩に Artisan® がしっかりと固定されている.

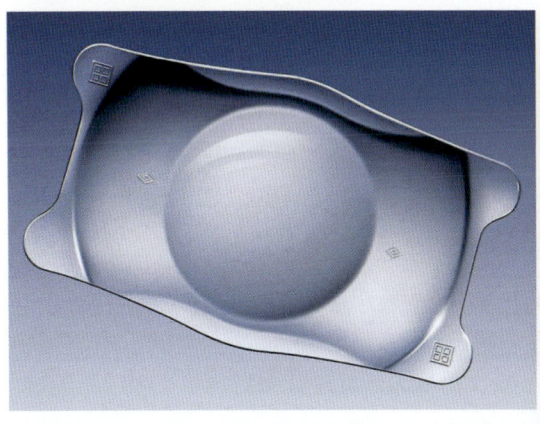

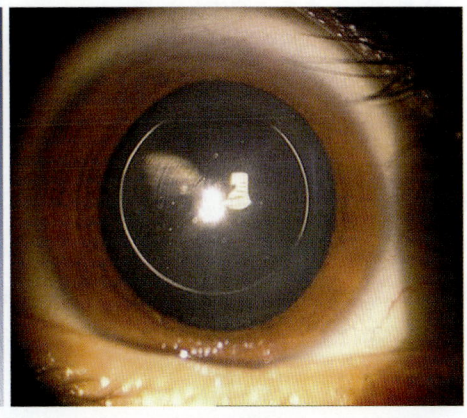

図8　phakic IOL（後房型の ICL (a)）と挿入された ICL (b)
後房に ICL を認める.
ICL：implantable collamer lens

も，近視のみならず乱視の矯正が可能であり，その矯正精度は LASIK 以上に優れていることが最大の利点である．それに加えてハローやグレアなどの視力の質の低下が少ないことや，術後ドライアイが起こらないという利点もある．しかし，その一方で前房型の Artisan® や Artiflex® は術後 5 年以上で角膜内皮細胞が激減する症例があるので，長期にわたる角膜内皮細胞の経過観察が重要である．また，ICL はレンズと水晶体との距離が近いと白内障を起こすおそれがあるためレンズのサイズ選択が重要であるが，白内障や術後眼圧上昇予防目的で開発された，レンズの中心に穴のついた hole ICL が，この問題を回避する手だてとして期待されている．

近視矯正の次に注目される老視矯正

　近視矯正手術は LASIK や ICL の安全性と視力回復の確実性からすでに成熟期を迎えたといっても過言ではない．そこで，近年は近

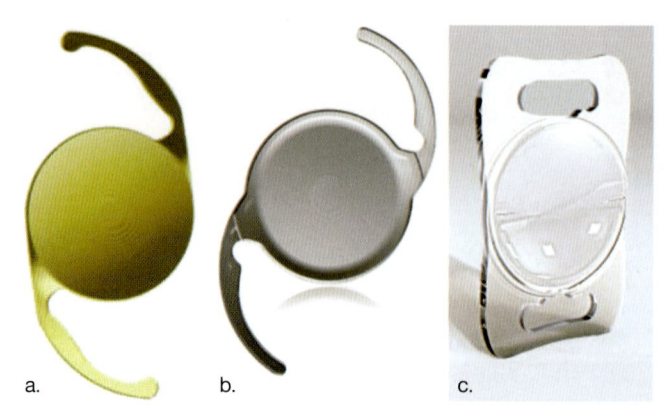

図9 さまざまな多焦点眼内レンズ
a. AcrySof® IQ ReSTOR® ワンピース（SN6AD1）（Alcon）.
b. TECNIS® Multifocal® ワンピース（ZMB00）（Abbott Medical Optics）.
c. LENTIS® Mplus（Oculentis）.

視矯正から老視矯正に注目が集まってきている．老視の矯正は眼鏡やコンタクトレンズ（CL）という手段はあるが，裸眼で遠近とも見えるようになりたいというQOL（quality of life）を求める人が増えたことが手術による老視矯正を後押ししている．現在，最も確実な老視矯正手術は白内障手術による多焦点眼内レンズの挿入であり，これには回折型と屈折型とがあるが，主流は回折型である（図9）．多焦点眼内レンズでは遠方が裸眼で見えるだけでなく近方も裸眼で見えるというメリットがあるが，近方の見やすい距離は30〜40cmに限られること，また暗所や夜間はハローやスターバーストという光が散って滲む現象があるのが欠点である．そこで光の回折によって起こる見にくさを改善させるために，従来の回折型のように同心円状に遠用部と近用部を交互に配置するのではなく，遠用部分を上方に，近用部分を下方に分節した新しい分節状屈折型多焦点眼内レンズLENTIS® Mplusが考案され使用されている（図9c）．

　LASIKによる老視矯正には，その矯正精度のよさを生かして優位眼は遠方に，非優位眼は近方に度数を合わせるモノビジョンLASIKのほか，エキシマレーザーで角膜に多焦点性ができるように削る老視LASIKも施行されているが，症例は少ない．このほか，白内障が出ていない45〜60歳くらいの対象を中心に，角膜内に特殊な薄いレンズを入れて老視を矯正する方法（角膜内インレー）が試験的に施行されている．これらのレンズには，ピンホール効果で近方を見えるようにするKAMRA™ inlayや，角膜に多焦点性をもたせる透明なレンズをLASIKのフラップ下に留置するRaindrop®（図10），近

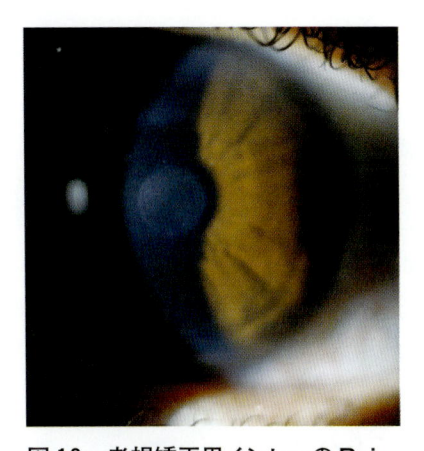

図10 老視矯正用インレーのRain-drop® (ReVision Optics)
細隙灯顕微鏡のスリット光で観察すると，かろうじてわかるくらい透明で薄いレンズである．

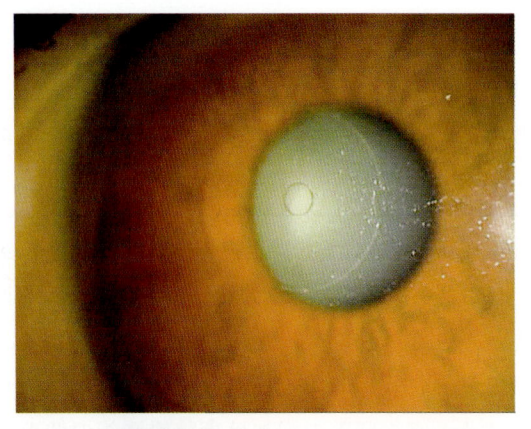

図11 老視矯正用インレーのFlexivue Microlens™ (Presbia)
細隙灯顕微鏡で中央に遠用部のホールがある透明なレンズを認める．

用度数が加入された透明なレンズを深さ300μmの角膜にトンネルを作製して挿入するFlexivue Microlens™（図11）などがあり，今後が期待される．

カコモン読解　第19回　一般問題92

1950年代に我が国で施行された近視矯正手術（放射状角膜切開）の合併症はどれか．
a 角膜破裂　　b 再近視化　　c 角膜感染症　　d 水疱性角膜症
e 低眼圧黄斑症

解説　1950年代にわが国で施行された角膜放射状切開術（佐藤氏手術）は，角膜の前面と後面の両方に切開を入れるため，角膜の脆弱性により外傷での角膜破裂や，創傷治癒遅延での角膜感染症，角膜内皮障害による水疱性角膜症などが問題となり施行されなくなった．また，強度近視では矯正効果の低下（再近視化：リグレッション）や，逆に長期的に継続する遠視化も問題であり，その後ロシアのFyodorovが角膜前面のみを切開するradial keratotomy（RK）手術を考案し世界に広く普及したが，エキシマレーザーによるPRKやLASIKの台頭に伴いRK手術も施行されなくなった．眼圧は角膜の硬性低下と平坦化により低く測定されるようになるが，実際の眼圧は低下していない．

模範解答　a, b, c, d

> **カコモン読解** 第19回 一般問題93
>
> 近視矯正 LASIK で誤っているのはどれか．2つ選べ．
> a 裸眼視力の改善　　b 矯正視力の改善　　c 眼圧測定値の減少
> d 角膜中心厚の減少　　e 波面高次収差の増加

［解説］ 近視矯正 LASIK では裸眼視力は改善するが，矯正視力は一般的に変わらない．角膜中心部の切除により角膜中心厚は減少し角膜屈折力が小さくなるので，眼圧は低く測定されるようになる．また，切除量が多くなるほど全高次収差だけでなくコマ収差や球面収差も増加する．高次収差の増加は術後視機能の低下を起こしハローやグレアなどを引き起こすため，高次収差の増加を抑える wavefront-guided LASIK が施行されるようになった．

［模範解答］ b（解答となる選択肢は一つのみと考える．）

> **カコモン読解** 第24回 一般問題91
>
> LASIK における晩期発症（2週以降）の角膜感染症で疑うべき起炎菌はどれか．
> a 連鎖球菌　　b 肺炎球菌　　c 非定型抗酸菌
> d 黄色ブドウ球菌　　e アカントアメーバ

［解説］ 連鎖球菌，肺炎球菌，黄色ブドウ球菌は術後早期感染症の代表的な起因菌である．アカントアメーバは LASIK 後に代表的な感染症ではなく CL の水道水管理時などに起きやすい．LASIK の晩期（2週以降）では使用器械の汚染などが原因と考えられる非定型抗酸菌（非結核性抗酸菌）が多く，2007年に東京の非眼科専門医によって施行された LASIK で，マイクロケラトームの未滅菌で集団感染症を引き起こしたことは記憶に新しい．

［模範解答］ c

（北澤世志博）

薬物治療

近年，近視は世界中で増え続けている[1]．強度近視による失明を防ぐため，近視進行抑制を薬物・点眼治療で可能にすること，それが究極の近視進行抑制法と考えている．現段階でのさまざまな近視進行抑制法をメタ解析したコクランレビュー[2]によると，高い近視進行抑制効果を示すものはムスカリン受容体拮抗薬[*1]であり，プラセボと比較してアトロピン点眼が0.80D/年，シクロペントラート点眼が0.34D/年，ピレンゼピン塩酸塩眼ゲル化剤が0.31D/年の近視進行抑制効果であった．その他のメタ解析の報告[3]でも同様に，アトロピン点眼，ピレンゼピン塩酸塩眼ゲル化剤が挙げられている．つまり，現時点での究極の近視進行抑制法の開発に最も近いものはムスカリン受容体拮抗薬であり，本項ではこのムスカリン受容体拮抗薬を中心とした近視の薬物治療に絞って解説する．

文献は p.307 参照．

[*1] ムスカリン受容体拮抗薬 抗コリン作用薬やコリン作用遮断薬，ムスカリン性受容体拮抗薬とも呼ばれ，副交感神経節後線維と効果器官のシナプス後膜に存在するムスカリン受容体でアセチルコリンと拮抗して刺激効果を遮断する薬物をさす．代表的なものにアトロピンがある．副作用は副交感神経遮断症状すなわち散瞳，調節障害，眼圧上昇，口渇，顔面紅潮，頻脈，血圧上昇，排尿障害などがある．

ムスカリン受容体拮抗薬に関する実験的検討

近視の発生機序，特に眼軸長延長機転を検討すべく，ヒヨコなどの動物の眼を近視の状態にするために，form-deprivation myopia（FDM）と lens-induced myopia（LIM）という二つのモデルがつくられている．FDM は形態覚遮断近視，視性刺激遮断近視ともいわれ眼を遮閉することで生じる近視で，LIM は－16Dなどの強度のレンズを掛けることで生じる近視である．これら動物実験モデルによる研究は，1977年 Wiesel と Raviola の幼若サルの瞼々縫合により強度近視を惹起した報告[4]，次いで1978年 Wallman らの，ヒヨコにゴーグルを装用させたところ強い近視が惹起されたという報告[5]以来，盛んに行われている．

ヒトの毛様体におけるムスカリン受容体の種類の分布は，M_1 受容体が7％，M_2・M_4 受容体が5～10％，M_3 受容体が60～75％，M_5 受容体が5％と報告[6]されている．これらムスカリン受容体のサブタイプのうち，M_1，M_2，M_4 が近視進行抑制に重要という報告[7,8]があり，また M_1 受容体阻害薬（pirenzepine）＞M_1＋M_3 受容体阻害薬（4-diphenyl-acetoxy-N-methyl-piperidine methiodide；

4-DAMP）＞M_2受容体阻害薬（gallamine）との有効性の順位付けの報告[6]もある．M_3受容体がヒトの角膜・虹彩・毛様体・水晶体上皮細胞の主なムスカリン受容体[9]のため，サブタイプの割合から考えると，M_3受容体を阻害する選択的M_3受容体阻害薬（4-DAMP）[10]が効果的と思われる．ハムスターを用いた動物実験でもM_3受容体の関与が報告[11]されているが，選択的M_2・M_3受容体阻害薬は近視進行抑制に効果がないとする報告[12]や，またムスカリン受容体は毛様体だけでなく強膜や網膜などにも分布しており，さらには近視進行を抑制しているメカニズムがムスカリン受容体を介していない可能性もある[7]．また，ヒヨコにはM_1受容体がない[7]ため，M_1受容体阻害薬であるピレンゼピン塩酸塩眼ゲル化剤のヒヨコにおける近視進行抑制効果はM_1受容体を介していない可能性[7]がある．またtree shrew（ツパイ）において近視早期にはムスカリン受容体遺伝子の発現レベルは不変であることが報告[13]され，さらにヒヨコにおいて近視進行抑制にアセチルコリン受容体のうちムスカリン受容体ではなくニコチン受容体を介したメカニズムも報告[14]された．また，ヒヨコを用いた実験でアトロピン硝子体注射により強膜の線維層が厚くなり軟骨層が薄くなった報告[15]などより，非選択的ムスカリン受容体拮抗薬のアトロピンや，M_1選択的ムスカリン受容体拮抗薬であるピレンゼピン塩酸塩眼ゲル化剤の作用機序は，調節麻痺作用によるものではなく網膜や強膜のムスカリン受容体に直接作用して，眼軸長の伸展を抑制するものとも考えられている[16]．このように明らかな近視進行抑制効果をもつムスカリン受容体拮抗薬であるが，現在ではわかっていない未知のメカニズムによる近視進行抑制機序がある可能性があり，今後の研究結果が待たれる．

薬物治療成績とその問題点

トロピカミド：点眼による近視進行抑制研究をまとめた報告[17]によると，まずトロピカミド（ミドリン®M）点眼液は，調節が近視進行の原因であるとの考えに基づき1960年以後にさまざまな研究が行われたが，対照を置かないなど研究デザインに問題があることが多く，近視進行抑制に関するエビデンスに乏しい．しかし，わが国の眼科医の近視に対する考えかたのアンケート調査結果[18]によると，近視の進行抑制に対しエビデンスのあるムスカリン受容体拮抗薬を用いて近視の治療を行っている施設は皆無に等しく，使用している近視の治療薬はエビデンスに乏しいトロピカミド点眼液が主流

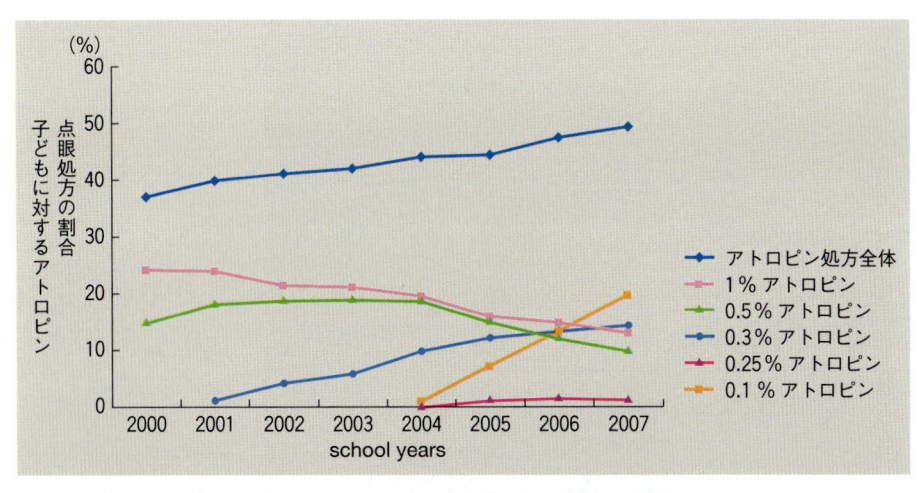

図1 近視の子どもに対するアトロピン点眼処方の割合と濃度
台湾における，4〜18歳の近視の子どもを対象とした，1％や0.5％の高濃度アトロピン点眼の処方割合が徐々に減少し，0.3％や0.25％や0.1％などの低濃度アトロピン点眼の処方割合が増加，特に2004年から0.1％のアトロピン点眼処方が急激に増加していることがわかる．
(Fang YT, et al：Prescription of atropine eye drops among children diagnosed with myopia in Taiwan from 2000 to 2007：a nationwide study. Eye〈Lond〉2013；27：418-424.)

である．トロピカミド点眼液を使用している割合は小学生低学年では64％，小学生中学年では62％，小学生高学年では52％を占めており，エビデンスのある安全な治療方法の確立が急がれる．

アトロピン：わが国と同様に近視の割合が高い台湾では，アトロピン点眼処方は日常でよく行われており，2000年の時点では36.9％だったものが2007年では49.5％になり，処方する濃度も0.1％など低濃度化していることが報告された（**図1**)[19]．0.05％や0.1％などの低濃度アトロピン点眼の有効性の報告[20,21]や，0.01％の濃度と0.1％・0.5％の濃度のアトロピン点眼の効果を比較した報告でも0.01％の濃度のアトロピン点眼の低い副作用発生率と，ほかの濃度と変わらない近視進行抑制効果（**図2**）を示した報告[22]もあることから，今後わが国でも低濃度アトロピン点眼が普及していく可能性がある．また，アトロピン点眼中止後に近視がリバウンドする報告[23]もあるが，低濃度アトロピン点眼の長期経過が近年報告[24]され，0.01％など低濃度のほうが中止後の近視のリバウンドの程度も少ないことがわかってきた．現在，0.01％アトロピン点眼を用いた無作為化二重盲検プラセボ対照並行群間比較試験がわが国で始まったところであり，結果が待たれるところである．

アトロピン点眼処方で問題になるのは調節麻痺効果などの副作用である．Chuaらは，二重盲検無作為化比較対照試験を行いアトロピン点眼液の近視進行抑制効果および眼軸長の延長抑制効果を報告

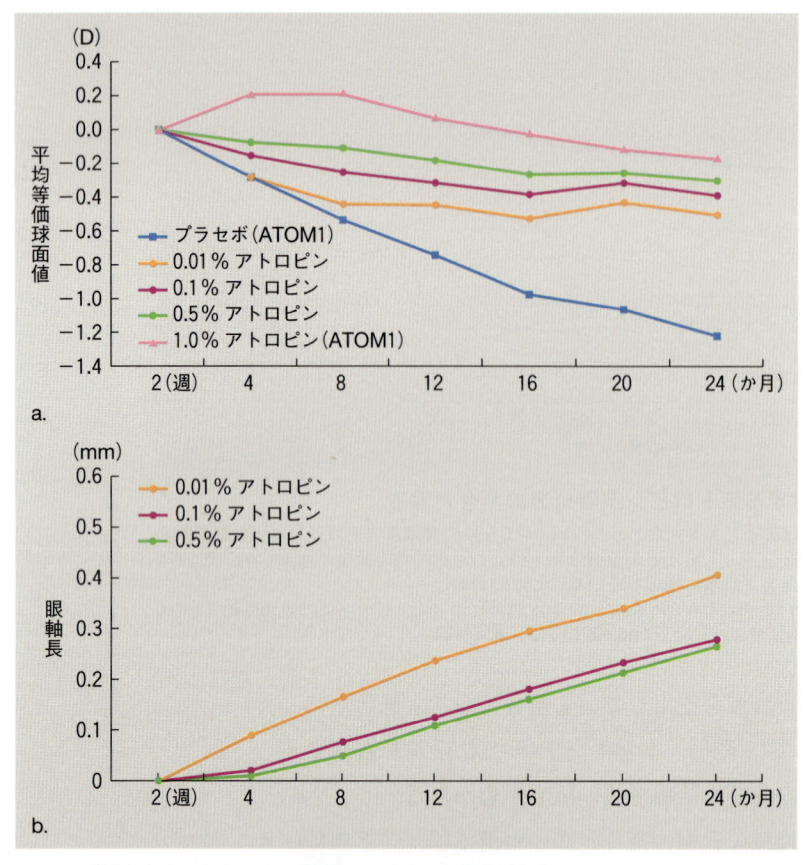

図2 濃度別のアトロピン点眼の近視進行抑制効果

a. アトロピン点眼開始2週間後を基準とした，点眼開始24か月後までの平均等価球面値の変化量を示す．アトロピン点眼の濃度による差が小さいことがわかる．2年間の平均等価球面値の変化量（D）はアトロピン点眼濃度が0.01％，0.1％，0.5％の順に，−0.49，−0.38，−0.30であった（$p=0.07$）．プラセボ点眼と1.0％アトロピン点眼のデータはAtropine for the Treatment of Myopia 1（ATOM1）Study[25]のものを使用．アトロピン点眼開始直後は遠視化するため，点眼開始2週間後を基準としている．

b. アトロピン点眼開始2週間後を基準とした，点眼開始24か月後までの平均眼軸長の変化量を示す．2年間の平均眼軸長の変化量（mm）はアトロピン点眼濃度が0.01％，0.1％，0.5％の順に，0.41，0.28，0.27であった（$p=0.002$）．

(Chia A, et al：Atropine for the treatment of childhood myopia：safety and efficacy of 0.5％, 0.1％, and 0.01％ doses〈Atropine for the Treatment of Myopia 2〉. Ophthalmology 2012；119：347-354.)

しており，1％アトロピン点眼を1日1回2年間使用することにより，屈折値で平均77％近視抑制効果があった（2年間でコントロール群との差が屈折値0.92D，眼軸長0.40mm）ことを報告した[25]．このChuaらの報告のなかで重篤な合併症の報告はなかったが，不快感や見えかた，アレルギーなどが原因で合計11％の症例が途中離脱しており，アトロピン点眼を近視進行抑制のために使用するには低濃度化するなどの対策が必須であると思われる．

ピレンゼピン塩酸塩眼ゲル化剤：M_1選択的ムスカリン受容体拮抗

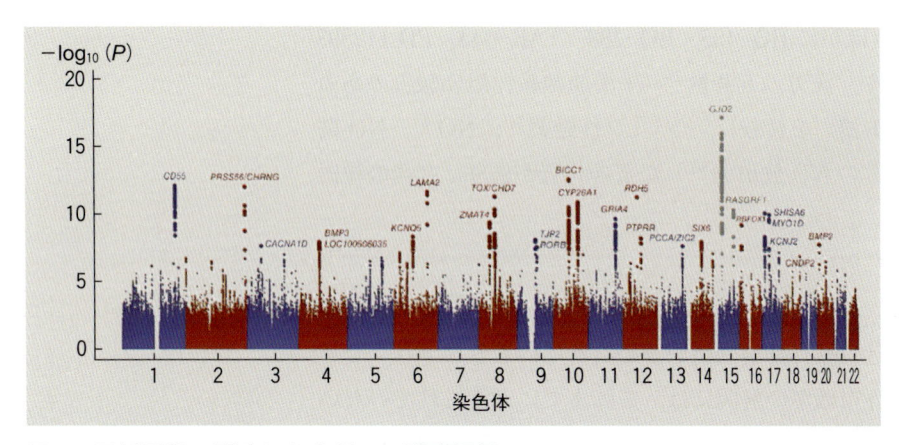

図3 屈折異常に関連した全ゲノム関連解析
縦軸はGWASで得られたSNPのP値（−log₁₀），横軸は染色体上の位置．対象形質と関連のあるSNPが存在する場合，プロット上突出したピークが形成される．新たに同定した主な遺伝子に以下が挙げられる．
KCNQ5（6番染色体，イオン輸送関連）
GRIA4（11番染色体，神経伝達・正視化関連）
RDH5（12番染色体，レチノイン酸代謝関連）
LAMA2（6番染色体，細胞外マトリックスリモデリング関連）
BMP2（20番染色体，細胞外マトリックスリモデリング関連）
SIX6（14番染色体，眼球成長関連）
PRSS56（2番染色体，眼球成長関連）
GWAS：genome-wide association study（全ゲノム関連解析）
SNP：single nucleotide polymorphism（一塩基多型）
(Verhoeven VJ, et al：Genome-wide meta-analyses of multiancestry cohorts identify multiple new susceptibility loci for refractive error and myopia. Nat Genet 2013；45：314-318.)

薬であり，作用機序はアトロピン点眼と同様であるが，M_3受容体への影響が小さいため，アトロピン点眼と比べて散瞳や調節不全が起こりにくい．Siatkowskiら[26]やTanら[27]の報告によると1年間で，屈折値で約50％の近視抑制効果があったことを報告している．しかし，Siatkowskiらの報告のなかで，参加者のうちひとりだけ落馬し右腕を骨折した事例が報告されており，そのほかにもアレルギー反応や霧視などの副作用が原因で途中離脱する参加者が11％（Tanらの報告では8.8％）であった．長期的な治療効果や副作用が検討されておらず，現時点では国内で眼軟膏として市販される予定がないことから，ピレンゼピン塩酸塩眼ゲル化剤の臨床応用もやはり難しいと思われる．

チモロールマレイン酸塩点眼液：眼圧降下作用による眼軸長延長の抑制を期待され過去に検討されたが，近視進行抑制効果を認めなかった[28-30]．

今後，治療薬として可能性のあるもの

ムスカリン受容体拮抗薬以外には，エンドセリンA受容体阻害

薬の BQ-123[31]（ほかに BQ-485, BQ-788, TAK-044, PD 142893 などもある[32]）や, 漢方の五苓散[33]（平滑筋弛緩作用の報告のある生薬タクシャ〈沢瀉〉を含む），ドパミン作動薬[34], NO[35], NO 関連薬（FK406 などの NO 放出薬[36]）などの報告があり，今後の検討を要する．

今後の展望

　すでに強力な近視進行抑制効果が認められているムスカリン受容体拮抗薬などの作用機序の解明には，これまでに考えられていない新たな切り口の可能性も秘められていると考えられる．近年"Nature Genetics"誌に全ゲノム関連解析（genome-wide association study；GWAS）をメタ解析した結果が報告[37]され（図3），将来的に個人個人の遺伝子を調べ，薬物治療の反応性の違いなどがわかれば，個別の近視進行の予測と予防ができる可能性がある．

〔鳥居秀成，不二門　尚〕

サイエンティフィック・クエスチョン

周辺視，周辺網膜のデフォーカスについて教えてください

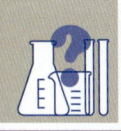

Answer 周辺網膜は像の解像力が低いため，屈折矯正はもっぱら中心窩に対して行われます．しかし近年，周辺網膜におけるデフォーカスは，学童期の近視進行の原因として注目されています．

なぜ周辺網膜におけるデフォーカスが注目されるのか？

Smithら[1]やSchaeffelら[2]は，動物モデルにおいて周辺部網膜のみに後方へのデフォーカスを与えると，対応する局所に眼軸長の過伸展が生ずることを発見し，眼軸長の視覚制御（visual regulation of axial length）の機能は黄斑部に限定されているわけではなく，周辺網膜の関与が強いと考えた．さらに周辺網膜に後方へのデフォーカスを認めた症例で近視進行がみられたとするHoogerheideらの臨床的な観察をもとに，Charmanら[3]やSchmid[4]は周辺網膜における網膜後方へのデフォーカスが，眼軸長の視覚制御機転のトリガーとなり，近視進行の原因となっているとする仮説を示した．中心窩から離れるほど錐体細胞の密度は低下し，像の解像度が落ちるため，これまで周辺網膜での屈折が重要視されることはなかった．しかし最新の網膜の神経生化学的実験によれば，周辺部の網膜神経細胞は比較的小さなデフォーカスに反応している可能性がある．

文献は p.309 参照．

眼球形状と周辺網膜のデフォーカスの関係

前後に長いプロレートな形状をもつ眼球では，後極部の網膜形状はスティープとなる．角膜，水晶体の屈折力によって結像した曲面（image shell）との間に乖離が生じ，軸上，中心窩で屈折矯正した場合，周辺網膜には周辺に向かうにつれて大きな後方へのデフォーカスが生ずる（図1）．

周辺網膜のデフォーカスの評価

周辺網膜でのデフォーカス（軸外収差）は，検影法，自動レフラクトメータ（自動レフ），波面収差計などで，視軸に対して測定軸を変えながら屈折値を求めることで評価できる（図2）．

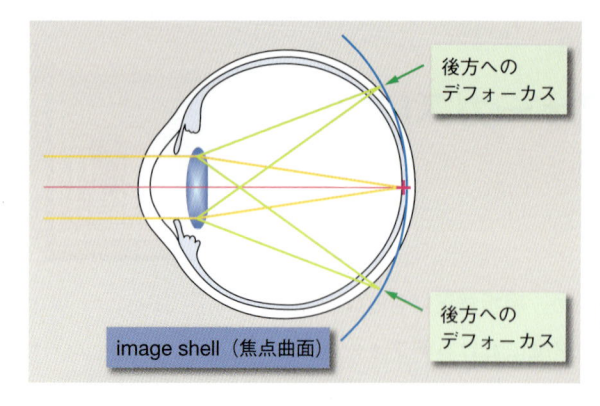

図1 前後に長いプロレートな眼球にみられる周辺網膜でのデフォーカス

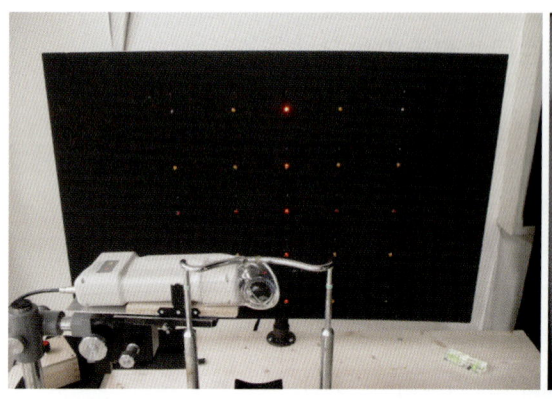

図2 前面開放型自動レフによる網膜周辺部の屈折検査
a. 測定状況
b. 測定時のアライメント

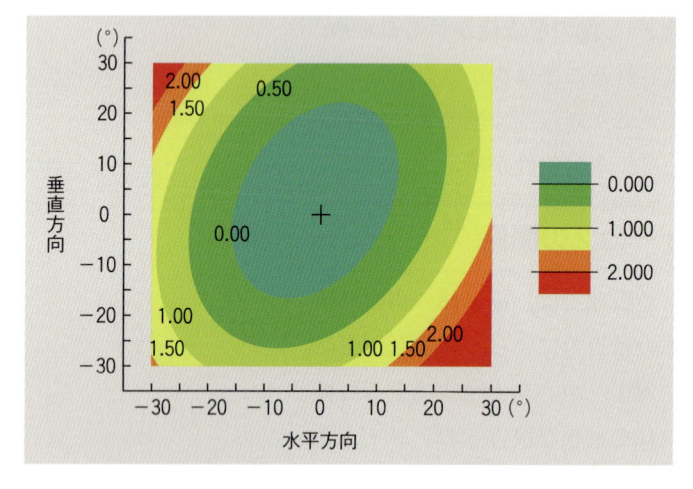

図3 強度近視眼の相対的周辺屈折度マップの例
中心窩（＋）の屈折値を0Dとしたときの相対的屈折度数を示す．中心窩で屈折矯正すると，周辺網膜には2.00Dを超す後方へのデフォーカスが生ずる．

各注視方向で得られた屈折値から正面での屈折値を差し引いた値を，相対的周辺屈折度（relative peripheral refraction）という（図3）．

眼鏡レンズと周辺網膜のデフォーカスの関係

単焦点眼鏡レンズで近視を矯正するとき，周辺視野からくる光線

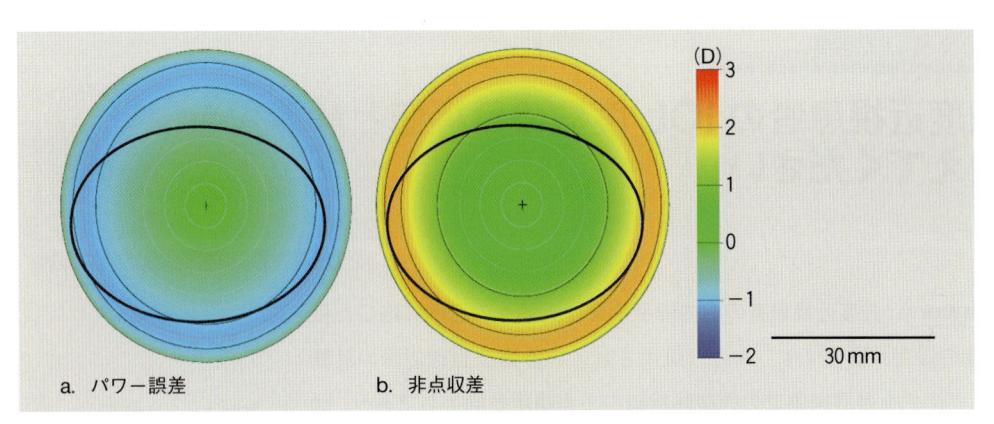

図4 球面レンズの周辺部のパワー誤差と非点収差（−2.50 Dの凹レンズの場合）
瞳孔中心からのシミュレーション．同心円は視野10°間隔に相当．一般的な眼鏡フレームサイズを楕円で示した．

はレンズを斜めに通過するため，レンズ周辺部では非点収差（off-axis astigmatism, oblique astigmatism）の増大とともにレンズパワー（等価球面値）は増強する（図4）．軸上で屈折異常を完全矯正すると，正面視において，周辺網膜では後方へのデフォーカスが生じやすい．

屋内活動と周辺網膜のデフォーカスの関係

屋外では物体の距離の差による焦点誤差（ジオプトリー誤差）が小さく，中心窩で焦点が合えば，網膜全体でデフォーカスは起こりにくい（本巻"視覚環境"の項の図4〈p.38〉を参照）．たとえば，眼前10 mと100 mにある物体の距離の差は90 mあるが，焦点の差はわずか0.09 Dである．一方，屋内では距離の差による焦点誤差が大きく，中心窩で焦点が合っていても，周辺部網膜ではデフォーカスが生じている場合が多い．たとえば，眼前0.33 mと1 mにある物体の距離の差は0.66 mにすぎないが，焦点誤差は2.00 Dとなり，前者に比べ22倍大きい．周辺網膜のデフォーカスは，視距離が近いほど大きくなる傾向があるため，近業と近視進行の因果関係を説明することができる．

臨床的意義

光学的な方法論に基づく近視進行抑制研究では，いかに広範囲の網膜において後方へのデフォーカスをとり除き，眼軸を安定させるかが課題となる．中心窩におけるデフォーカスをとり除くことを意図した従来の屈折矯正法では，このような要求に対応することができない．

〔長谷部　聡〕

クリニカル・クエスチョン
強度近視患者のIOL度数の目標値と計算式を教えてください

Answer 強度近視患者の白内障手術では，個々の症例に応じた目標屈折値の設定が必要です．また，汎用されている第3世代以降の計算式では，どの式も長眼軸眼での術後屈折値の予測精度が向上しており，計算式自体の優劣がつけにくくなっています．しかし，30 mmを超える超長眼軸眼では，術後予測以上に遠視化することがあり，注意が必要です．

強度近視眼の白内障手術の問題点

強度近視眼の白内障手術の問題点には，術後の目標屈折値の設定と，術前予想屈折値と術後屈折値の誤差（屈折誤差）がある．目標屈折値の設定に関しては，これまでの近見中心の生活を重視し，術後は裸眼で読書可能な−3.0 D程度の近視がよいとされてきたが，デスクワークの普及から中間距離での見えかたを重視する患者や，コンタクトレンズ装用に慣れた若年症例では遠見での見えかたを重視する患者が多いことに留意する必要がある[1]．一方で，種々の眼底病変から術後も視力が不良と推測される症例に対しては，術前の最大視認力[*1]を低下させないように個々の症例に応じた目標屈折値の設定が必要である[2]．

近視患者が術後遠視となった場合，正視や遠視患者と比較し術後の不満は強いため，少なくとも遠視化は避けたい．しかし低パワー眼内レンズ（IOL）を使用する超長眼軸眼では，汎用されている第3世代以降の計算式[*2]と，メーカー推奨IOL定数[*3]を用いてIOL度数の計算を行った場合，各施設や個人ごとにIOL定数の最適化[*4]を行ったとしても，術後予測以上に遠視化することがあるため注意が必要である[1,3-5]．

目標屈折値の設定

強度近視患者の白内障手術においては，網脈絡膜萎縮などの種々の眼底病変により術後必ずしも良好な視力が得られるとは限らない症例が多い．目標屈折値の設定（単焦点IOL）は，術後視力が良好と予測される症例とそうではない症例では，留意点が異なる．

文献はp.309参照．

[*1] **最大視認力**
視距離にかかわらず，近見試視力視標で識別できる最小の視標とそのときの視距離を示したもので，"最小可読視標"ともいう．被検者の屈折とその矯正，および調節とその補正，ならびに標準検査視距離か単独か否かなど，用いる視標の種別については特に考慮されていない．そのため，これは最大の識別力や最小の識別閾を示す"視力"に相当するものではない．主に教育の分野で用いられており，視覚に障害のある児童生徒の読書文字サイズを決める手掛かりなどに利用されている．

[*2] IOL度数計算式には幾何光学模型眼から導いた理論式と，統計の回帰式から求めた経験式がある．第1世代計算式には理論式のFyodorov式やBrinkhorst式，経験式のSRK式がある．第2世代では短・長眼軸眼の予測ずれに眼軸長などで微調整を行った修正式のSRK II式やThompson式がある．第3世代には経験的手法を用いて修正した理論式のHolladay I式，SRK/T式，Hoffer Q式などがある．国内ではSRK/T式が汎用されているが，第4世代のHolladay II式やHaigis式など，より精度の高い計算式も普及しつつある．

[*3,4]はp.161参照．

専門医のための眼科診療クオリファイ 第Ⅲ期（全10冊）

専門医認定をめざす、専門医の資格を更新する眼科医必携！
変化の速い眼科領域の知見をプラクティカルに解説

- B5判／各巻約250頁／並製／本体予価：12,000〜21,000円

● シリーズ総編集
大鹿 哲郎（筑波大学）

● 編集陣（五十音順）
大橋 裕一（愛媛大学）

わかりやすく、アトラクティブな誌面は臨床に直結!!
抽出された最新の過去問題を見直すことで、試験対策にも役立つ!!

● 第Ⅲ期の構成と編集

㉑ 眼救急疾患スクランブル　坂本泰二（鹿児島大学）　定価（本体 14,500 円＋税）

㉒ 弱視・斜視診療のスタンダード　不二門 尚（大阪大学）　定価（本体 14,000 円＋税）

㉓ 眼科診療と関連法規　村田 敏（信州大学）　定価（本体 14,000 円＋税）
　　　　　　　　　　　鳥山佑一、

㉔ 前眼部の画像診断　前田直之（大阪大学）　定価（本体 15,000 円＋税）

㉕ 角膜混濁のすべて　井上幸次（鳥取大学）　定価（本体 14,000 円＋税）

㉖ ロービジョンケアの実際　山本 修一（千葉大学）　定価（本体 14,000 円＋税）

㉗ 視野検査とその評価　松本長太（近畿大学）　定価（本体 15,000 円＋税）

㉘ 近視の病態とマネジメント　大野京子（東京医科歯科大学）　定価（本体 15,000 円＋税）【最新刊】

㉙ 眼形成手術　嘉鳥信忠（聖隷浜松病院）　定価（本体 19,500 円＋税）
　　　　　　　渡辺彰英（京都府立医科大学）

㉚ 眼の発生と解剖・機能　大鹿哲郎（筑波大学）　本体予価 13,500 円

※配本順、タイトルなど諸事情により変更する場合がございます。

前金制 お得で確実な定期購読を!!
10冊予価合計 148,500＋税
28,500円おトク!!
定期購読料金 → 120,000円＋税
※送料無料サービス
※お申し込みはお出入りの書店または直接中山書店までお願いします。

● 第Ⅱ期の構成

⑪ 緑内障薬物治療ガイド＜定価（本体 14,000 円＋税）＞

⑫ 角膜内皮障害 to the Rescue＜定価（本体 14,500 円＋税）＞

⑬ ぶどう膜炎を斬る！＜定価（本体 14,000 円＋税）＞

⑭ 網膜機能検査 A to Z＜定価（本体 14,500 円＋税）＞

⑮ メディカルオブサルモロジー 眼薬物治療のすべて＜定価（本体 14,000 円＋税）＞

⑯ 糖尿病眼合併症の新展開＜定価（本体 14,000 円＋税）＞

⑰ ドライアイ最新治療 How to treat＜定価（本体 21,000 円＋税）＞

セットだと 26,000 円お得

● 第Ⅰ期の構成

① 屈折異常と眼鏡矯正＜定価（本体 14,500 円＋税）＞

② 結膜炎と眼レラウンド＜定価（本体 14,000 円＋税）＞

③ 緑内障診断ガイド＜定価（本体 14,000 円＋税）＞

④ 加齢性黄斑変性：診断と治療の最先端＜定価（本体 13,500 円＋税）＞

⑤ 全身疾患と眼＜定価（本体 13,500 円＋税）＞

⑥ コンタクトレンズ自由自在＜定価（本体 13,500 円＋税）＞

⑦ 視神経疾患と視野異常判断＜定価（本体 13,500 円＋税）＞

セットだと 18,000 円お得

「専門医のための眼科診療クオリファイ」第Ⅰ～Ⅲ期注文書

※希望する商品の□にチェックしてください（送料サービス）

刊行中！

☐ **第Ⅲ期（全10冊）セット 注文します**

☐ **第Ⅰ期（全10冊）セット 注文します** 完結!!

☐ **第Ⅱ期（全10冊）セット 注文します** 完結!!

「専門医のための眼科診療クオリファイ」既刊書【分冊注文】

※希望する書籍の申込冊数をご記入ください
※分冊での直接注文はご注文の場合、送料を別途申し受けます

① 屈折異常と眼鏡矯正 ＿＿＿冊注文
② 結膜炎オールラウンド ＿＿＿冊注文
③ 緑内障診断ガイド ＿＿＿冊注文
④ 加齢黄斑変性：診断と治療の最先端 ＿＿＿冊注文
⑤ 全身疾患と眼 ＿＿＿冊注文
⑥ コンタクトレンズ自由自在 ＿＿＿冊注文
⑦ 視神経疾患のすべて ＿＿＿冊注文
⑧ 網膜血管障害 ＿＿＿冊注文
⑨ 子どもの眼と疾患 ＿＿＿冊注文
⑩ 眼付属器疾患とその病理 ＿＿＿冊注文

⑪ 緑内障薬物治療ガイド ＿＿＿冊注文
⑫ 角膜内皮障害to the Rescue ＿＿＿冊注文
⑬ ぶどう膜炎を斬る！ ＿＿＿冊注文
⑭ 網膜機能検査A to Z ＿＿＿冊注文
⑮ メディカルオフサルモロジー眼治療のすべて ＿＿＿冊注文
⑯ 糖尿病眼合併症の新展開 ＿＿＿冊注文
⑰ 裂孔原性網膜剥離How to treat ＿＿＿冊注文
⑱ 眼底OCTのすべて ＿＿＿冊注文
⑲ ドライアイースペシャリストへの道 ＿＿＿冊注文
⑳ 眼内レンズの使いかた ＿＿＿冊注文

㉑ 眼救急疾患スクランブル ＿＿＿冊注文
㉒ 弱視・斜視診療のスタンダード ＿＿＿冊注文
㉓ 眼科診療と関連法規 ＿＿＿冊注文
㉔ 前眼部の画像診断 ＿＿＿冊注文
㉕ 角膜混濁のすべて ＿＿＿冊注文
㉖ ロービジョンケアの実際 ＿＿＿冊注文
㉗ 視野検査とその評価 ＿＿＿冊注文
㉘ 近視の病態とマネジメント ＿＿＿冊注文

●取扱書店

●お名前

●ご連絡先 〒

電話（　　　）
FAX（　　　）

中山書店 〒112-0006 東京都文京区小日向4-2-6 Tel. **03-3813-1100** Fax. **03-3816-1015** http://www.nakayamashoten.co.jp/

2016.02

第III期 全10冊の構成

鳥山 佑一（信州大学）　不二門 尚（大阪大学）
前田 直之（大阪大学）　松本 長太（近畿大学）
村田 敏規（信州大学）　山本 修一（千葉大学）
渡辺 彰英（京都府立医科大学）

21　眼救急疾患スクランブル
22　弱視・斜視診療のスタンダード
23　眼科診療と関連法規
24　前眼部の画像診断
25　角膜混濁のすべて
26　ロービジョンケアの実際
27　視野検査とその評価
28　近視の病態とマネジメント　**最新刊**
29　眼形成手術
30　眼の発生と解剖・機能

※配本順、タイトルなど諸事情により変更する場合がございます。

第III期 好評刊行中！

中山書店

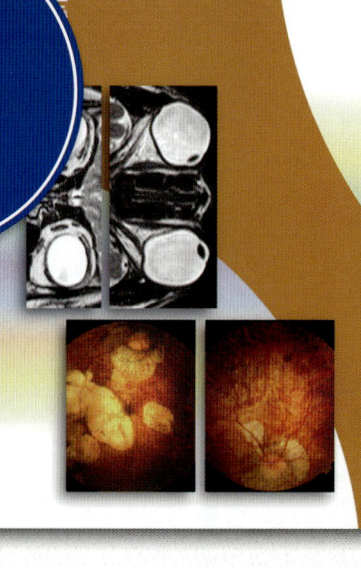

術後視力が良好と予測される症例での留意点：裸眼で近見中心の生活を重視する場合，目標屈折値の設定は−3.0 D 程度の読書に適した近視（0.3 m の近見）がよいと従来考えられてきた[6]．しかし Hayashi らは，近年はパソコン作業やデスクワークが普及し，中間距離での生活を重視する患者が多く，近見（0.3 m）から中間距離（0.5〜0.7 m）で有効な裸眼視力が得られる−2.0〜−2.5 D の近視が術後の目標屈折値としてより好ましいとしている[7]．また，強度近視では核白内障が進行しやすいという理由だけでなく，屈折矯正手術として 40 歳代，50 歳代の比較的若年で白内障手術を受ける患者が多い．こうした症例では長期間のコンタクトレンズ装用歴を有する場合が多く，術後も遠見中心の生活を重視する傾向がある．このため術者は，患者が強度近視であっても術後の目標屈折値に 0 D を希望する症例が多い点に配慮する必要がある[1]．

術後視力が不良と予測される症例での留意点：白内障手術後に術前の最大視認力を低下させないことが最も重要である[2]．物を眼前至近距離に近づけると網膜像が拡大され視認に有利であるが，通常，糖尿病網膜症や加齢黄斑変性などの他の網膜疾患では，網膜像が拡大されても眼前至近距離ではピントが合わないため，像がぼやけて判別ができない．一方，強度近視患者では，眼前至近距離に遠点があるため，種々の眼底病変から矯正視力が不良で，中心固視が不能であっても，視角の拡大効果が得られる眼前でちょうどピントが合い，周辺視野を活用しながら，比較的良好な最大視認力を得て文字を読んでいる場合が多い．一般に，新聞は 0.4〜0.5 の視力があれば読めると考えられている．術後の視力がこれよりも不良と推定される強度近視患者では，白内障手術により患者の屈折状態が変化し，これまで良好であった最大視認力が低下すれば不満を訴える．よって術者は患者が日常で眼前に物を近づけて近方視する際に，眼前何 cm で，裸眼もしくは眼鏡，コンタクトレンズなどで矯正して何 D の残余近視でいたかを正確に把握し，この値を目標屈折値とすることが好ましい．つまり，裸眼のまま近方視している場合は近視度をそのままとし，眼鏡やコンタクトレンズをして近方視していた場合は，近視度から眼鏡やコンタクトレンズの度を引いた値となる．

以上から強度近視患者の目標屈折値の設定にはバリエーションがあり，他の屈折異常や眼底疾患と異なり，0 D から−10 D 前後の強度近視を残す症例まで個々の症例に合わせた選択の幅が必要となる．

★3 IOL 定数
IOL 度数計算をするうえで，その IOL モデルの光学的特性を表す定数である．SRK/T 式では A 定数，Holladay 式では SF，Hoffer Q 式では pACD，Haigis 式では A_0，A_1，A_2 が使用されている．

★4 メーカー推奨の IOL 定数はあくまで目安である．術後の屈折値の予測精度を向上させるためには，経験に基づき各施設，術者ごとに IOL 定数を"最適化"することが望ましい．最適化 IOL 定数は，術後の屈折値から逆算して IOL 定数を患者ごとに計算し，同一 IOL を使用した患者の平均値を求めることで算出される．各計算式ごとに IOL 定数を最適化する計算方法が規定されている．

超長眼軸眼に適したIOL度数計算式と術後屈折誤差の補正

　従来，短・長眼軸眼では標準眼軸眼と比較して術後の屈折誤差が大きく，長眼軸眼に適したIOL度数計算式を選択することは重要な問題であった．しかし第3世代，第4世代の計算式では，どの式も長眼軸眼での術後屈折値の予測精度が向上していること，また，IOL定数の最適化を行うことで，各施設や個人の経験をフィードバックしながら予測精度を高めることが可能であることなどから，計算式自体の優劣がつけにくくなっている．一方で，眼軸長30 mmを超える超長眼軸眼においては，第3世代，第4世代の計算式とメーカー推奨IOL定数を用いて度数計算を行った場合，IOL定数の最適化を行ったとしても，術後に予期せぬ遠視の屈折誤差を生じることが問題点として挙げられてきた[1,3-5]．特に31 mm以上の超長眼軸眼では，少なくとも1D以上遠視化するため[1]，術後の遠視化を想定し，目標屈折値よりも1〜2D近視よりのIOL度数を選択することで，多くの術者が超長眼軸眼における遠視化の問題に対処してきたと考えられる．こうした背景のなか，超長眼軸眼での術後屈折誤差を軽減する手法が近年提唱されている．

　2009年にHaigisらは，低パワーIOL度数領域ではレンズ度数がプラスからマイナス度数に移行する際，IOLの形状が凸から凹に形状変化することで，光学特性が大きく変化するにもかかわらず，同一のIOL定数を用いていることが術後の遠視化の要因であるとし[3]，プラス度数とマイナス度数のIOL別にIOL定数を算出することで，術後の遠視化を縮小できることを示した[4]．具体的にはAcrySof® MA60MA（Alcon）のメーカー推奨A定数119.2が，プラス度数IOLでは103.8，マイナス度数IOLでは126.7となり大きく乖離する．Haigisはこの定数を用いて度数計算を行った場合，Haigis式で最も精度の高い予測が可能であったことを示している．

　一方Wangらは，光学式眼軸長測定装置IOLMaster®では等価屈折方式で眼軸長の算出が行われるが，実際の等価屈折率は眼軸長に占める水晶体長などの各組織区分の割合変化に応じて変動し，超長眼軸眼では硝子体腔長の割合が著明に増加していることから，幾何光学的模型眼から算出された等価屈折率から乖離している可能性があること，また硝子体液化により硝子体屈折率が標準眼と異なる可能性があること，また光学式眼軸長測定装置IOLMaster®で測定さ

表1　IOL 度数計算式別の optimized axial length の算出法

IOL 度数計算式	optimized AL の算出法
Holladay I 式	optimized AL＝0.8814×IOLMaster® AL＋2.8701
Haigis 式	optimized AL＝0.9621×IOLMaster® AL＋0.6763
SRK/T 式	optimized AL＝0.8981×IOLMaster® AL＋2.5637
Hoffer Q 式	optimized AL＝0.8776×IOLMaster® AL＋2.9269

AL：axial length（眼軸長）
(Wang L, et al：Optimizing intraocular lens power calculations in eyes with axial lengths above 25.0 mm. J Cataract Refract Surg 2011；37：2018-2027.)

れた光路長は，回帰式で超音波水浸法と一致するよう調整されるが，この回帰式の算出に 27.5 mm 以上の眼軸長が除外されていることなどを根拠に，超長眼軸眼では光学式眼軸長測定の精度が劣る可能性を指摘し，これが術後の遠視化の要因となりうると考察した[5]．Wang らは IOLMaster® で眼軸長が 25.0 mm より長い症例に適応すべき眼軸長の補正式を各計算式ごとに示し（表1），最適化眼軸長を用いた IOL 度数計算を行う手法を提唱した．

また近年，Barrett は，超長眼軸眼での遠視化はレンズ自体の形状変化や生体計測誤差の問題ではなく，根本の問題として薄肉レンズの理論式[*5]として現在使用されている大多数の計算式自体が，低パワーレンズの形状変化に対応できないことが要因であるとし，1993 年に Barrett らが提唱したあらゆる IOL のパワーと形状，眼軸長に対応できる厚肉レンズの理論式である universal formula を用いることを推奨している[8]．

超長眼軸眼の IOL 度数計算法は近年急速に進化している．それぞれ異なる立場でのアプローチから一定の見解が得られていないものの，超長眼軸眼における遠視の術後屈折誤差に関しては，現状では上記の解決策が術者に選択肢として挙げられるであろう．

まとめ

白内障手術手技の進歩により，白内障手術が屈折矯正手術としての意味合いを高めた昨今，患者の quality of vision 向上に対する要求は高まっている．光学式眼軸長測定の到来以降，後部ぶどう腫を有する強度近視眼でも中心窩をとらえた眼軸長測定が可能となり，術後屈折値の予測精度は高まったが，視軸上に混濁があり測定困難な症例も依然存在し，かつ正確な眼軸長測定が可能であったと思われ

[*5] レンズには厚みがあり（中心厚，d），レンズの前面と後面には曲率半径（r_1, r_2）がある．肉厚レンズ光学では光はレンズの前面で屈折し，レンズ後面で再度屈折するとして解析する．一方，薄肉レンズ光学では，中心厚 d に対して r_1, r_2 が十分に大きい場合に d をゼロと仮定し解析する．つまり薄肉レンズ光学では，角膜と IOL という厚みのない二つのレンズ面と，網膜面の三つの要素からなる，実際の眼球とは完全には一致しないモデル眼を構築し，解析がなされる．

る症例でも，上述のように術後予期せぬ遠視化が生じる問題も含め，課題は残る．また，後部ぶどう腫を伴う強度近視眼では，成人以降も眼軸長が有意に伸展するため[9]，的確な目標屈折値の設定と術後屈折値予測から術後に高い患者満足が得られたとしても，術後数年して不満が生じる可能性もある．強度近視患者の白内障手術にあたっては，個々の症例のライフスタイルを含めた十分な術前評価のみならず，術前・術後の十分なインフォームド・コンセントが今後も重要であろう．

カコモン読解　第18回　一般問題34

核白内障を起こすのはどれか．2つ選べ．
a 糖尿病　　b 強度近視　　c アトピー性皮膚炎　　d 副腎皮質ステロイド薬　　e 硝子体手術

解説　糖尿病では，皮質もしくは後囊下白内障が進行しやすい．強度近視をきたす長眼軸眼では核白内障が進行しやすい．アトピー性皮膚炎では，若年期から前囊下や後囊下に白内障を発症し，進行も速い．長期経口ステロイドの内服は後囊下白内障をきたす．ステロイドの鼻腔内投与では白内障は生じない．50歳以上の中高年者や，ガスもしくはシリコーンオイル置換を行った患者では，硝子体手術後に核白内障が進行しやすい．特に後者では後囊下白内障もきたしやすい．

模範解答　b，e

カコモン読解　第22回　一般問題36

核白内障で正しいのはどれか．3つ選べ．
a 喫煙は危険因子である．　　b 水晶体屈折率が低下する．　　c 強度近視眼に多くみられる．
d 水晶体内にカルシウムが沈着する．　　e 核の部分のクリスタリンの凝集による．

解説　喫煙は白内障発症の危険因子であり，核白内障に次いで後囊下白内障が多い．核白内障では，水晶体中心部の屈折力は大きくなり，近視化に加え球面収差が大きくなる．強度近視をきたす長眼軸眼では核白内障が進行しやすい．白内障を発症する水晶体では，混濁に先立ち水晶体内のカルシウム濃度が上昇する．次いで，水晶体可溶性蛋白の α・β・γ 各クリスタリンが不溶性蛋白に変性し，凝集・蓄積して水晶体が不透明化する．

模範解答　a，c，e

（横井多恵）

クリニカル・クエスチョン

強膜補強術の動向について教えてください

Answer 進行した強度近視眼にみられることのある黄斑円孔網膜剥離の手術には，硝子体切除手術と黄斑プロンベ縫着術があり，黄斑プロンベ縫着術のほうが網膜復位率は高いという報告があります．しかしながら，手技が煩雑なこと，硝子体切除手術の安全性や手術成績が以前よりも向上したことから，最近は硝子体切除手術を第一選択とすることが多くなっています．

病態の進行と網膜にみられる変化

　近視進行の本態は眼球の軸延長である．眼軸延長が極端に大きい場合に強度近視もしくは病的近視と呼ばれる状態になるが，強度近視では眼軸延長がさらに極度に進むと黄斑部を含む後極部位が後方に伸展し，後部ぶどう腫が発生する（図1）．その際，強膜や網膜が極度に伸展されることと，硝子体が網膜を牽引する力とのバランスの崩れにより，硝子体の付着部位であり，網膜のなかでも最も薄い黄斑部に牽引が掛かることで黄斑円孔を生じ，視力低下をもたらす．この黄斑円孔は自然治癒する例はまれで，進行すればさらに重篤な視力障害をきたす黄斑円孔網膜剥離へと進展する症例がたびたびみられる．

強度近視に合併した黄斑円孔網膜剥離に対する手術

　治療する方法として，眼内の硝子体と内境界膜をとり除き網膜の牽引力を軽減させる硝子体切除手術と，眼球の外側から黄斑プロン

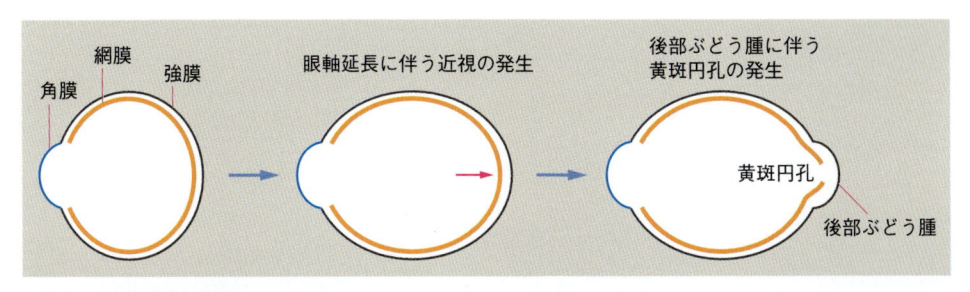

図1　近視病態の進行

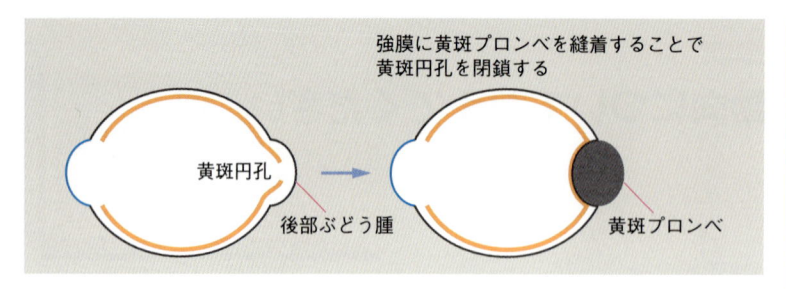

図2 黄斑プロンベ縫着術

ベと呼ばれるバックルを眼球の強膜に縫着し，強膜を補強して眼球を内側に押す（内陥させる）ことで円孔をふさぎ，網膜をもとの位置に戻す黄斑プロンベ縫着術（**図2**）がある．代表的な黄斑プロンベとして安藤式黄斑プロンベがある．術後成績では黄斑プロンベ縫着術が硝子体切除手術より網膜復位率は高いという報告がある[1]．しかしながら，黄斑プロンベ縫着術は手技が煩雑であること，硝子体切除手術は近年，手術の技術が発達したことや安全性が高くなったこと，治療でも好成績を残すことができていることから，強度近視における黄斑円孔網膜剝離には硝子体切除手術が第一選択となることが多くなっている．しかし，硝子体切除手術だけでは不十分な，治療の難しい症例もまだ多く，その場合には黄斑プロンベを用いた網膜復位術が用いられる．そのため硝子体手術が発達した現在でも黄斑プロンベを用いた強膜補強手術は必要であり，よりよい視力向上を目的とした治療のためにもさらなる普及が望まれる．

（吉田武史）

文献は p.310 参照．

5. 強度近視の眼底病変とその疫学

疫学

近視性網膜症の疫学調査

　強度近視に伴う近視性網膜症は，先進諸国において失明原因の上位を占める疾患である．近視性網膜症には視力予後の異なるものが混在しており，なかでも黄斑部に生じる近視性脈絡膜新生血管および瘢痕形成による近視性黄斑変性は，中心視力を著しく障害し視力予後不良である．また，両眼性であることが多く，不可逆性で，働き盛りの年代の人の視力を障害することも少なくない．

　このように強度近視に伴う近視性網膜症は社会経済的な観点からも重要な疾患であるが，その有病率や危険因子についての報告はあまりみられない．これまで地域一般住民を対象としたpopulation-based studyによる有病率と危険因子についての報告は，オーストラリアの49歳以上の白人3,654人を対象としたBlue Mountains Eye Studyと40歳以上の中国人4,319人を対象としたBeijing Eye Studyの2報のみである．九州大学眼科学教室では，福岡県久山町における疫学調査（久山町スタディ）に1998年から参加し，40歳以上の久山町全住民を対象にさまざまな眼科疾患の有病率，発症率および危険因子の調査を長年にわたり継続している．今回，久山町の調査結果から明らかになったわが国における近視性網膜症の疫学と，これまで報告のあった海外での疫学調査結果について比較検討する．

視覚障害の主要な原因疾患としての強度近視

　先進諸国において強度近視は失明原因の上位を占める疾患であり，デンマークでは失明の原因疾患の第2位，オランダ，米国，中国においては第3位，ドイツ，カナダ，アイルランドでは第4位と報告されている（表1）．また，ロービジョンの原因疾患としては，強度近視はイタリア，中国，台湾において第2位，オランダでは第3位であった（表2）[1-9]．日本では多治見スタディにおいて，近視性黄斑変性は片眼性ロービジョンの原因疾患の第3位，片眼性失明の原因疾患の第1位と報告されている[10]．また平成17（2005）年に

文献はp.310参照．

表1 世界における失明の原因疾患

研究	国	第1位	第2位	第3位
Blue Mountains Eye Study	オーストラリア	加齢黄斑変性	白内障, 網膜中心動脈閉塞症など	
Rotterdam Study	オランダ	加齢黄斑変性	緑内障	近視性黄斑変性
Copenhagen City Eye Study	デンマーク	加齢黄斑変性	近視性黄斑変性	緑内障
Los Angels Latino Eye Study	米国（ラテン人）	加齢黄斑変性	糖尿病網膜症	近視性黄斑変性
Beijing Eye Study	中国	白内障	角膜混濁	近視性黄斑変性
Shihpai Eye Study	台湾	加齢黄斑変性	糖尿病網膜症, 緑内障	
Tajimi Study	日本	近視性黄斑変性	緑内障	外傷

表2 世界における視力障害（ロービジョン）の原因疾患

研究	国	第1位	第2位	第3位
Blue Mountains Eye Study	オーストラリア	加齢黄斑変性	白内障	弱視
Rotterdam Study	オランダ	白内障	加齢黄斑変性	近視性黄斑変性
Copenhagen City Eye Study	デンマーク	白内障	加齢黄斑変性	糖尿病網膜症
Priverno Eye Study	イタリア	白内障	近視	糖尿病網膜症
Eye Disease Prevalence Study Group	米国（白人）	加齢黄斑変性	白内障	緑内障
Los Angels Latino Eye Study	米国（ラテン人）	白内障	糖尿病網膜症	加齢黄斑変性
Barbados Eye Study	米国（黒人）	緑内障	白内障	視神経症
Beijing Eye Study	中国	白内障	近視性黄斑変性	緑内障
Shihpai Eye Study	台湾	白内障	近視性黄斑変性	加齢黄斑変性, 糖尿病網膜症, 緑内障
Tajimi Study	日本	白内障	緑内障	近視性黄斑変性

　厚生労働省の研究班により行われた，新規に認定された視覚障害者の原因疾患の調査では，強度近視は，緑内障，糖尿病網膜症，網膜色素変性，加齢黄斑変性に次いで第5位であった（**表3**）[11]．

強度近視に伴う近視性網膜症の有病率と関連因子

　九州大学眼科学教室では，1998年より福岡県久山町において40歳以上の久山町全住民を対象に疫学調査（久山町スタディ）を行っている．近視性眼底病変の疫学調査として2005年に40歳以上の住民1,892人を対象に近視性眼底病変の有病率について調査した．眼科健診では両眼のカラー眼底写真撮影，IOLMaster®による眼軸長の測定，オートレフラクトメータによる屈折検査を行い，眼

表3 わが国における視覚障害者手帳の新規交付状況にもとづく視覚障害の原因疾患

	1991年		2005年	
1位	糖尿病網膜症	18.3%	緑内障	20.7%
2位	白内障	15.6%	糖尿病網膜症	19.0%
3位	緑内障	14.5%	網膜色素変性	13.7%
4位	網膜色素変性	12.2%	加齢黄斑変性	9.1%
5位	強度近視	10.7%	強度近視	7.8%

(石橋達朗ら：厚生労働科学研究費補助金難治性疾患克服研究事業　網膜脈絡膜・視神経萎縮症に関する研究：平成17年度研究報告書.)

表4 所見別の近視性網膜症の有病率（久山町スタディ，2005年）

所見	有病率
びまん性萎縮病変	44眼32人（1.7%）
限局性萎縮病変	10眼8人（0.4%）
lacquer cracks	4眼3人（0.2%）
近視性黄斑変性	9眼7人（0.4%）
（合計）	47眼33人（1.7%）

底写真によって近視性眼底病変を評価した．近視性眼底病変の分類としては，厚生省網膜脈絡膜萎縮症調査研究班による分類（1987）[12]とAvilaらの分類（1984）[13]があるが，いずれも実際の臨床と分類が一致しないことが指摘されている．そこで筆者らの久山町スタディでは，大野らの提唱する近視性眼底病変の進行のシェーマを参照し，進行過程に沿った新分類[14]を用いた．すなわち，びまん性萎縮病変，限局性萎縮病変，lacquer cracks，近視性黄斑変性のうち少なくとも一つがみられるものを近視性網膜症と定義した（図1）．

その結果，近視性網膜症は47眼33人に認め，有病率は1.7%であった．所見別の内訳は，びまん性萎縮病変44眼32人（1.7%），限局性萎縮病変10眼8人（0.4%），lacquer cracks 4眼3人（0.2%），近視性黄斑変性9眼7人（0.4%）であった（表4）[15]．

年齢階級別および性別に有病率をみると，男性1.2%，女性2.2%と，男性より女性において有病率が高いことが明らかになった．また，高齢になるほど近視性網膜症の有病率が統計学的に有意に増加する傾向を認めた（表5）[15]．

近視性網膜症の有無別で眼軸長，屈折値（等価球面度数）の平均値を比較すると，近視性網膜症のない群ではそれぞれ23.5±1.2 mm，−0.4±2.4 Dであったのに対し，近視性網膜症のある群では28.2±2.2 mm，−8.3±5.2 Dで，眼軸長，屈折値ともに両群間で有意差（$p<0.001$）を認めた[15]．また，表6に示すように，眼軸が長くなるほど近視性網膜症の有病率が高くなり，眼軸長26.0 mm未満では近視性網膜症の有病率は1.2%であったのに対し，眼軸長28.0 mm以上では53.7%であった．同様に近視度数が大きくなるほど近視性網膜症の有病率は高くなる傾向を認め（表7），−6 D未満

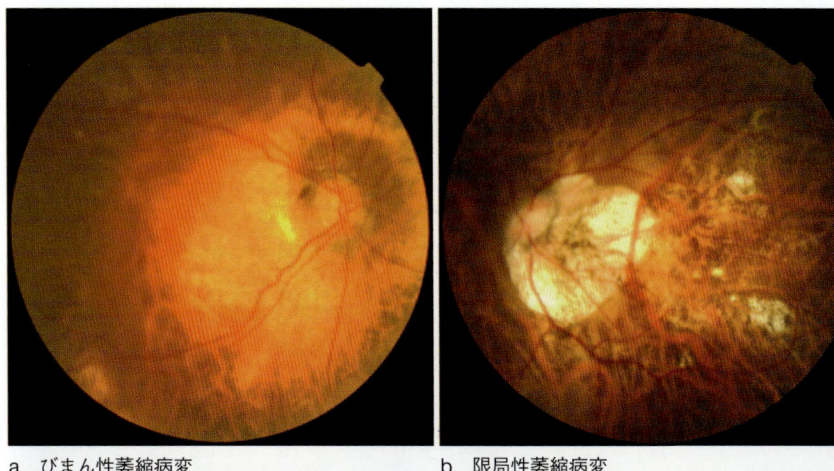

a. びまん性萎縮病変　　　　　b. 限局性萎縮病変

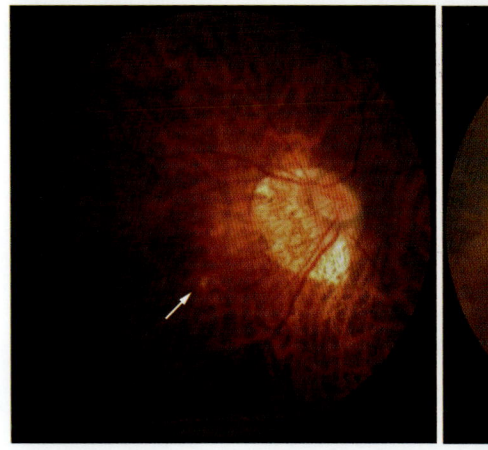

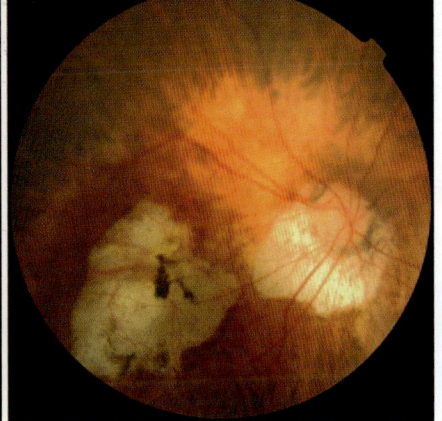

c. lacquer cracks　　　　　　d. 近視性黄斑変性

図1　近視性網膜症の定義
近視性網膜症は，びまん性萎縮病変（a），限局性萎縮病変（b），lacquer cracks（c），近視性黄斑変性（d）の4病変のうち少なくとも一つを認めるものと定義した．

表5　年齢階級別および性別の近視性網膜症の頻度（久山町スタディ，2005年）

年齢（歳）	男性 人数（人）	近視性網膜症（%）	女性 人数（人）	近視性網膜症（%）	男女込み 人数（人）	近視性網膜症（%）
40〜49	1/84	1.2	1/146	0.7	2/230	0.9
50〜59	1/163	0.6	2/292	0.7	3/455	0.7
60〜69	2/271	0.7	6/346	1.7	8/617	1.3
70以上	5/258	1.9	15/332	4.5	20/590	3.4
（合計）	9/776	1.2	24/1,116	2.2	33/1,892	1.7

の近視では有病率は3.3％であったのに対し，−10D以上の近視では36.8％であった[15]．

表6 眼軸長階級別近視性網膜症の有病率（久山町スタディ，2005年）

眼軸長（mm）	全体 眼数*（眼）	(%)	近視性網膜症 眼数（眼）	(%)
23未満	1,374	36.6	0	0.0
23〜24	1,296	34.5	2	0.2
24〜25	635	16.9	1	0.2
25〜26	246	6.6	2	0.8
26〜27	118	3.1	8	6.8
27〜28	47	1.3	11	23.4
28以上	41	1.1	22	53.7
（合計）	3,757	100	46	1.2

*眼軸長のデータが得られなかった27眼を除く．

表7 屈折度数階級別近視性網膜症の有病率（久山町スタディ，2005年）

屈折度数（D）	全体 眼数*（眼）	(%)	近視性網膜症 眼数（眼）	(%)
0＜	1,685	51.0	1	0.1
0〜−2	1,033	31.3	1	0.1
−2〜−4	301	9.1	4	1.3
−4〜−6	165	5.0	3	1.8
−6〜−8	75	2.3	4	5.3
−8〜−10	26	0.8	5	19.2
≦−10	19	0.6	7	36.8
（合計）	3,304	100	25	0.8

*白内障術後および屈折度数のデータが得られなかった480眼は除く．
屈折度数は等価球面度数で示した．

一方，近視性網膜症の発症にかかわる危険因子を検討するため，年齢，性別，眼軸長，屈折度数，身長，body mass index（BMI），糖尿病，高血圧，総コレステロール，白血球数，喫煙，飲酒の12因子と近視性網膜症との関連を調査したところ，有意な関連を認めたものは，年齢，性別，眼軸長，屈折度数の4因子であった（表8）．生活習慣や心血管病の危険因子は近視性網膜症の発症との関連は認めなかった．また年齢，性別，眼軸長，屈折度数の4因子以外に近視性網膜症の危険因子として報告されている生活習慣や心血管病の危険因子はこれまでのところない．

近視性網膜症の有病率の比較

これまでに近視性網膜症の有病率について調査した報告はほとんどなく，population-based study による報告は，われわれの知る限りで2報のみである．オーストラリアの49歳以上の白人3,654人を対象とした Blue Mountains Eye Study では，近視性網膜症の有病率は1.2%[16]，40歳以上の中国人4,319人を対象とした Beijing Eye Study では，3.1%と報告している（表9）[17]．われわれの久山町スタディでは，近視性網膜症の有病率は1.7%という結果であった．Blue Mountains Eye Study と Beijing Eye Study では，近視性網膜症の定義を後部ぶどう腫，網脈絡膜萎縮，Fuchs 斑，lacquer cracks としており，一方，われわれの久山町スタディではびまん性萎縮病変，限局性

図8 近視性網膜症の関連因子

危険因子	性・年齢調整[‡] オッズ比	p値	多変量調整 オッズ比	p値
年齢（per 1 year）	1.07**	<0.001	1.12**	<0.001
性別（女性）	2.28	0.05	3.29*	0.03
眼軸長（per 1 mm）	4.20**	<0.001	4.20**	<0.001
屈折度数[†]（per −1 D）	1.76**	<0.001		
身長（cm）	0.99	0.77		
BMI（per 1 kg/m²）	1.07	0.21		
糖尿病	1.62	0.32		
高血圧	1.26	0.57		
総コレステロール（per 1 mmol/L）	1.27	0.41		
白血球数（×10³/mm³）	0.92	0.58		
喫煙	0.42	0.25		
飲酒	0.89	0.76		

*$p<0.05$, **$p<0.001$. [†]白内障術後眼は除く. [‡]年齢は性で調整, 性は年齢で調整した.

萎縮病変, lacquer cracks, 近視性黄斑変性と定義している. 近視性網膜症の定義が異なることやスタディ間で対象年齢や眼底撮影方法などのスタディデザインが異なるため単純には比較できないが, 近視性網膜症はアジア人に多いと推測できる. 近視性網膜症の有病率における人種差の原因についてはいまだ明らかではないが, 西欧諸国や他のアジア諸国に比べ東アジアでは強度近視の割合が高いことから, 近視性網膜症の有病率も東アジアでは欧米に比べ高いと考えられる.

また, われわれの久山町スタディでは, 男性1.2％, 女性2.2％と, 男性より女性において有病率が高いことが明らかになった. ほかのpopulation-based studyにおいても, Blue Mountains Eye Studyで女性0.4％, 男性0.06％であり, 女性の有病率が高いと報告されている. またBeijing Eye Studyでは, 男女別の近視性網膜症の有病率は示されていないものの, 近視性網膜症のない群における男女比（女/男＝570/489）と近視性網膜症ありの群の男女比（女/男＝75/57）を示しており, 近視性網膜症ありの群のほうが女性の割合が高いと報告している. このように近視性網膜症はすべての疫学研究の結果で一致して女性に多いことがわかる. 臨床経験的にも近視

表9 近視性網膜症の有病率についての population-based study の比較

研究	対象者	近視性網膜症の有病率	近視性網膜症の定義となる所見のみられる割合	
Blue Mountains Eye Study（オーストラリア）	n＝3,654 49歳以上 白人	1.2%	後部ぶどう腫	0.7%
			網脈絡膜萎縮	0.2%
			Fuchs斑	0.1%
			lacquer cracks	0.2%
Beijing Eye Study（中国）	n＝4,319 40歳以上 中国人	3.1%	後部ぶどう腫	1.6%
			網脈絡膜萎縮	3.1%
			Fuchs斑	0.1%
			lacquer cracks	0.2%
Hisayama Study（日本）	n＝1,892 40歳以上 日本人	1.7%	びまん性萎縮病変	1.7%
			限局性萎縮病変	0.4%
			lacquer cracks	0.2%
			近視性黄斑変性	0.4%

性網膜症は女性に多いとされてきた．近視性網膜症に関する多くの hospital-based study を調べたところ，ほとんどすべてにおいて，女性患者数は男性患者数よりも多いと報告されている．たとえば近視性網膜症の患者429人を調査した Hayashi らの報告によると，女性患者数282人に対し，男性患者数は147人であり，女性患者数は男性患者数の約2倍であった[14]．しかし，これらの男女差の原因は明らかではない．一方，ほかの多くの疫学研究同様，本研究における眼軸長の平均値は，男性 23.8±1.3 mm，女性 23.4±1.4 mm と，男性のほうが有意に長かった．

まとめ

久山町スタディで得られた結果から，わが国における近視性網膜症の有病率は 1.7% であり，なかでも視力予後不良である近視性黄斑変性の有病率は 0.4% であることがわかった．これを日本人40歳以上の総人口に換算すると，近視性網膜症の患者数は113万人，近視性黄斑変性の患者は25万人にものぼることが推定される．また，近視性網膜症の発症には眼軸の延長だけでなく，加齢や性別が影響している可能性が示唆された．さらなる追跡調査により近視性網膜症の発症率や関連因子を明らかにすることで，効率的な発症予測，進展予測につながることが期待される．

（安田美穂）

近視性黄斑症の新分類

近視は欧米に比してアジア諸国で頻度の高い疾患であり，地域間・人種間での頻度の差があるといわれている．これまでに各地域，各人種でさまざまな population-based study が行われてきた．病的近視は多様な眼底を呈するが，それらのいわゆる近視性黄斑症について国際的に統一された判定基準はなく，各研究間で独自の判定基準を用いているのが実情である．その結果，各研究間での比較が困難なものになっている．

近年，国際的な近視性黄斑症の判定基準を作成するべく，アジア・欧米の複数国の近視専門医からなる META-PM（META-analyses for Pathologic Myopia）スタディグループが発足し，新しい近視性黄斑症の分類を発表した[1]．本項では，新しく提唱された近視性黄斑症の分類について概説する．

文献は p.311 参照.

近視性黄斑症の新分類

近視性黄斑症をカテゴリー 0～4 の 5 段階に分類し，さらに"プラス病変"を加えて重症度分類としている（図1）．カテゴリー 0 は"黄斑症なし"，カテゴリー 1 は"紋理眼底"，カテゴリー 2 は"びまん性網脈絡膜萎縮"，カテゴリー 3 は"限局性網脈絡膜萎縮"，カテゴリー 4 は"黄斑部萎縮"である．プラス病変は"lacquer cracks"，"脈絡膜新生血管"，"Fuchs 斑"となっている．この重症度分類は林らが報告した病的近視眼底病変の進行様式に基づいている[2][*1]．

[*1] 各病変の詳細は，本巻"眼底病変の進行過程"（p.177）の項に譲り，ここでは簡単に述べる．

近視性黄斑病変

紋理眼底：網膜の菲薄化により脈絡膜血管が透見できる眼底変化．先の報告[1]では，アーケード血管および乳頭周囲の両範囲で確認できる状態とされている．

びまん性網脈絡膜萎縮：眼底後極部にみられる境界不明瞭な黄白色の眼底変化．

限局性網脈絡膜萎縮：黄斑あるいは乳頭周囲にみられる境界明瞭な灰白色の病変．

黄斑部萎縮：退縮した脈絡膜新生血管（Fuchs 斑）周囲に生じた灰

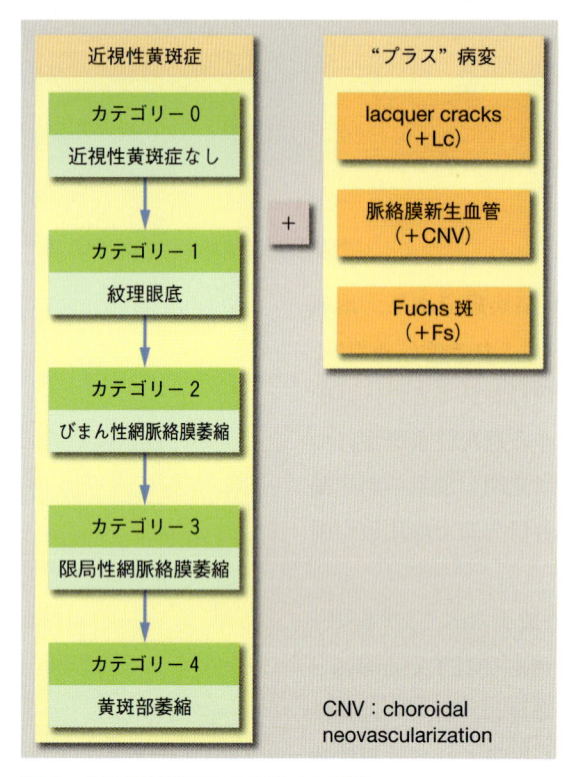

図1 近視性黄斑症の新しい分類
(Ohno-Matsui K, et al：META-analysis for Pathologic Myopia 〈META-PM〉 Study Group：International photographic classification and grading system for myopic maculopathy. Am J Ophthalmol 2015；159：877-883.)

白色あるいは白色の網脈絡膜萎縮．

プラス病変

lacquer cracks：黄斑部を横切る黄色の線状病変．新しく生じた場合は，いわゆる単純出血を伴う．

脈絡膜新生血管：後極部に生じる灰白色の病変．出血，滲出性変化，漿液性網膜剝離なども伴う．

Fuchs斑：退縮し，滲出性変化がなくなった脈絡膜新生血管．強い色素沈着を伴う．

まとめ

これまで近視性黄斑症については国際的な判定基準がなかったが，今回，META-PMスタディグループから新たな判定基準が提唱された．今後は，この判定基準が近視疫学研究に用いられることが期待される．

（森山無価）

眼底病変の進行過程

従来の強度近視性眼底病変の進行分類として，1984年のAvilaらによるAvila分類[1]や，わが国では1998年の所ら[2]による分類があるが，いずれも単一の進行経路のみである．実際の強度近視眼では複雑な病変が混在してみられることが多く，進行過程も複雑である．

東京医科歯科大学附属病院の眼科の強度近視外来で38年間にわたる1,355人2,710眼の強度近視患者の診療録から作成した新しい進行過程を紹介する．なお，5年以上経過観察可能であった強度近視眼（屈折－8D〈diopters〉を超える，または眼軸長26.5mmを超える強度近視）429人806眼のデータをもとに具体的な数値を挙げる[3]．

文献はp.311参照．

強度近視性眼底病変の分類

眼底所見として，所らの分類に準じて以下の六つの眼底病変に分類できる（図1）．

紋理眼底（tessellated fundus；T）：眼軸延長という機械的伸展に伴い網膜色素上皮が菲薄化し，脈絡膜血管が透けて見える眼底変化である．強度近視眼の最も早期にみられるもので，若年者にもみられる．

lacquer cracks（Lc）：眼軸延長に伴い，網膜色素上皮細胞層の基底膜であるBruch膜が過度に伸展されて機械的断裂が生じた状態である．検眼鏡的には黄斑付近を横切る黄白色の線状の病変として認められる．強度近視眼の約15％にみられる．

Lc発生初期に脈絡膜毛細血管板も同時に断裂を起こすと，続発性の網膜出血を生じる（単純型黄斑部出血）．単純型黄斑部出血の視力予後は，一般的に出血吸収されると視力も回復することが多いが，出血の範囲の網膜色素上皮の障害により視力予後不良となる場合もある．

びまん性網脈絡膜萎縮（diffuse chorioretinal atrophy；D）：脈絡膜毛細血管の不完全閉塞によるとされている境界不明瞭な黄白色の眼底病変で，この病変による視覚障害は軽度であることが多い．強度近視眼では約60％と，最も高頻度にみられる眼底病変である．

a. 紋理眼底（T）
b. lacquer cracks（Lc）
c. びまん性網脈絡膜萎縮（D）
d. 限局性網脈絡膜萎縮（P）
e. 近視性 CNV
f. 黄斑萎縮（MA）

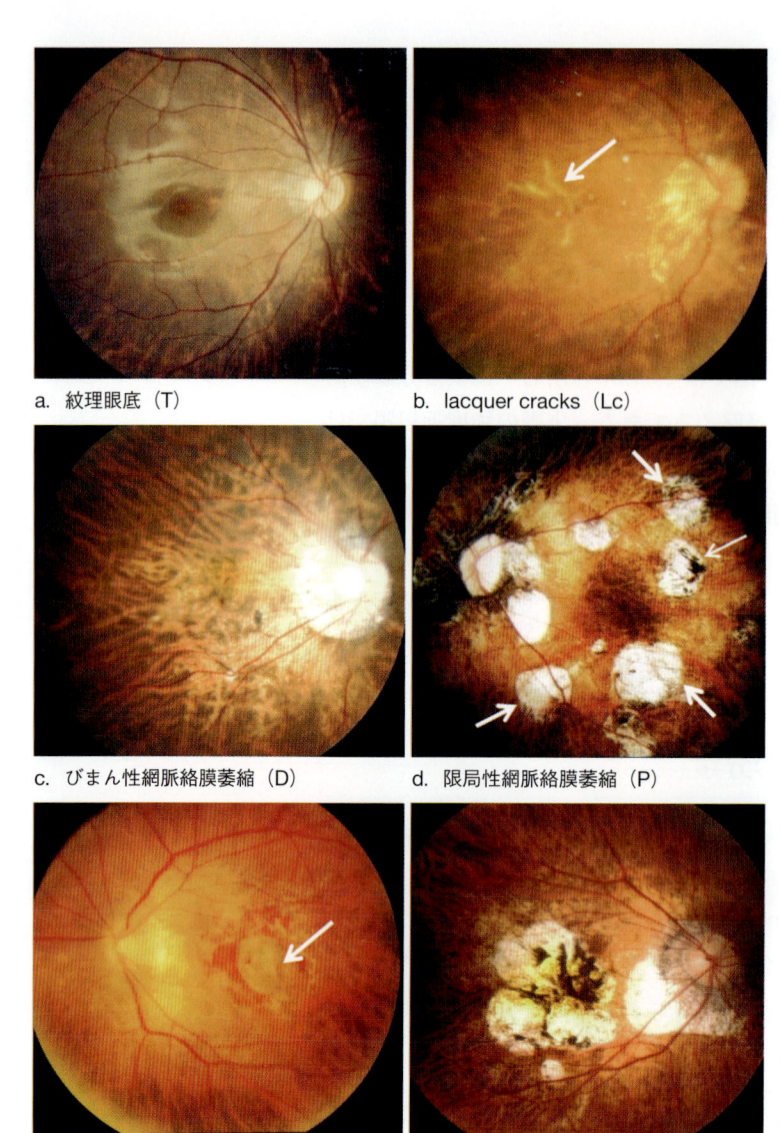

図1 強度近視の六つの眼底病変
MA：macular atrophy

限局性網脈絡膜萎縮（patchy chorioretinal atrophy；P）：脈絡膜毛細血管の完全閉塞が原因である白色の境界明瞭な斑状の眼底病変である．網膜色素上皮および脈絡膜毛細血管板が消失するため，この萎縮病変に相当する視野は絶対暗点となる．強度近視眼の約 20％にみられる．

さらに限局性網脈絡膜萎縮（P）は，大きく以下の三つのサブタイプに分類できる（図2）．
1. Lc に伴い発生した P(Lc)（**図 2a**）
2. びまん性網脈絡膜萎縮を背景に円形に発生した P(D)（**図 2b**）
3. 後部ぶどう腫の境界に沿って発生した P(St)（**図 2c**）

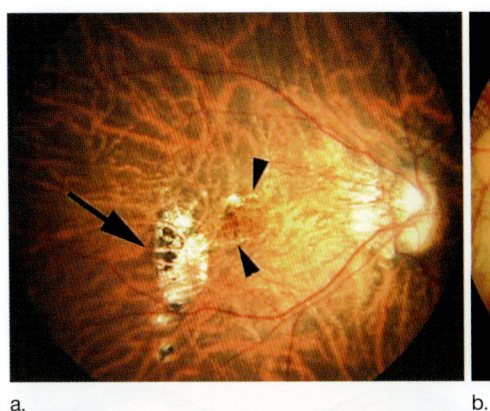

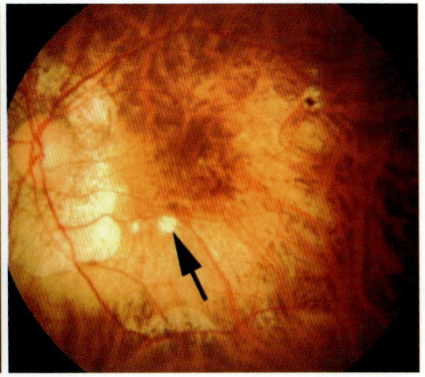

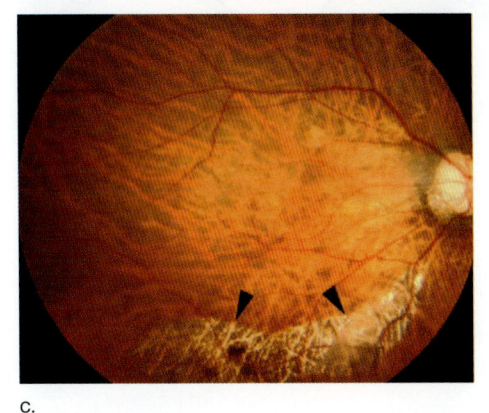

図2 限局性網脈絡膜萎縮（patchy atrophy）の分類
a. P(Lc). Lc から生じた patchy atrophy.
b. P(D). びまん性網脈絡膜萎縮（diffuse atrophy）内に生じた patchy atrophy.
c. P(St). 後部ぶどう腫の辺縁に生じた patchy atrophy.

近視性脈絡膜新生血管（myopic choroidal neovascularization；近視性 CNV）：強度近視眼の約 10％ に発生し，強度近視患者の視覚障害の最大の原因である．近視性 CNV の発生年齢は若年と高年の二峰性があり，それぞれの発生パターンがある．つまり，後部ぶどう腫が形成されていない 30 歳代頃の若年者で Lc に伴って小型の CNV が生じるパターンと，50 歳以降の高齢者で後部ぶどう腫と近視性網脈絡膜萎縮を背景に，比較的大型の CNV が発生するパターンがある．

中心窩あるいは傍中心窩下に発生することが多く，患者は中心視野の歪視，視力低下を自覚する．検眼鏡的には出血の中央に灰白色の病変として認められる．フルオレセイン蛍光造影眼底写真では，早期から明瞭な過蛍光を呈する classic CNV である．無治療の自然経過では，高率に黄斑萎縮へ進行し，高度な視力障害の原因となる．

黄斑萎縮（macular atrophy；MA）：黄斑部の網脈絡膜萎縮で，萎縮の範囲に相当する視野は絶対暗点となるため，中心視野障害および視力障害を生じる．原因として，近視性 CNV からの萎縮または限局性網脈絡膜萎縮の融合拡大がある．

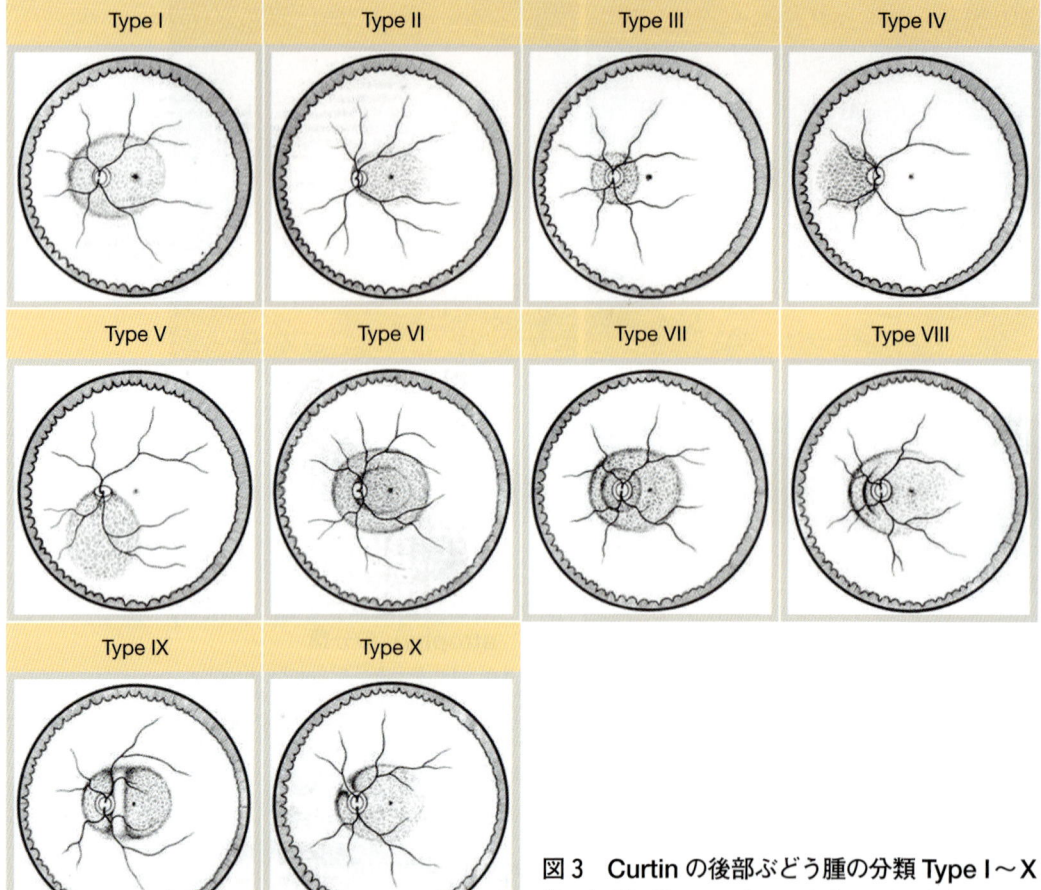

Type I	Type II	Type III	Type IV
Type V	Type VI	Type VII	Type VIII
Type IX	Type X		

図3 Curtin の後部ぶどう腫の分類 Type I～X
(Curtin BJ : The posterior staphyloma of pathologic myopia. Trans Am Ophthal Soc 1977 ; 75 : 67-86.)

後部ぶどう腫（posterior staphyloma）

　上記の六つの眼底病変とは別に，後部ぶどう腫という病変がある．これは眼底後極部が眼球後方に突出した現象であり，加齢とともに発生し，40歳頃から顕在化し，加齢に伴い深くなることが多い．後部ぶどう腫内の網脈絡膜がさらに菲薄化し，脈絡膜循環が障害され，びまん性萎縮病変や限局性萎縮病変などの萎縮が生じる．

　後部ぶどう腫はCurtinにより10のタイプに分類されている（図3）．Curtin分類[4]でみると，日本人ではType II（アーケード内の後極が突出するタイプ）が最も多く約50％，次にType I（アーケード血管を含めて広く後極が突出するタイプ）が約25％，その他Type V（視神経乳頭から下方に突出するタイプ）やType IX（アーケード内が突出するが，突出が視神経乳頭周囲と黄斑部周囲の2か所に分かれているタイプ）などが一部にみられる．近年，3D MRIによる強度

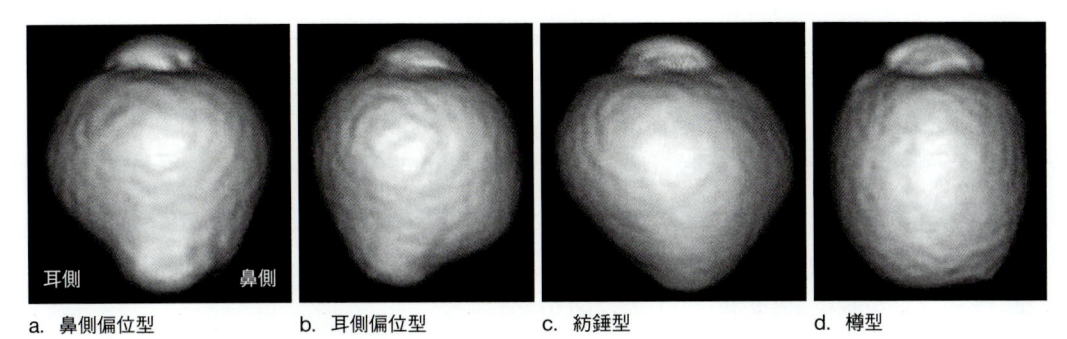

a. 鼻側偏位型　　b. 耳側偏位型　　c. 紡錘型　　d. 樽型

図4　3D MRI 像による強度近視眼の眼球形状
(Moriyama M, et al：Topographic analyses of shape of eyes with pathologic myopia by high-resolution three-dimensional magnetic resonance imaging. Ophthalmology 2011；118；1626-1637.)

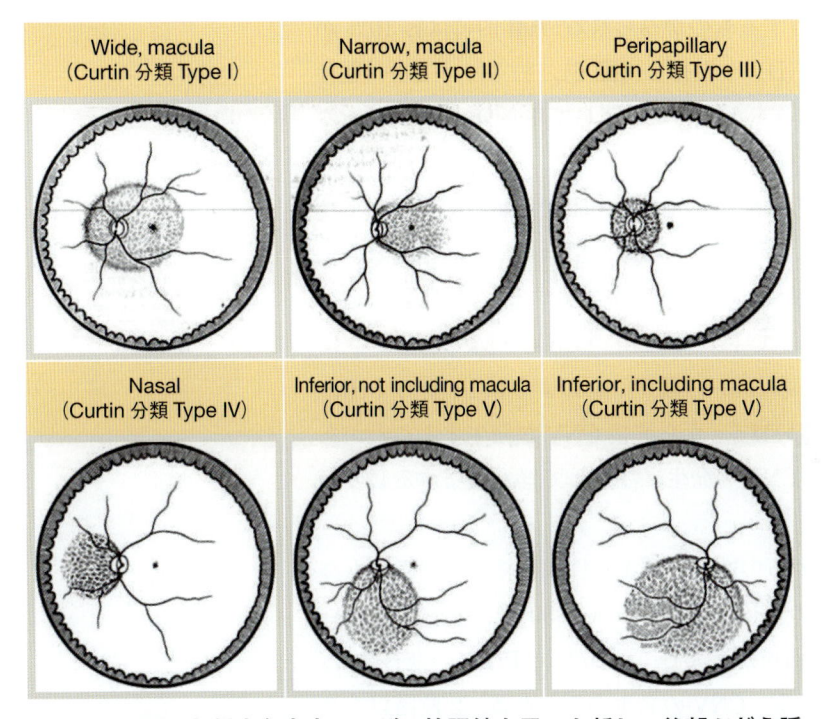

図5　3D MRI と超広角走査レーザー検眼鏡を用いた新しい後部ぶどう腫の分類
(Ohno-Matsui K, et al：Proposed classification of posterior staphylomas based on analyses of eye shape by three-dimensional magnetic resonance imaging and wide-field fundus imaging. Ophthalmology 2014；121：1798-1809.
Ohno-Matsui K, et al：International photographic classification and grading system for myopic maculopathy. Am J Ophthalmol 2015；159：877-883.)

　近視眼の眼球形状の解析により，後部ぶどう腫は四つのタイプに分類でき（図4），その頻度順に鼻側偏位型（鼻側に偏位しているもの，図4a），樽型（大きく眼球後部全体が突出しているもの，図4d），耳側偏位型（耳側に偏位しているもの，図4b），紡錘型（尖った形のもの，図4c）があることが報告された[5]．

さらに3D MRIと超広角走査レーザー検眼鏡を用いた新しい分類では，黄斑を含むタイプとして，Wide（Curtin 分類 Type I），Narrow（Curtin 分類 Type II），Inferior（Curtin 分類 Type V），黄斑を含まないタイプとして，Peripapillary（Curtin 分類 Type III），Nasal（Curtin 分類 Type IV），Inferior（Curtin 分類 Type V），その他のタイプとして Others（Curtin 分類 Type IX，XとCurtin 分類で分類できないタイプ）があることが報告された（図5）[6,7]．

各眼底からの進行率と進行パターン

紋理眼底からの進行：一般的には紋理眼底のままの症例が多く，一部に次のステージに進行するものがみられる．具体的には約10％がびまん性網脈絡膜萎縮（D）へ進行し（図6），約3％がLcへ進行する．2段階以上進行する主なパターンとしてT→D→P(D)，あるいはT→Lc→P(Lc)が多くみられる．

Lcからの進行：Lcからは高率に何らかの眼底病変の進行がみられる（約70％）．具体的には約45％にLcの数増加や限局性網脈絡膜萎縮P(Lc)が発生し，約15％でCNVが発生する．2段階以上進行する主なパターンとしてLc→P(Lc)→CNV→MA，あるいはLc→CNV→MAが多くみられる（図7）．このようにLcからP(Lc)を経てCNV発生，あるいはLcから直接CNVが発生することがあるため，Lcの症例にはCNVの発生に注意して経過観察する必要がある．

びまん性網脈絡膜萎縮からの進展：びまん性網脈絡膜萎縮からも高率に何らかの眼底病変の進行がみられる（約50％）．具体的には約25％でびまん性萎縮の面積が拡大し，約20％でP(D)へ進行する．その他，一部でLcの発生，CNVの発生がみられる．2段階以上進行する主なパターンとしてD→P(D)→CNV，あるいはD→CNV→MAが多くみられる（図8）．

限局性網脈絡膜萎縮からの進展：限局性網脈絡膜萎縮からは，さらに高率に眼底病変の進行がみられる（約70％）．具体的には，大部分の症例で限局性網脈絡膜萎縮の拡大がみられ，なかでも，眼軸長31mm以上の深い後部ぶどう腫と高度なびまん性網脈絡膜萎縮を背景に発生した斑状のP(D)と後部ぶどう腫のエッジに沿った形で発生したP(St)が融合拡大するものが約10％あり，結果的に後極部全体に及ぶ広範囲な白色の萎縮となり，最終的に高度の視力障害をきたす（図9）．その他，一部でCNVの発生もみられる．2段階

5. 強度近視の眼底病変とその疫学　183

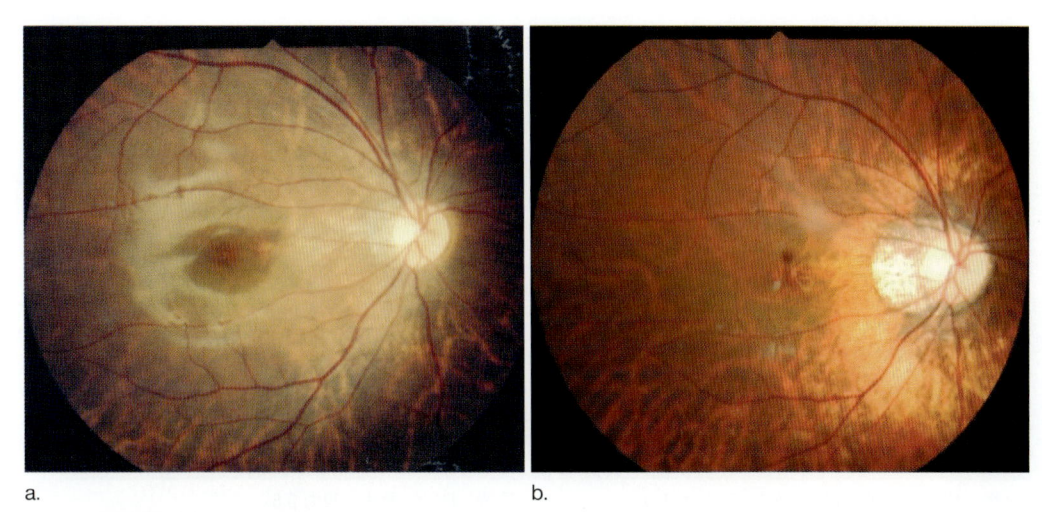

a.　　　　　　　　　　　　　　　b.

図6　紋理眼底からの進行例
a. 6歳．眼軸長 26.8 mm, 紋理眼底のみ, 視力 1.0.
b. 22歳．眼軸長 30.3 mm, びまん性網脈絡膜萎縮, 視力 1.0.

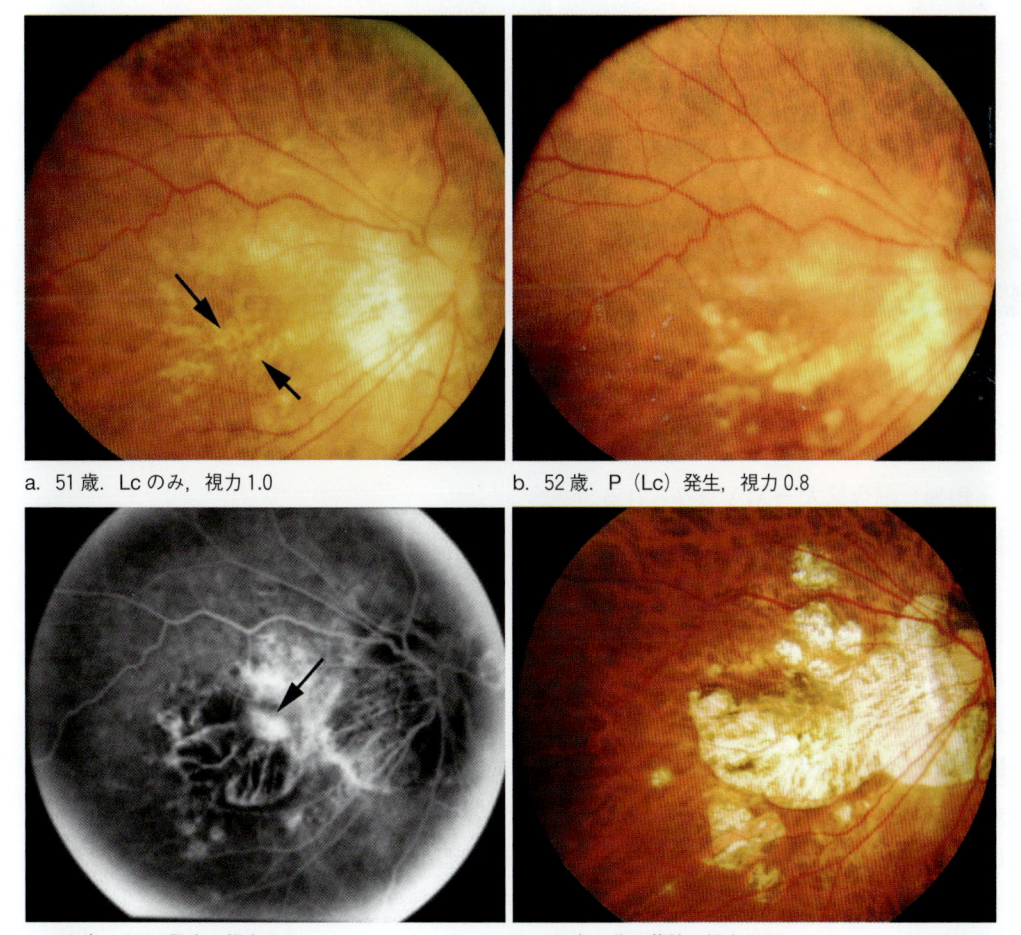

a. 51歳. Lcのみ, 視力 1.0　　　　b. 52歳. P (Lc) 発生, 視力 0.8

c. 53歳. CNV発生, 視力 0.1　　　d. 55歳. 黄斑萎縮, 視力 0.05

図7　Lcからの進行例

a. 43歳. びまん性網脈絡膜萎縮のみ，視力 1.0
b. 48歳. P(D) 発生，視力 0.8
c. 57歳. CNV 発生（矢印），視力 0.2
d. 59歳. 黄斑萎縮，視力 0.1

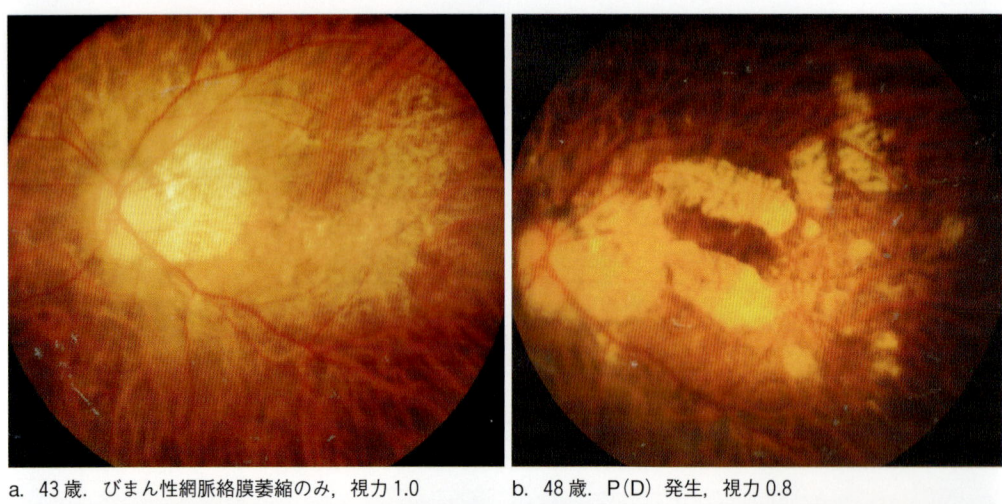

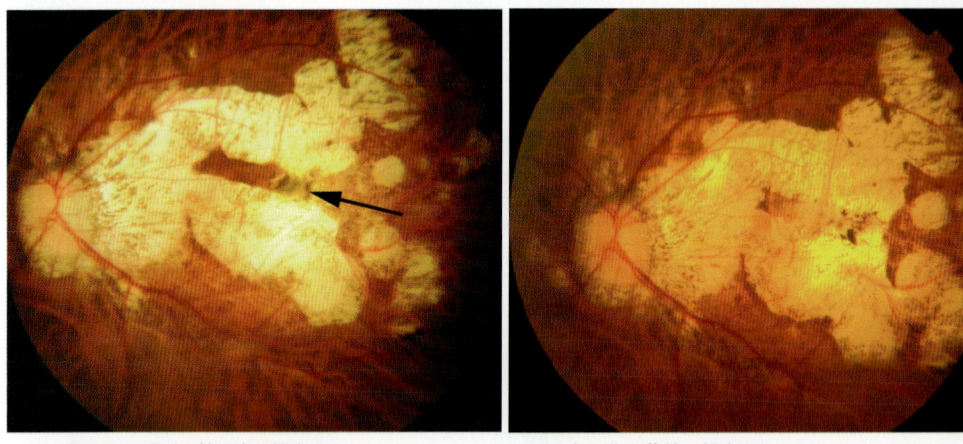

図8　びまん性網脈絡膜萎縮からの進行例

以上進行する主なパターンとして，P→CNV→MA，あるいは P→P(D)＋P(St) 融合拡大→MA がみられる．

近視性 CNV からの進展：約 90％ と高率に黄斑萎縮（MA）へ進行する（図10）．逆に無治療で近視性 CNV から MA へ進行せずに良好な視力を維持する例はまれである．具体的には若年者で中心窩下以外の小型 CNV で CNV 発症時視力が良好な症例の一部に視力予後を良好に保つ症例がある．

進行過程のまとめ：これらの進行パターンをもとに作成した近視性眼底病変の進行過程をシェーマで示す（図11）．つまり最初の眼底病変は紋理眼底であり，40歳前後から後部ぶどう腫が発生し，びまん性萎縮病変や Lc などさまざまな眼底病変に進行する．また CNV はどの病変を背景にしても発生しうるものであり，その最終型は黄斑萎縮である．

5. 強度近視の眼底病変とその疫学　185

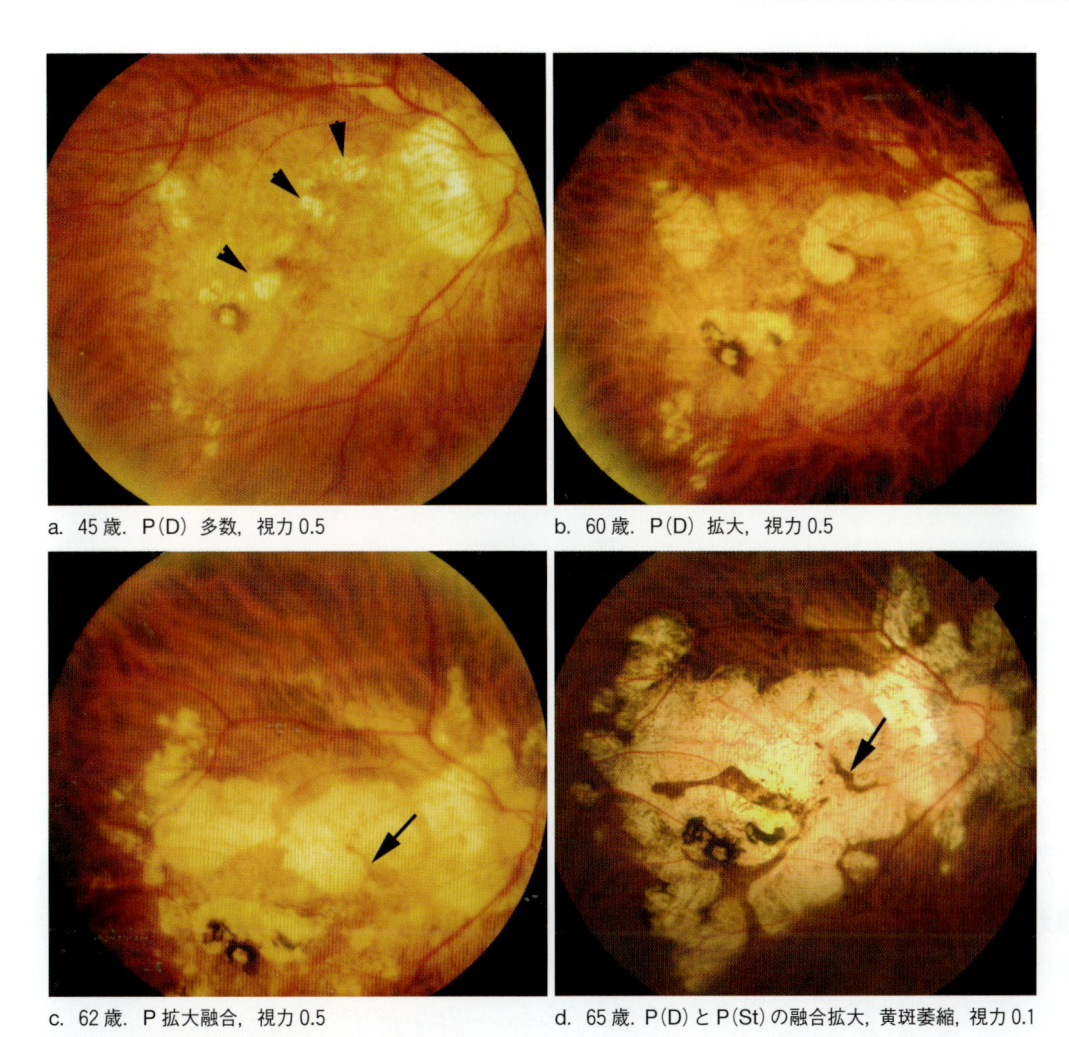

a. 45歳．P(D)多数，視力0.5
b. 60歳．P(D)拡大，視力0.5
c. 62歳．P拡大融合，視力0.5
d. 65歳．P(D)とP(St)の融合拡大，黄斑萎縮，視力0.1

図9　限局性網脈絡膜萎縮からの進行例

a. CNV発症時．視力0.2
b. 5年後．黄斑萎縮，視力0.08

図10　CNVから黄斑萎縮への進行例
CNV：choroidal neovascularization

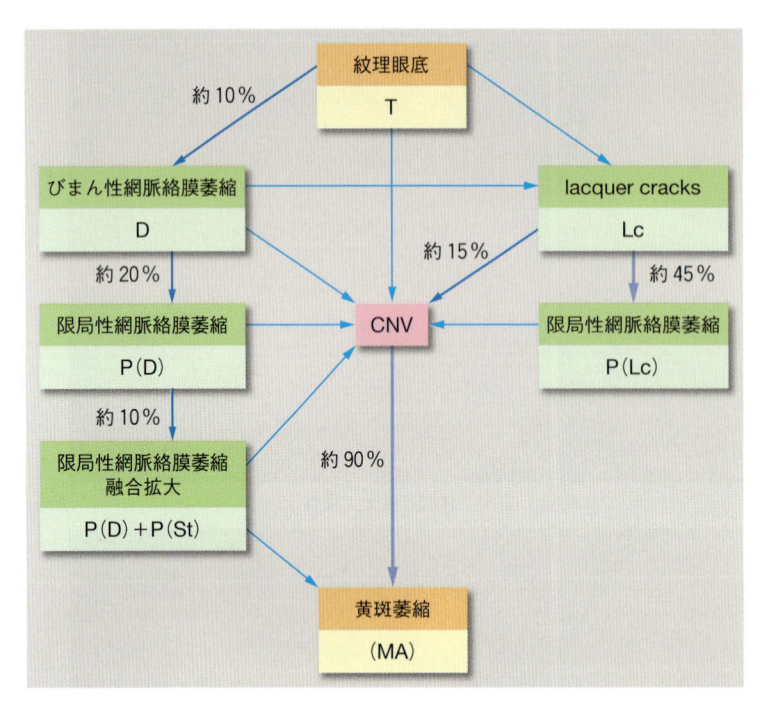

図11 進行パターンのシェーマ
初期はいずれも紋理眼底（T）から始まり，さまざまな経路をたどり最終的に黄斑萎縮へ至る．
(Hayashi K, et al：Long-term pattern of progression of myopic maculopathy：a natural history study. Ophthalmology 2010；117：1595-1611.)

視力不良の進行パターン：進行パターンのなかでも特に視力低下と結びつくものは三つのパターンであり，①限局性網脈絡膜萎縮の融合拡大，②CNVの発生，③黄斑萎縮の発生である．この三つのパターンは有意な視力低下を示す．

（林　憲吾）

強度近視の健康関連QOL

　従来の疫学・臨床研究では，医療介入による治療効果（アウトカム）は，客観的な"検査所見"をもとに，治癒率，生存率，再発率などの医師立脚型アウトカムで評価されてきた．これに対し，患者側の主観的な視点での評価である患者立脚型アウトカムを用いて，医療介入を評価しようとする考えかたが近年重視されており，その代表的指標に健康関連QOL[*1]がある．

健康関連QOLの尺度

　健康関連QOLを数値化する尺度は，評価方法の違いによりプロファイル型とインデックス型に分類される．プロファイル型は"身体機能"，"メンタルヘルス"，"社会生活・役割機能"などの多次元にわたるQOLのサブスケールを，それぞれ0～100点満点の範囲で評価する方式である．一方，インデックス型は，0～1の数値をとる，単一の指標である"効用値"でQOLを評価する方式である[*2]．
　またQOL尺度は，大きく包括的尺度と疾患特異的尺度に分類される．包括的尺度は，測定対象を特定の疾患をもつ患者に限定しない尺度，すなわち全身疾患に汎用性のある尺度であり，かつ"健常人"を対象にしても利用可能な尺度である．一方で，疾患特異的尺度は，疾患に特異的な症状などについて評価する尺度である[*3]．表1に，現在利用可能な包括的健康関連QOLと，眼疾患特異的QOL尺度の詳細を示す．

尺度の開発と測定結果の解釈

　健康関連QOL尺度の開発や，信頼性・妥当性・反応性の検証は，確立した標準的手法により行われる．しかし，上述した健康関連QOL尺度の多くは，信頼性・妥当性が保証されているものの，計量心理学すなわち古典的テスト理論に基づき解釈がなされている．古典的テスト理論の最大の問題点は，テストあるいはテスト項目の困難度や識別力を表す統計量がある特定の母集団に依存して定義されることにある[1]．すなわち，古典的テスト理論では，標本抽出のた

[*1] QOL（quality of life）の概念には"生きがい"，"満足度"，"住居環境"，"経済状態"などさまざまな側面の要素が含まれる．しかし，健康状態や医療介入以外の外的要因に影響を受ける"生きがい"，"満足度"や，外的要因そのものである"住居環境"，"経済状態"などは医療技術を評価する目的でのQOL要素として適当ではない．このため医療領域では，健康状態に由来し，医療介入で改善できる要素から構成された健康関連QOLと定義されるQOL概念が用いられる．健康関連QOLは"身体機能"，"メンタルヘルス"，"社会生活・役割機能"の3要素が基本となり，付加的に"痛み"，"活力"，"睡眠"などの要素が含まれる．

[*2] 主に臨床研究で用いられるQOL尺度はプロファイル型である．インデックス型の効用値による評価は，QOLのさまざまな側面を評価できない半面，治療後の効用値の増減に生存年数を乗じた指標であるQALYs（quality adjusted life years；質調整生存年）を算出することで，治療で得られるトータルな価値を定量的に評価することが可能である．費用対効果分析はQALYsを分母に，治療にかかる総費用を分子において計算したものである．インデックス型尺度は価値づけを加えた尺度として，主に医療経済評価の分野で活用されている．

[*3] はp.188参照．

文献はp.311参照．

表1 QOL尺度の種類

種類			尺度例
インデックス型	効用値を直接測定	包括的	TTO, SG, Rating Scale
	効用値を質問票から換算	包括的	EQ-5D, HUI, AQoL
		眼疾患特異的	VisQoL
プロファイル型		包括的	SF-36（縮小版：SF-12), WHO-QOL, PedsQL
		眼疾患特異的	VF-14（縮小版：VF-11） NEI-VFQ51（縮小版：NEI-VFQ25), VisQoL VCM1, NHVQoL, RSVP, QIRC, NEI-RQL-42

TTO：Time Trade Off
SG：Standard Gamble
EQ-5D：Euro Quality of Life-5 Dimension
HUI：Health Utilities Index
AQoL：Assessment of Quality of Life
VisQoL：Vision Quality of Life Index
SF-36：the 36-Item Short-Form Health Survey
WHO-QOL：World Health Organization Quality of Life assessment instrument
PedsQL：Pediatric Quality of Life Inventory
VF-14：Visual Function Index
NEI-VFQ51：National Eye Institute Visual Function Questionnaire-51
VCM1：Vision Core Measure 1
NHVQoL：Nursing Home Vision-Targeted Health Related Quality of Life
RSVP：Refractive Status and Vision Profile
QIRC：Quality of Life Impact of Refractive Correction
NEI-RQL-42：National Eye Institute-Refractive Error Quality of Life Instrument-42

めに多段抽出法，層化抽出法などの確率標本抽出法が用いられるが，古典的テスト理論に基づく限り，標本の特徴によってテストの特徴が決定づけられたり，調査結果が標本の質に左右されるという限界が生じてしまう．

　一方，近年は項目応答理論（item response theory；IRT）がテスト構成・分析のための新テスト理論として重視されている．IRT とは，尺度を構成する個々の項目に対する各被検者の回答パターンを考慮に入れることのできる数理統計モデルであり，その最大の特徴は被検者ごとの尺度値（潜在特性値）と，尺度を構成する各項目の正答のしづらさ（困難度）とを同時に推定できる点にある[1]．つまり，尺度の統計量が，母集団ないし母集団を代表すると考えられる標本のデータとは独立に定義されることになる．IRT には，①項目の性質・尺度の性質についてより詳細な検討を行えること，②同一概念を測定する際に異なる尺度を使用して結果を比較することが容易であること，③特異項目機能の検出によって二つの集団間において項目のもつ意味やその背後にある概念の意味に差異があるかどうか検討できること，④コンピュータを利用した適応型テストの運用

*3 包括的尺度は，健康状態が主観的な健康度や日常生活機能に与える影響を推定する尺度である．健常人を含む国民標準値を得ることが可能であり，疾患や症状が一般集団に与えるインパクトを推計する目的や，異なる疾患間での QOL の比較に適している．一方，疾患特異的尺度は，特定の疾患を対象とした疾患の症状による健康度や日常生活機能への影響を測定する尺度である．このため，疾患の改善・悪化による QOL の変化を鋭敏にとらえることが可能で，治療効果の指標として QOL を使用する場合に適している．

により，測定精度を保ったまま回答すべき項目数を減らすことが可能になり，被検者の負担が減少すること，などの長所がある．また古典的テスト理論に基づく信頼性・妥当性の検討だけでは困難であった質問項目の質の問題についても言及できる可能性がある．

現在，健康関連 QOL の測定方法や解釈方法の標準化の研究が進められているが，健康関連 QOL が臨床や医療行政の現場における指標として，より確固たる地位を得るには，客観性，簡便性をもった測定尺度や，測定結果の妥当性ある解釈方法，実際的な研究デザインについての検討が，今後も推進されていく必要があろう．

近視と QOL に関する報告

現状では，近視が健康関連 QOL に与える影響に関する研究報告は限られている．しかし，包括的な健康関連 QOL は，両眼性の近視が適切に矯正されない場合，身体・社会機能面で障害されること，また視覚関連 QOL は，近視の進行に伴い悪化することなどが明らかになりつつある．以下に，近視と QOL に関する過去の主な報告をまとめる[2]．

近視と包括的健康関連 QOL：シンガポールの 11～18 歳の近視患者を対象に，PedsQL[*4] で評価した結果，近視の有無や程度は PedsQL のスコアに影響しないが，屈折異常が矯正されず，視力良好眼での視力が 0.5 以下の場合，PedsQL の"総合得点"，"社会的機能"，"学校"のスコアは有意に低下した．また，TTO と SG[*5] を用いて同国で算出された若年近視の効用値は非常に高く，良好な QOL が保持されていることが示されたが，これには，裸眼もしくは適切な屈折矯正で良好な視力であること（視力良好眼で 0.5 以上），眼鏡・コンタクトレンズ装用者，高収入家庭，高学力，非イスラム教徒であることが関与していた．

さらに，オーストラリアの 49～98 歳を対象に，健康関連 QOL を SF-36[*6] で測定した結果，片眼の矯正可能な視力低下は QOL のスコアに影響しないが，両眼の矯正可能な視力低下により，"身体機能"，"社会生活機能"のスコアは有意に低下した．同様に，台湾の 65 歳を対象とした SF-36 の報告でも，両眼性の矯正可能な視力低下により"身体機能"が低下し，カナダの貧困層の 15～81 歳を対象とした SF-12[*7] の報告でも"身体機能"が有意に低下することが報告されている．

近視と視覚関連 QOL：中国西昌市の 13～17 歳を対象に，視覚関連

[*4] **PedsQL**
Pediatric Quality of Life Inventory. 5～18 歳の小児を対象としたプロファイル型の包括的 QOL 尺度.

[*5] **TTO (Time Trade Off), SG (Standard Gamble)**. いずれもインデックス型の包括的 QOL 尺度.

[*6] **SF-36**
the 36-Item Short-Form Health Survey. プロファイル型の包括的 QOL 尺度.

[*7] **SF-12**
SF-36 の縮小版.

QOL を Vision-Specific Functioning[*8]で測定した結果，近視が強いほど，また視力が低下するほどスコアは悪化した．同様に，メキシコで平均年齢12歳の学童を対象にRSVP[*9]を測定した結果，近視が強いほど，また視力が低下するほど，眼鏡装用でスコアが向上することが示された．

シンガポール在住のマレーシア人40〜80歳を対象に，視覚関連QOLをVF-11[*10]で測定した結果，未矯正・矯正不良の近視は，"総合得点"や"視覚に関する日常生活動作"のスコアを有意に低下させたが，眼鏡・コンタクトレンズによる適切な矯正をすればスコアは低下しなかった．しかし，VisQoL[*11]を用いたオーストラリアの18歳以上を対象とした報告では，たとえ眼鏡・コンタクトレンズで矯正しても，近視は"自己が損なわれている感覚"，"日常雑事の対応困難"，"仕事・家庭・社会生活での役割困難"，"日常活動での自信喪失"などの精神面に関連する視覚関連QOLの低下を招いた．同報告は，LASIK（laser in situ keratomileusis）で合併症なく矯正された近視患者の視覚関連QOLは，正常対照群と同等まで向上することを示している．

視覚関連QOLを向上させるための適切な眼鏡装用の有用性を確証する報告がほかにもある．米国で55歳以上の老人ホーム入所者を対象に，未矯正の屈折異常への適切な眼鏡装用が，SF-36，VF-14，NHVQoL[*12]に与える影響を測定した結果，適切な眼鏡装用前後でSF-36のスコアに変化はないが，VF-14の"総合得点"，NHVQoLの"一般的見えかた"，"読書"，"心理社会的苦痛"，"趣味・活動"，"社会的交流"の各スコアが有意に改善した．

強度近視と包括的健康関連QOLおよび視覚関連QOL：わが国で18歳以上の−8D以上の強度近視患者を対象に，独自のQOL調査票を用いて検討した結果，強度近視群では，矯正視力0.8以上かつ屈折値±3D以内の対照群と比較し，"眼に対する満足度"，"生活全体に対する満足度"，"日常生活活動能力"が有意に低下した．因子分析の結果から，強度近視による視力低下が日常生活遂行能力の低下を招き，それに起因するハンディキャップが，QOLの低下に寄与する構造が示唆された．

また，英国で18〜65歳を対象に，VCM1[*13]を用いて近視の程度と視覚関連QOLの関連を測定した結果，−10D以上の強度近視は，弱度近視と比較して有意にQOLスコアが低下し，低下の程度は円錐角膜患者と同程度であった．

[*8] **Vision-Specific Functioning**
プロファイル型の眼疾患特異的QOL尺度．

[*9] **RSVP**
Refractive Status and Vision Profile. プロファイル型の屈折異常特異的QOL.

[*10] **VF-11**
Visual Function Index. プロファイル型の眼疾患特異的QOL尺度．

[*11] **VisQoL**
Vision Quality of Life Index. インデックス型およびプロファイル型の眼疾患特異的QOL尺度．

[*12] **NHVQoL**
Nursing Home Vision-Targeted Health Related Quality of Life. 老人ホーム入所者を対象としたプロファイル型の眼疾患特異的QOL尺度．

[*13] **VCM1**
Vision Core Measure 1. プロファイル型の眼疾患特異的QOL尺度．

今後の展望

近年の世界的な近視の増加と重症化は，アジア諸国で著しい．両眼の未矯正の近視が，QOLを障害することが示唆される一方で，現実的にはこうした諸国においても，不適切な矯正を受ける患者の高い割合や[3]，低い眼鏡装用率を示す結果もまた報告されている[4]．QOLの観点からは，たとえ矯正可能な軽度の近視であっても，近視の放置や進行が与える負の影響は大きいことに留意すべきである．さらに，現状では，健康関連QOL尺度の多くが古典的テスト理論に基づき開発・評価がなされており，また屈折異常に特化したQOL尺度（Refractive Status and Vision Profile, National Eye Institute-Refractive Error Quality of Life, Quality of Life Impact of Refractive Correctionなど）のほぼすべてが西洋諸国で開発されている．今後はアジア人に適した新しい近視とQOL尺度の開発と評価が希求される．

（横井多恵）

6. 近視性 CNV

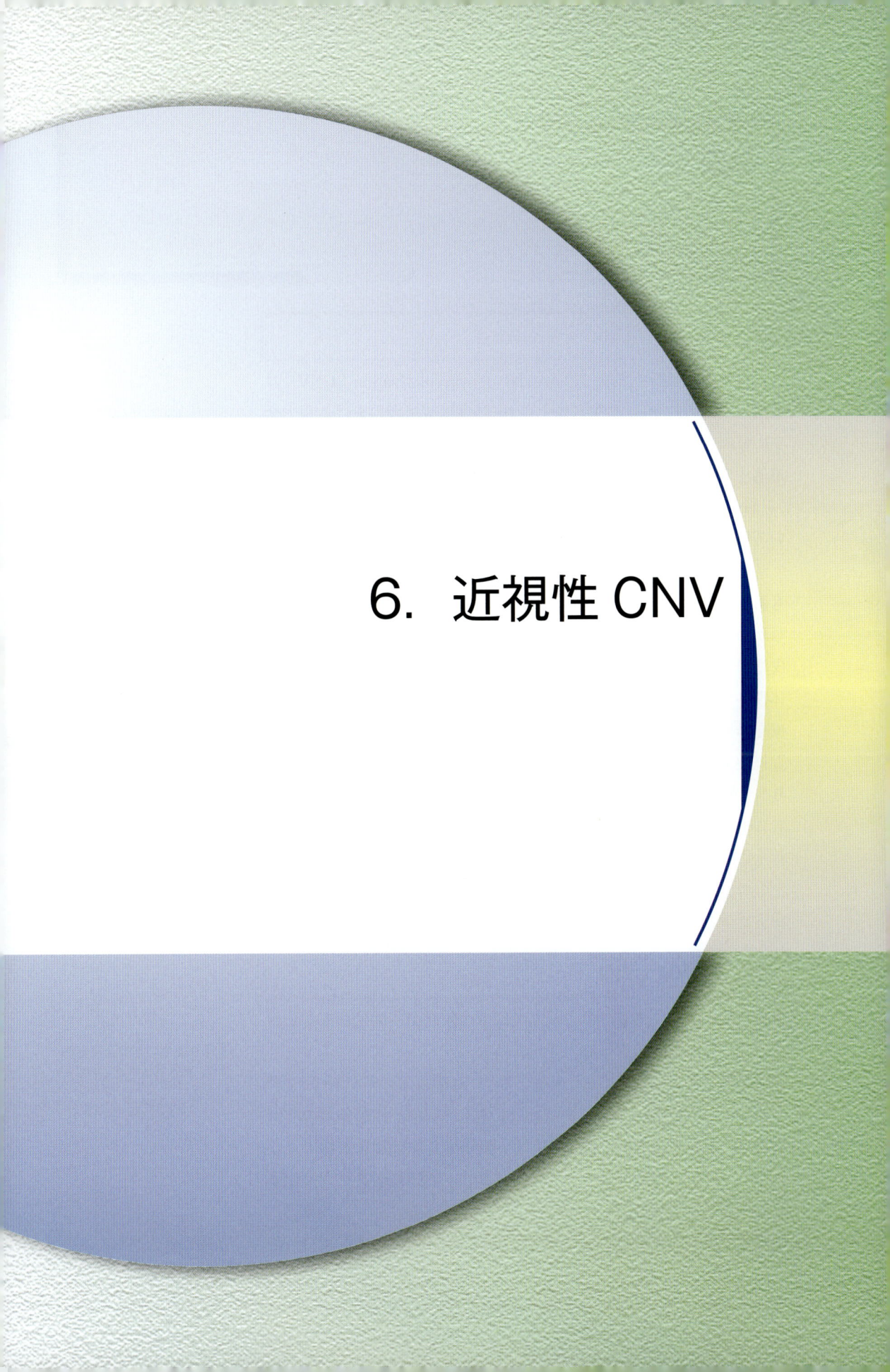

診断

はじめに

　近視性脈絡膜新生血管（choroidal neovascularization；CNV）は強度近視眼の約10％に生じるとされ，強度近視患者における視力低下の原因として非常に重要である．日常診療において，この病態に遭遇することはそう多くはないが，意外に見落とされがちであり，「近眼が強いせいですから，仕方ないですね」といった説明を受けている場合も少なくない．近視性CNVは他の血管新生黄斑症に比べて活動性が比較的低く，短期間では極端な視力低下に至らない症例もあることから，あまり診断のうえで注意を払われない傾向がある．しかし，治療方法の存在しなかった以前に比べ，現在では抗血管内皮増殖因子（vascular endothelial growth factor；VEGF）薬の硝子体投与[1-3]などの有効な治療法があり，診断をしっかりと行い，治療を早期から開始することのメリットは大きい．また，長期的には近視性CNVに続発する網脈絡膜萎縮による視力低下が不可避であり[4]，黄斑分離や黄斑円孔網膜剥離などの合併症も起こりうる．患者に予後の説明と定期検査の重要性を話すうえでも，確実に診断を行うことは非常に重要である．本項では，近視性CNVの各種検査上の所見の特徴および鑑別診断について述べ，本疾患の診断をより確実にすることを目的とする．

文献はp.311参照．

近視性CNVの診断

自覚症状：急激に生じた中心暗点，傍中心暗点が主訴になることが多い[*1]．歪視も自覚される．

発症年齢：幅広い年代にわたるが，特に50歳以下の若年者のCNVの約60％が近視性CNVであったとの報告がある[5]．若年者の症例に比べ，高齢者での近視性CNVは，後述する加齢黄斑変性によるType 2 CNVの特徴が強く出る症例もあり，活動性が高く大型化するものが散見される．

検眼鏡所見：近視性CNVは中心窩外にも発生するが，中心窩下，傍

[*1] 片眼性の強度近視症例では，自覚症状に乏しいこともある．

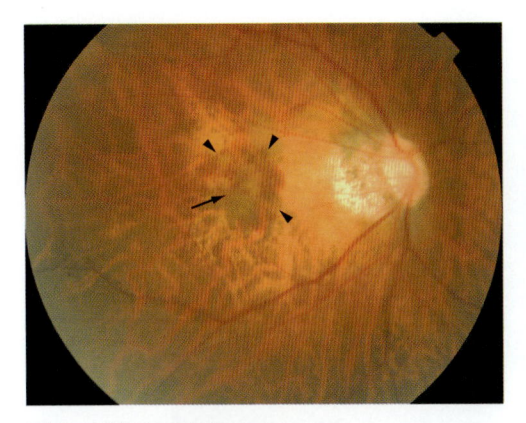

図1 近視性 CNV (52歳, 女性)
中心窩下に灰白色の線維血管組織を認める (矢印). 周囲に網膜下出血を伴う (矢頭).

a.

b.

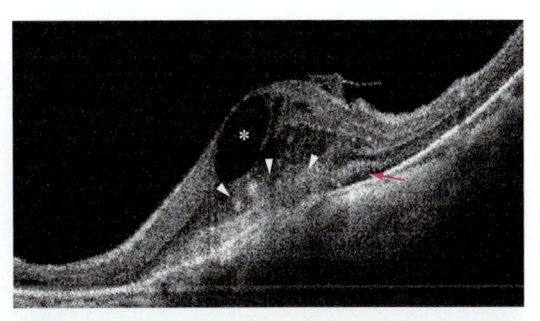

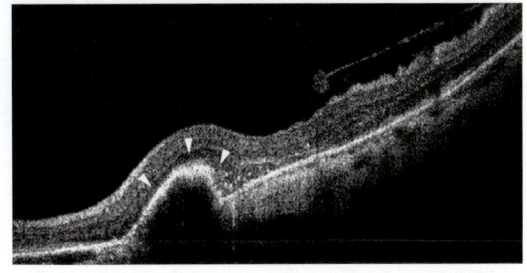

図2 図1の症例の光干渉断層計 (OCT) 所見
a. CNV を認め (矢頭), 少量の網膜下液 (矢印) および網膜浮腫 (*) を認める.
b. 抗 VEGF 治療開始後3か月. 網膜色素上皮による CNV の囲い込み (矢頭) が起こり, 新生血管は瘢痕化している. 網膜下液や網膜浮腫は消失している.

中心窩に発生することが多い. 初期には灰白色の網膜下隆起性病変がみられ, 周囲に網膜下出血を伴う (**図1**). 通常, 新生血管のサイズは1乳頭径以下で比較的小型であり, 周囲の出血も広範囲にみられることはまれである. やや発症から時間が経過すると, 出血は吸収され, 新生血管自体も網膜色素上皮細胞による囲い込みのために, 黒褐色に変化し, 隆起の高さも平坦化してくる. 発症後数年のうちには, 広範かつ高度な網脈絡膜萎縮となり, 新生血管の瘢痕が判別し難くなることもある.

このような CNV がみられ, かつ近視性変化が眼底にみられれば近視性 CNV と診断される. 近視性の眼底変化とは, すなわち, 近視性コーヌス, lacquer crack lesion, 紋理眼底, びまん性網脈絡膜萎縮, 斑状網脈絡膜萎縮 (限局性網脈絡膜萎縮), 後部ぶどう腫などの変化が複数存在することを意味する. 一方で, 眼軸長が 26.5 mm 以上, 屈折度 −8 D (ジオプトリー) 以上といった強度近視 (高度近視) 眼の定義に当てはまる症例でも, 眼底に近視性変化がまったくない症例では, 近視性 CNV だけでなく, その他の原因による血管新生黄斑症を鑑別疾患として十分に検討する必要がある.

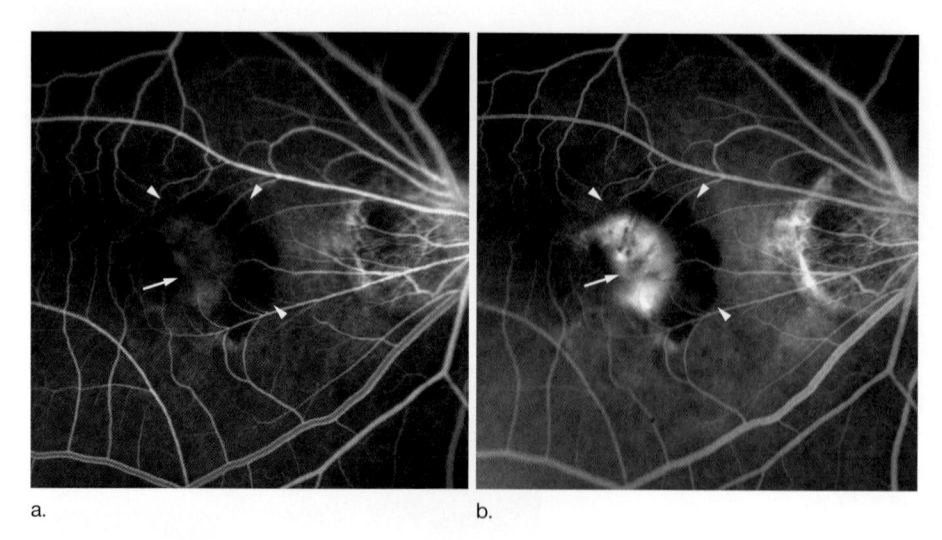

図3 図1の症例のフルオレセイン蛍光眼底造影（FA）
a. CNVは初期にはレース状の過蛍光を示す（矢印）．網膜下出血の部分は蛍光ブロックのため低蛍光となる（矢頭）．
b. 後期には新生血管から蛍光漏出がみられ過蛍光となる（矢印）．

光干渉断層計（optical coherence tomography；OCT）[*2]：OCTにより，近視性CNVは網膜色素上皮の内方，網膜下に進展する中等度の反射強度をもつ充実性病変として観察される（図2）．このOCTから，いわゆるType 2 CNVであることがわかる．発生後早期の新生血管は境界不明瞭な病変であり，周囲に網膜下液やフィブリンなどの滲出性変化を伴う．時間の経過や治療などにより，新生血管の網膜色素上皮による囲い込みが進むと，新生血管の高さは減少し，やや平坦となり，新生血管の表面は高反射を呈し，検眼鏡的に新生血管が色素を帯びて黒味がかってくる所見と一致する．近視性CNVでは，OCTにて観察される滲出性変化が少ないことが以前から指摘されていた[6]．spectral-domain OCT（SD-OCT）では，ごくわずかの網膜下液やフィブリンも検出でき，新生血管の活動性を判断するのに役立つ[*3]．新生血管が退縮し，網脈絡膜萎縮が形成されると，OCTの観察光が深部まで到達し，脈絡膜，強膜まで明瞭に観察されるようになる．

フルオレセイン蛍光眼底造影（fluorescein angiography；FA）：
FAでは，近視性CNVは初期に境界明瞭な，比較的均一な過蛍光を呈し，中期から後期にかけて蛍光漏出を示す（図3）．いわゆるclassic patternである．病初期では，新生血管の活動性も高く，旺盛な蛍光漏出を示すが，活動性の低くなってきた病変では，蛍光漏出は少なく，組織染を認めるだけの場合もある．周囲の網膜下出血の部分は

[*2] 眼軸長の非常に長い強度近視眼をOCTで撮影する際には，あらかじめ眼球のサイズに合わせて測定レンジを設定する必要がある．さもないと，対物レンズが患者の角膜に触れてしまうことがある．

[*3] 傍中心窩，中心窩外の脈絡膜新生血管をOCTにて正しく評価するためには，連続スキャンで3次元的に眼底を走査することが有用である（例：SPECTRALIS®では，detailモードなど）．

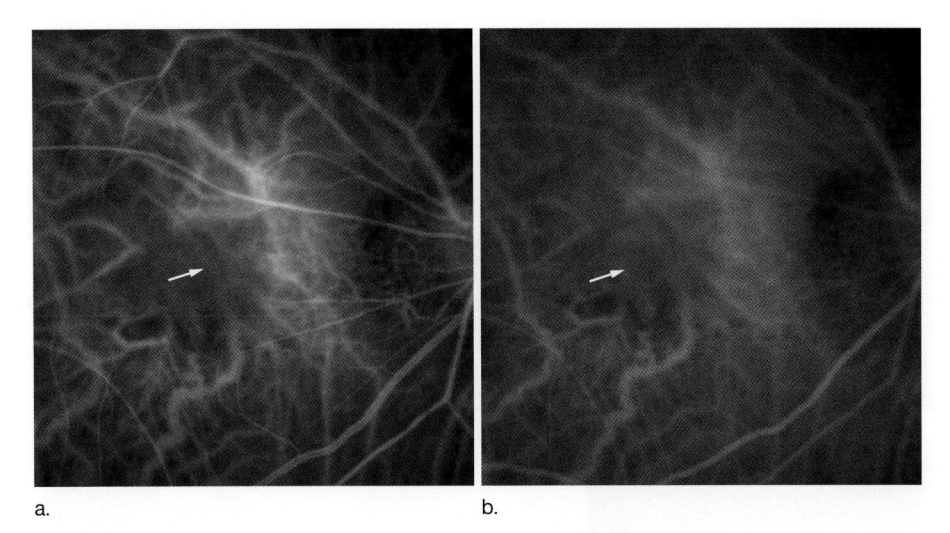

図4　図1の症例のインドシアニングリーン蛍光眼底造影（IA）
a. 本症例では，早期にはCNVは不明瞭である（矢印）．
b. 後期には新生血管が過蛍光を示している（矢印）．

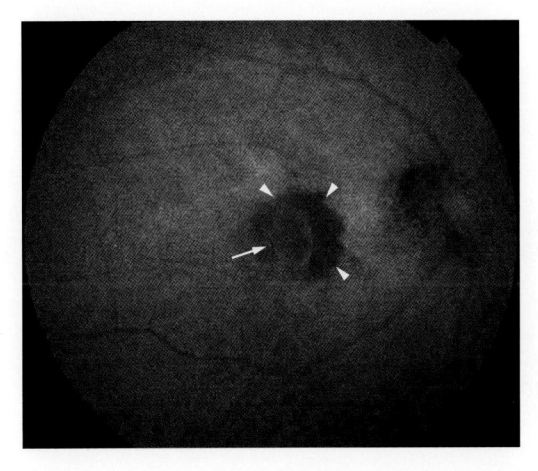

図5　図1の症例の眼底自発蛍光
新生血管は中等度の自発蛍光を示し（矢印），周囲は網膜下出血による自発蛍光のブロックのため低蛍光となっている（矢頭）．

蛍光ブロックとなる．新生血管周囲に形成された網脈絡膜萎縮は，window defectにより早期から過蛍光となる．

インドシアニングリーン蛍光眼底造影（indocyanine green angiography；IA）：IAにより，近視性CNVの新生血管網が確認できることがあるが，診断的価値はFAのほうが高いと思われる（**図4**）．IA後期でみられる，低蛍光の線状所見はlacquer crack lesionに一致していると考えられている．

眼底自発蛍光（fundus autofluorescence；FAF）：発症初期には，新生血管により網膜色素上皮の自発蛍光がブロックされるため，新生血管の部分では自発蛍光はやや低蛍光となる（**図5**）．色素沈着が新生血管に起こると，その部分での自発蛍光は増強する場合もある

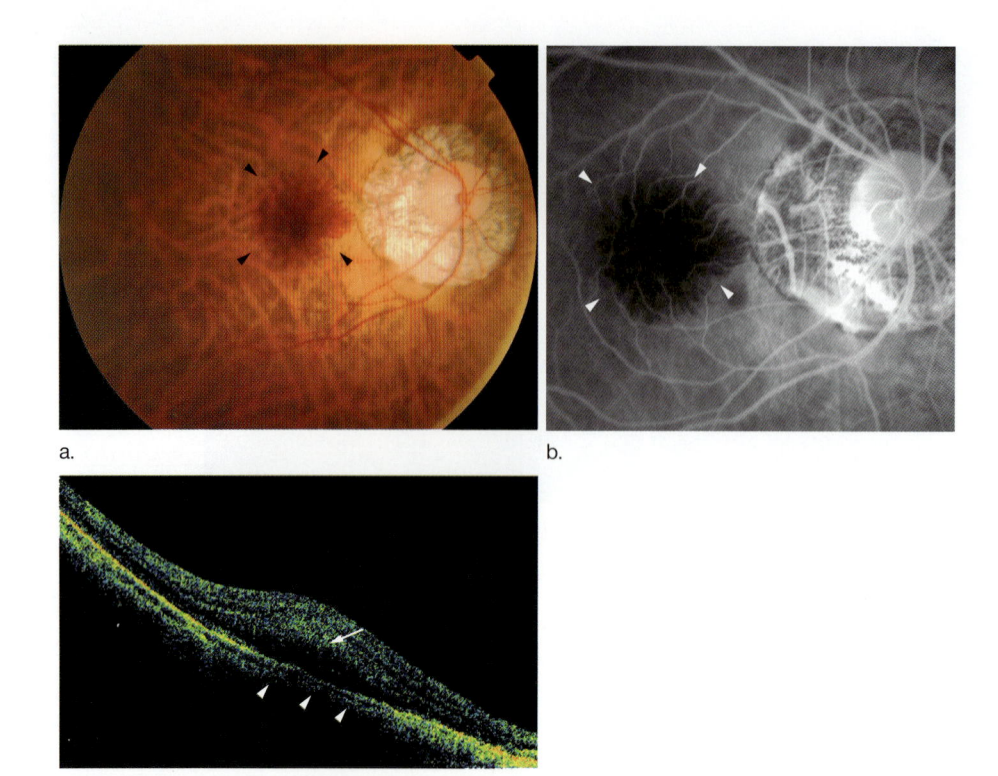

図6 単純出血 (49歳, 女性)
a. 黄斑部に約1.5乳頭径大の網膜下出血を認める.
b. フルオレセイン蛍光眼底造影では, 明らかな過蛍光を認めず, 出血による蛍光ブロックのみである.
c. OCTでは網膜下出血の内層部分が中等度の反射を示し (矢印), 網膜色素上皮には不整な隆起性変化を認めない (矢頭).

が, 新生血管の周囲に形成された網脈絡膜萎縮の部分では, 色素上皮の萎縮のために, 自発蛍光は低蛍光となる.

鑑別診断 (1) 単純出血

近視性変化を伴った眼底に網膜下出血を生じた場合, 近視性単純出血と近視性CNVとの鑑別が問題となる. 単純出血では急性発症の暗点を自覚し, 時間の経過とともに暗点は徐々に薄くなり, 視力障害を残さずに軽快することが多い. 網膜下出血は通常1乳頭径大以下であり, 脈絡膜血管が透見できる程度の出血量である (図6). OCTでは, 網膜色素上皮のラインが正常であり, 近視性CNVにみられるような隆起性病変はみられない. FAでは, 出血による低蛍光を認めるのみで, 蛍光漏出はみられない. 数週間で出血は吸収されるが, 出血のみられた部位にlacquer crack lesionがあり, 後日これが拡大し網脈絡膜萎縮が形成されることがある.

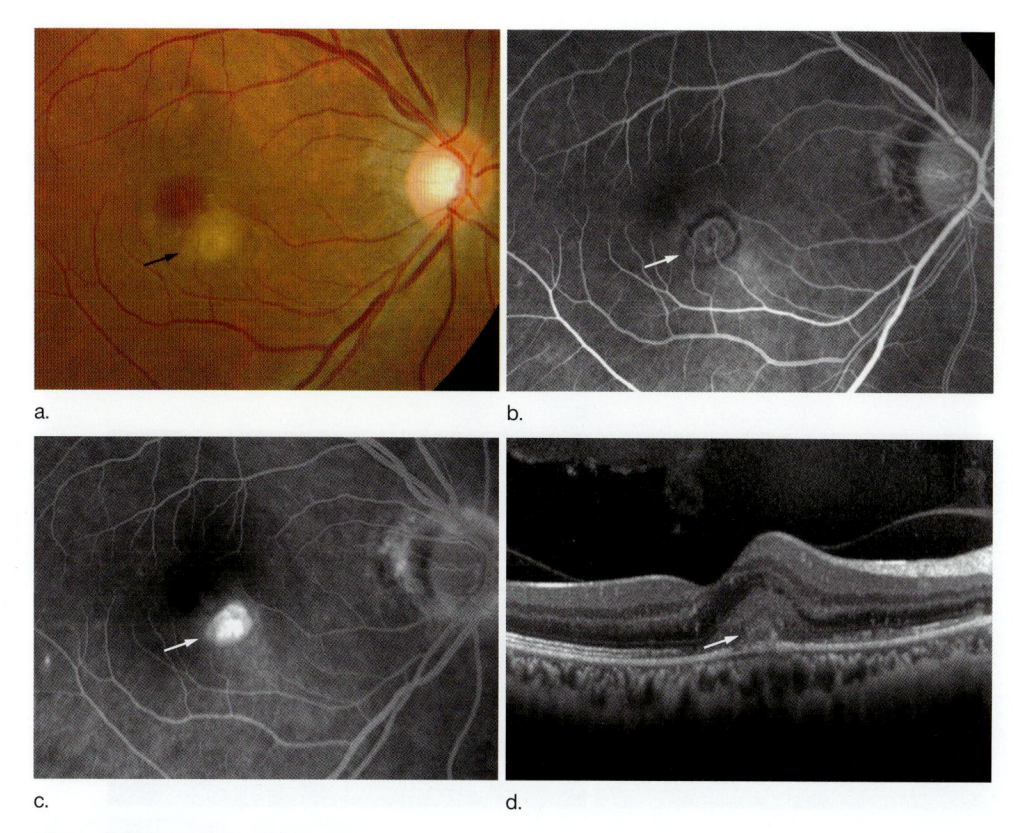

図7 特発性 CNV（38歳，女性）
a. 黄斑鼻下側に約2分の1乳頭径大の網膜下白色病変を認める（矢印）．近視性眼底変化はみられない．
b, c. フルオレセイン蛍光眼底造影では初期に網目状の新生血管が観察され（b，矢印），後期には蛍光漏出がみられる（c，矢印）．
d. OCTでは，網膜色素上皮より内方にCNVを認める（矢印）．

鑑別診断（2）Type 2 CNV

特発性 CNV：特に若年者における，Type 2 CNVとして近視性CNVとの鑑別が問題となる．鑑別点としては，高度の屈折異常や病的近視にみられる眼底変化がみられないことが挙げられる．網膜下出血はみられないか，近視性CNVよりも少ないことが多い（図7）．治療の経過に伴い，新生血管は退縮するが，色素を伴うことは少なく，白色の瘢痕を形成することが多い．周囲に大きな網脈絡膜萎縮を形成することはまれであり，視力予後は一般に近視性網脈絡膜萎縮に比べて良好である．眼トキソプラズマ症に続発するCNVも類似点が多いため，問診（食習慣）が重要であり，血液検査（トキソプラズマ抗体価）などを補助的に行うこともある．

加齢黄斑変性（classic CNV）：発症年齢は近視性CNVよりも高く，60～70歳代以上が多い．近視性CNV同様，Type 2 CNVの特徴を

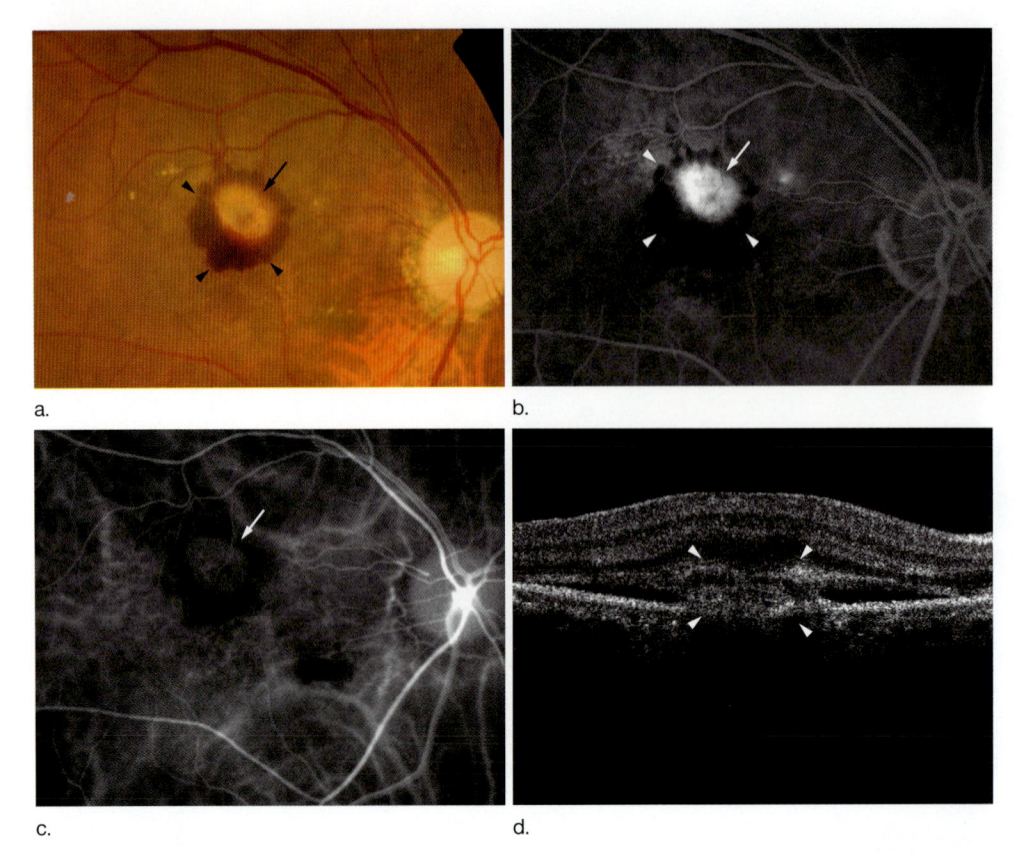

図8 加齢黄斑変性（predominantly classic CNV）（76歳，男性）
a. 黄斑上方に CNV（矢印）と網膜下出血（矢頭）を認める．
b. フルオレセイン蛍光眼底造影では，早期から過蛍光となる病変（矢印）がみられる．
c. インドシアニングリーン蛍光眼底造影では，CNV が観察される（矢印）．
d. OCT にて CNV が網膜色素上皮から網膜下へ進展している様子がわかる（矢頭）．

もち，OCT では CNV は網膜色素上皮から網膜下へと進展している様子がみられる（図8）．蛍光眼底造影では，早期から境界明瞭なレース状の過蛍光がみられ，旺盛な蛍光漏出を呈する．病的近視眼にこのような classic CNV が生じた場合に近視性 CNV との鑑別が問題となるが，加齢黄斑変性症例のほうが，新生血管の活動性が高く，治療に対しても抵抗性を示すことが多い．

網膜色素線条（angioid streaks）：視神経乳頭を中心とした黒色ないし灰白色の放射状の線条を伴った眼底が，angioid streaks では特徴的である（図9）．本疾患では，Type 2 CNV を伴うことがある．近視性 CNV との鑑別は，放射状（ヒトデ状）の特徴的な眼底の紋様により容易だが，時に黄斑部に目を奪われて気がつかないことがあるので注意が必要である．弾性線維性仮性黄色腫（pseudoxanthoma elasticum），Grönblad-Strandberg 症候群，Ehlers-Danlos 症

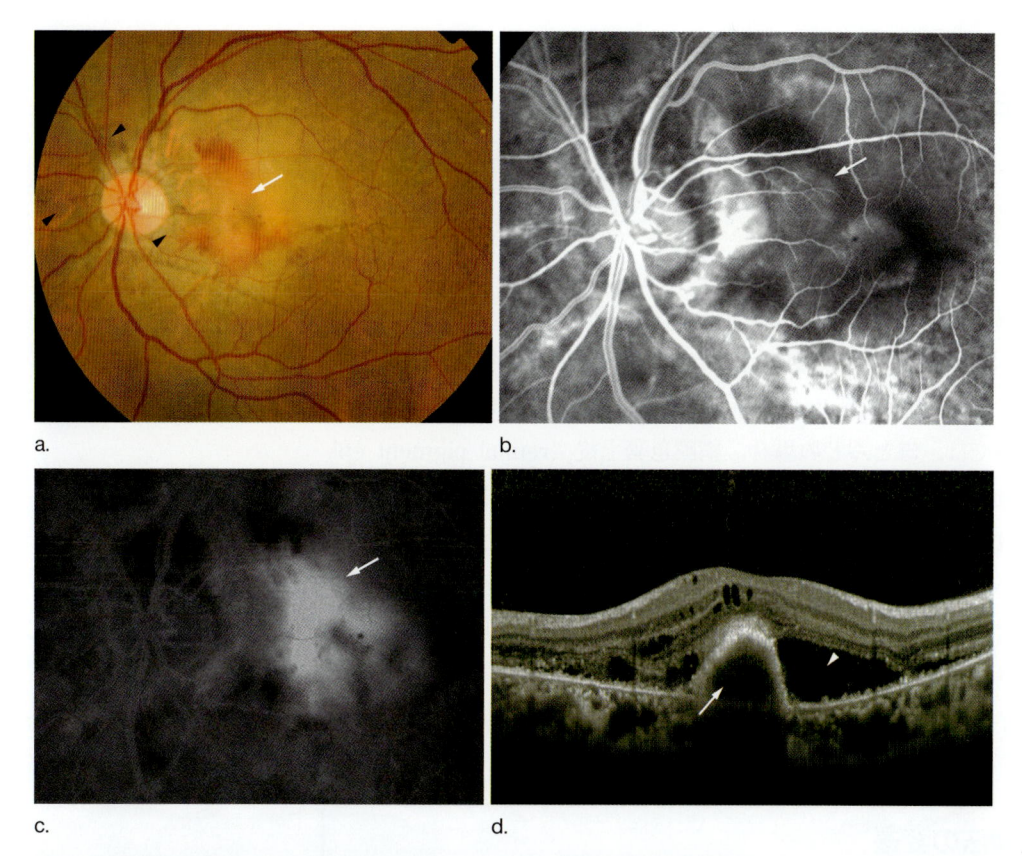

図9 網膜色素線条(angioid streaks)に伴うCNV(48歳,女性)
a. 黄斑鼻側から黄斑にかけて,網膜下出血,フィブリンを伴った灰白色病変を認める(矢印).また,視神経乳頭から放射状に伸びる線条を認める(矢頭).
b, c. フルオレセイン蛍光眼底造影では,中心窩を含む領域に早期から過蛍光を認め(b,矢印),後期には旺盛な蛍光漏出を呈している(c,矢印).
d. OCTではCNV(矢印)および網膜下液(矢頭),網膜浮腫を認める.

候群といった全身的な疾患に合併することもある.angioid streaksに伴う脈絡膜新生血管は,一般に難治性で予後が悪いため,抗VEGF薬の反復投与が必要となることが多い.

(馬場隆之)

治療

　近視性脈絡膜新生血管（近視性 CNV〈choroidal neovascularization〉）は強度近視の 5〜10％ に発症する代表的な合併症の一つである．光干渉断層計（optical coherence tomography；OCT）による画像検査では，ほとんどの場合，網膜色素上皮（retinal pigment epithelium；RPE）と感覚網膜の間に存在する Type 2 CNV[*1] として認められ，蛍光眼底造影検査では造影早期から明瞭な過蛍光を示す．視力 0.1 以上が占める割合は初診時 70％ だが，経過とともに減少し，自然経過では 10 年後に 96.3％ が CNV 周囲の脈絡膜萎縮を生じ，視力 0.1 以下になると報告されている[2]．近視性 CNV 発症の危険因子として，lacquer cracks[3]，脈絡膜の循環異常[4] が指摘されている．本項では，近視性 CNV に対する治療法につき述べる．

[*1] **Type 2 CNV**
Gass による CNV 分類[1] では，RPE を突き破って神経網膜下まで進展したものを Type 2 CNV としており，蛍光眼底造影検査で旺盛な漏出を示す classic CNV と臨床的にほぼ同じである．

文献は p.312 参照．

治療法の変遷

　かつては光凝固による CNV の直接凝固や，新生血管抜去術が試みられたが，萎縮病巣拡大が問題となり，現在では用いられていない．中心窩移動術はその欠点を補完するものとして期待されたが，手術侵襲や術後複視の問題から用いられなくなった．その後登場した，加齢黄斑変性に有効とされる光線力学療法（photodynamic therapy；PDT）も，近視性 CNV に対しては，CNV は閉塞するものの，長期経過では多数例に CNV 周囲の網脈絡膜萎縮を形成するため視力改善効果は低い．プラセボ群と行われた無作為化前向き比較試験（VIP Study）では，施行半年後で有意に PDT 施行群の視力が良好だった[5]，2 年後にはこの差は消失した[6]．すなわち，PDT の長期的な意義は証明できなかった．reduced-fluence PDT などの方法も模索されているが，効果は不明で一般的ではなく，保険適応はない．薬物療法として，トリアムシノロンの硝子体内投与あるいは Tenon 囊下注射がなされたが，視力改善効果は後に述べる抗血管新生療法より低いと報告されている．

現在の治療法

2005年以降，治療の中心となっているのは抗血管内皮増殖因子薬（抗VEGF〈vascular endothelial growth factor〉薬）を用いた抗血管新生療法である．2013年8月よりヒト化マウス抗ヒトVEGFモノクローナル抗体のFab断片であるラニビズマブ（ルセンティス®）が近視性CNVに保険適応となった．それまでは，ヒト化マウス抗ヒトVEGFモノクローナル抗体であるベバシズマブ（アバスチン®）がoff labelにて各施設での倫理委員会承認下で使用されていた．ベバシズマブ使用での1年経過では90％以上の症例でCNVは閉塞し，60〜70％の症例で2段階以上の視力改善を示すと報告されている[7]．ラニビズマブは，現在，近視性CNVに対する唯一の保険適応治療となっていることから，現在，治療の主流はベバシズマブからラニビズマブへと移行しつつある．また，国際共同治験として実施されていたVEGF受容体融合蛋白質であるアフリベルセプト（アイリーア®）の臨床試験は終了した．

抗血管新生療法での治療例

通常は0.5 mg（0.05 mL）を角膜輪部から3〜4 mmの部位より30 G針にて硝子体内に投与する．連続投与する場合も，投与間隔は1か月以上あけることが定められている．加齢黄斑変性では，3か月間毎月連続投与を行う導入期治療が行われるが，近視性CNVでの導入期の要否は，いまだ決着をみていない．導入期の有無で比較すると，視力経過は同等だが，導入期を設けることで，平均投与回数は増加する[8,9]．しかし，導入期がない場合，予定外の投与回数が増加する[9]ため，どちらがよいかは難しい問題である．

ラニビズマブを硝子体内投与した一例：66歳，男性．視力低下を主訴に紹介受診，初診時視力は（0.8）であった．**図1a**のように眼底黄斑部にCNVとその周辺に出血を認め，OCT検査では，網膜色素上皮上にCNVと網膜下液が確認された（**図1b**）．共焦点レーザー走査型眼底装置を用いた蛍光眼底造影検査において，中心窩にCNVを示す過蛍光を認めた（**図1c**）ため，ラニビズマブ硝子体内投与を施行した．1か月後，変視は軽減し，視力は（1.0）に回復，眼底はFuchs斑様のCNV退縮が確認され（**図1d**），OCT検査でも網膜下液が消失してCNVは固まっている（**図1e**）．半年後も維持され，再発は認めていない．視力は（1.2）である．ラニビズマブの長期経過

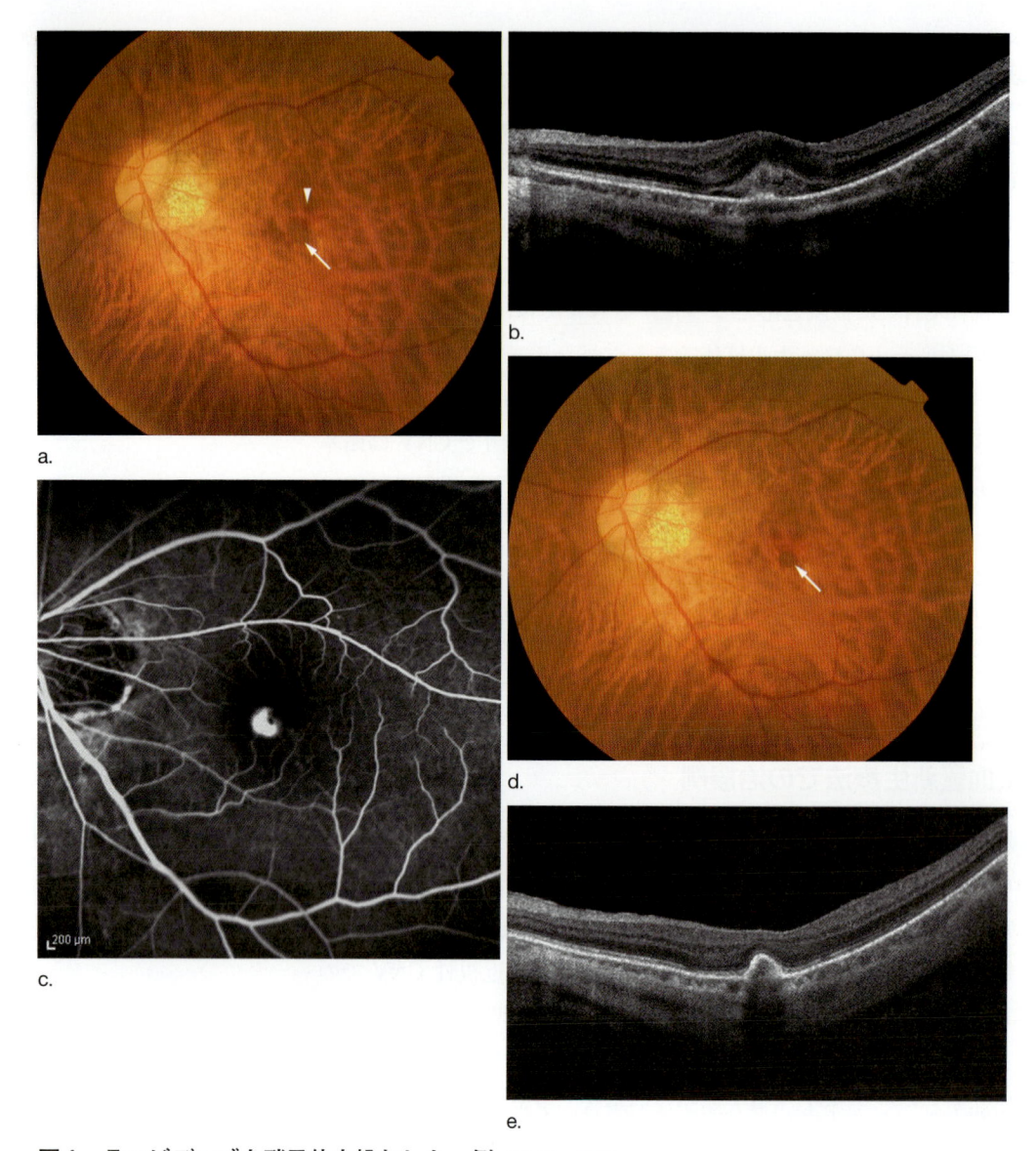

図1 ラニビズマブを硝子体内投与した一例（66歳，男性）
a. 初診時眼底写真．黄斑部に黄白色病変（矢印）とその周囲に出血を認める（矢頭）．
b. 初診時OCT．網膜色素上皮上にCNVと周囲に網膜下液を認める．
c. 初診時蛍光眼底造影写真．CNVが過蛍光に描出されている．
d. ラニビズマブ投与1か月後眼底写真．出血は消退し，CNVはFuchs斑様に縮小している（矢印）．
e. ラニビズマブ投与1か月後OCT．網膜下液は消失し，CNVは縮小した．

については，今後の観察が必須である．

ベバシズマブを硝子体内投与した一例：42歳，女性．視力低下を主訴に紹介受診，初診時視力は（0.8）であった．前述のラニビズマブを投与した症例同様，図2a～cのように近視性CNVが確認されたため，ベバシズマブ硝子体内投与を施行した．網膜下液はすみやかに消失，視力も（1.0）に回復し再発は認めていない．加療から4年後，

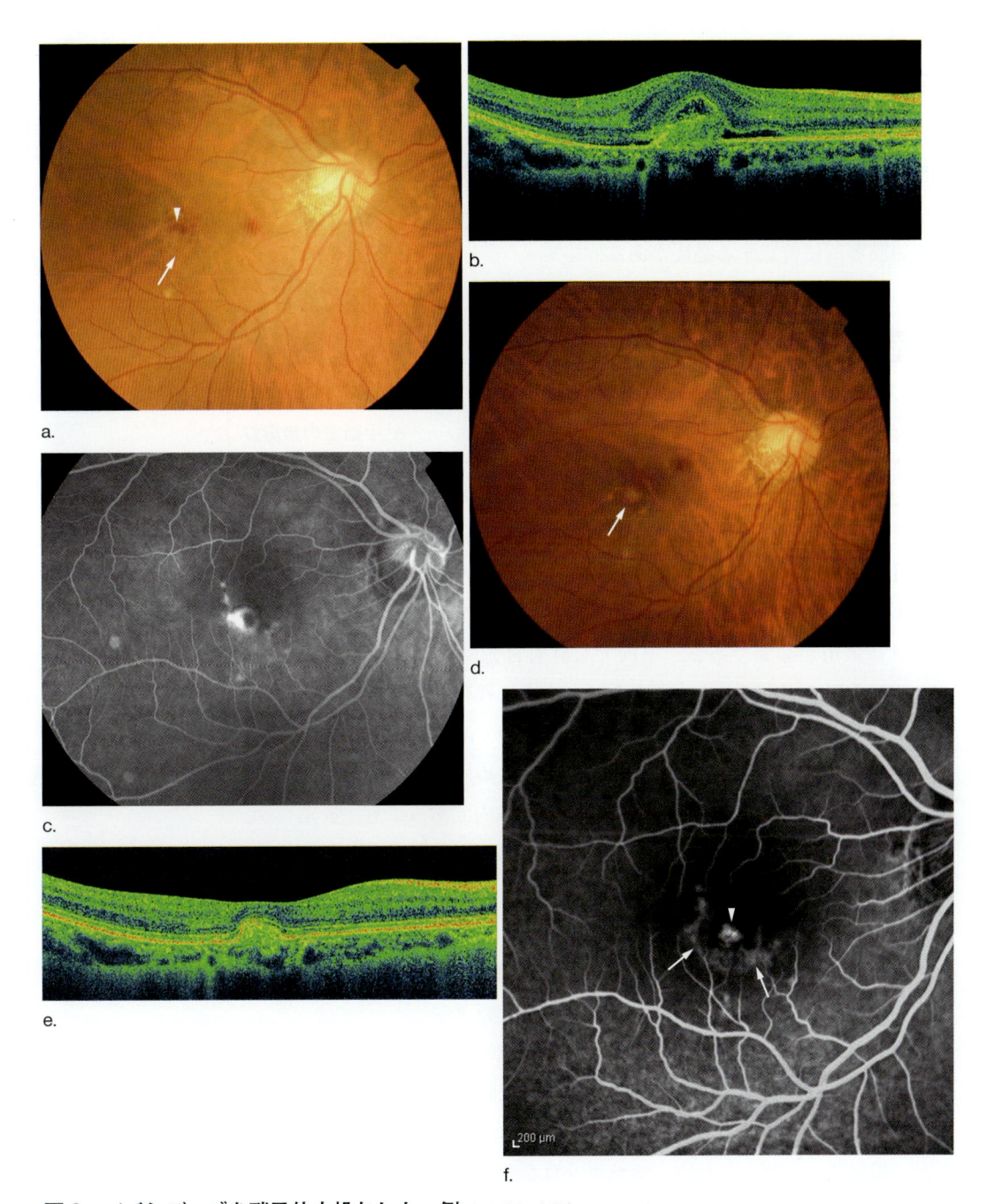

図2 ベバシズマブを硝子体内投与した一例（42歳，女性）
a. 初診時眼底写真．黄斑部に黄白色病変（矢印）とその周囲に出血を認める（矢頭）．
b. 初診時 OCT．網膜色素上皮上に CNV と周囲に網膜下液を認める．
c. 初診時蛍光眼底造影写真．CNV が過蛍光に描出されている．
d. ベバシズマブ投与 4 年後眼底写真．退縮した CNV が残存している（矢印）．
e. ベバシズマブ投与 4 年後 OCT．眼底写真同様，退縮した CNV が確認される．
f. ベバシズマブ投与 4 年後蛍光眼底造影写真．退縮した CNV（矢頭）と周囲に網膜色素上皮の萎縮（矢印）がみられる．

固まった CNV と周囲の網膜色素上皮の萎縮が確認され（**2d〜f**），視力は（0.9〜1.0）である．

まとめ

このように，抗VEGF薬の登場により，近視性CNVは治療可能な疾患となりつつあるが，再発して抗VEGF薬を頻回投与しなければならない症例が存在することや，加療後も進行しうるCNV周囲の脈絡膜萎縮に留意する必要がある．

カコモン読解　第24回　一般問題99

光線力学療法後2日以内に浴びてもよい光源はどれか．
a 日光　　b 蛍光灯　　c 白熱灯　　d 赤外線こたつ　　e 手術室の無影灯

解説　a．日光：ベルテポルフィンは，投与後48時間は高濃度に体内に残存し光線過敏性を示す．したがって，皮膚または眼などを直射日光や強い室内光に曝露させないよう，日中の外出時には保護用の帽子，衣服，手袋，マスクなどの装着と，眼を保護する濃いサングラス装用が必要である．室内でも直射日光に当たらないようカーテンを閉め切っておく．ちなみに，皮膚に残存しているベルテポルフィンは可視光線によって活性化されるので，紫外線用日焼け止め剤は光線過敏性反応から皮膚を保護するためには無効である．
b．蛍光灯：ベルテポルフィン投与後48時間以内であっても，蛍光灯やテレビ，パソコンの画面から発せられる弱い光を浴びることは問題ないとされている．むしろ，弱い室内光を浴びることにより photo bleaching といわれるプロセスを介して皮膚に残存しているベルテポルフィンの不活化が促進されるため，PDT施行後は暗所に留まらず積極的に室内光を浴びることが望ましい．
c．白熱灯：蛍光灯よりも明るい光，特に裸電球の光に直に曝露される，あるいは裸電球下にて読書をするなどは危険な行為である．
d．赤外線こたつ，e．手術室の無影灯：ハロゲンを光源とした家電製品（電気ストーブ，こたつ，電熱コンロなど）や，手術室，歯科治療室に用いられる医療用照明にさらされないよう注意する．眼科のスリットランプもハロゲン光なので，PDT後5日間はスリット光を用いた眼科検査もひかえる．

模範解答　b

（藤本聡子，生野恭司）

クリニカル・クエスチョン

高齢者の近視性 CNV と AMD との違いについて教えてください

Answer 両者の違いは，後部ぶどう腫や lacquer cracks など近視性眼底変化の有無に加えて，脈絡膜新生血管（choroidal neovascularization；CNV）の存在する位置が網膜色素上皮の上にあるか下にあるかです．近視性 CNV は，網膜色素上皮上 CNV（Type 2 CNV）であるのに対し，加齢黄斑変性（age-related macular degeneration；AMD）の CNV は，網膜色素上皮下 CNV（Type 1 CNV），Type 2 CNV，両者の混合型があります．混合型を含め Type 1 CNV が確認できれば AMD，Type 2 CNV のみ確認でき，近視性眼底変化を伴えば近視性 CNV となります．近視眼底に AMD の所見の合併は少ないとの報告はありますが[1]，CNV を発症した場合は治療が必要となり，AMD と治療方法が異なるので，鑑別は重要です[*1]．

文献は p.312 参照．

AMD の診断基準

わが国の AMD の診断基準では，滲出型 AMD は，CNV が発生する可能性がある，強度近視による病変は除外規定としている[2]．たとえば，眼軸長が 26 mm 以上，あるいは，屈折度が −8D 以上の症例に CNV を伴えば，50 歳以上でも滲出型 AMD ではなく強度近視に伴う CNV と診断される可能性が高い．屈折度は容易に確認できるが，高齢者では白内障手術を施行され，眼内レンズ挿入後の症例も多く，また近年では，LASIK（laser *in situ* keratomileusis）の既往の症例もあり，屈折度よりは眼軸長の測定が診断には有用である．しかし，強度近視の屈折度，眼軸長の値について統一された定義はなく，AMD の診断基準にも記載はない．また，後部ぶどう腫が中心窩から外れている場合もあり，そのような症例では，屈折度，眼軸長からは強度近視とならない．そこで，後部ぶどう腫や lacquer cracks など近視性眼底変化の有無を含めて診断する．

[*1] 近視性 CNV に対しても抗 VEGF 硝子体内注射液のラニビズマブ，アフリベルセプトがわが国で認可されている．AMD に対しては，導入期に毎月連続 3 回の注射が行われてきたが，近視性 CNV に対しては，導入期の設定はなく，初回投与 1 か月後の所見で追加治療の適応が判断される．

CNV の位置（CNV が網膜色素上皮の上にあるか下にあるか）と大きさ

病理組織学的な分類ではあるが，CNV が網膜色素上皮の下に検出

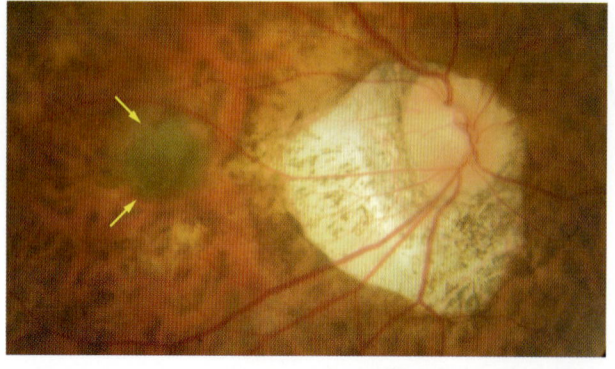

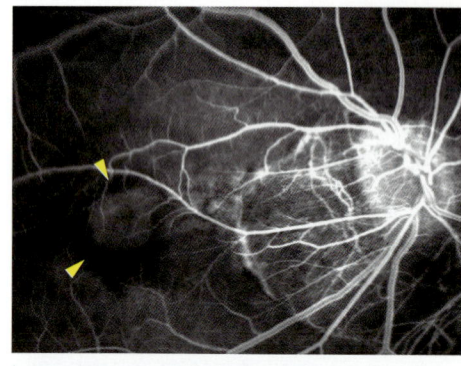

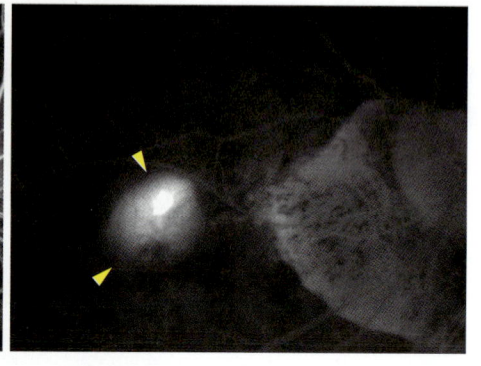

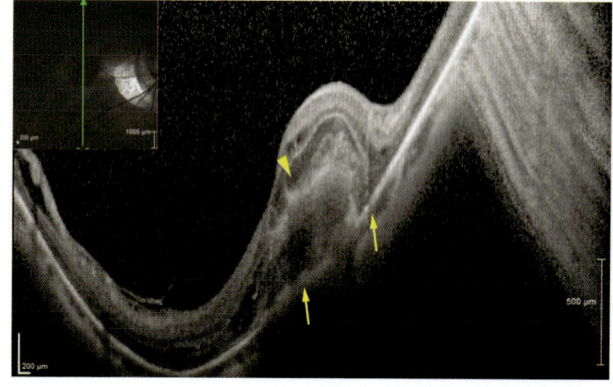

図1 高齢者の近視性 CNV（網膜色素上皮上 CNV〈Type 2 CNV〉）
（62歳，男性）
a. 眼底写真．中心窩に灰白色隆起病巣がみられる（矢印）．
b. FA（左図：22秒，右図：11分）．造影早期から過蛍光がみられ，後期には旺盛な色素漏出がみられる（矢頭）．
c. OCT．Type 2 CNV は網膜色素上皮のライン（矢印）上に高反射塊として検出される（矢頭）．
FA：fluorescein angiography（フルオレセイン蛍光造影）

されるものを Type 1 CNV，網膜色素上皮の上に検出されるものを Type 2 CNV とする Gass 分類がある[3]．近視性 CNV は Type 2 CNV（図1）であるのに対し，滲出型 AMD の CNV は，Type 1 CNV（図2）が20％，Type 2 CNV が30％，網膜色素上皮の上下に CNV を認める混合型 Type 1＋2 CNV（図3）が50％と報告されていることから[4]，Type 2 CNV のみ検出された症例で鑑別が必要となる．

近視性 CNV は AMD と比べ，小型で自然退縮する症例もあるが，進行性で拡大する症例もあり，CNV の大きさで両者を鑑別すること

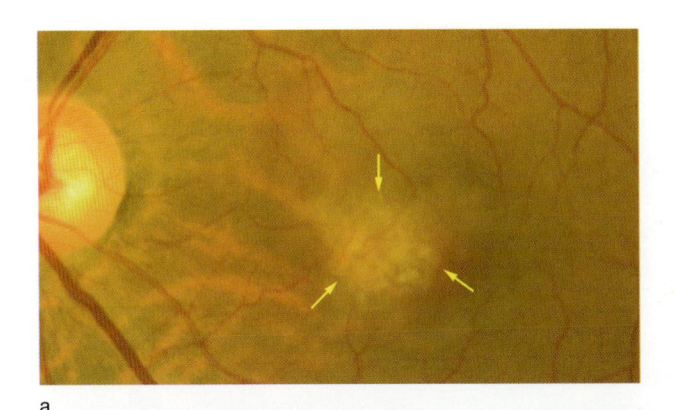

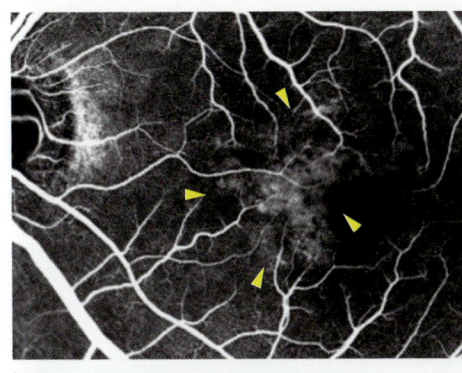

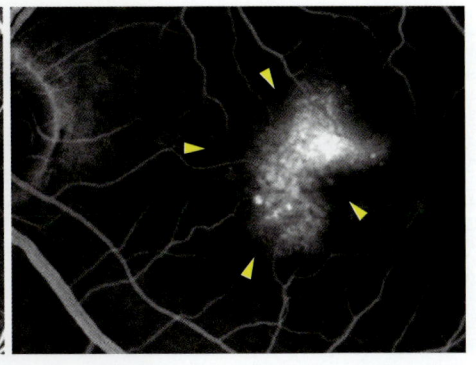

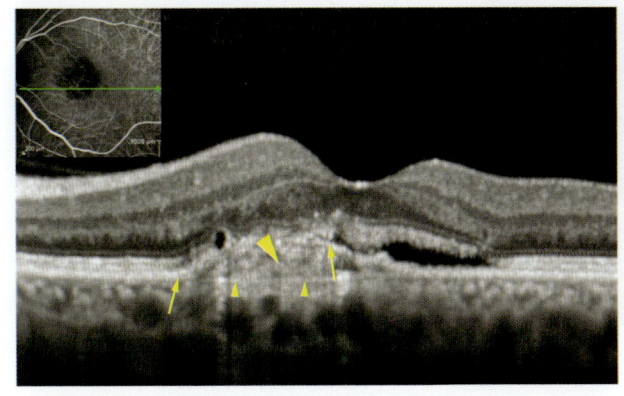

図2 **AMDのCNV（網膜色素上皮下 CNV〈Type 1 CNV〉）**（73歳, 男性）
a. 眼底写真. 中心窩鼻側に白色隆起病巣がみられる（矢印）.
b. FA（左図：1分, 右図：10分）. 白色隆起病巣は, 造影早期から点状過蛍光がみられ, 後期には旺盛な色素漏出がみられる occult CNV の所見を示す（矢頭）.
c. OCT. Type 1 CNV は網膜色素上皮のライン（矢印）の下, Bruch 膜のライン（小矢頭）の上に高反射塊として検出される（大矢頭）.

はできない[*2].

Type 2 CNV の検出

　CNV の位置は, フルオレセイン蛍光造影（fluorescein angiography；FA）と光干渉断層計（optical coherence tomography；OCT）の所見で判定する. FA だけでは, たとえ Type 2 CNV の特徴的な所見となる classic CNV の所見を認めても, 網膜色素上皮が萎縮, 消失している Type 1 CNV では, 早期から色素漏出を呈し, classic

[*2] 高齢者の近視性 CNV の発症と進展には, 加齢に伴う要因も加わっている可能性もあるので, AMD との厳密な鑑別は困難である.

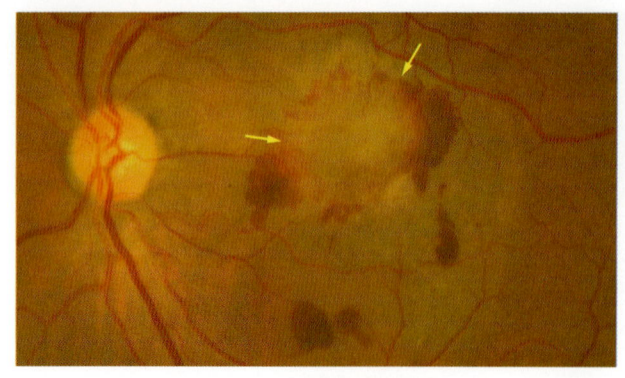

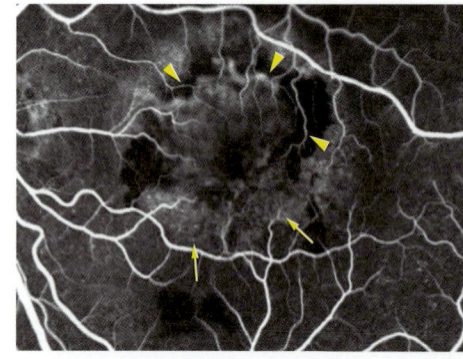

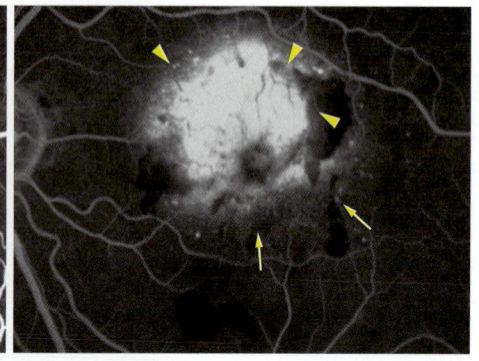

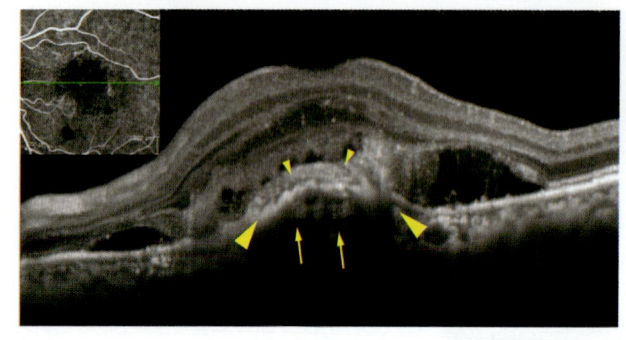

図3 AMDのCNV（網膜色素上皮下＋上CNV〈Type1＋2CNV〉）
（78歳，女性）

a. 眼底写真．中心窩に周囲に網膜下出血を伴う白色隆起病巣がみられる（矢印）．
b. FA（左図：31秒，右図：10分）．白色隆起病巣は，造影早期から網目状の過蛍光がみられ，後期には旺盛な色素漏出がみられるclassic CNVの所見を示す（矢頭）．その周囲は，occult CNVの所見を示す（矢印）．
c. OCT．網膜色素上皮のライン（大矢頭）の上にType 2 CNV（小矢頭），下にType 1 CNV（矢印）が高反射塊として検出される．Type 1 CNV（矢印）はType 2 CNV（小矢頭）よりも反射は減弱している．

CNVの所見となることがある．また，Type 1 CNVとType 2 CNVの混合型では，Type 2 CNVからの色素漏出が強く，Type 1 CNVの特徴的な所見であるoccult CNVの所見が検出できない可能性もある．そこで，重要となるのがOCT所見である．Type 2 CNVは網膜色素上皮のライン上に高反射塊として検出される．Type 1 CNVでは，網膜色素上皮により測定光が減弱して，CNVの反射をとらえにくい場合もあるが，網膜色素上皮のラインが不整に隆起していればCNVの存在が示唆される[5]．

（森　隆三郎）

近視性 CNV 発生の原因について教えてください

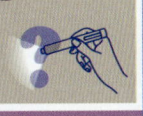

Answer　近視性 CNV の原因として，①眼軸長延長と後極部伸展に伴う lacquer cracks，②脈絡膜の菲薄化と循環障害，③遺伝的要因などが挙げられます．しかし，発症機序の詳細はいまだ明らかではなく，複数の要因が影響している可能性が考えられます．

クエスチョンの背景

　近視性 CNV（choroidal neovascularization）は強度近視患者の約 10％ に発生し，視細胞障害と続発する網脈絡膜萎縮により著しい視力低下をきたすため，強度近視患者の視覚障害の原因として最も重要な病態である．抗 VEGF（vascular endothelial growth factor）治療により一定の治療効果が得られるようになったものの，治療後の再発例も少なくないため，CNV 発生の原因を解明することがさらなる治療法や予防法の開発に重要であると考えられる．

アンサーへの鍵

　近視性 CNV 発症に関して，従来から眼軸長延長に伴う lacquer cracks や限局性萎縮との関連が指摘されてきた[1]．最近では，脈絡膜の菲薄化や循環障害，遺伝的要因の関与が報告されている．

眼軸長延長と lacquer cracks：lacquer cracks（Lc）は，眼軸長延長および後極部眼底の伸展に伴う Bruch 膜の機械的断裂である．検眼鏡では黄斑付近を横切る黄白色の線状として観察でき，ICG（indocyanine green；インドシアニングリーン）蛍光眼底造影後期像では線状の低蛍光として確認できる（図1）．Lc は近視性 CNV の前駆病変となることが知られている．Lc に伴い Bruch 膜が断裂するとともに脈絡毛細血管板が障害されることで，CNV が発生し網膜下に進展しやすくなると考えられる．また，眼軸長延長に伴う眼底後極へのメカニカルストレスにより，網膜色素上皮（retinal pigment epithelium；RPE）から産生される血管新生因子が増加し血管新生が促進する可能性も考えられている[2,3]．

脈絡膜の菲薄化と循環障害：強度近視眼では，後極部の伸展に伴い

文献は p.312 参照.

a. FA　　　　　　　　　　　　　b. IA

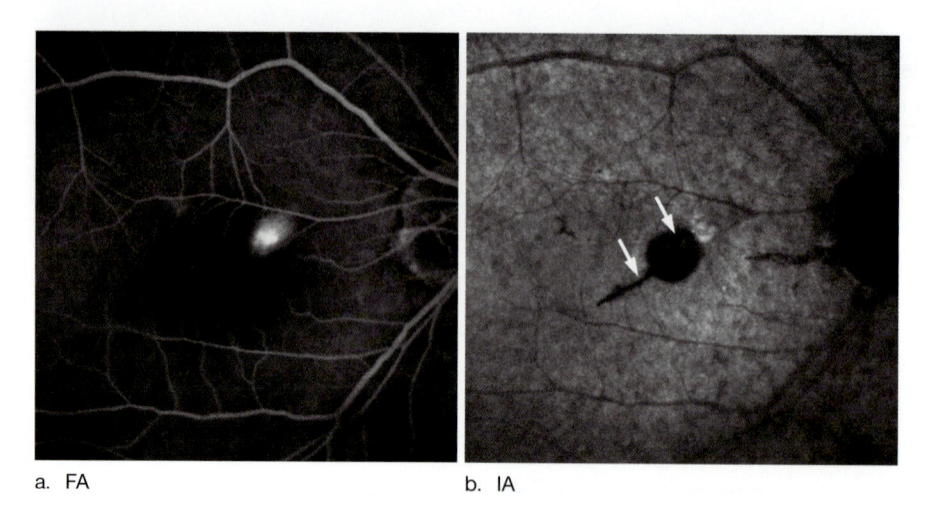

図1　lacquer cracks と近視性 CNV（54歳, 女性）
a. フルオレセイン蛍光眼底造影（fluorescein angiography；FA）で CNV が確認できる.
b. ICG 蛍光眼底造影（indocyanine green angiography；IA）後期像では, 低蛍光を示す lacquer cracks（矢印）が認められる.

健常眼に比べて脈絡膜が菲薄化する. さらに, CNV が発生した強度近視眼では, CNV が発生していない強度近視眼に比べ, 脈絡膜がより菲薄化している場合が多い[4,5]. また, ICG 蛍光眼底造影の動画撮影で脈絡膜循環遅延を認める場合がある（図2）[5]. 強度近視眼では病理学的に脈絡毛細血管板の脱落や脈絡膜血管の閉塞像を認めることが知られており, 強度近視に伴うこのような変化により, 脈絡膜が菲薄化し血流が減少すると考えられる（図2）. 脈絡膜血流の減少に伴い局所的な虚血が引き起こされ, 新生血管が生じやすい環境となる可能性が推察される.

遺伝的要因：家族歴や双生児研究により, 強度近視の発症や進行には環境因子のほかに, 遺伝因子が関与することが以前から知られている. また, 強度近視における CNV 発生にも PEDF（pigment epithelium-derived factor）などの遺伝子の SNPs（single nucleotide polymorphisms；一塩基多型）が関与する可能性が報告されている[6]. これらの遺伝的要因が CNV を発生させるメカニズムに関しては, さらなる検討が期待される.

まとめ

以上のように近視性 CNV の発生機序として, 眼軸長延長によるメカニカルストレスや脈絡膜血流の減少→血管新生因子の産生亢進→CNV 発生というストーリーが考えられるが, 眼軸長が長く Lc が多いほど CNV 発生の頻度が単純に上がるわけではないなど, い

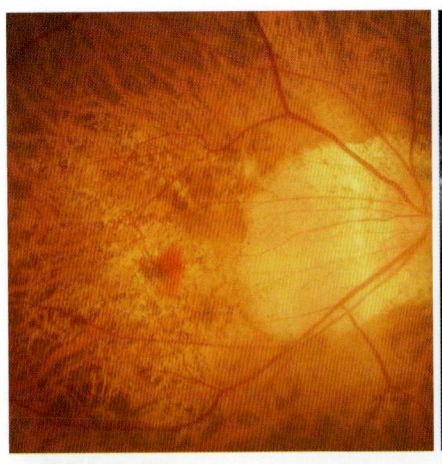

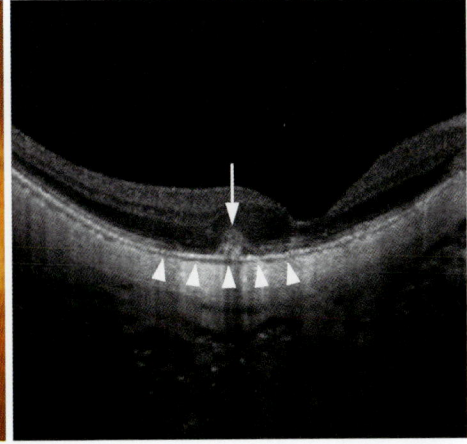

a. 眼底カラー写真
b. OCT
c. IA

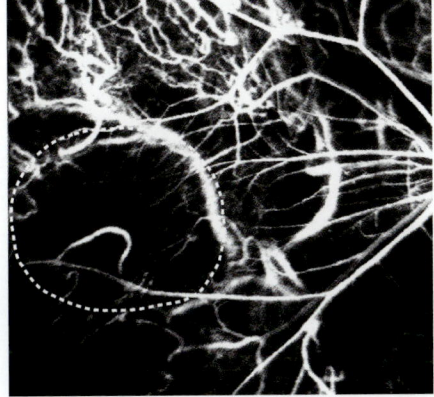

図2 脈絡膜障害と近視性CNV
(73歳, 男性)
右眼の黄斑部に出血を認め (a), OCT で CNV (矢印) が確認できる (b). 脈絡膜の菲薄化 (矢頭) が著明である. IA では, 黄斑部で脈絡膜循環が遅延していることがわかる (c, 点線囲み).

まだ検討の余地は多い. このため CNV の病態解明には, 今後さらなる基礎的・臨床的研究が必要である.

(若林　卓)

7. 近視性牽引黄斑症

診断

近視性牽引黄斑症（myopic traction maculopathy；MTM）は，病的近視眼の後極部に生じる牽引に伴った黄斑網膜障害を示す総称である．黄斑円孔や黄斑円孔網膜剝離は全層網膜裂孔を伴った病態であり，近視性牽引黄斑症という名称に含むかどうか議論のあるところであるが，本項では含めておく．

眼底検査

網膜の肥厚や網膜分離のみを生じている近視性牽引黄斑症の眼では，自覚症状はないか，あっても軽微なことが多く，OCTをルーチンに行っていない場合には見過ごされていることが多い．強度近視眼に対しては，自覚症状がなくてもOCTによる検索が必要である．内層分層黄斑円孔や黄斑上膜，牽引性網膜剝離，硝子体牽引を伴っている場合，ゆがみや視力低下といった症状を呈することが多く，これらの自覚症状があれば，近視性脈絡膜新生血管（近視性CNV）などの他の病変検索とともに，OCTでの近視性牽引黄斑症の有無の検索が望まれる．また，OCTがなくても，日頃から眼底検査で近視性牽引黄斑症の存在を疑う必要がある．網膜厚がおおむね400 μm を超えて網膜分離が生じている部位では，網膜がうっすらとむくんで観察できる（図1）．また，黄斑部を走行する網膜血管周囲は，血管自体の可塑性の低下から網膜の分離が生じていることが多く，網膜血管やその周囲の微細な神経線維層の乱れから網膜表層の位置を把握しやすいため，特に入念に観察する．

しかしながら，浅い網膜分離や，斑状の網脈絡膜萎縮のため，強膜が透見される眼や，中間透光体が混濁している眼では網膜分離の観察は困難である．このような眼では，急峻な後部ぶどう腫や，後部ぶどう腫内の強いびまん性網脈絡膜萎縮，網膜血管（特に動脈）の直線化，網膜動脈と交差する場所での網膜静脈の屈曲といった網膜の強い伸展を示唆する所見や，網膜表層の膜様の反射，網膜前の硝子体索状物を伴う場合，網膜分離の存在を疑ったほうがよい．

近赤外光を用いたレトロモード眼底撮影では，網膜分離に一致し

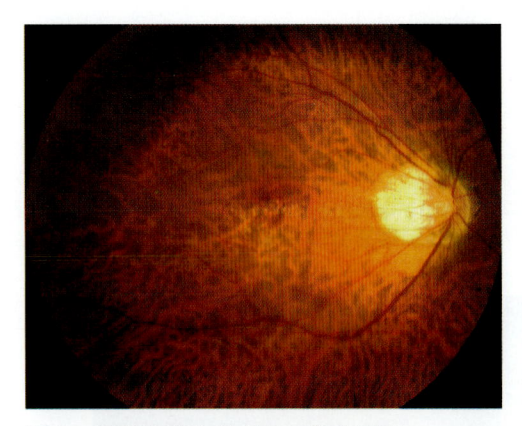

図1 網膜分離を伴う眼の眼底写真
黄斑網膜がうっすらむくんでみえる．

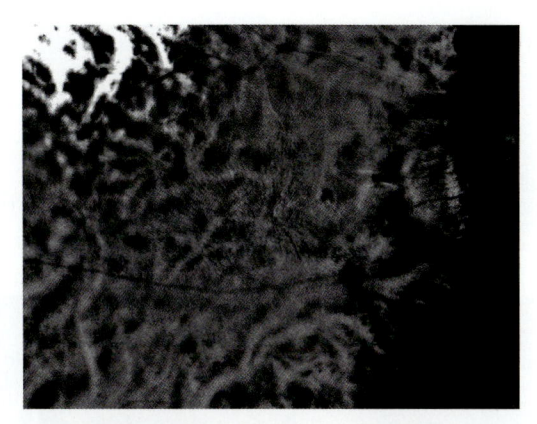

図2 網膜分離のレトロモード眼底撮影
指紋様変化がみられる．

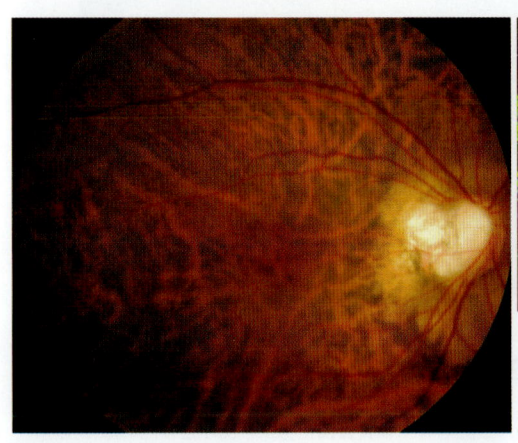

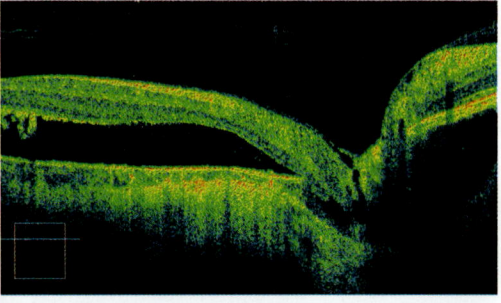

図3 intrachoroidal cavitation に合併したピット黄斑症候群類似疾患の症例
a. 眼底写真では乳頭周囲にオレンジ色の intrachoroidal cavitation がみられる．
b. OCT では intrachoroidal cavitation と乳頭耳側の網膜剝離がみられる．

た部位に指紋様の変化がみられる（図2）ことがわかっており，認められれば，網膜分離の存在を強く疑う根拠となる．

診断基準

近視性牽引黄斑症の診断には OCT が必須である．Panozzo らによれば，近視性牽引黄斑症の診断は病的近視眼底に加えて，表1に示した網膜前の牽引か，牽引に伴う網膜の障害として，① 黄斑上膜，② 硝子体黄斑牽引，③ 網膜の肥厚，④ 網膜分離，⑤ 浅い網膜剝離，⑥ 内層分層黄斑円孔の六つのうち，いずれかを認めることによるとされる．

表1 近視性牽引黄斑症の診断基準

網膜前の牽引	黄斑上膜
	硝子体黄斑牽引
牽引に伴う網膜の障害	網膜の肥厚（中心窩厚 >200μm）
	網膜分離
	浅い網膜剝離
	内層分層黄斑円孔

病的近視眼底に加えて，上記六つのいずれかを伴っているもの．

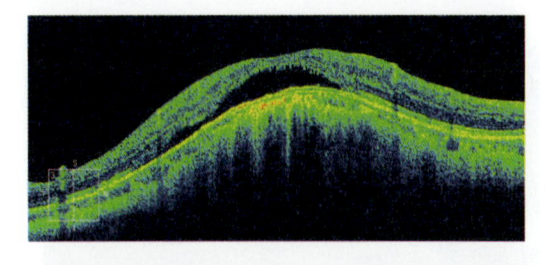

図4 dome-shaped macula に漿液性網膜剝離を合併した OCT 像

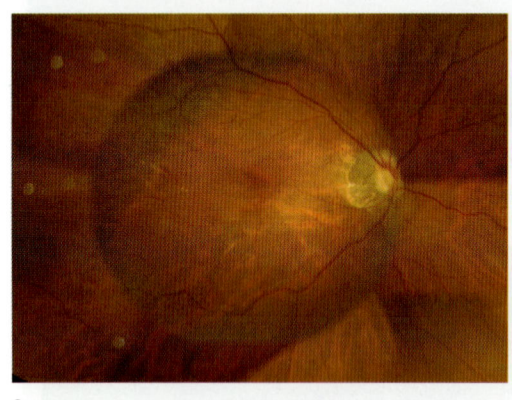

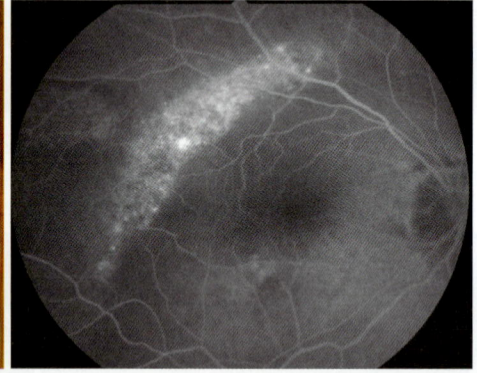

a.

b.

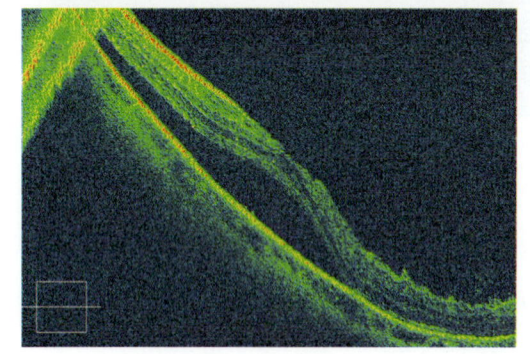

図5 後部ぶどう腫縁からの漏出に伴った網膜剝離
a. 眼底写真では黄斑部上方に後部ぶどう腫の縁が黒く映っている．
b. FA では同部位からの漏出をびまん性に認める．
c. OCT では，後部ぶどう腫縁から中心窩に及ぶ網膜剝離を認める．

c.

表2 近視性牽引黄斑症の東京医科歯科大学分類（TMDU 分類）

網膜分離の範囲による分類		合併病変による分類	
S0	分離なし	M	黄斑上膜
S1	分離が中心窩外のみ	V	硝子体黄斑牽引
S2	分離が中心窩内のみ	L	内層分層黄斑円孔
S3	分離が中心窩含むが黄斑全体を含まない	D	網膜剝離
S4	分離が黄斑全体に広がっている	H	全層黄斑円孔
		A	網膜萎縮

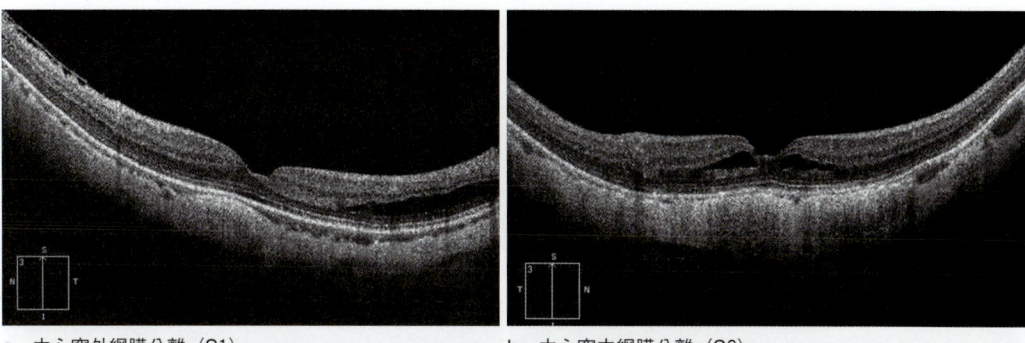

a. 中心窩外網膜分離（S1）
b. 中心窩内網膜分離（S2）
c. S1+S2でS4に至っていないもの（S3）
d. 全黄斑網膜分離（S4）

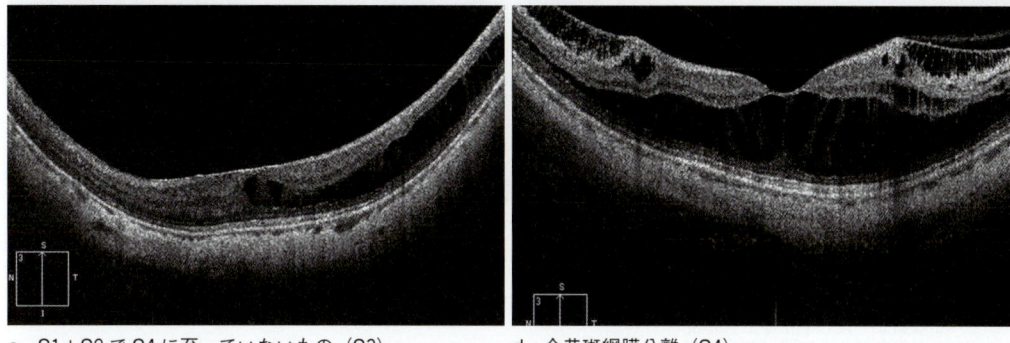

図6 近視性牽引黄斑症の東京医科歯科大学分類の例

鑑別

網膜剝離は intrachoroidal cavitation に合併したピット黄斑症候群類似疾患（**図3**）や脈絡膜新生血管，dome-shaped macula（**図4**），後部ぶどう腫縁からの漏出（**図5**）でもみられることがあり，鑑別が必要である．

分類

表2に東京医科歯科大学分類（TMDU 分類）を示す．まず，網膜分離の有無または範囲によって，S0（網膜分離なし），S1（中心窩外の網膜分離），S2（中心窩内の網膜分離），S3（S1+S2でS4に至ってないもの），S4（黄斑全体の網膜分離）に分類し（**図6**），黄斑上膜，硝子体黄斑牽引，内層分層黄斑円孔，網膜剝離，全層黄斑円孔，網膜萎縮の有無によりさらに細かく分類している．網膜剝離についてはさらに，網膜分離のみの状態から，外層分層黄斑円孔を伴って黄斑部網膜剝離に進行する四つのステージに分類している（**図7**）．

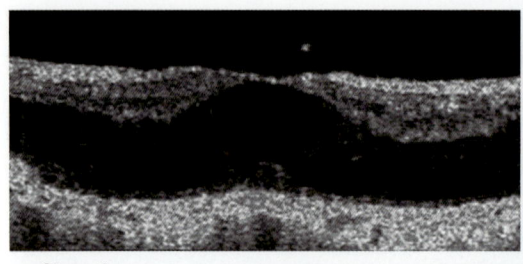

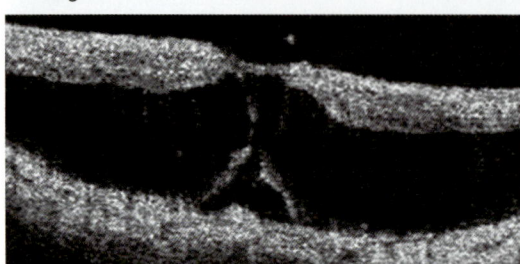

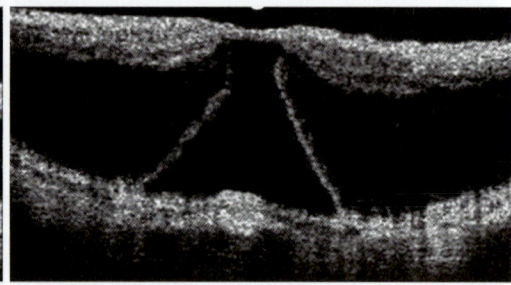

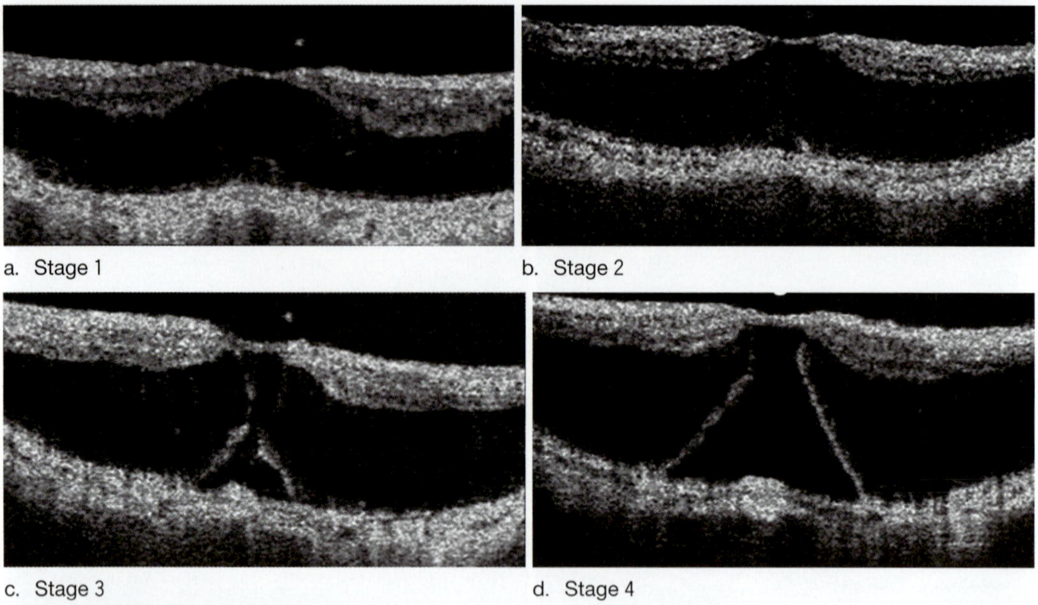

a. Stage 1　　　　　　　　　　　　　　b. Stage 2

c. Stage 3　　　　　　　　　　　　　　d. Stage 4

図7　網膜剝離の四つのステージ
Stage 1：まず，黄斑部網膜分離のみの状態では網膜分離層の外側の網膜外層に異常はなく，次に，黄斑部の網膜外層の乱れあるいはわずかな上昇が認められる．
Stage 2：次に，同部位に網膜外層の分層円孔が生じる．
Stage 3：その後，この分層円孔が上昇したようにみえ，網膜分離と剝離は共存する．
Stage 4：最後に，分層円孔の端の網膜外層が網膜内層にくっついてみえる状態となる．

カコモン読解　第18回　一般問題47

黄斑に網膜分離を来すのはどれか．3つ選べ．

a　強度近視

b　オカルト黄斑ジストロフィ

c　視神経乳頭小窩・黄斑症候群

d　卵黄状黄斑ジストロフィ（Best病）

e　Goldmann-Favre病

解説　強度近視では牽引性の黄斑部網膜分離を時に認める．視神経乳頭小窩・黄斑症候群では乳頭周囲から黄斑部の網膜分離や網膜剝離が生じる．Goldmann-Favre病は，遺伝性の硝子体網膜変性症の一つで，視力低下，夜盲，硝子体変性，周辺網膜色素変性，周辺や黄斑の網膜分離を伴うことがある．

模範解答　a，c，e

（島田典明）

自然予後

近視性牽引黄斑症はおおむね安定した病態であるが，緩徐や時に急激に進行することがある一方，自然軽快することもある．どのような症例がどのような頻度で進行あるいは軽快するかを知っておくことは，手術適応を考えるうえでも重要である．

進行過程

近視性牽引黄斑症の進行でよくみられるものは，網膜分離の範囲や丈の増加（図1）である．また，その他，網膜分離のみから牽引性網膜剥離（図2），内層分層黄斑円孔から全層黄斑円孔（図3），全

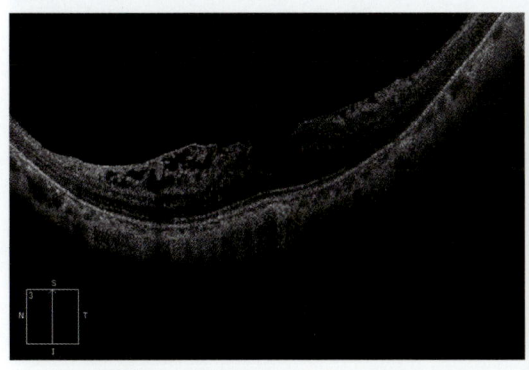

a. Stage S2M
b. 24か月後．Stage S3LM
図1 網膜分離の進行がみられた症例

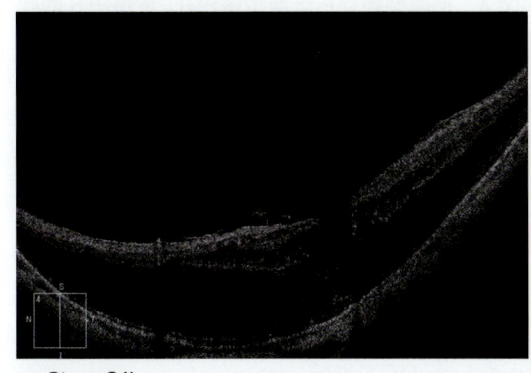

a. Stage S4L
b. 6か月後．Stage S4LD3
図2 網膜分離から網膜剥離を生じた症例

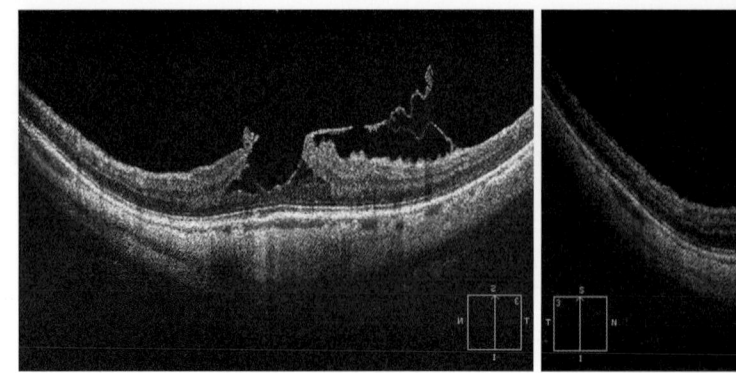

a. Stage S0L

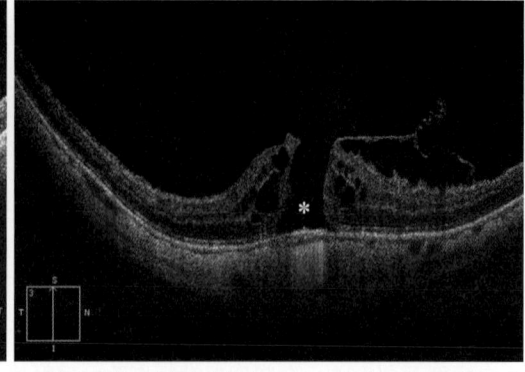

b. 24か月後．全層黄斑円孔（＊）が生じ，Stage S0Hとなった．

図3　内層分層黄斑円孔から全層黄斑円孔へ進行がみられた症例

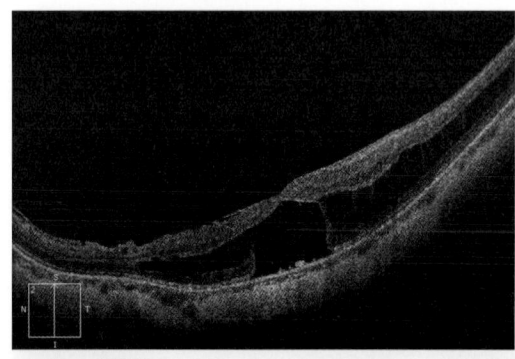

a. Stage S3D4

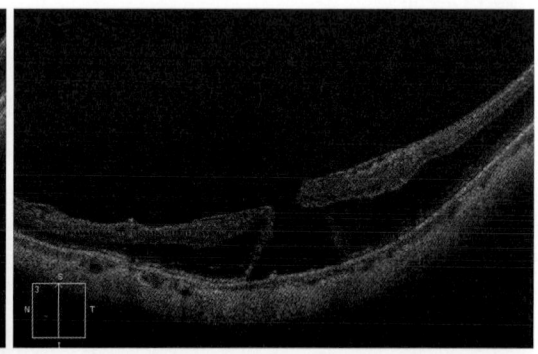

b. 1か月後．Stage S3H

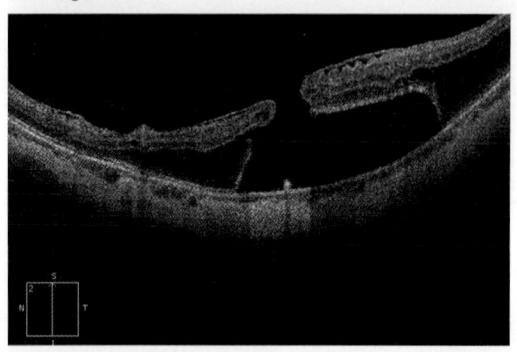

c. 2か月後．Stage S3DH

図4　網膜剝離から全層黄斑円孔，黄斑円孔網膜剝離に至った症例

層黄斑円孔や網膜剝離から黄斑円孔網膜剝離（図4），硝子体黄斑牽引から内層分層黄斑円孔や全層黄斑円孔を生じうる．通常，網膜分離のみの症例では視力低下の症状はないか，軽微であり，黄斑上膜，硝子体黄斑牽引，網膜剝離，内層分層黄斑円孔，黄斑円孔を伴った症例では視力低下を自覚しやすいため，近視性牽引黄斑症の症例で自覚症状の変化がみられた場合，これらの変化がないかOCTで精査する必要がある．

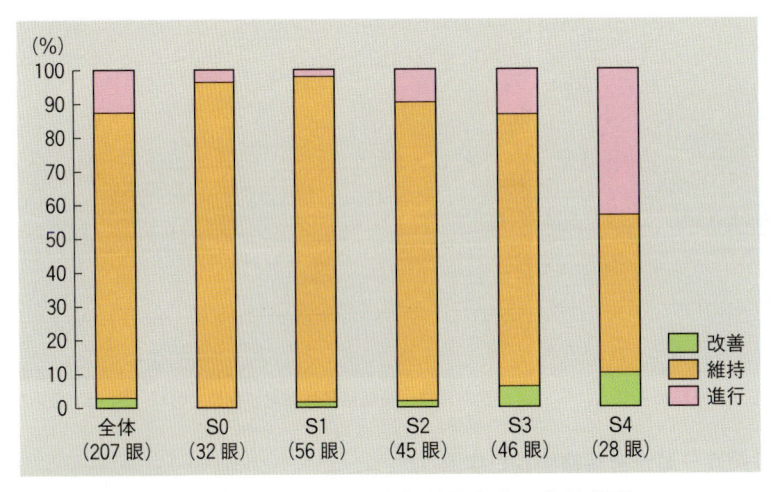

図5 網膜分離の範囲による近視性牽引黄斑症の自然経過

頻度

　近視性牽引黄斑症207眼の2年以上，平均36か月の自然経過では，173眼（83.5％）はOCTにて変化はなく，矯正視力も不変であった．24眼（11.6％）は何らかの進行，8眼（3.9％）は軽快した．網膜分離の範囲による自然経過を**図5**に示す．網膜分離が黄斑全体のS4では，12眼（42.9％）で悪化がみられ，網膜分離の狭い症例に比べ進行しやすい．また，同じS4では3眼（10.7％）で軽快も認められ，網膜分離の狭い症例に比べ軽快する率も高い可能性がある．

悪化の要因

　網膜分離の範囲が黄斑全体に及んでいる症例では，黄斑全体に及んでいない症例に比べ進行しやすい．これは，このような症例では網膜の牽引が広範囲に強く働いているため，全体的に牽引する力が強くなっていることが要因と考えられる．

軽快の要因

　近視性牽引黄斑症が軽快する要因としては，後部硝子体剝離（**図6**）や，内境界膜の断裂（**図7**）がある．後部硝子体癒着がとれそうな症例や内境界膜が広く網膜表層から浮き上がっている症例では，これらの変化が生じていないかどうか注意深く経過観察する必要がある．しかしながら，どのような機転で内境界膜の断裂が生じるかについてはよくわかっていない．網膜分離が黄斑全体のS4で

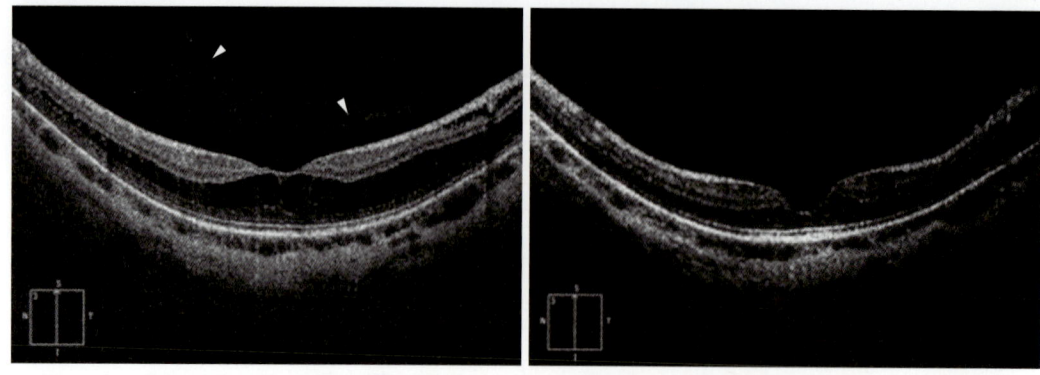

a. Stage S3. 後部硝子体分離（矢頭）が認められる．　　b. 15か月後．後部硝子体剝離が生じており，Stage S0-2 へ軽快．

図6　後部硝子体剝離により網膜分離が自然軽快した症例

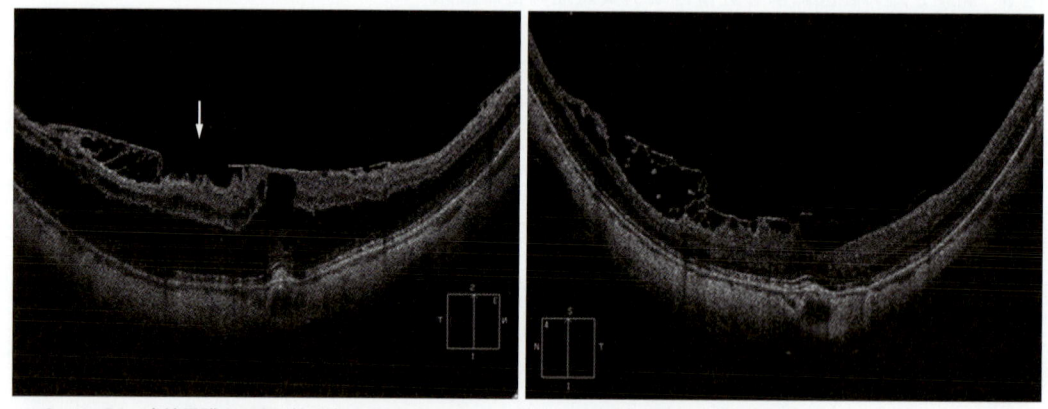

a. Stage S4. 内境界膜の断裂（矢印）が認められる．　　b. 48か月後．Stage S0 へ軽快．

図7　内境界膜の断裂により網膜分離が自然軽快した症例

は，軽快する率も高い可能性がある点について，網膜の牽引が広範囲に強く働いている S4 では，解除される可能性のある牽引も多いためかもしれない．

まとめ

網膜分離が黄斑全体に及んだ近視性牽引黄斑症は，より不安定な状態といえる．経過観察を行う場合，OCT で注意深く観察し，手術適応を検討する必要がある．

（島田典明）

治療／硝子体手術（総論）

近視性牽引黄斑症の病態と病型

　近視性牽引黄斑症は，高度近視眼において眼軸長の延長と後部ぶどう腫の存在に加え，硝子体皮質や網膜内境界膜（internal limiting membrane；ILM）の接線方向の牽引，網膜血管による牽引などが関与し，中心窩に網膜分離を生じる疾患である．光干渉断層計（optical coherence tomography；OCT）の普及と進歩により病態の理解が飛躍的に進んだが，Ikunoら[1]の分類では，網膜分離のみを生じている中心窩分離型，中心窩に網膜剝離を伴う中心窩剝離型，菲薄化した黄斑部に黄斑円孔（macular hole；MH）を生じた黄斑円孔型の3型に分けられ，中心窩分離型→中心窩剝離型→黄斑円孔型の順に進行していくと考えられている．黄斑円孔網膜剝離（macular hole retinal detachment；MHRD）はこれらに続発するものと考えられており，一連の病態として解釈できる．

　本項ではMHRDを含めた近視性牽引黄斑症の手術治療のうち，硝子体手術について詳しく述べる．

文献はp.313参照．

手術適応

　近視性牽引黄斑症の手術適応については結論が出ていない．網膜分離による視力低下や変視症が自覚症状として存在すれば病型によらず手術を検討することは妥当であるが，一方で硝子体手術を契機にMHやMHRDに移行する症例もあるため，手術適応は慎重に判断する必要がある．MHが生じてしまうと閉鎖率が低く，MHRDも難治の網膜剝離であること，中心窩剝離型で有意に視力改善が得られると報告されていることから，現在では中心窩剝離型の段階での手術が望ましいとされている．黄斑円孔型およびMHRDは当然手術適応であり，特にMHRDは，網膜剝離の進展は緩徐であるが失明疾患のため絶対適応となる．

硝子体手術の目的

近視性牽引黄斑症およびMHRDに対する硝子体手術の目的は，後部ぶどう腫内の網膜上組織をできるだけ除去し，網膜の伸展性を上げることにより網膜復位を得ることにある．両者の手術手技には共通するものが多いため，まずMHRDの手術手技について述べ，さらに近視性牽引黄斑症の手術手技について相違点を述べていく．

MHRDに対する硝子体手術

硝子体切除：まず広角観察システム下に硝子体切除を行うが，高度近視眼では硝子体中にグリア環が存在しても網膜表面に硝子体皮質が残存し，後部硝子体剝離（posterior vitreous detachment；PVD）が生じていないことが多い．トリアムシノロンアセトニド（マキュエイド®）を用いて硝子体皮質を可視化し，残存の有無を確認する．硝子体皮質が残存している場合，硝子体皮質を除去しPVDを確実に作製（図1）*1 したうえで周辺まで拡大，十分な周辺部硝子体切除を行う．

網膜下液吸引：剝離が胞状に広がっていると，周辺硝子体切除やILM剝離の手技が難しいため，網膜下液を吸引する．黄斑円孔からバックフラッシュニードルを用いて吸引するが，MHRDの網膜下液は非常に粘稠のことが多い．受動吸引だけではなかなか引けないが，軽く能動吸引をかけて排出のきっかけをつくると，受動吸引ないしはごく弱い能動吸引で吸引することができる（図2）．

ここで網膜下液を吸引する意味は，あくまで網膜を平坦化することにある．下液を必要以上に排液してしまうと周辺硝子体処理やILM剝離を行ったとき，牽引により網膜下に眼内灌流液が回り，かえって網膜の可動性が大きくなってしまう．粘稠な下液がある程度残っている状態のほうが手術操作がしやすい．

ILM剝離：ILMによる網膜の牽引は疾患の成因でもあり，確実なILM剝離は必須である．高度近視眼のILM剝離は網膜の菲薄化や内層への癒着が強いことなどから難易度が高く，染色剤を用いたほうが確実に行える．杏林アイセンターでは，網膜への組織障害が少ないとされる0.25％ブリリアントブルーG（Brilliant Blue G；BBG）溶液を用いてILMを染色し，ILM剝離を行っている（図3）．ILMはなるべく広く剝離するが，可能であれば最も牽引の強く掛かる後部ぶどう腫の境界を越えて剝離するとよい．

MHRDのILM剝離は，網膜に可動性があるため難しい．動きの

*1 残存硝子体皮質の処理にはDDMS™（diamond dusted membrane scrapers, Synergetics）がとても使いやすい．後述のMHRDでILM剝離を双手法で行う際に網膜を押さえるときなど，高度近視眼の硝子体手術では，ぜひ使いこなしたいデバイスのひとつである．

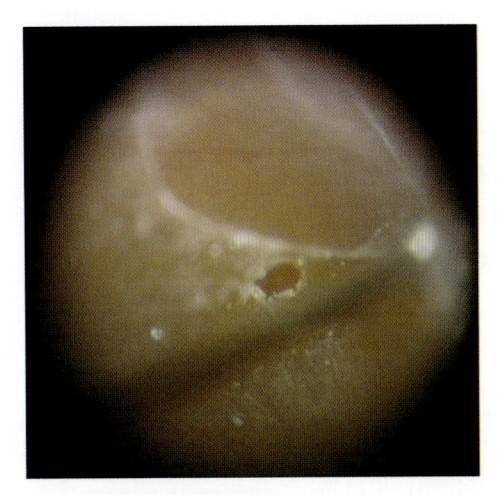

図1 硝子体皮質の除去
トリアムシノロンアセトニドで染色された残存硝子体皮質を除去する．DDMS™ を用いるとよい．

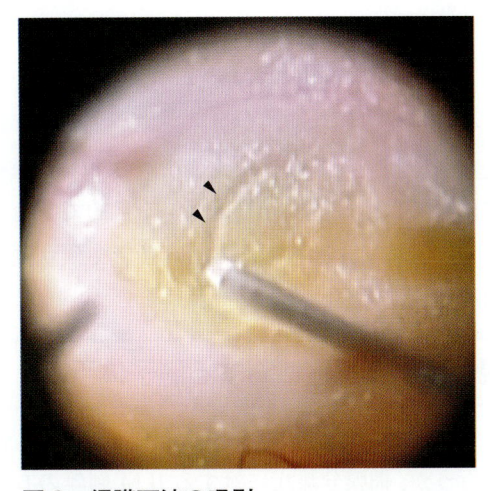

図2 網膜下液の吸引
円孔からバックフラッシュニードルで吸引すると，粘稠な網膜下液が引けてくる（矢頭）．強い吸引をかけると円孔縁が裂けて開大してしまうので，ゆっくり吸引していく．

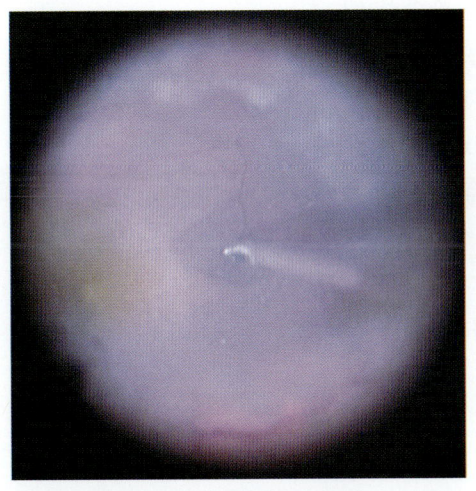

図3 BBG 染色下での ILM 剥離
BBG 染色により ILM の剥離範囲が明瞭に識別できる．
BBG：Brilliant Blue G

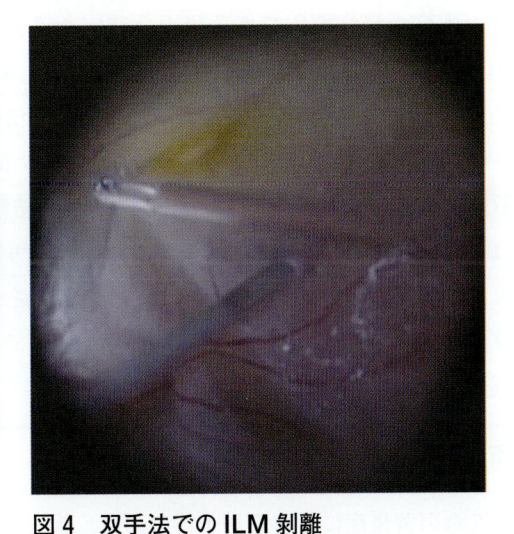

図4 双手法での ILM 剥離
シャンデリア照明下に，右手に鑷子をもち，左手の DDMS™ などで網膜を押さえて ILM を剥離する．網膜の可動性が大きいときに有用な手技である．

ない視神経乳頭側から周辺へ向けて ILM 剥離を行うようにすると剥離しやすい．またシャンデリア照明下に双手法を用い，DDMS™ やバックフラッシュニードルのシリコーンチップなどで網膜を押さえながら ILM 剥離を行う方法もある（**図4**）．

液空気置換：黄斑円孔から網膜下液を吸引しつつ，液空気置換を行う．網膜下液は円孔から直接引くというよりも，黄斑円孔から硝子体腔に圧出されたものを吸引するようにして少しずつ除去していく

と，黄斑部を損傷せずに液空気置換を行うことができる．
タンポナーデ：20％ SF_6 または14％ C_3F_8 を用いてタンポナーデを行う．筆者は確実に長期間のタンポナーデを行うために後者を用いることが多い．一方で僚眼の視機能が低下している症例も多く，優位眼に対しては術後視機能を確保する目的でシリコーンオイルを留置することも検討すべきである．高齢者で伏臥位の維持が難しい場合も同様である．

近視性牽引黄斑症に対する硝子体手術

硝子体切除およびPVD作製はMHRDと同様に行う．続いてILM剥離を行うが，網膜分離症に対するILM剥離の有用性については議論が分かれる．ILM剥離を行うことで網膜の脆弱性を生じ術中・術後に黄斑円孔を生じる可能性があるとされるが，網膜の伸展性を高めるため復位には有利となる．筆者はILMによる網膜の牽引はMHRDも含めた本症の発症要因である以上，確実な牽引解除のためにもILM剥離は必要な手技であると考え，全例に対し施行している[*2]．

ガスタンポナーデの必要性についても是非が分かれる．ガスタンポナーデが網膜分離の吸収を早めたとの報告もあるが，逆に急な網膜の収縮により黄斑円孔を生じる可能性もあり結論は出ていない．筆者はPVDの作製とILM剥離を確実に行い，牽引を解除すれば網膜は復位すると考えており，基本的に裂孔形成が疑われた場合以外，ガスタンポナーデは行っていない．本症に対しては硝子体手術とBBGを用いたILM剥離を基本術式と考えている．

[*2] ILM剥離の際，眼軸長が33〜34mmを超えるような症例では鑷子が後部ぶどう腫の底に届かないことがある．このようなときはポート位置を通常より後方に設置したり，トロッカーを抜去したりといった工夫が必要となる．また，後部ぶどう腫の手前の壁に鑷子が当たってしまうことがあるので気をつけてほしい．

手術成績

近視性牽引黄斑症に対する硝子体手術は，視力予後，網膜復位ともおおむね良好な手術成績が報告されている．網膜復位には時間がかかり，中心窩剥離型では復位まで1年以上かかる症例もまれではない（図5）が，視力は網膜形態の改善に伴い比較的早期から改善がみられる症例が多い．一方で，術後にMHやMHRDが生じる症例（図6）もあり，これらの症例では視力予後は不良となる．

MHRDにおける網膜復位率は，病態の理解が進むとともに上述のトリアムシノロンアセトニドやBBGといった手術補助剤が用いられることで，現在では90％を超える復位率を得られるようになった．一方で，黄斑円孔の閉鎖率は40％程度にとどまり，不十分な術後視機能やMHRD再発の原因となっている．

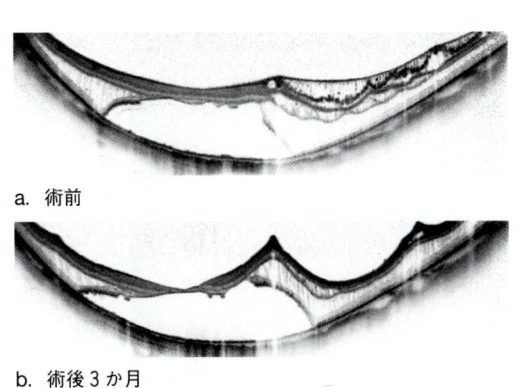

a. 術前

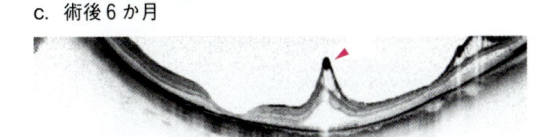

b. 術後3か月

c. 術後6か月

d. 術後12か月

図5 中心窩剝離型の術後経過のOCT所見
経過とともに中心窩剝離，網膜分離ともに軽快するが，網膜血管により牽引されている（矢頭）部分の網膜分離は残存している．黄斑部の復位により，視力は術前（0.2）から（0.6）へと改善した．
(SPECTRALIS®, Heidelberg Engineering)

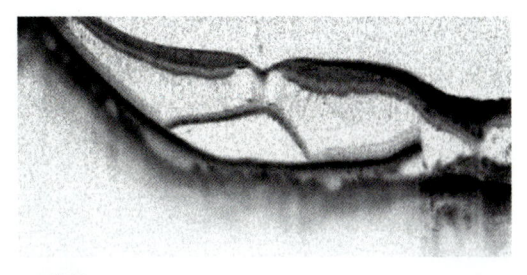

a. 術前

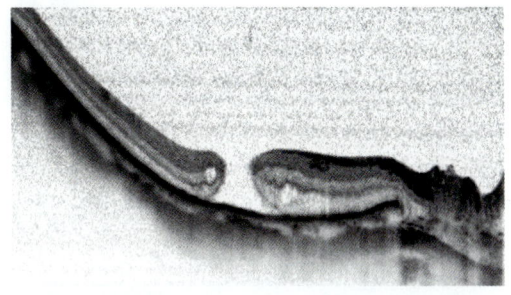

b. 硝子体手術後

図6 硝子体術後に生じた黄斑円孔のOCT所見
硝子体手術後，網膜分離は復位したが，黄斑円孔を生じた．
(SPECTRALIS®, Heidelberg Engineering)

FSIPとinverted ILM flap法

　近視性牽引黄斑症の術後にMHが生じる症例や，MHRDにおいてMHが非閉鎖の症例は硝子体手術の予後を不良とするため，これらに対する新しい手技が行われている．前者に対しては黄斑部のILMを剝離せずに残す，fovea-sparing ILM peeling（FSIP）[*3]が試みられている．

　一方，MHRDの黄斑円孔閉鎖に対し，inverted ILM flap法が行われている．ILMを完全に剝離せずILMを円孔縁に付着したまま残し，そのILM flapを円孔内に翻転させる本術式（図7）は，円孔径の大きな黄斑円孔の円孔閉鎖に対する有効性が報告されたのが最初である[2]．その後，高度近視眼の黄斑円孔およびMHRDに対しても高率に円孔閉鎖が得られると報告[3]された．円孔内にILMを足場にグリア細胞が増生することで円孔閉鎖が得られると考えられ，自験例でも術後ガス下に施行したswept-source OCT（SS-OCT）で円孔内に翻転したILM flapによる架橋構造が観察され，その後徐々に

[*3] FSIPの手技についての詳細は，本巻"OCTから示唆された近視性牽引黄斑症の発症メカニズムとFSIPを教えてください"の項（p.236）を参照されたい．

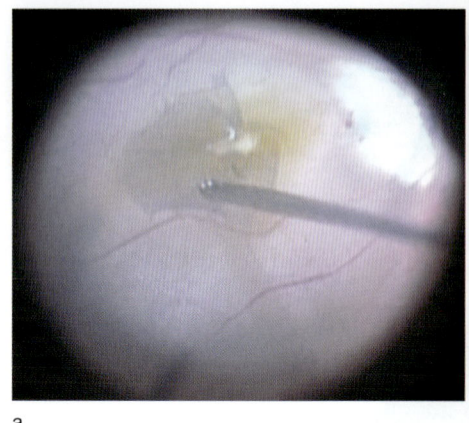

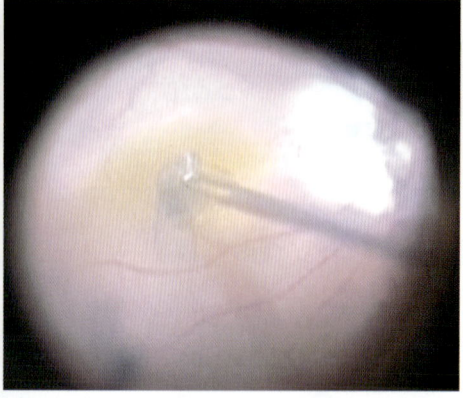

図7 inverted ILM flap 法
a. 周辺から大きく ILM を剝離し，黄斑円孔周囲に残すようにする．
b. ILM を円孔縁まで剝離し，円孔を覆うように ILM を翻転させる．

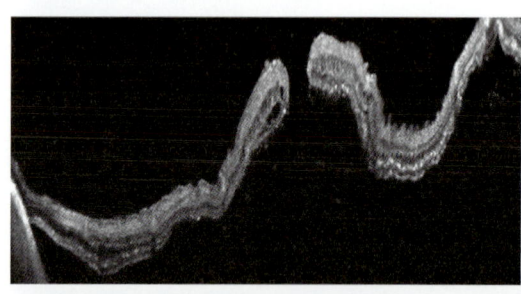

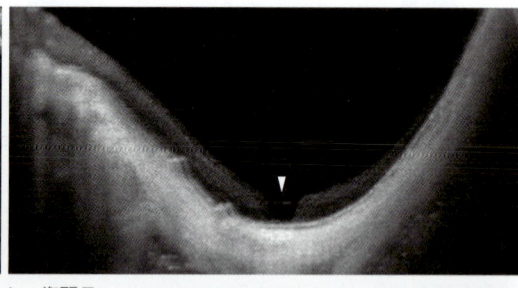

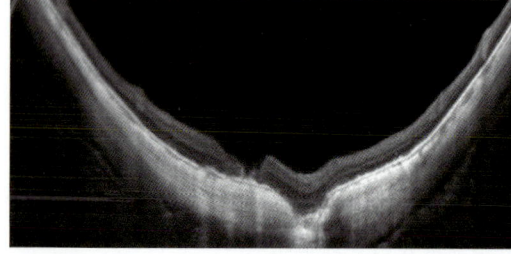

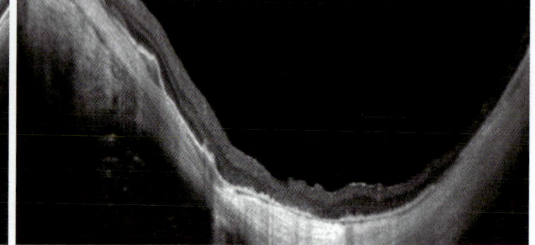

a. 術前の SS-OCT
b. 術翌日
c. 術後1か月
d. 術後2か月

図8 inverted ILM flap 法により閉鎖した黄斑円孔
a. 術前の SS-OCT．inverted ILM flap 法を施行し 14％ C_3F_8 でタンポナーデを行った．
b. 術翌日．ガス下に円孔を ILM が架橋していることが確認できる．
c. 術後1か月．ガスは吸収し架橋下に円孔縁が求心方向に伸展しているが，まだ円孔閉鎖はしていない．
d. 術後2か月．架橋構造が肥厚するように円孔の閉鎖が得られた．
(DRI OCT-1，トプコン)

円孔閉鎖を得た症例を経験している（図8）．視機能の改善につながるか，また手技面では翻転した ILM flap が円孔内にとどまるか不確実であることなど，今後議論すべき点もあるが，円孔閉鎖率を向上する手技として試みる価値はあると思われる．

(厚東隆志，平形明人)

治療／強膜バックリング

術式の変遷

　強度近視眼における広義の強膜バックリングは健常眼同様に用いられる周辺部へのバックルおよび輪状締結と，黄斑円孔網膜剝離（macular hole retinal detachment；MHRD）へ用いられる黄斑バックルの二つに大別される．周辺バックルや輪状締結手技については健常眼に対する手技と同様であるため，ほかの成書を参考にしていただき，本項では黄斑バックルについて述べていく．

　黄斑バックルは文字通り黄斑円孔を強膜側から圧迫する目的で開発された治療であり，かつてはMHRDにおいてスタンダードな術式とされていた時代があった．しかし，その手技が若干複雑なことから，その後，より身近となった硝子体手術に台頭された．当初は硝子体手術自体の合併症が多く，黄斑バックルを積極的に行っている術者も目立った．しかし，近年に至ってMIVS（minimum incision vitreous surgery；極小切開硝子体手術），周辺機器の発展やマキュエイド®やBBG（ブリリアントブルーG）などの手術補助剤を用いた黄斑周囲の硝子体皮質の完全郭清や内境界膜剝離による網膜の内側からの牽引力の除去は確実にできるようになったため，硝子体手術の成績が向上することとなった．また，最近では円孔周囲の内境界膜をフラップ状に裏返し，円孔上に蓋のように設置するinverted法が有用視されている．これら硝子体手術の進歩によりMHRDの初回復位が80〜90％以上まで伸びてきている．

　しかし，初回復位を得られなかった症例や，後部ぶどう腫がかなり張り出した症例などにおいては，現在でも黄斑バックルが求められる場面も少なからず存在する．そのため，若い世代の術者にも黄斑バックルの原理と方法などを十分理解していただき，治療選択肢として備えておくことを推奨する．

プロンベ開発と歴史

　古くはsling procedureやsilver clipが開発されたが，視神経への

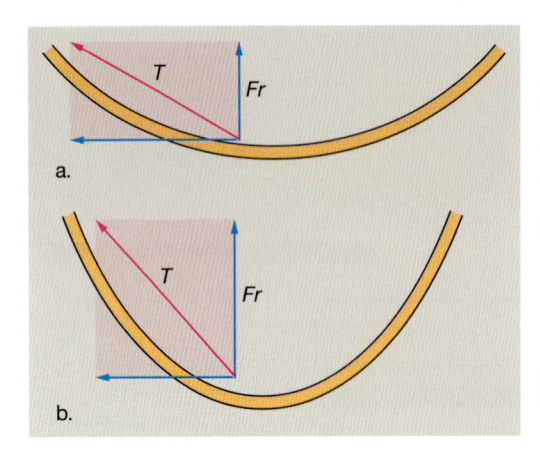

図1 黄斑円孔網膜剝離の発生原理

健常眼では黄斑部への牽引力は接線方向へ強く働くため、円孔は生じても剝離に至ることはまれである（a）。一方、強度近視眼では後部ぶどう腫の存在から硝子体腔内への力学ベクトルが大きくなる（b）。このため、網膜分離や円孔拡大を契機とし一気に黄斑部の網膜剝離が発生することとなる。

損傷懸念や個人差の大きい眼球形状に適応しにくいことなどから一般的には広まらなかった．いくつかの点を改良したのが，現在の黄斑プロンベである．スチールの針金をシリコーンラバーで包んでおり，形状は平たく，針金を眼の形状に合わせて自由に彎曲させることが可能となっている[1]．近年，MRIに対応すべく，スチールからチタン製の針金に改良されたものが発売されている．

文献はp.313参照．

治療の原理

　MHRDの発生原理を図1[2]を参照しつつ解説する．健常眼では黄斑部への牽引力は接線方向へ強く働くため，円孔は生じても剝離に至ることはまれである．一方，強度近視眼では後部ぶどう腫の存在から硝子体腔内への力学ベクトルが大きくなる．このため，網膜分離や円孔拡大を契機とし一気に黄斑部の網膜剝離が発生することとなる．

　原因となる内側の牽引を硝子体手術で可能な限り除去することがまず行うべき治療となり，硝子体側から硝子体皮質除去や内境界膜剝離を特に広範囲に施行する．しかし，後部ぶどう腫が大きい症例では強膜側が外側へ張り出しているため，復位させるには網膜の面積が不足することとなり，その結果，黄斑円孔が拡大する場合が多い．また，特に後部ぶどう腫のエリアにおいては，もともと変性が強く網膜色素上皮細胞が萎縮しているため接着力が弱く，剝離が再発する危険性が高い[3]．このような場合，シリコーンオイルを併用することもあるが，長期的な毒性が懸念される．張り出した強膜を解剖学的に押し戻し網膜への牽引力を相殺する方法としては，黄斑局所を狙った黄斑バックルと，後眼部全体を前方移動させる強膜短

チタン製針金

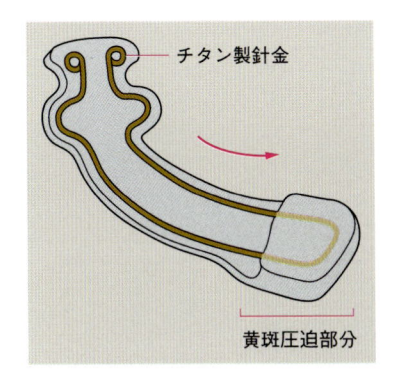

黄斑圧迫部分　**図2　黄斑プロンベ**

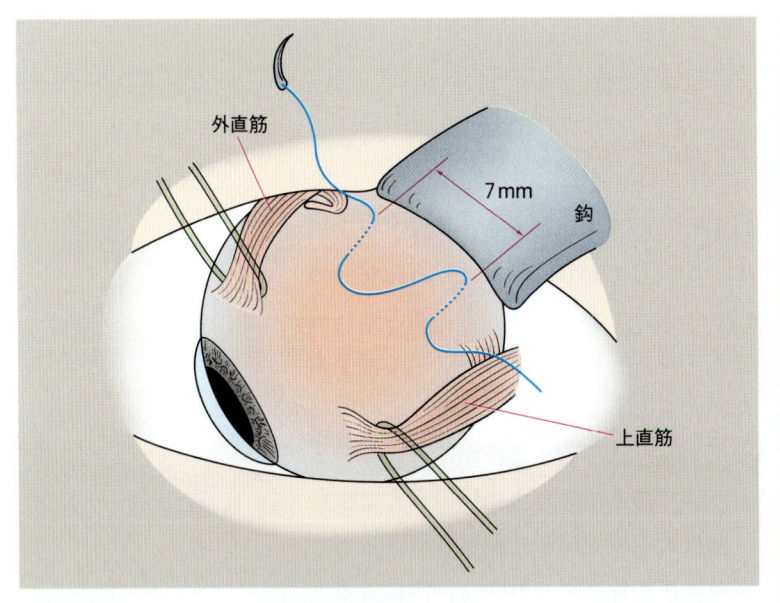

外直筋

7 mm

鈎

上直筋

図3　黄斑バックリングのための通糸

縮術が挙げられる．力学的原理としては両者ともに非常に納得がいく方法であるが，設置や方法は少々複雑であり，注意すべき点もいくつかある．

手術方法，注意点

プロンベの挿入：一言でいうと，黄斑バックル（プロンベ，図2）を眼球後方に縫いつけ，眼球を押し上げることで黄斑円孔を閉じる方法である[4]．いかにその深い位置までプロンベを正確に進め設置するかが治療の鍵となる．結膜を大きく切開し，上直筋と外直筋へコントロール用牽引糸を掛け眼球を回転したうえで，周囲のTenon囊組織を剝離しておき，広い術野を確保する（図3）．スパーテルを弯曲させ筋道をつくっておくとよい．古くは一時的に外直筋や下斜筋

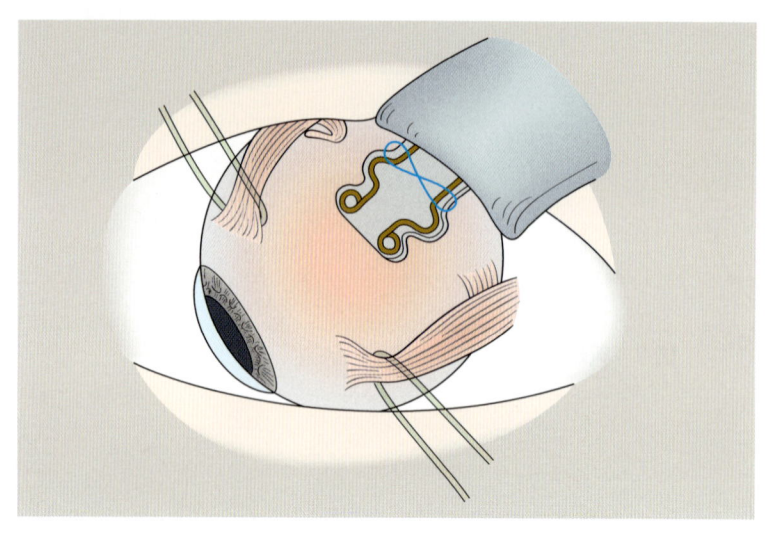

図 4 黄斑プロンベの固定

を切断していたが，現在では温存したまま施行する．黄斑プロンベには内部にチタン製のワイヤーが入っており，挿入前にあらかじめ眼球の形状に沿うように緩やかに曲げておく．上・下斜筋の腱付着部の間に向けてプロンベの先端を挿入していく．往々にして再手術や，硝子体手術と併用するため，もともと眼圧が低くなっている場面が多いが，プロンベを進めていくうえで若干眼圧が低めにコントロールされているほうがスムーズである．これら操作のうえで注意すべきは脈絡膜出血である．強度近視眼では脈絡膜血管網は脆弱であるため，低眼圧状態での長時間圧迫操作や，外眼筋操作による疼痛は脈絡膜出血の引き金となることに留意する．プロンベの先を深く入れすぎると視神経を圧迫する危険性があるため，その点も配慮する必要があるが，実際そこまで深く入れることは困難である．照明付きガイドワイヤーなどを独自に考案し使用している術者もあるが，一般的には入手困難である．現在では，硝子体手術時に使用するワイドビューイングシステムなどを用いた広角観察下で，進めた方向と，眼内の陥入状態をそのつどチェックすることで比較的位置決めは楽になっていると考えられる．

プロンベの固定：一か所で強膜に縫着し，最終的にその一か所の縫合部分を支点にバックルがずれたり，輪部側に脱出したりすることが心配な場合にはアンカーリング縫合をおいてもよいと考える．なるべく後極の深い位置で縫着するよう心掛ける．幅は約 7 mm 程度でよい．非常に深い位置での縫いつけのため，通常の U 字型マットレス縫合で勝手が悪い場合には無理せず Z 型に通糸する（**図4**）．糸

の締め具合については頑張りすぎないことが基本である．術者は通常バックルのように陥入させたい気持ちも働くが，黄斑バックルの場合，強く縫合し陥入させすぎると術後にかえって強い変視，歪視に悩まされる結果となる．そのため，縫合は位置決めをするためのものと理解し，適度に緩めに縫いつけることがよいと思われる．また，強度近視に伴い強膜は非常に薄くなっているため，通糸の場面で，強膜を穿孔しないよう顕微鏡は拡大率を上げ，慎重に操作する．

眼底のチェック：最後に眼底をチェックし，結膜を縫合して手術を終了する．術後タンポナーデ物質の種類にもよるが，眼底管理を入念に行う．今後，侵達力の高い OCT 登場により術後バックルの位置や陥入具合の評価が容易となるかもしれない．

合併症

プロンベによる過度の深挿入による視神経損傷，通糸時の強膜穿孔，陥入過多による変視・歪視，眼圧変動による脈絡膜出血，バックル偏位，バックル脱出などが挙げられる．このなかで懸念すべきは変視である．しかし，網膜剝離の発生後に来院するケースが多く，もともと変性巣による変視か，バックルによる変視か，または網膜剝離したことによる黄斑ダメージからくる変視なのか，術後の正確な評価は困難である場合が多い．網膜復位が得られただけでもよかったとするか，など目標の設定は個々の症例や術者によっても異なってくると思われる．黄斑バックルを数多く施行すれば術者の癖を自覚することができるが，実際は適応症例が少なくフィードバックは難しい現状にある．

まとめ

硝子体手術の進歩，新しい手技の開発から，いぶし銀的・伝統芸能的である黄斑バックルの継承が難しい時代となっている．しかし，黄斑部を外側から圧迫し，牽引力を相殺させる黄斑バックルは病態の発生原理から考えると理にかなった方法であることから，術者個々の治療戦略のひとつの選択肢になれば幸いである．

〔坂東　肇〕

クリニカル・クエスチョン

OCT から示唆された近視性牽引黄斑症の発症メカニズムと FSIP について教えてください

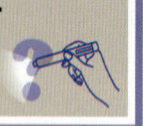

Answer 強度近視により後極部で網膜伸展が起こることで，その部位にある血管が硝子体側に牽引され，網膜血管微小皺襞や内層分層黄斑円孔が生じることが OCT 所見から示唆されます．FSIP は，中心窩を除いた内境界膜剥離のことで，後部硝子体膜除去だけでは牽引の解除が十分でないと思われる症例や術中術後の黄斑円孔が生じやすい症例が適応となります．

OCT から示唆された近視性牽引黄斑症の発症メカニズム

近視性牽引黄斑症の後部硝子体皮質は，内境界膜の増殖性変化を伴って黄斑部網膜と付着していることが多く，組織学的にも網膜表層の増殖変化が生じている．さらに，OCT 上で網膜血管微小皺襞が認められることから，網膜血管の可塑性が網膜の伸展についていけず，網膜血管が網膜を内方へ牽引していると考えられている．また，網膜血管微小皺襞を伴う眼の中に，血管周囲での硝子体癒着が外れた場所で網膜囊胞の上方の組織が牽引により外れてできた，傍血管の内層分層黄斑円孔が高頻度に生じている．このような後極部の傍血管の内層分層黄斑円孔を有する眼には，有さない眼に比べ，網膜分離が高頻度に認められる．

これらを踏まえ，近視性牽引黄斑症の発症メカニズムを考える．まず，眼軸長延長や後部ぶどう腫形成に伴う網膜伸展が生じると考えられる．その際，血管部位での硝子体牽引や血管の可塑性の低下により血管部位がもち上げられて網膜血管微小皺襞や傍血管の内層分層黄斑円孔が生じると考えられる．同時に，網膜表層の増殖変化や局所的な強い硝子体牽引もこの病態を修飾し，網膜分離が生じてくると推察される．

FSIP

手術の目的：FSIP とは fovea-sparing internal limiting membrane peeling の略で，中心窩を除いた内境界膜剥離を指す．近視性牽引黄斑症に対する硝子体手術の問題点の一つに，術後の全層黄斑円孔が

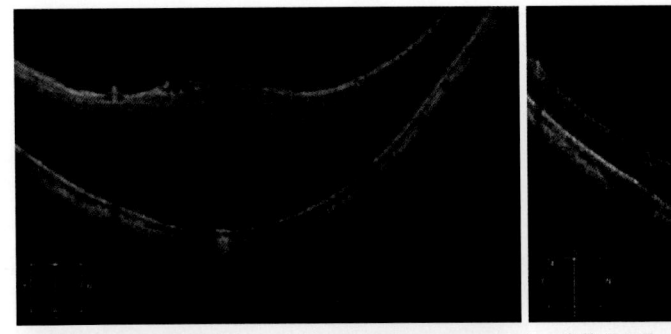

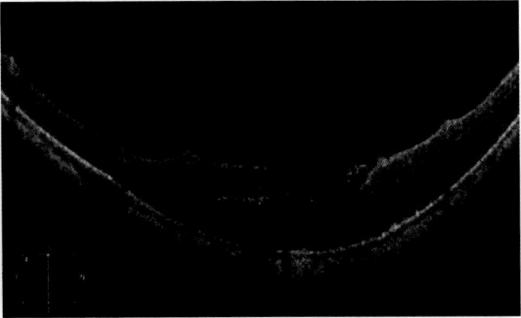

a. 術前. Stage S4LD3
b. 術後1か月
c. 術後12か月

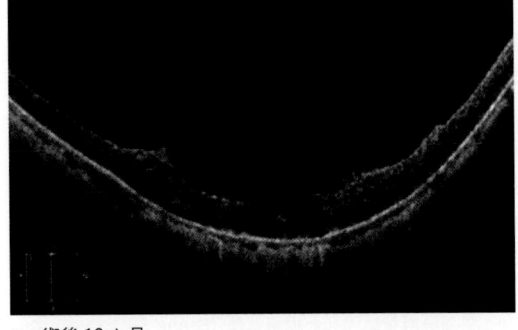

図1　FSIP 併用硝子体手術を行った症例の経過
FSIP：fovea-sparing internal limiting membrane peeling

挙げられる．眼軸長延長により菲薄化した中心窩網膜に，内境界膜剥離による中心窩網膜の牽引と菲薄化が生じ，孔があいてしまうと考えられる．ひとたび全層黄斑円孔を生じれば，強度近視のために黄斑円孔の閉鎖を得ることは困難となる．これは，近視性牽引黄斑症を伴っている眼ではもともと網膜の可塑性が低下していることに加えて，手術時にすでに内境界膜を剥離している眼では網膜の伸展性がおおむね限界に達しているためである．そのうえ，開存した黄斑円孔周囲に網膜剥離が発生し黄斑円孔網膜剥離へと進展すると，さらに難治となる．

　術後の全層黄斑円孔を予防するためには，術中の中心窩網膜への牽引を極力行わないことが重要になる．後部硝子体膜を除去するだけで内境界膜を剥離しないでも網膜分離の吸収が期待できる症例もあるが，内境界膜を剥離しないと治癒しない症例も多く存在する．FSIPはその中間の方法であり，中心窩網膜への牽引を回避することで術後の黄斑円孔を高率に防ぐことができ，さらに中心窩周囲の内境界膜を剥離することで網膜分離や網膜剥離の吸収を期待できる（図1）．

手術成績と予後：われわれは，中心窩網膜剥離を伴う近視性牽引黄斑症に対して，黄斑全体の内境界膜剥離を併用した硝子体手術と，

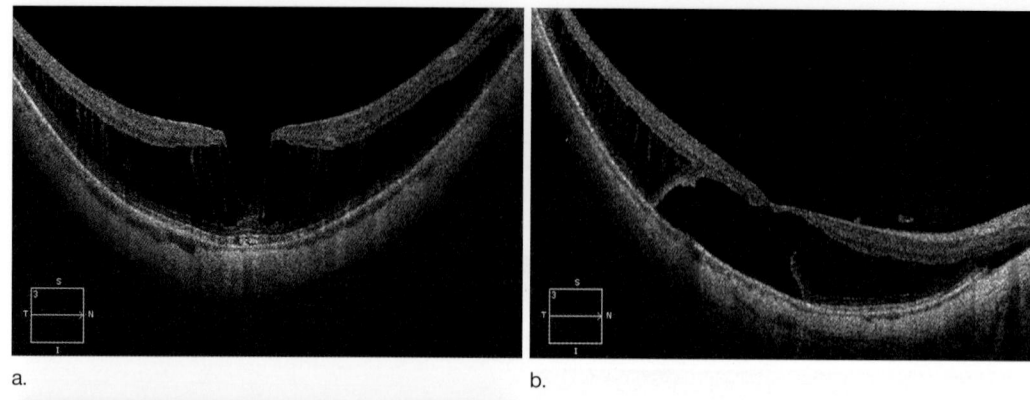

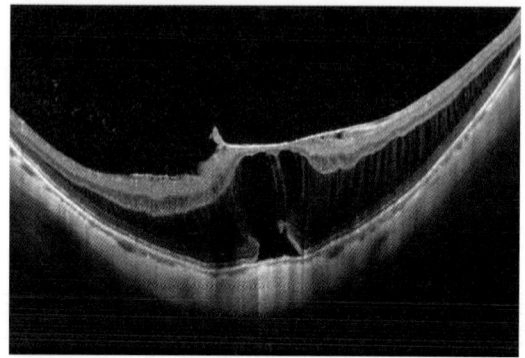

図2 FSIPを選択したほうがよいと思われる症例
a. 内層分層黄斑円孔＋ellipsoid zone の不整（網膜剥離 Stage 1）を伴う症例．
b. 外層分層黄斑円孔と網膜剥離（Stage 4）を伴い，中心窩網膜内層が菲薄化した症例．
c. 外層分層黄斑円孔と網膜剥離（Stage 3）を伴い，中心窩に ILM が強固に癒着していると考えられる症例．
ILM：internal limiting membrane（内境界膜）

FSIP を併用した硝子体手術について，術後全層黄斑円孔を調べたところ，黄斑全体の内境界膜剝離併用群では 30 眼中 5 眼に生じたが，FSIP 併用群 15 眼では生じなかった．また，術後の矯正視力は FSIP 併用群で有意に改善がみられた．FSIP を行うことで，中心窩の保護による全層黄斑円孔へのリスク軽減以外にも，残した内境界膜が術後適度に収縮することによる中心窩網膜剝離に合併する外層分層黄斑円孔の縮小の二つのメリットがあると考えている．

適応：内層分層黄斑円孔や外層分層黄斑円孔で中心窩網膜がすでに一部亀裂が生じている症例や，中心窩に内境界膜が強く癒着していると感じられる症例では，術中術後の黄斑円孔が生じやすいと考えられる．このような症例（図2）には FSIP を行っている．

（島田典明）

サイエンティフィック・クエスチョン

手術時の病理所見から示された発症メカニズムを教えてください

Answer 近視性牽引黄斑症症例で摘出された膜様物では，濃縮した後部硝子体皮質を中心に硝子体細胞や網膜グリア細胞由来の細胞が遊走・増殖しています．これらの細胞は筋線維芽細胞様の変化をきたし，旺盛な細胞外基質を産生し後部硝子体皮質の収縮を惹起します．後部硝子体皮質は内境界膜を介して網膜と接着しており，結果として黄斑部への牽引を生じます．

クエスチョンの背景

近視性牽引黄斑症では，眼底検査で得られる特徴的な硝子体・網膜所見に加え，光干渉断層計（OCT）所見が診断に大変有効である．これらの所見から，眼軸長の延長などの近視性変化や特発性黄斑上膜の病態だけでは説明できない病態が生じていることがわかる．こうした硝子体，網膜の形態学的変化には必ず原因となる病理学的変化が伴っている[1,2]．硝子体手術の進歩により，術中での安全な病理標本の採取が可能となり，近視性牽引黄斑症の病態解明を通して将来の発症予防に役立つ興味深い知見が得られている．

文献は p.313 参照．

アンサーへの鍵

高度近視眼の特殊性：高度近視眼では，緩徐に進行する眼軸長の延長に伴ってさまざまな変化をきたす．眼軸長の延長に伴い眼球は主に前後方向に伸展し，強膜もそれに伴い伸展する[*1]．この過程で脈絡膜，色素上皮，網膜も伸展するが，進行に伴い代償機転が破綻すると合併症を引き起こす．硝子体は加齢とともに液化し後部硝子体剝離を生じるが，一部の症例では濃縮肥厚した後部硝子体膜が残存し，黄斑近傍と硝子体基底部の間で牽引性の変化を生じる．近視性牽引黄斑症では後部硝子体皮質による牽引により，黄斑分離，黄斑剝離，黄斑円孔などの合併症をきたす．黄斑円孔の病因論と同様に前後方向の牽引と接線方向の牽引が想定されているが，実際は両者が重なっているものと考えられる（図1）．

硝子体手術所見：高度近視眼では硝子体の著明な液化と後部硝子体

[*1] 本巻"1. 近視の病態と定義"の各項を参照されたい．

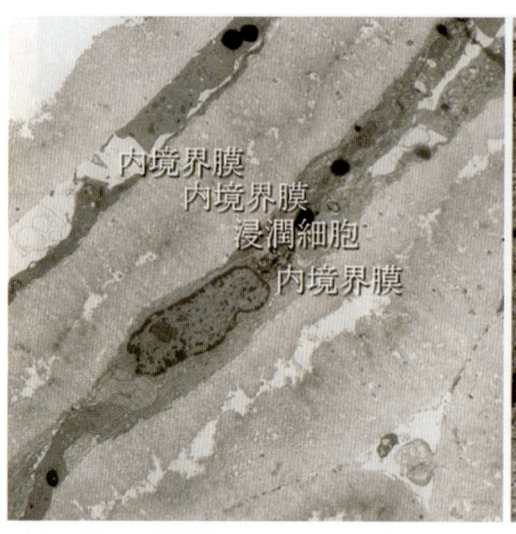

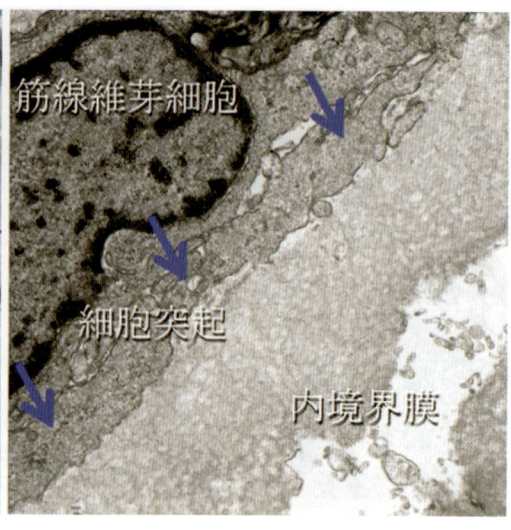

図4 摘出内境界膜の透過型電子顕微鏡写真
摘出内境界膜では硝子体側にさまざまな程度に後部硝子体皮質の残存がみられ，グリア細胞や色素上皮細胞などの細胞が混在していた（青矢印）．残存硝子体皮質の収縮を物語るように摘出後の内境界膜は複雑に折り重なっていた．

硝子体手術の効能と限界

　硝子体手術はこれらの後部硝子体皮質の牽引を除去し，増殖・浸潤した細胞や炎症性物質を含む硝子体を郭清し，これらの細胞による収縮の足場となる基質を除去する効果があり，病態の改善に寄与すると考えられる．しかし一方で，根本的な原因である眼軸長の延長に伴う網膜・色素上皮・脈絡膜の伸展・菲薄化には効果が弱く，今後の酵素的硝子体分解療法や細胞増殖抑制療法，近視性変化の抑制療法や網膜に対する神経保護療法の実用化に期待したい．

〔久冨智朗〕

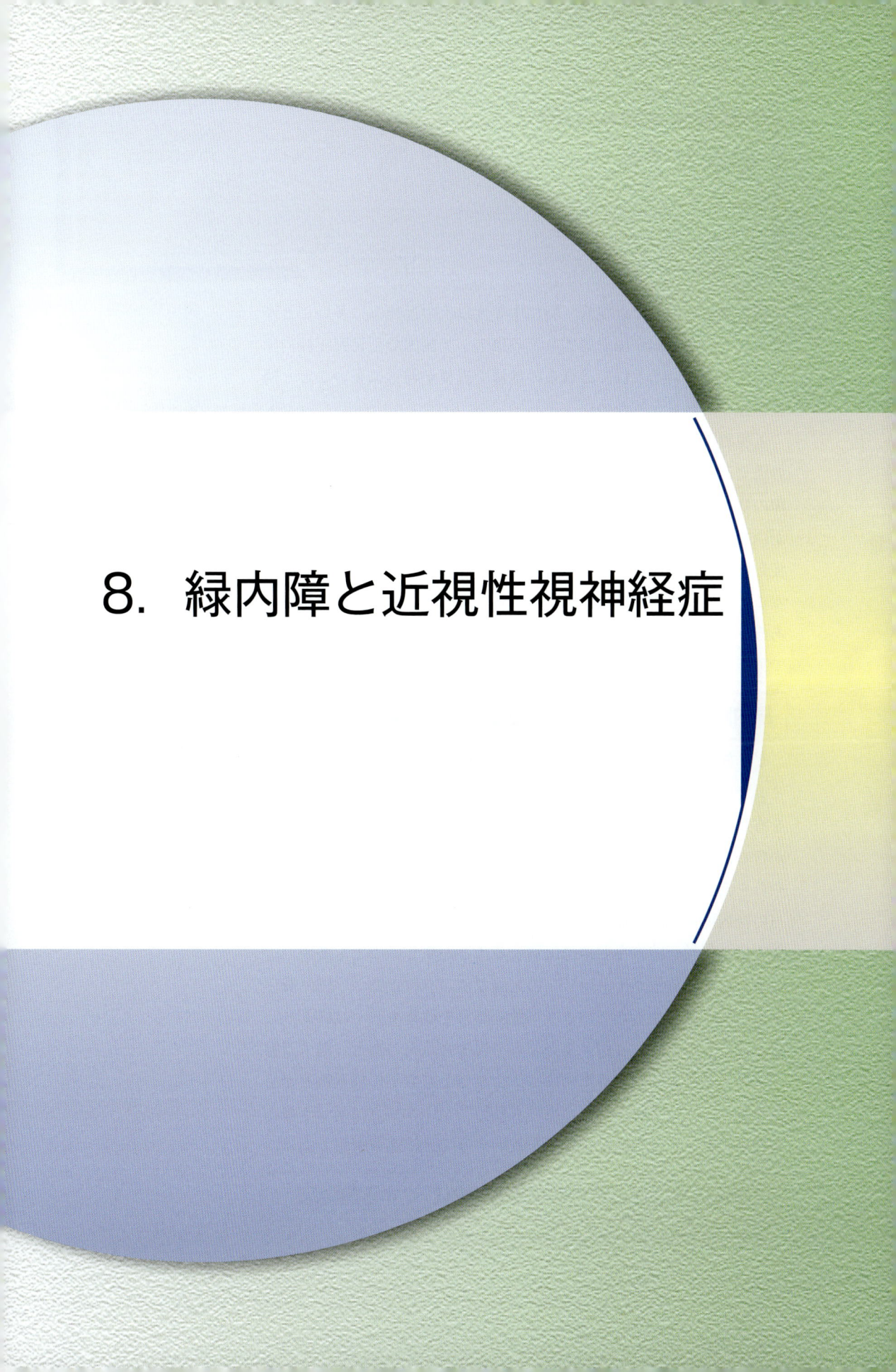

8. 緑内障と近視性視神経症

診断と予後

　開放隅角緑内障は近視眼，特に中等度以上の近視眼に多いことが知られている．わが国や韓国などの東アジア諸国で正常眼圧緑内障の有病率が高いことは，それらの地域で近視が非常に多いことと関連が強いのかもしれない．

　近視および近視に伴うことが多い眼軸伸長が，緑内障性視神経症の成立過程に密接に関連する可能性を考えると，近視を通して緑内障の病因論を考えることは非常に興味深い．しかし，近視が多いわが国で緑内障診療にたずさわる眼科医にとっては，緑内障性視神経症と近視による変化を（もし可能であるならば）適切に鑑別診断することのほうが，毎日の臨床で求められている，より身近な話題であろう．緑内障性視神経症と近視性視神経症の鑑別診断が，どこまで可能かについてまず考えてみたい．

緑内障診療ガイドラインに基づく鑑別は可能か？

　よく知られているとおり，日本緑内障学会の緑内障診療ガイドラインでは，"緑内障は，視神経と視野に（緑内障として）特徴的変化を有し，…"と，ある種，循環論法的に定義されている．この定義が含むあいまいさは，緑内障の真の病因がわかっていない現状ではやむをえないものといえる．しかし，この定義だけに基づくと，本当の緑内障性視神経症と，一部の近視性視神経症のように緑内障によく似た視神経障害を明確に区別することが難しいことも多い．

　また緑内障診療ガイドラインの定義では，"（緑内障は）通常，眼圧を十分に下降させることにより視神経障害を改善もしくは抑制しうる…"ともされているが，視野障害や視神経障害の進行に対する眼圧下降の効果を判定するためには，少なくとも数年の経過観察が必要であり，この"眼圧下降治療の有効性"という観点に基づき緑内障性視神経症と近視性視神経症を鑑別することは通常困難である．

近視性視神経症と緑内障の鑑別を難しくする諸要因

　近視の視神経乳頭と緑内障との鑑別が難しい要因として，以下の

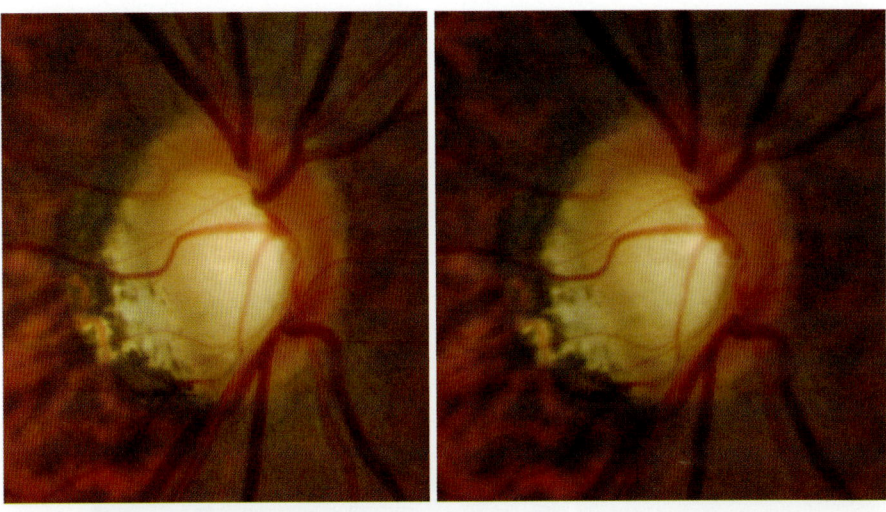

図1 近視眼での緑内障性変化（notching，ステレオ写真）
視神経乳頭の下方（7時方向）に局所的菲薄化（notching）が存在しているが，楕円形をした傾斜乳頭のため，注意深く観察しないと見落としやすい．

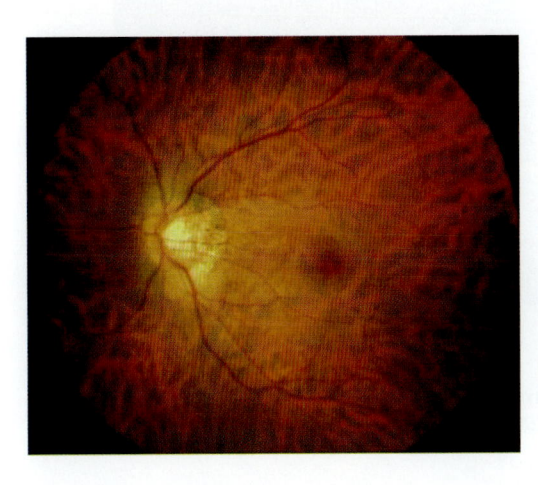

図2 近視眼での緑内障性変化（神経線維層欠損）
視神経乳頭の耳上側に神経線維層欠損（nerve fiber layer defect；NFLD）が存在しているが，近視に伴う紋理眼底のため，視認が難しい．

点が挙げられる．
1. 近視眼では楕円形をした傾斜乳頭が多く，緑内障眼でみられることが多い上下極のリムの局所的菲薄化（notching）の有無がわかりにくい（図1）．
2. 近視眼に多い紋理眼底では，緑内障による神経線維層欠損があっても，周囲の正常網膜とのコントラストが低いため判別しにくい（図2）．
3. 緑内障眼では視神経乳頭周囲のPPA（peripapillary atrophy）が健常眼に比べ高頻度でかつ大きいことが知られているが，近視眼では緑内障でなくともPPAを伴うことが非常に多い．そのような症例では，近視性のPPAと緑内障性のPPAを明確に判別す

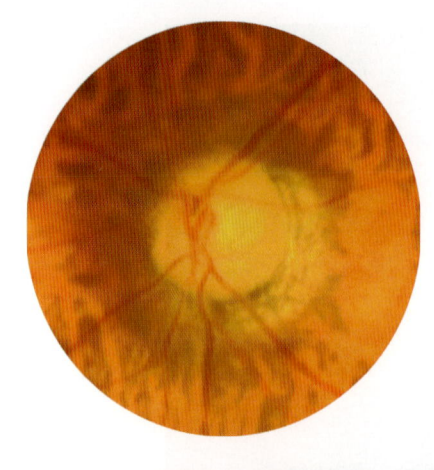

図3 緑内障眼にみられる PPA (peripapillary atrophy)
視神経乳頭の下方にリムの菲薄化 (notching) がある症例で，PPA は下方のほうが上方に比べ大きいが，PPA 自体を近視性のものと緑内障性のものとに明確に区別することは難しい．

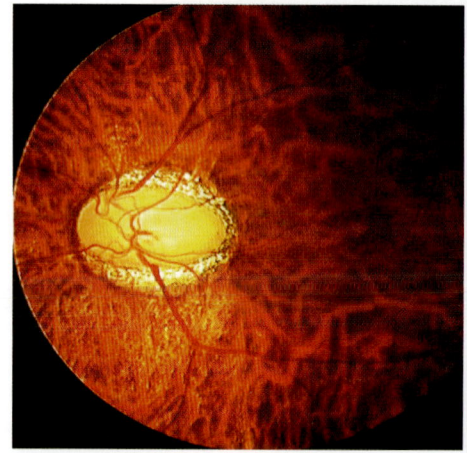

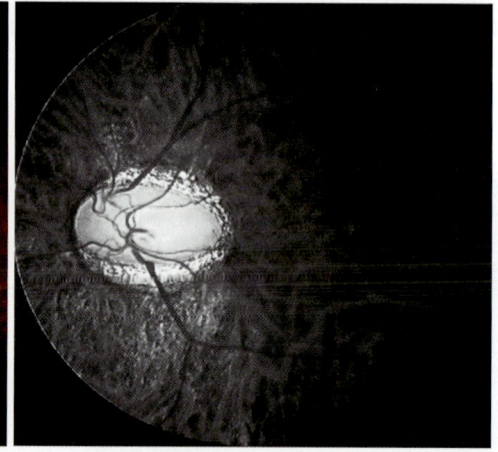

a. カラー眼底写真　　b. レッドフリー眼底写真

図4 強度近視眼にみられた巨大乳頭
強度近視に伴うことが多い巨大乳頭では，緑内障による視神経乳頭菲薄化や乳頭陥凹拡大を評価することが難しい．紋理眼底を伴うことも多いので，神経線維層欠損の評価も困難である．

ることは困難である（図3）．

4. 強度近視眼では，巨大乳頭などの著明な視神経乳頭変形や，後極部の網脈絡膜萎縮を伴うことが多く，そのような眼では緑内障所見の評価が非常に困難となる（図4）．

5. 中等度以上の近視眼では，緑内障でなくとも，視野検査で異常点がみられることが多い．そのような眼では，緑内障に特徴的な視野異常パターンを示さず，比較的ランダムに異常点が存在することが多いが，緑内障様の視野異常がみられる近視眼も決して少なくない（図5）．

近視眼での緑内障診断とOCT

眼科臨床に光干渉断層計（optical coherence tomography；OCT）

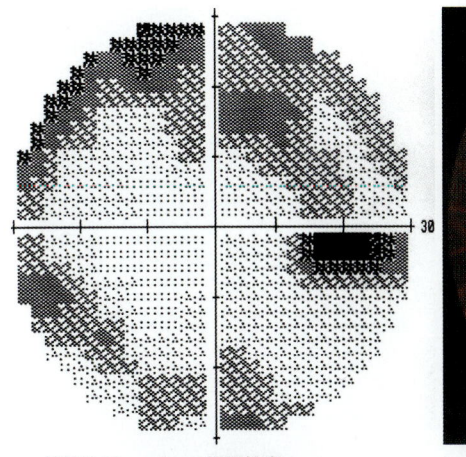

8. 緑内障と近視性視神経症　247

a. 最初のHumphrey視野検査

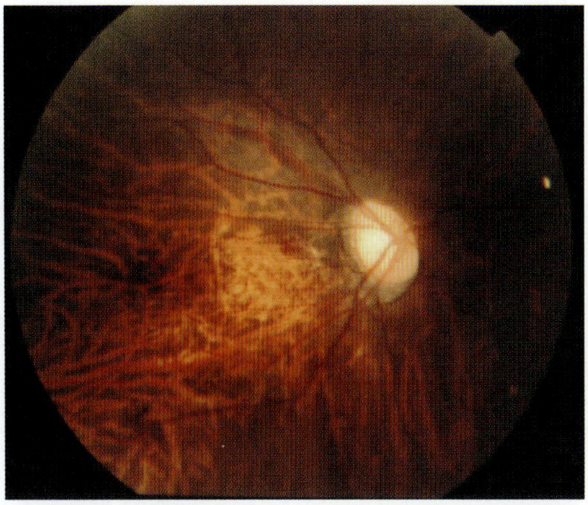

b. 最初のカラー眼底写真

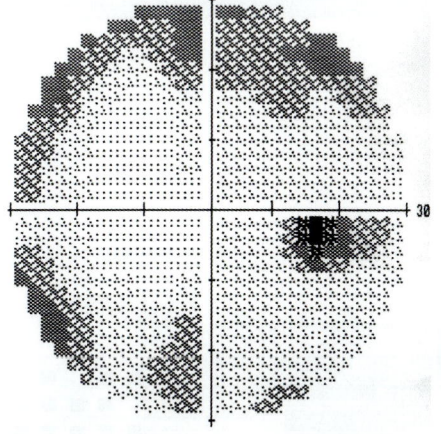

c. 矯正レンズ調整後のHumphrey視野検査

図5　強度近視眼でみられた視野異常
等価球面度数－7Dの強度近視眼で，最初のHumphrey視野検査（中心30-2）でaのような視野異常がみられた．眼底（b）には緑内障性変化がほとんどみられなかったため，矯正レンズの度数を－3D分変更して再検査したところ，視野異常はほぼ消失した（c）．強度近視眼にみられることがある屈折暗点と考えられる．

が導入され，各種の眼科疾患の診断や経過観察において非常に重要な位置を占めるに至っている．緑内障に関しても同様に，OCTによる情報はその診療に必須なもののひとつとなっている．

OCT所見が診断に有効であった例：上述のように，これまでの眼底観察や視野検査だけでは緑内障診断が難しいことが多い近視眼においては，特にOCTが有用な情報を与えてくれることが多い．以下にその一例を示す．

症例1（60歳，女性，左眼）

現病歴：検診で"乳頭陥凹拡大"を指摘され，当科を初診．自覚症状なし．

既往歴，家族歴：特記すべきことなし．

初診時所見：左眼，視力0.06（1.0×－5.0D），眼圧16mmHg.

診断のプロセス：まず眼底写真（**図6a, b**）では紋理様変化が強く，

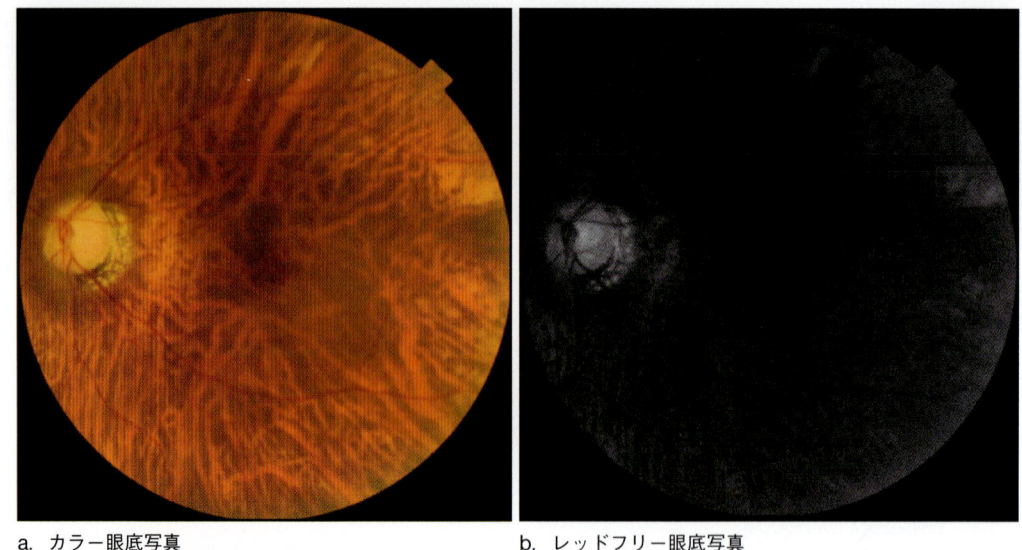

a. カラー眼底写真

b. レッドフリー眼底写真

c. 視神経乳頭の拡大写真

d. 視野検査結果（Humphrey 視野計，中心 24-2）

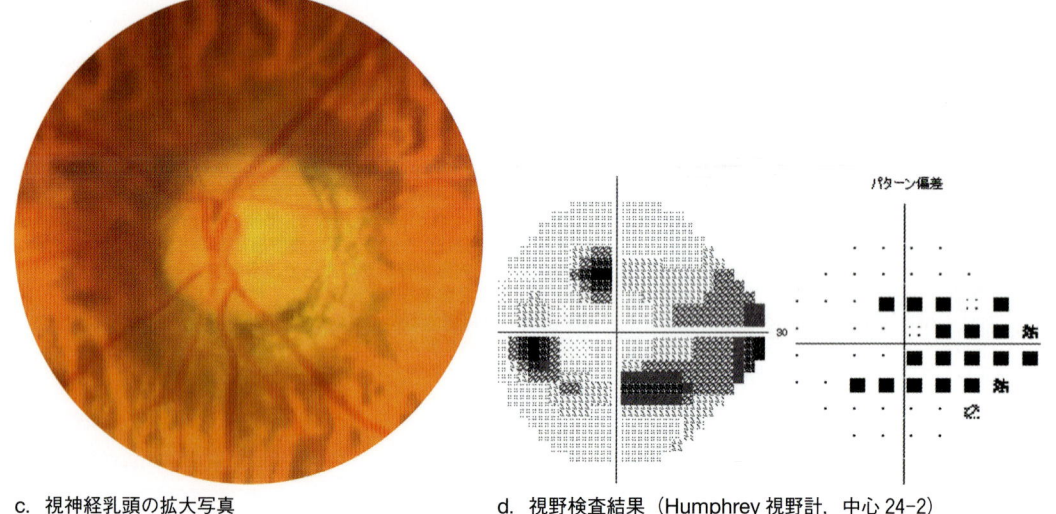

図6　症例1（60歳，女性，左眼）

乳頭周囲の神経線維層欠損（nerve fiber layer defect；NFLD）の有無はレッドフリー写真でも確定できなかった．視神経乳頭を拡大して観察すると（**図6c**），下方（5時半から6時方向）に陥凹拡大が疑われた．視野検査（Humphrey 視野計，中心 24-2）を行ったところ，上下の Bjerrum 領域に感度低下が認められ，緑内障の存在を強く示唆する結果であった（**図6d**）．次に，OCT（3D OCT-2000，トプコン）による撮影を行った．視神経乳頭周囲の解析では乳頭の耳側上下に NFLD が明瞭に表示され（**図6e**），黄斑部の解析でも黄斑の上下に神経線維層，神経節細胞層などの菲薄化が存在することが確認された（**図6f**）．

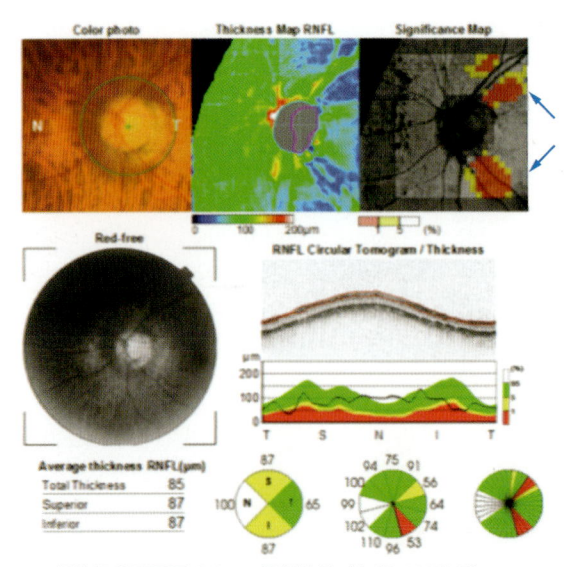

e. 視神経乳頭周囲 OCT の解析結果（矢印は NFLD）

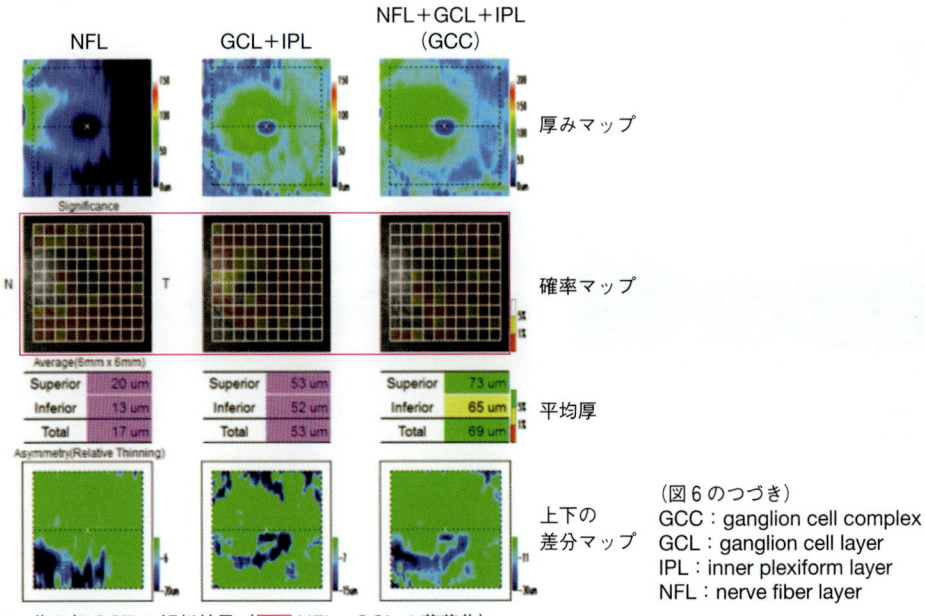

（図6のつづき）
GCC：ganglion cell complex
GCL：ganglion cell layer
IPL：inner plexiform layer
NFL：nerve fiber layer

f. 黄斑部 OCT の解析結果（☐ NFL・GCL の菲薄化）

　以上の結果から，眼底の直接観察および眼底写真では緑内障性変化の有無は明らかでなかったものの，OCT による解析の結果として視野異常に相応する変化が明確に認められたため，（正常眼圧）緑内障と診断することができた．

OCT 所見でも診断に苦慮する例：症例1のように近視眼での緑内障診断に OCT が役に立つことは多いが，OCT を用いても診断に苦慮する症例も少なくない．以下に一例を示す．

症例2（52歳，男性，右眼）

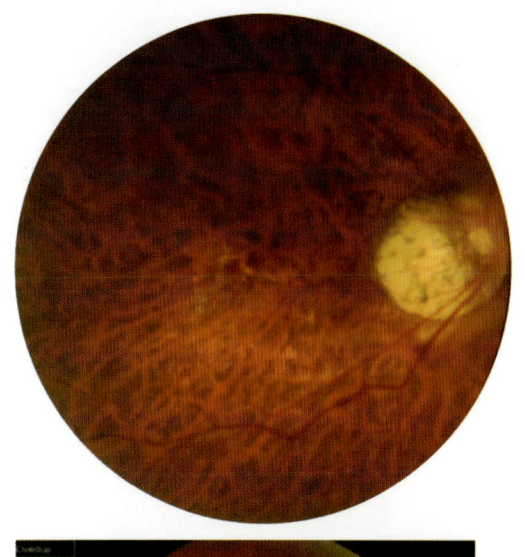

a. カラー眼底写真

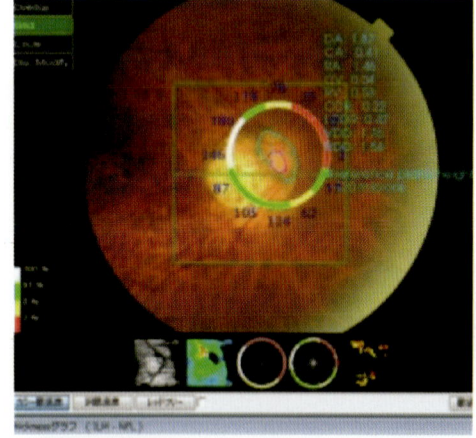

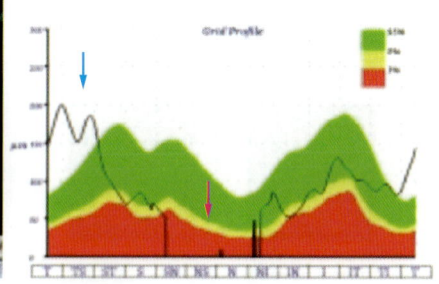

b. 視神経乳頭周囲の OCT 解析結果．乳頭周囲のリング状の解析領域に著明な PPA がかかるため（左図），神経線維層厚を表す TSNIT グラフ（右図）では，PPA 上では神経線維層が非常に厚く（青矢印），鼻側ではほとんど 0 として（赤矢印）解析され，多くのエラーを含む結果と考えられた．

図 7　症例 2（52 歳，男性，右眼）

現病歴：検診で"緑内障疑い"と判定され，当科を初診．自覚症状なし．

既往歴，家族歴：特記すべきことなし．

初診時所見：右眼，視力 0.02（1.0×－8.0 D），眼圧 13 mmHg．

診断のプロセス：眼底写真（**図 7a**）をみると，紋理眼底のため NFLD の有無は不明で，視神経乳頭は傾斜した小乳頭のため，乳頭陥凹の拡大や notching の評価も困難であった．OCT による乳頭周囲解析（**図 7b**）では，乳頭周囲のリング状の解析領域が PPA に大きくかかっているため，神経線維層の自動判別（segmentation）が破綻し，有効な情報は得られなかった．黄斑部の OCT 解析（**図 7c**）では，後部ぶどう腫の影響で特に黄斑下部の神経線維層が薄く計測

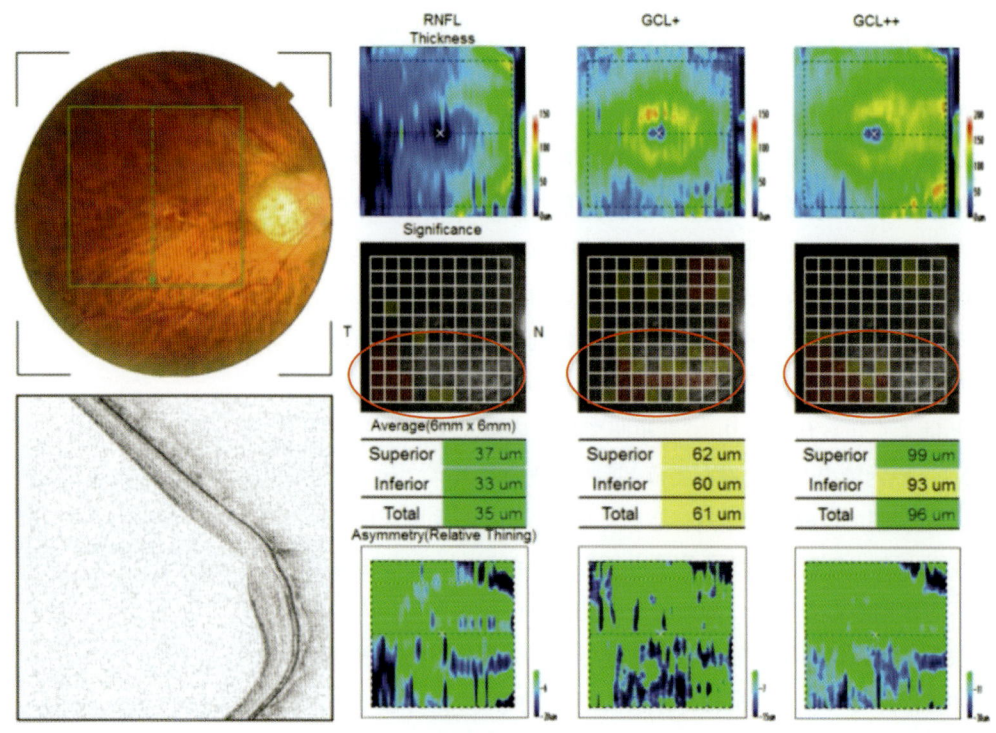

c. 黄斑部の OCT 解析結果．黄斑部下半に神経線維層の菲薄化が示されているが（赤丸囲み），これは後部ぶどう腫の影響により網膜各層の segmentation が不安定化したためとも考えられる．

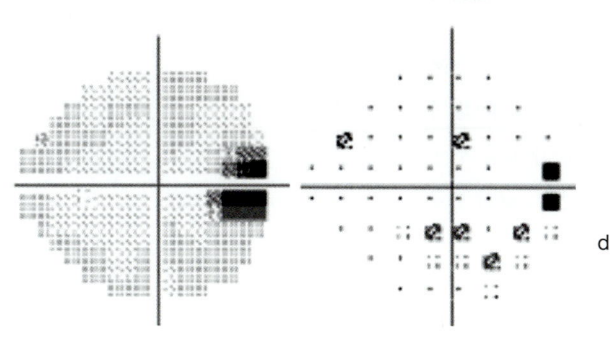

d. 視野検査結果（Humphrey 視野計，中心 24-2）．非典型的なパターンで異常点が散在するものの，強度近視による異常の可能性も強く，緑内障性異常の判定は難しい．

（図 7 のつづき）

されている可能性が考えられ，ここからも確定診断は難しかった．視野検査（**図 7d**）でも，非典型的なパターンで異常点が散在するものの，強度近視による異常の可能性も強く，緑内障性異常の有無は判定できなかった．

　以上のように，OCT を用いても緑内障診断が難しい例が，特に強度近視眼においては珍しくない．

近視眼の緑内障の予後と治療

　これまで述べたように，緑内障と近視性視神経症を確実に鑑別診

断することは難しいことが多い．緑内障は，非常に緩徐であることが多いにしても，本質的に"進行性"の疾患であり，進行の有無が緑内障診断の手掛かりになりうる．初診時に近視と緑内障の鑑別が難しい例でも，数年の経過観察の後，視野などに緑内障特有の進行パターンがみられた場合には，緑内障の可能性が強いと診断できることがある．しかし，近視眼，特に強度近視眼では，中年期以降でも（病的な）眼軸伸長に伴い視野異常および眼底所見が変化することがあり，そのような例では緑内障の進行との鑑別は一層困難となる．

　近視が緑内障の有病率（発症）に関する正のリスクファクターであることはよく知られており，"近視眼では緑内障が多い"といえる．しかし，緑内障の進行に対しては，近視が負のリスクファクターであり，"近視眼では緑内障が進行しにくい"ことを示す臨床研究の結果も少なくない．これらは一見矛盾するようだが，ひとつの推論として，若年期から青年期の身体的な成長に伴い近視が進行する時期に，眼軸伸長に伴い緑内障様の視神経障害が発症し，ある程度まで進行するが，その後，近視化の停止に伴い緑内障の進行もほとんどみられなくなるという機序が考えられる．この点は，近視眼の緑内障の各症例において治療の要否を検討する際に注意すべきポイントのひとつであろう．

　これらの点に注意したうえで，近視眼における緑内障の治療方針は，原則的には通常の緑内障に対するものとほぼ同様である．すなわち，まず点眼薬にて眼圧下降を図り，眼圧下降が不十分な場合や視野障害の進行がみられる場合には手術なども検討するということになる．

　近視性視神経症に対する有効な治療がない現状では，近視性視神経症と緑内障の鑑別が難しい例に対しても，上記と同様に通常の緑内障に準じた治療方針をとらざるをえない．しかし，そのような例は通常の緑内障に比べて比較的若年者が多く，治療を開始すれば高齢者の場合に比べ非常に長期間の治療となること，治療しなくてもほとんど進行しない可能性があることなどを考えれば，治療の開始に対してはより慎重になるべきであろう．具体的には，眼圧が正常範囲内で視野障害がそれほど高度でなければ，無治療で数年経過を観察し，視野障害などに進行傾向がみられた時点で治療を開始するという方針が適切なように思える．

カコモン読解 第18回 一般問題60

原発閉塞隅角緑内障の発症に関係するのはどれか．3つ選べ．
a 近視　　b 老視　　c 白内障　　d 相対的瞳孔ブロック
e 台形虹彩（plateau iris）

解説　原発閉塞隅角緑内障の発症機序として，①瞳孔領における虹彩-水晶体間の房水流出抵抗の上昇（相対的瞳孔ブロック），②虹彩根部の前方屈曲に伴い散瞳時などに隅角を直接閉塞する形態異常（プラトー虹彩または台形虹彩），③水晶体の前進，膨隆などによる隅角の狭小化（水晶体因子）などが考えられている．

模範解答　c, d, e

カコモン読解 第22回 一般問題75

原発開放隅角緑内障が進行する危険因子はどれか．2つ選べ．
a 男性　　b 遠視　　c 飲酒　　d 高齢者　　e 薄い中心角膜厚

解説　原発開放隅角緑内障の進行に対する危険因子についてこれまでに多くの大規模研究に基づく報告がなされているが，その結果は必ずしも一致していない．しかし，"高齢者"と"薄い角膜厚"は，それらが調査されたほぼすべての研究において，緑内障進行の危険因子として指摘されている．

模範解答　d, e

カコモン読解 第23回 一般問題40

合併しやすい疾患の組合せで誤っているのはどれか．
a 近視 ──────── 緑内障
b 白点状眼底 ──────── 錐体ジストロフィ
c 未熟児網膜症 ──────── 遠視
d 網膜色素変性 ──────── 白内障
e 家族性滲出性硝子体網膜症 ──────── 網膜剥離

解説　未熟児網膜症の眼では，成長に伴い近視が高頻度で出現することが知られている．

模範解答　c

（富所敦男）

治療・管理方針

近視性視神経症と視野障害

　近視眼では，若年期に眼軸長の延長に伴い視神経乳頭の傾斜が生じ，40歳前後には後部ぶどう腫の出現により，さらに眼球形態が変化する．これらにより篩状板支持組織の脆弱化や視神経周囲の構造的変化による力学的不均衡が生じ，視神経乳頭の形態に重大な影響を与えると考えられている．この形態変化によって，病的近視眼の代表的眼底所見のひとつである近視性網脈絡膜萎縮などを生じていなくても視野障害を生じることがある．眼軸長が26 mm以上で屈折が−5 Dより強い近視眼では，standard automatic perimetry（SAP）の測定にて mean deviation（MD）や mean sensitivity（MS）が眼軸長の延長とともに低下したとの報告がある[1]．健常眼を対象にした筆者らの解析でも，Humphrey視野の測定部位別に網膜感度と眼軸長の相関を調べると，全52部位のうち眼軸長が延長するにつれて網膜感度が有意に低下する部位を short wave-length automatic perimetry（SWAP）で25部位，SAPで13部位に認めた[2]．強度近視（−8 D以下あるいは眼軸長≧26.5 mm）を10年以上観察すると，13.2％で視野異常が出現し，6割以上で視野障害が進行し，視野障害の進行に有意に関与する因子は唯一，視神経乳頭耳側に出現した scleral curvature であったとの報告がある[3]．この scleral curvature は，Curtin が提唱する後部ぶどう腫の分類のうち，Type VIIとType IXに相当するものである．この病態を近視性視神経症とする独立した疾患概念が提唱されている．

OCTを用いた解析：光干渉断層計（optical coherence tomography；OCT）を使用した視神経およびその周囲の構造変化が高侵達に解析できるようになったことで，最近興味深い報告が相次いでいる．生体眼に swept-source OCT を用いた解析では，強度近視眼は，視神経周囲のくも膜下腔が正視眼と比較して拡張し，くも膜下腔の強膜の厚さが菲薄化し，眼内腔と脳脊髄腔の距離が近くなるとの報告があり[4]，病的近視眼の16.2％に peripapillary pit という視神経乳頭組

文献はp.313参照．

織の欠損所見を認めたとの報告[5]や，緑内障と診断された34％に局所篩状板欠損と呼ばれる篩状板の欠損を認めたとの報告がある[6]．OCTは緑内障の診断には有用な機器であることが認知されてきているが，近視を伴う緑内障では近視性変化と緑内障性変化とが混在していると考えられる症例も多く，両者を明確に区別することは困難なことが多い．よって，この項では，近視を伴う緑内障の特徴や管理方法および治療を中心に述べることとする．

視神経乳頭の形状で分けた検討での近視型乳頭の特徴

緑内障眼を視神経乳頭の形状で分類し，それぞれの形状による特徴について検討する試みがあり，以下の四つに分類されている．
1. リムノッチ（rim notch）がある局所虚血型
2. 耳側に乳頭が傾斜する近視型
3. 浅い陥凹で視神経乳頭全周に網脈絡膜萎縮を伴う加齢性硬化型
4. 同心円状に深い陥凹を有する全体拡大型

この分類をもとに日本人の正常眼圧緑内障（normal-tension glaucoma；NTG）を分類した報告では，全体拡大型が最も視野進行速度が速く，近視型の視野進行速度との間に有意差を認めた[7]．これは，若い頃から近視による篩状板変形に伴う軸索障害が構造的変化をもたらし，近視を伴う緑内障として管理されるようになった頃には，構造的変化が下げ止まっている症例が多く含まれているからかもしれない．このように，乳頭形状で近視型に分類された緑内障では，他の乳頭形状と異なる特徴を有していることが徐々に判明してきている．

早期に固視点近傍の視野が障害されやすい近視を伴う緑内障

進行した緑内障と乳頭形状との関連を調べると，矯正視力が0.3以下に低下する症例は近視型乳頭で有意に高率であった[8]．これは，長期的に近視を伴う緑内障症例を経過観察していくと，比較的早期から中心視野が障害されることがあることと関連している可能性がある．通常の緑内障の自然経過は，Bjerrum領域や鼻側階段から視野障害が出現し，それらが拡大融合し，徐々に中心部にまで視野障害が及んでいくことが多い．そのような障害パターンでは，中心視野にまで視野異常が及ぶには発症からかなりの時間が経過してからのことが多い．

症例：緑内障の初期の病状から固視点近傍に暗点が出現した中等度

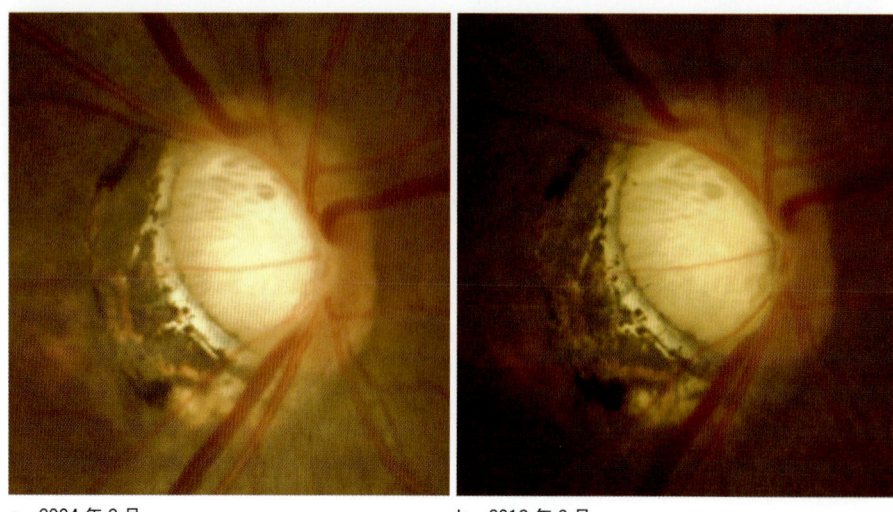

a. 2004年2月　　　　　　　　　　　b. 2013年2月

図1　固視点近傍の視野が障害された症例の視神経乳頭写真
初診時年齢37歳，女性，NTG．2004年と2013年の視神経乳頭写真を比較しても，明らかな形状変化は認めない．

近視を伴うNTGの症例を呈示する．1998年初診のNTGの症例で，初診時年齢37歳の女性の右眼である．ベースライン眼圧は18 mmHgで，Humphrey視野のMDは－1.59 dBと初期であるが，右上固視点近傍に視野障害を認めた．図1のように2004年と2013年の視神経乳頭写真を比較しても明らかな形状変化は認めないものの，2013年にはHumphrey視野で四つの固視点近傍すべてに視野障害が出現した．中心30-2あるいは中心24-2では，固視点近傍の検査点が少ないために，このような症例では中心10-2での評価も重要である．実際に中心10-2での感度低下も急速に進行し，視力も2008年には矯正視力1.0であったが，2010年に0.8，2013年には0.3と低下した（図2）．

OCTの有用性：緑内障眼における中心視野障害の進行はquality of vision（QOV）の低下に直結するので，初期から固視点近傍に暗点が出現する症例では，Humphrey視野にて中心30-2でのみ経過観察するのではなく，中心10-2と30-2を交互に測定するようにすべきである．そうすれば中心視野障害の進行に迅速に対処できると思われる．固視点近傍から視野が障害されやすい症例では，OCTにて黄斑部のganglion cell complex（GCC）マップを撮影すると乳頭黄斑線維束欠損が生じていることが多い．強度近視を伴う緑内障の40％以上に初期から乳頭黄斑線維束欠損を認め，非近視眼緑内障と比較して有意に高率であるとの報告がある[9]．OCTなどにて確認される

1998　　2003　　2005　　2009　　2011　　2013

右

-1.59dB　-4.08dB　-4.64dB　-4.41dB　-6.72dB　-5.97dB

MD slope: -0.33dB/year

a. 中心 30-2 あるいは 24-2

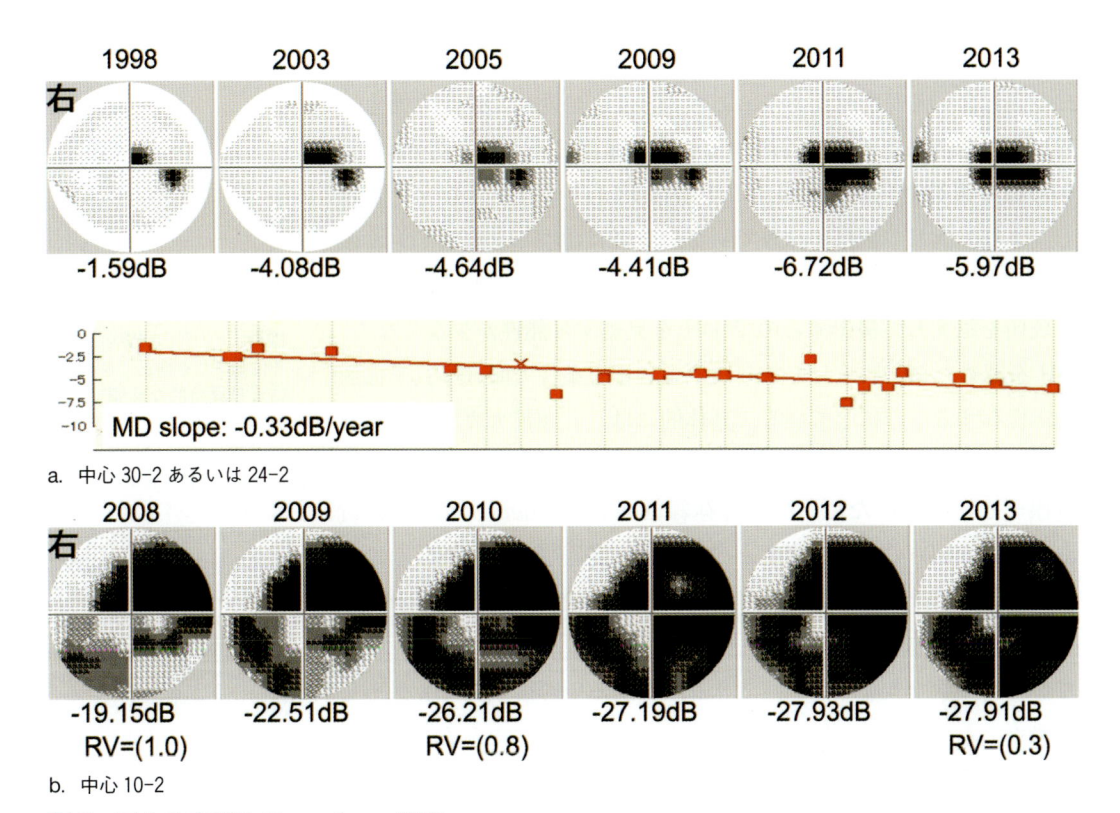

2008　　2009　　2010　　2011　　2012　　2013

右

-19.15dB　-22.51dB　-26.21dB　-27.19dB　-27.93dB　-27.91dB
RV=(1.0)　　　　　RV=(0.8)　　　　　　　　　　RV=(0.3)

b. 中心 10-2

図2　図1の症例の Humphrey 視野
a は中心 30-2 あるいは 24-2 プログラムでの結果で，b は中心 10-2 プログラムでの視野検査の結果．2013 年の 30-2 プログラムでの結果で四つの固視点近傍すべてに視野障害が出現した．中心 10-2 での感度低下が急速に進行し，視力も 2008 年には矯正視力 1.0 であったが，2010 年に 0.8, 2013 年には 0.3 と低下した．

構造的変化は，視野検査にて判明する機能的変化に先がけて観察されることが多い．乳頭黄斑線維束欠損を認める近視を伴った緑内障眼では，固視点近傍の視野が障害されやすいと考えて，機能的障害（視力障害や視野障害）が出現する前に管理を強化すべきである．

近視を伴う緑内障と乳頭出血

筆者らの検討では，近視を伴う緑内障は，非近視眼緑内障と比較して経過観察中の乳頭出血（optic disc hemorrhage；DH）の出現頻度は有意に低率であった．近視を伴う緑内障では乳頭周囲の強膜の伸展により x-y 方向に篩状板が伸展する．これは，眼圧による直接的な押力や眼圧と脳脊髄圧の圧較差による押力が，z 軸方向に篩状板に掛かる非近視眼緑内障とでは，緑内障進行のメカニズムが異なる可能性がある．いずれにせよ，近視を伴う緑内障にも DH が出現することがあるので，緑内障進行における DH の意味合いについて述べる．

DHは，診察と診察の合間に出現・消退することや小出血のために見逃している可能性がある．したがって，いかにDHを見落とさないかは緑内障を長期に管理するうえで重要である．そのために，無散瞳で視神経乳頭を観察する場合は＋14Dのレンズなどを使用し，より拡大して観察すべきである．筆者は診察ごとにステレオ眼底写真も撮影してDHの有無を確認している[*1]．ステレオ眼底写真は乳頭を拡大して撮影するのでDHを見逃す可能性が少なくなる．DHを認めたら，散瞳してさらにさまざまな条件で眼底写真を撮影し，保存するようにしている．具体的には，乳頭拡大カラー写真を乳頭上血管の走行がはっきりわかるような照度で撮影する．近視眼は眼底が豹紋状のため，網膜神経線維層欠損（nerve fiber layer defect；NFLD）の有無や程度を広角カラー眼底写真では判断しにくいことが多い．しかし，白黒写真に変換した場合にその境界がはっきりわかることが多いので，乳頭上の血管の走行がハレーションにて詳細に観察できなくても，できるだけ明るい照度条件でも撮影しておく．そうすれば，以前に撮影した写真と見比べてみると，乳頭上の血管走行の屈曲変化，リムの菲薄化，NFLDの拡大を確認できることがあり，迅速に治療を強化できる．

[*1] **ステレオ眼底カメラでの立体眼底写真撮影**
撮影ごとの顔の回旋などによる位置ずれを補正できるようになり経時的な乳頭変化を確認しやすくなったので，撮影可能な症例（小瞳孔症例を除く）では，診察ごとに撮影する．そうすれば，ステレオ眼底カメラで撮影すると視神経乳頭を高倍率で撮影できるので，わずかな乳頭出血を見逃さないようになる．また，無散瞳では小瞳孔にて同時撮影が不可能な落屑緑内障などの症例でも，どちらかだけは写ることが多く，乳頭出血の有無は確認可能である．

近視性コーヌスとPPAの違い

　近視眼では，視神経乳頭周囲の網脈絡膜萎縮は特に顕著であり，乳頭の傾斜の進行とともに，その面積は拡大することが知られている．緑内障眼でも長期に観察するとPPAが拡大する症例があり，PPAの拡大とともに視野障害が進行することがある．PPA（peripapillary chorioretinal atrophy；乳頭周囲網脈絡膜萎縮）に関する報告では，眼底所見などにより近視性コーヌスとPPAとを区別して論じられることが多いが，混同されていることも多い．Jonasらは，組織学的検討から両者を明確に鑑別できることを提唱した．すなわち，コーヌス部の網膜は網膜神経線維のみが残存し，その他の網膜各層は消失しており，網膜神経線維のすぐ外側に強膜が構成している萎縮がみられる．これをJonasはγ-PPAと定義した．一方，網膜色素上皮以外の網膜各層が残存しているPPAをβ-PPAとし，これにより両者は区別できるとしている[10]．眼底所見の萎縮部の色調などで，ある程度両者を鑑別できるが，実際にOCTにて解析してみると，γ-PPAと思われた症例がβ-PPAであったり（図3），その逆の場合も散見される．

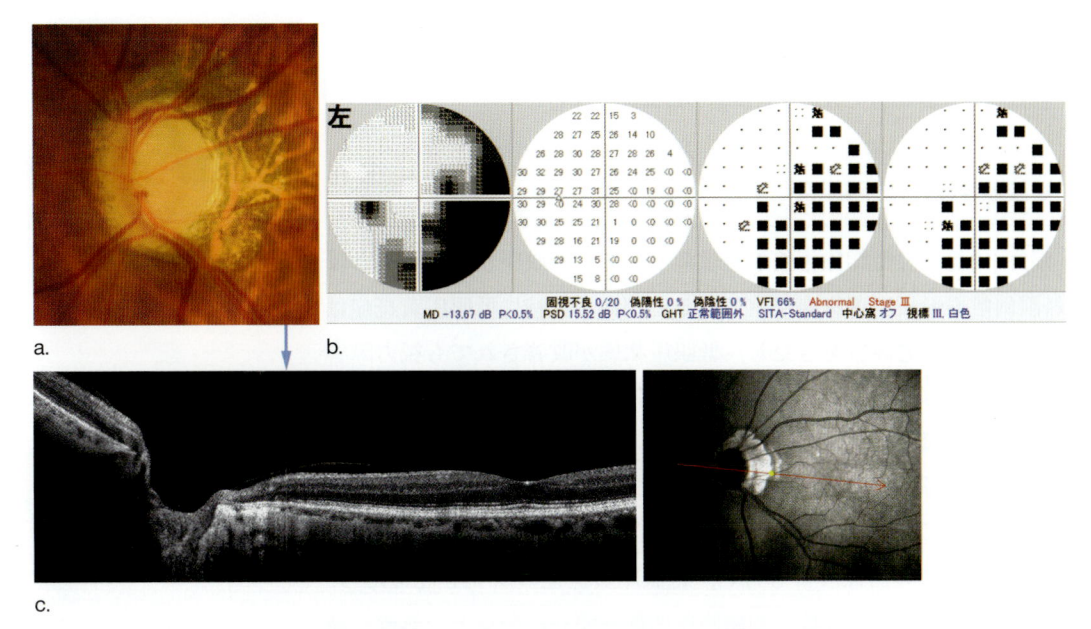

図3 γ-PPA と思われた PPA 所見が，OCT により β-PPA と判明した症例
64歳，男性で，−2D の近視眼緑内障．眼底所見から乳頭周囲の網脈絡膜萎縮は γ-PPA と思われたが，OCT による画像解析では同部位には網膜各層が存在し β-PPA であった．
c は a からの矢印が位置合わせ基線となる．c の左図は，右図の赤矢印の部位での OCT 所見である．
PPA：peripapillary chorioretinal atrophy（乳頭周囲網脈絡膜萎縮）

近視を伴う緑内障の治療

　治療は，近視を伴う緑内障も非近視眼緑内障に準ずる．緑内障性視神経症と近視性視神経症を鑑別することは困難であるので，近視性視神経症の場合も緑内障に準じた管理が必要である[*2]．初めて視野検査を施行した際に，残余視機能と年齢をまず念頭において管理方針をたてる．たとえば，80歳で診断され，Humphrey 視野が MD≧−6dB であり眼圧が正常平均以下の場合には，点眼などによる眼圧下降治療を開始せずに経過観察してもよい．一方，40歳で診断され，Humphrey 視野が MD＜−6dB では，治療を開始しながら，視野検査測定頻度を増やして，視野障害の進行速度を早めに確認するようにすべきである．ちなみに，視野測定の長期変動が少ない症例でも，年に2回の測定では MD slope−1.0 dB/year の進行を検出するのに3年を要するところ，年3回の測定とすれば2年で検出できるとの報告がある．点眼による眼圧下降治療を開始しても視野障害の進行速度が速い場合には，治療の強化，症例によっては観血的手術を決断していく必要がある．

[*2] **近視を伴う緑内障の課題**
近視は緑内障発症の危険因子とされているが，緑内障性視神経症と近視性視神経症を明確に区別することは困難であり，OCT を使用しての臨床研究により近視を伴う緑内障の発症メカニズムが解明されることが期待される．また，病態進行にどれほど眼圧が依存しているか，眼圧下降療法によって視神経症の進行を予防できるかはまだ不明である．

> **カコモン読解** 第20回 一般問題85
>
> 線維柱帯切除術後の低眼圧黄斑症の危険因子はどれか．
> a 近視　　b 高齢者　　c 偽水晶体眼　　d 原発閉塞隅角緑内障
> e 交感神経β遮断薬点眼

解説　線維柱帯切除術後の合併症として，低眼圧状態が続くと脈絡膜剥離や低眼圧黄斑症が生じることがある．特に低眼圧黄斑症は歪視などの視力障害をきたし，低眼圧状態が改善されても視力障害が残存する可能性があるので，線維柱帯切除術後の数々の合併症のなかでも重篤な合併症のひとつである．最近では，OCTの普及により軽微な低眼圧黄斑症も早期のうちに診断できるようになったので，線維柱帯切除術後に低眼圧が持続している症例では，OCTを使用して黄斑部の画像解析も行い，低眼圧黄斑症の所見を認めたら，早めに経結膜的強膜弁縫合や結膜創開創強膜弁縫合などの処置を講じるようにすべきである．低眼圧黄斑症の危険因子としては，若年，男性，近視，初回濾過手術，術前高眼圧などが報告されている．特に，近視眼では強膜の剛性が低眼圧黄斑症の発症機序に関連していると考えられている．よって，本問の解答はaである．

模範解答　a

（新田耕治）

クリニカル・クエスチョン

強度近視眼の視神経障害の機序について，網膜神経節細胞を中心に教えてください

網膜神経節細胞障害を受けるのは，どんなときか

　近視，特に強度近視は，緑内障の罹病リスクが2，3倍高いとされる[1]．緑内障は視神経乳頭篩状板で網膜神経節細胞（retinal ganglion cell；RGC）の軸索である網膜神経線維が障害されて発症および進行をきたすと考えられている．一方，強度近視眼では，篩状板そのものも菲薄化や挙上などの変化があるうえに，intrachoroidal cavitationや視神経乳頭耳側の強膜屈曲（scleral curvature）など強度近視特有の視神経乳頭周囲の形態異常が形成され，その形態異常そのものによりRGCの軸索が障害される機序も考えられている[2]．強度近視では黄斑部に網脈絡膜萎縮や脈絡膜新生血管が生じると網膜が障害されるが，障害されるレベルは視細胞レベルであり，RGCが直接障害されることはない．すなわち，強度近視眼の視神経障害は，視神経乳頭またはその周囲構造の異常に続発すると考えられる．

　まとめると強度近視眼における視神経障害の機序は，緑内障性の機序と強度近視に伴う視神経乳頭およびその周囲の形態異常に続発する機械的障害の二つの機序が混在し，混在の程度は近視強度により異なり，眼軸長が長いほど強度近視性機械的障害による機序が主となるものと考えられる．しかし，いずれの機序であれ強度近視眼における視神経障害のfinal common pathwayは，RGC軸索の視神経乳頭またはその周囲における障害であるといえる．

今までにわかってきたこと

　強度近視に伴う形態異常に続発する機械的障害とは，intrachoroidal cavitation部位における網膜神経線維の断裂や，Type VIIとType IX（Curtin分類）の視神経乳頭耳側の強膜屈曲部における機械的障害[2]などが考えられている．最近では，後部ぶどう腫縁でも網膜内層が菲薄化し視野障害の原因になることが報告された[3]．一方，緑内障性機序には，古典的に機械的障害説と微小循環障害説の2大仮説がある．近年では，眼圧による篩状板変形が引き起こす機械的障害に

文献はp.314参照.

微小循環障害がトリガーまたはエンハンサーとして複雑に絡んで障害が進むようなイメージでとらえられるようになっている．緑内障眼の篩状板が障害部位に一致して欠損が認められることが報告されてきており，強度近視に伴う形態異常に続発する機械的障害との類似点があるのかもしれない．

（板谷正紀）

クリニカル・クエスチョン

強度近視眼の視神経障害の機序について，視神経周囲の構造を中心に教えてください

Answer 強度近視眼の視神経乳頭周囲には，いくつかの特徴的な器質的変化がみられます．これによって，網膜神経線維の菲薄化や途絶，篩状板の支持基盤の脆弱化が起こり，視野障害の発生や進行につながると考えられています．

器質的病変と視野障害の関連

強度近視眼では視神経乳頭の変形や合併する黄斑部病変のために，視神経乳頭所見や視野所見から緑内障あるいは視神経障害の存在を疑うことが難しい．しかし，視神経障害は強度近視に多くみられ，筆者らの検討では軽度びまん性病変までの強度近視患者でも約13％に視神経障害による視野欠損がみられている[1]．

近年 OCT（optical coherence tomography）を主体とする画像診断技術の進歩により，病的近視眼の視野障害の原因と考えられる種々の器質的病変が解明されてきた．これらの器質的病変は，病変

文献は p.314 参照．

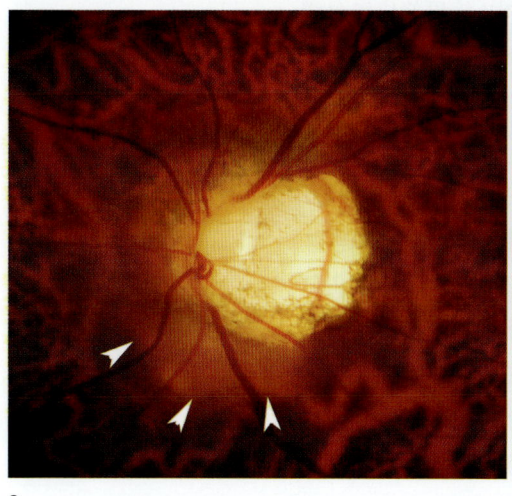

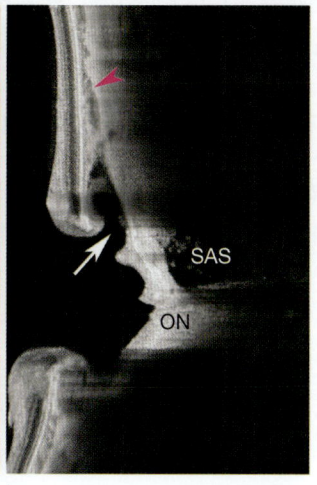

a. b.

図1 乳頭周囲 intrachoroidal cavitation（ICC）
a. 眼底写真では視神経乳頭下方に黄色〜オレンジ色の三日月状の病変がみられる（矢頭）．
b. 同症例の乳頭を通る垂直 OCT スキャンでは，赤矢頭の部位から視神経（optic nerve；ON）にかけて脈絡膜および上脈絡膜腔の解離がみられる．ICC 内に陥入した網膜神経線維の欠損がみられる（矢印）．SAS：subarachnoid space（くも膜下腔）

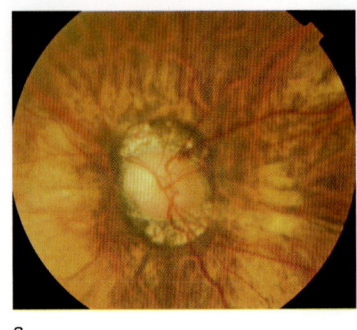

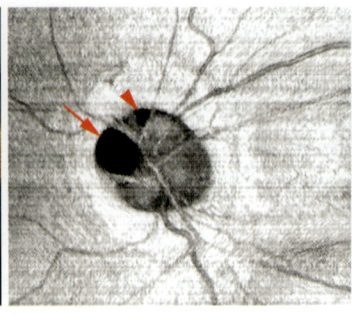

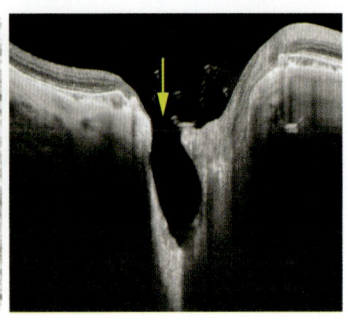

| a. | b. | c. |

図2　病的近視の視神経乳頭ピット
a. 眼底写真ではピットの存在は明らかではない．
b. OCT画像から再構築した画像では乳頭の上方に小型のピット（矢頭），乳頭上鼻側に大型のピット（矢印）がある．
c. 上鼻側の大型のピットを通るOCTスキャン画像では，ピット（矢印）は篩状板を越えて深さ1mmにも達する卵型である．ピット上では網膜組織の途絶がある．
(Ohno-Matsui K, et al：Acquired optic nerve and peripapillary pits in pathologic myopia. Ophthalmology 2012；119：1685-1692.)

部位の神経線維の連続性の途絶などから視野障害に直接関与すると考えられるとともに，強膜篩状板-乳頭周囲強膜の菲薄化・脆弱化から視野障害の発生や進行に間接的にも関与すると推察される．

器質的病変(1) 乳頭周囲 intrachoroidal cavitation (ICC)（図1）

強度近視眼の視神経乳頭下方にみられる黄色～オレンジ色の三日月状病変である[2,3]．OCTでは視神経周囲の border tissue of Jacoby の断裂に伴い，脈絡膜内または上脈絡膜腔で解離が生じ，ICC内に陥入した神経網膜が，しばしばICC-コーヌス境界部位で欠損する[4,5]．神経網膜の欠損に伴い，視野障害を呈する．

器質的病変(2) 視神経乳頭ピットまたはコーヌス内ピット

病的近視眼では視神経乳頭およびその周囲の機械的伸展に伴い，強膜篩状板-乳頭周囲強膜との接合部位での解離により，乳頭ピットが生じる（図2）[6]．さらに乳頭耳側のコーヌス内にピットが生じることもある（コーヌス内ピット）[6]．乳頭ピットは乳頭の上下極に好発し，コーヌスピットは乳頭耳側の ridge 状の突出の内側斜面に複数生じることが多い．いずれの場合にもピット上を覆う神経線維の途絶がみられ，その神経線維の走行に沿った視野障害を呈する．

器質的病変(3) 視神経周囲くも膜下腔の拡大

病的近視眼では乳頭周囲の機械的伸展に伴い，視神経周囲くも膜下腔の著明な拡張がみられる（図3）[7]．特に眼球に近い側で著明で

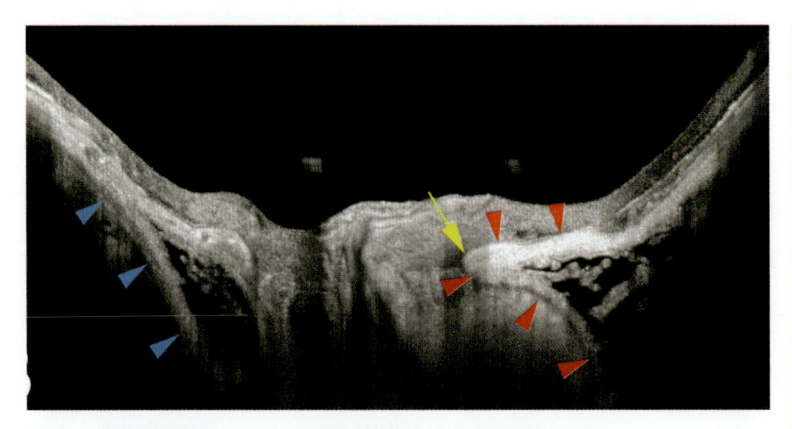

図3 病的近視眼における視神経周囲くも膜下腔の拡大
球後視神経の両側に低反射のくも膜下腔が広がっている．乳頭周囲強膜は視神経に食い込むような形で突出し（矢印），くも膜下腔の内壁に沿って軟膜に移行する（赤矢頭）．また，くも膜下腔の外壁に沿って硬膜に移行する（青矢頭）．
(Ohno-Matsui K, et al：Imaging the retrobulbar subarachnoid space around the optic nerve by swept-source optical coherence tomography in eyes with pathologic myopia. Invest Ophthalmol Vis Sci 2011；52：9644-9650.)

あり，眼球を底にした逆三角形状に拡張している．そのため，眼窩脂肪ではなく，脳脊髄液に接する乳頭周囲強膜の領域が拡大し，篩状板の支持基盤の脆弱化につながると推察される．また時に，コーヌス内ピットを介して眼内と脳脊髄液に交通のある症例もみられる．

器質的病変（4）乳頭 ridge 部位での神経線維の菲薄化

病的近視の視野障害は Curtin[8] の Type IX 後部ぶどう腫といわれる，コーヌス内に ridge 状の突出がある症例で多くみられる[1]．特に ridge 状突出の角度が急峻な症例において，ridge 状の神経線維の菲薄化が著明であり，このような神経線維の機械的障害も視野障害に関与する可能性が指摘されている[9]．

（大野京子）

9. 近視性網膜脈絡膜萎縮

診断

　近視性網脈絡膜萎縮には，大別してびまん性網脈絡膜萎縮と限局性網脈絡膜萎縮がある．検眼鏡的におおむね診断可能であるが，詳細な病態の把握には眼底自発蛍光やフルオレセイン蛍光眼底造影（fluorescein angiography；FA），インドシアニングリーン赤外蛍光眼底造影（indocyanine green angiography；IA），光干渉断層計（optical coherence tomography；OCT）などの画像診断が有用である．本項では近視性網脈絡膜萎縮の検眼鏡的診断および画像診断について述べる．

びまん性網脈絡膜萎縮

　びまん性網脈絡膜萎縮は強度近視眼に高頻度で認められ，比較的初期の段階で生じる．びまん性萎縮病変は網膜色素上皮，脈絡膜毛細血管の部分的な萎縮と考えられており，この病変だけでは高度の視力障害をきたすことは少ない．検眼鏡的には境界不明瞭な後極部の黄色病変としてとらえられる（図1a）．FAでは早期はムラのある低蛍光を呈するが，ところどころ組織染による過蛍光部位がでてくる（図1b, c）．IAでは充盈欠損（filling defect）による低蛍光を呈する（図1d）．OCTでは網膜の層構造は保たれているが，脈絡膜の菲薄化はすでに生じていることが多い（図1e）．

限局性網脈絡膜萎縮

　限局性萎縮病変は脈絡膜毛細血管の完全閉塞によって生じる．病変部位は絶対暗点となるが，この病変は黄斑部から離れる方向に拡大する傾向にあるため，中心視力が障害されることは少ない．検眼鏡的には境界明瞭な白色病変としてとらえられる（図2a）．眼底自発蛍光では境界明瞭な低蛍光を呈する（図2b）．FAでは，早期にはchoroidal filling defect（脈絡膜充盈欠損）による低蛍光を呈し，後期になると病変周囲の脈絡毛細血管板からの色素漏出と網膜色素上皮萎縮によるwindow defectが加わり，辺縁部位より過蛍光を呈していく（図2c, d）．IAでは，後期になるにつれてより明瞭化する低

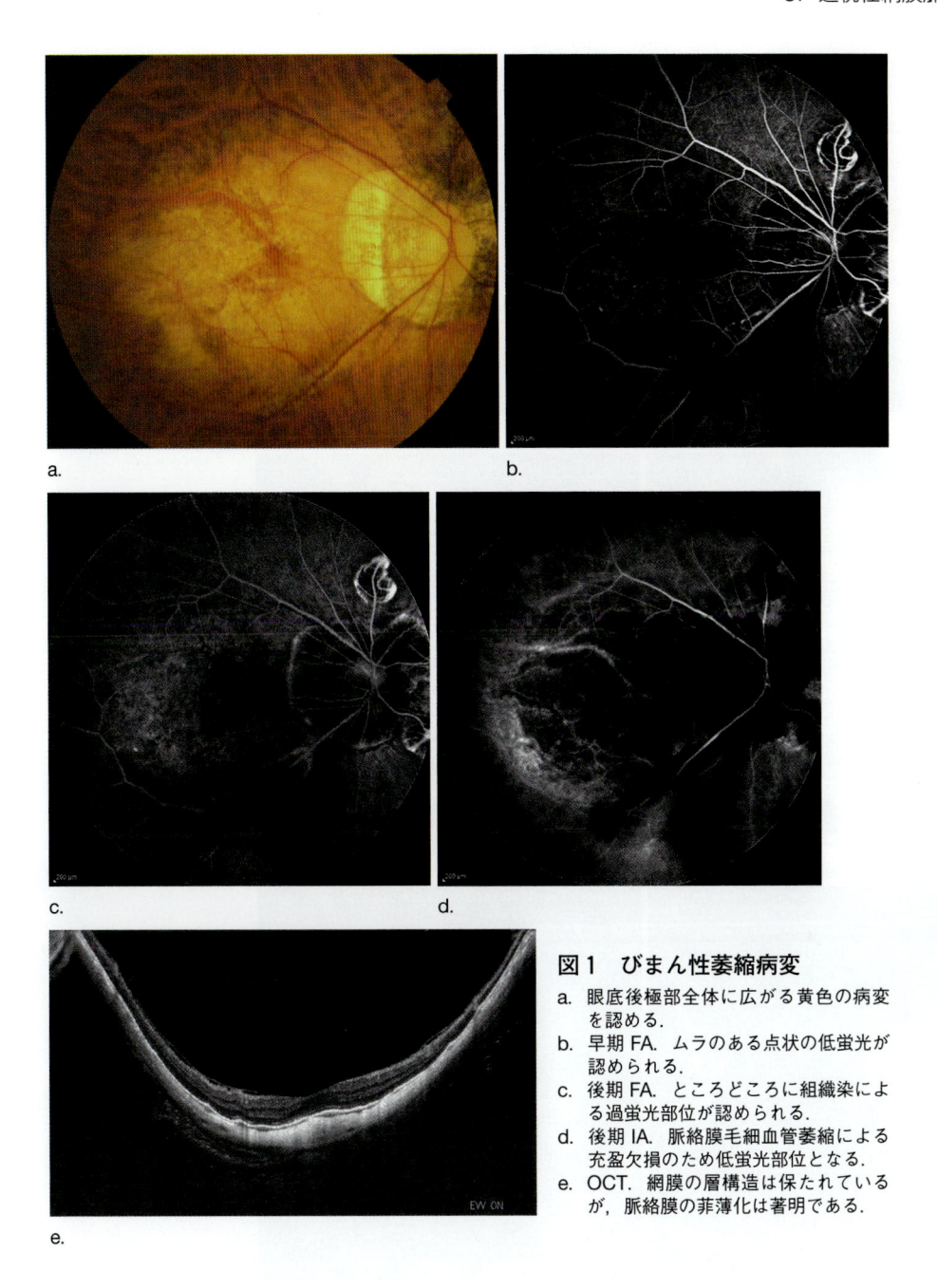

図1 びまん性萎縮病変
a. 眼底後極部全体に広がる黄色の病変を認める．
b. 早期 FA．ムラのある点状の低蛍光が認められる．
c. 後期 FA．ところどころに組織染による過蛍光部位が認められる．
d. 後期 IA．脈絡膜毛細血管萎縮による充盈欠損のため低蛍光部位となる．
e. OCT．網膜の層構造は保たれているが，脈絡膜の菲薄化は著明である．

蛍光としてとらえられる（**図2e, f**）．OCT では網膜は菲薄化し，網膜内層は不鮮明となる．また，網膜菲薄化のため萎縮部位での強膜の輝度が強くなる（**図2g**）．

まとめ

近視性網脈絡膜萎縮の検眼鏡的診断および画像診断について概説した．萎縮自体は検眼鏡的に診断できるが，その範囲などを正確に

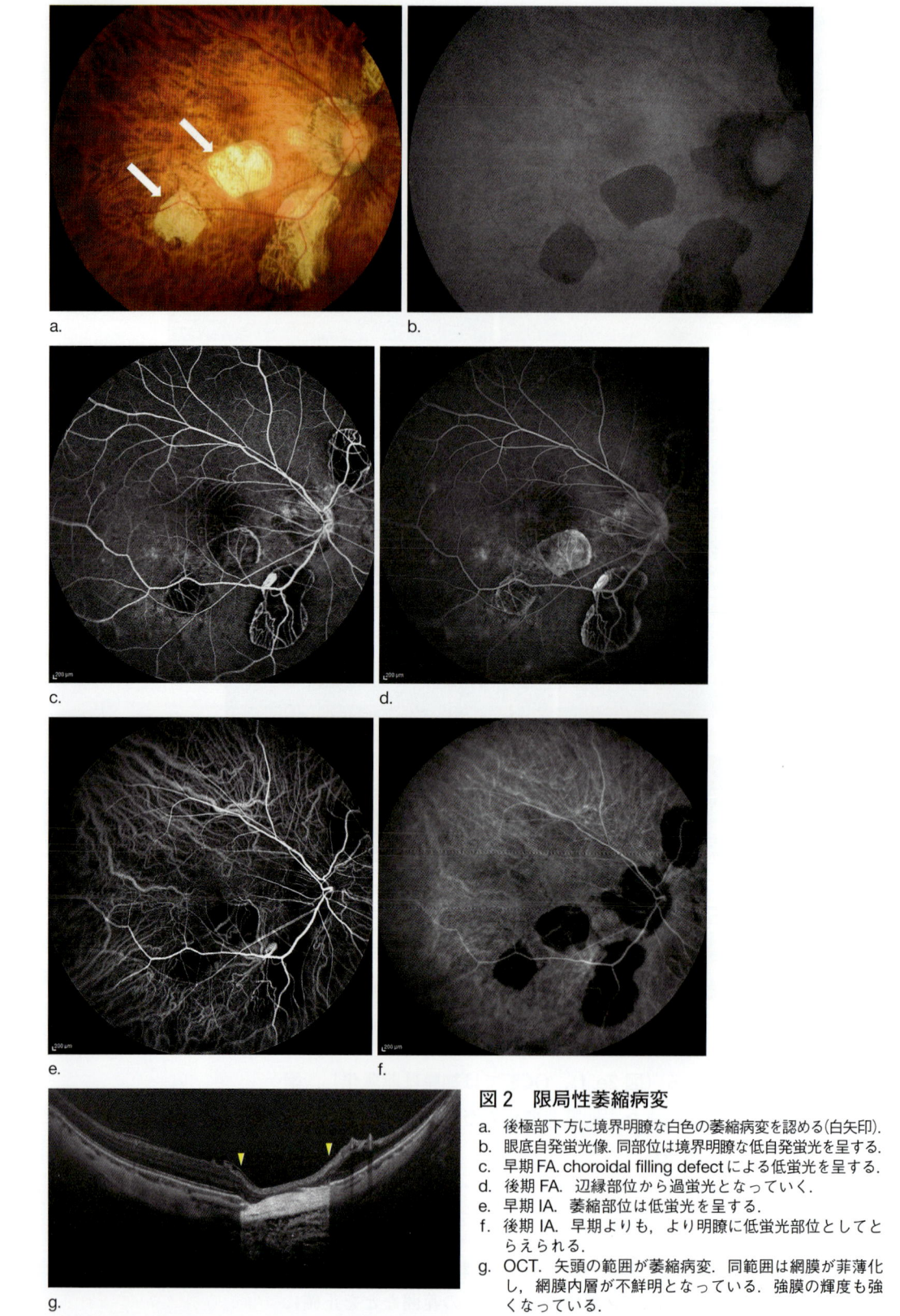

図2 限局性萎縮病変
a. 後極部下方に境界明瞭な白色の萎縮病変を認める(白矢印).
b. 眼底自発蛍光像. 同部位は境界明瞭な低自発蛍光を呈する.
c. 早期 FA. choroidal filling defect による低蛍光を呈する.
d. 後期 FA. 辺縁部位から過蛍光となっていく.
e. 早期 IA. 萎縮部位は低蛍光を呈する.
f. 後期 IA. 早期よりも,より明瞭に低蛍光部位としてとらえられる.
g. OCT. 矢頭の範囲が萎縮病変.同範囲は網膜が菲薄化し,網膜内層が不鮮明となっている.強膜の輝度も強くなっている.

診断するためには種々の画像診断が有用である．

> **カコモン読解** 第18回 一般問題44
>
> 蛍光眼底造影で充盈欠損を示すのはどれか．
> a 硬性白斑　　b 網膜下出血　　c 脈絡膜萎縮　　d Bruch膜断裂
> e 脈絡膜ドルーゼン

解説　充盈欠損は，網脈絡膜の循環障害による所見である．選択肢のなかで循環障害をきたしているのは，cである．

模範解答　c

> **カコモン読解** 第19回 臨床実地問題19
>
> 35歳の男性．両眼の視力低下と中心暗点とを自覚して来院した．視力は両眼ともに0.06（矯正不能）．両眼の眼底写真を図A，Bに示す．考えられるのはどれか．
> a Stargardt病
> b トキソプラズマ症
> c 近視性網脈絡膜萎縮
> d 卵黄状黄斑ジストロフィ
> e 中心性輪紋状脈絡膜ジストロフィ
>
> 図A　　　　　　　　　　　図B

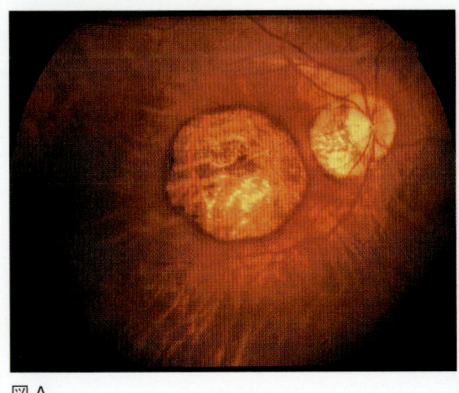

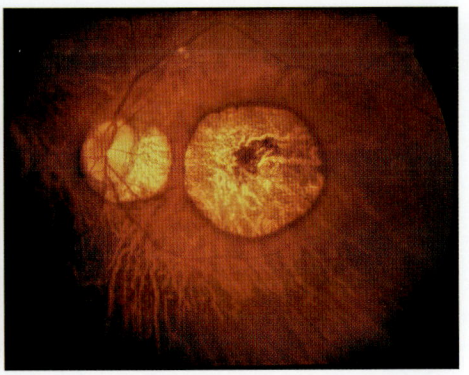

解説　症例は，成人以降に発症した両眼性の高度の視力低下．近視性コーヌスの所見からは強い近視を伴っていることがわかる．両眼黄斑部の網脈絡膜萎縮があり，中央に色素沈着の所見がある．以上より，Fuchs斑とその周囲の萎縮が考えられる．

模範解答　c

> **カコモン読解** 第 20 回 一般問題 41
>
> 強度近視でみられない黄斑異常はどれか.
> a 網膜分離　　b 脈絡膜ひだ　　c 脈絡膜新生血管
> d 黄斑円孔網膜剥離　　e 限局性網脈絡膜萎縮

【解説】　脈絡膜ひだは低眼圧症，眼窩腫瘍や後部強膜炎，Vogt-小柳-原田病などの炎症性疾患でみられる所見で，強度近視では通常認めない.

【模範解答】　b

（森山無価）

進行過程と予後

近視性網脈絡膜萎縮には，びまん性網脈絡膜萎縮と限局性網脈絡膜萎縮および黄斑萎縮がある．それぞれの進行過程と予後について解説する．眼底進行パターンのシェーマを図1に示す[1]．なお，近視性脈絡膜新生血管（近視性CNV）に対する治療後に発生する網脈絡膜萎縮についても解説する．

文献はp.315参照．

びまん性網脈絡膜萎縮（diffuse chorioretinal atrophy；D）

びまん性網脈絡膜萎縮は，脈絡膜毛細血管板の不完全な障害によるもので，検眼的に境界不明瞭な黄白色の眼底病変である（図2）．びまん性網脈絡膜萎縮の範囲が拡大しても，そのほかの病変を合併しなければ，視機能障害はごく軽度で視力予後良好である（図3）．

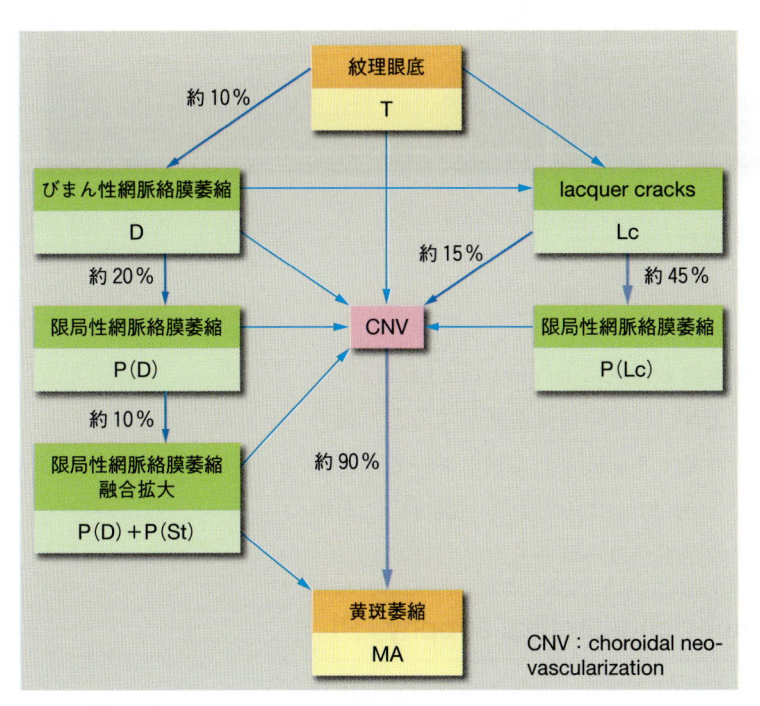

図1 進行パターンのシェーマ
初期はいずれも紋理眼底（T）から始まり，さまざまな経路をたどり最終的に黄斑萎縮へ至る．
(Hayashi K, et al：Long-term pattern of progression of myopic maculopathy：a natural history study. Ophthalmology 2010；117；1595-1611.)

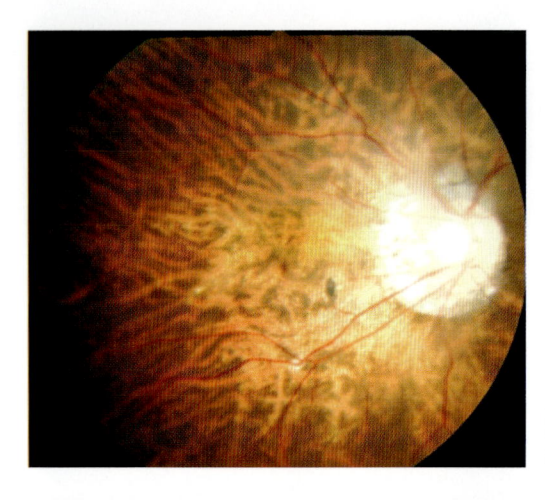

図2 びまん性網脈絡膜萎縮
境界不明瞭な黄白色の眼底病変.

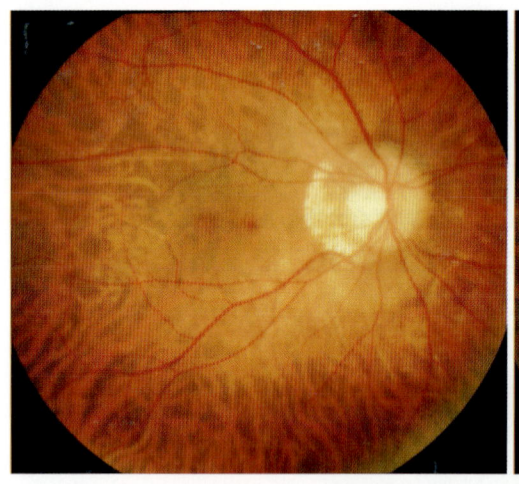

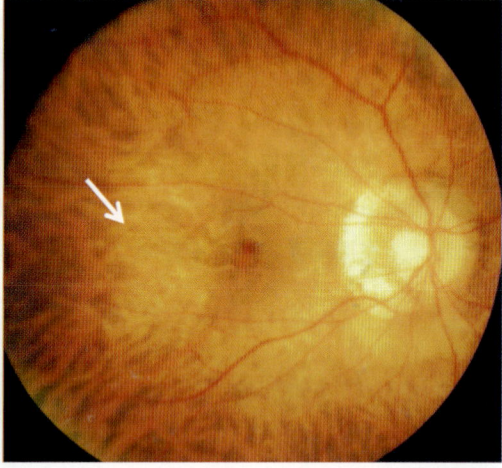

a.　　　　　　　　　　　　　　　b.
図3 びまん性網脈絡膜萎縮の進行
a. 34歳. びまん性網脈絡膜萎縮のみ, 矯正視力1.0.
b. 46歳. びまん性網脈絡膜萎縮が拡大（矢印）, 矯正視力1.0.

　しかし, びまん性網脈絡膜萎縮を背景に lacquer cracks（Lc）や限局性網脈絡膜萎縮や近視性 CNV などの病変が発症すると, 視力予後不良となる場合がある. 併発する病変として最も多いものは限局性網脈絡膜萎縮への進行で, 約20％にみられる（図4）[1]. その他, 一部で Lc の発生, CNV の発生がみられる.

限局性網脈絡膜萎縮（patchy chorioretinal atrophy；P）

　脈絡膜毛細血管の完全閉塞が原因である, 白色の境界明瞭な斑状の眼底病変である（図5）. 網膜色素上皮および脈絡膜毛細血管板が消失するため, この萎縮病変に相当する視野は絶対暗点となる. 限局性網脈絡膜萎縮の進行パターンとして, 大部分の症例で限局性網

a.　　　　　　　　　　　　　　　　b.

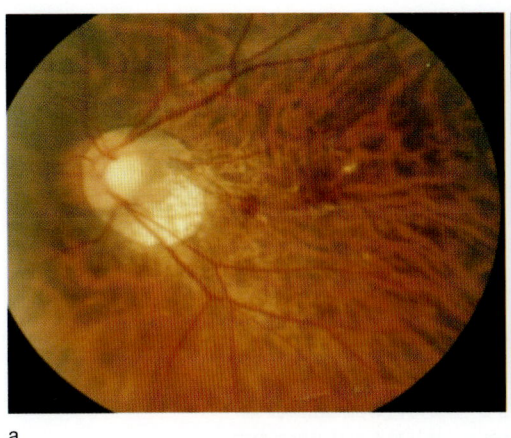

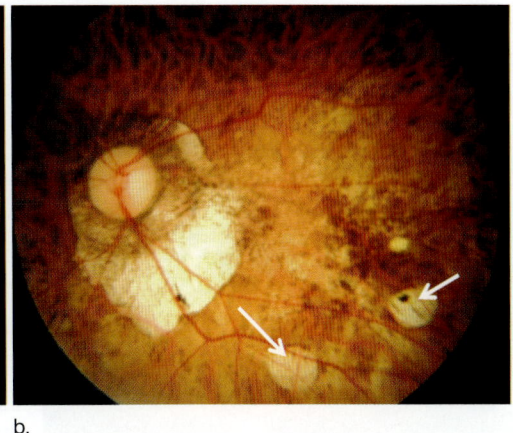

図4　びまん性網脈絡膜萎縮からの進行
a. 31歳. 軽度のびまん性網脈絡膜萎縮のみ.
b. 48歳. びまん性網脈絡膜萎縮が拡大し，さらに限局性網脈絡膜萎縮（矢印）が発生.

脈絡膜萎縮の拡大がみられる．限局性萎縮が拡大すれば，絶対暗点の領域も拡大し，視野障害につながる．

　なかでも，眼軸長31 mm以上の深い後部ぶどう腫と高度なびまん性網脈絡膜萎縮を背景に発生した斑状の限局性網脈絡膜萎縮P(D)と後部ぶどう腫のエッジに沿った形で発生した限局性網脈絡膜萎縮P(St)が融合拡大するものが約10％あり，限局性萎縮が黄斑部をとり囲むように拡大し，後極部全体に及ぶ広範囲な白色の萎縮となり，最終的に高度の視力障害をきたす（**図6**）[1]．

　その他の進行パターンとして，一部でCNVの発生による視力低下をきたす症例もある．

黄斑萎縮（macular atrophy；MA）

　黄斑部の網脈絡膜萎縮で，萎縮の範囲に相当する視野は絶対暗点となるため，中心視野障害および視力障害を生じる（**図7**）．原因として，近視性CNVからの萎縮（**図8**）または前述の限局性網脈絡膜萎縮の融合拡大がある．具体的には，無治療の近視性CNVの約90％は黄斑萎縮へ進行し，その多くは視力0.1未満となる[1]．さらに黄斑萎縮は長期的に拡大する傾向があり，中央視野の絶対暗点も拡大する．黄斑萎縮の拡大を止める治療法，あるいは黄斑萎縮自体の治療法として，現在確立されたものはない．そのため，黄斑萎縮を発症させないことが重要となる．

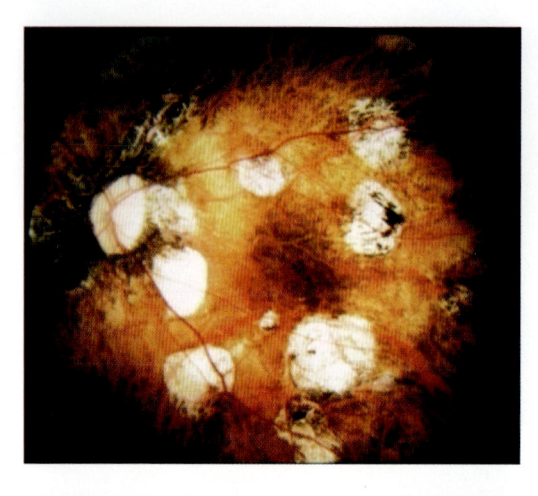

図5　限局性網脈絡膜萎縮
白色の境界明瞭な斑状の眼底病変.

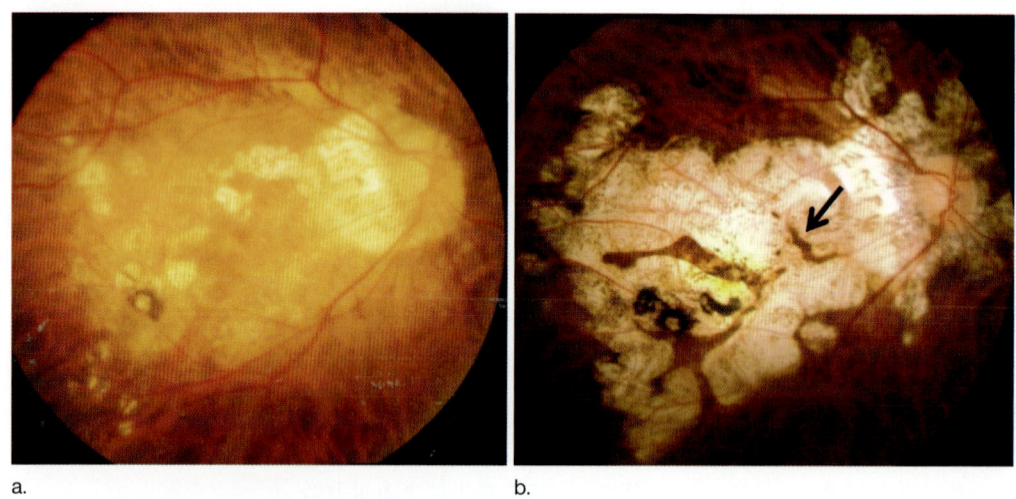

図6　限局性網脈絡膜萎縮からの進行例
a. 45歳. 限局性網脈絡膜萎縮が多数, 視力0.5.
b. 65歳. 黄斑部（矢印）をとり囲むように限局性網脈絡膜萎縮が融合拡大, 視力0.1.
（Hayashi K, et al：Long-term pattern of progression of myopic maculopathy：a natural history study. Ophthalmology 2010；117：1595-1611.）

近視性CNV治療後に発生する網脈絡膜萎縮

　近視性CNVは無治療であれば高確率に黄斑萎縮を発症するが, 発症初期に適正に治療すれば, その後の黄斑萎縮を最小限に抑えることができる症例がある. また, その治療法によって, その後の黄斑萎縮の範囲にも影響がある. 以下に, 代表的な治療法による網脈絡膜萎縮の発生の違いに注目して解説する.

光線力学療法（photodynamic therapy；PDT）：われわれの調べでは, PDT症例と, 発症年齢と発症時視力とがマッチングしたCNV自然経過症例を比較したところ, 1年後の視力はPDT群では維持し

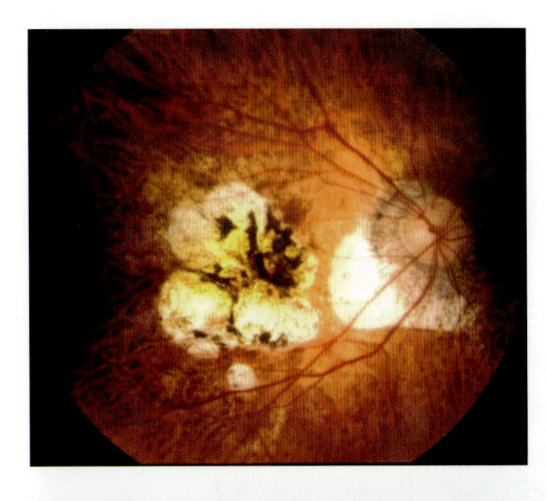

図7　黄斑萎縮
黄斑部の網脈絡膜萎縮で中心視野障害および視力障害を生じる.

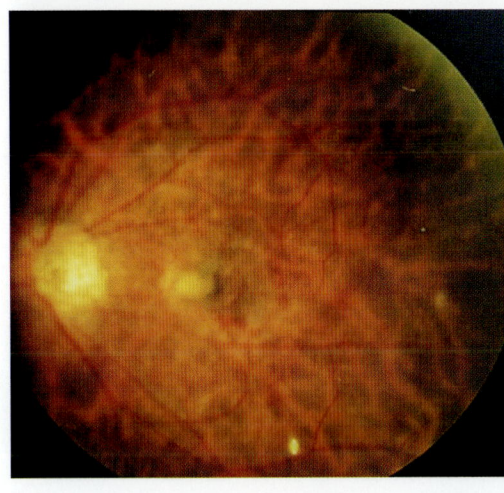

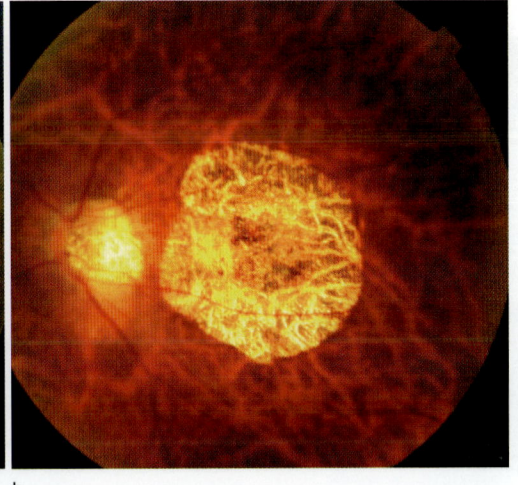

a.　　　　　　　　　　　　　　　b.
図8　近視性 CNV から黄斑萎縮への進行例
a. 46 歳. 黄斑部に近視性 CNV と網膜出血, 矯正視力 0.2.
b. 62 歳. 広範囲な黄斑萎縮, 矯正視力 0.02.

ていたが, 自然経過群では有意に悪化することが示された[2]. このように PDT 群の 1 年後の視力は良好であるが, VIP Study (Vision in Preschoolers Study) やその他の報告では 2 年後の視力は維持または悪化している[3,4]. さらにわれわれの調べでは, PDT 長期視力予後として, 2 年目は 1 年目と同じであったが, 3 年目には治療前の値に, 4 年以降は治療前の値より悪化する傾向にあった[5]. 注目すべきは, PDT 後にみられる, CNV の周囲に形成される網脈絡膜萎縮の発生とその面積の増加である (図 9, 10). PDT による脈絡膜毛細血管の閉塞により網脈絡膜萎縮の発生拡大を加速させて, 長期的に視力低下に至る可能性が示唆される (図 11).

抗血管内皮増殖因子(vascular endothelial growth factor；VEGF)

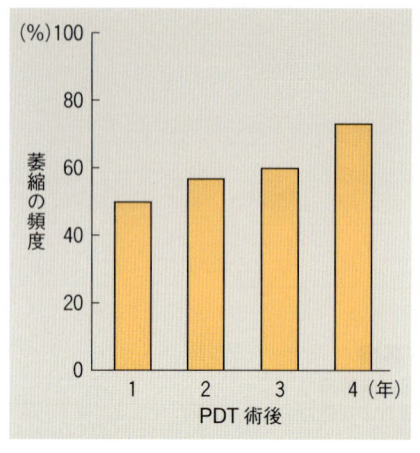

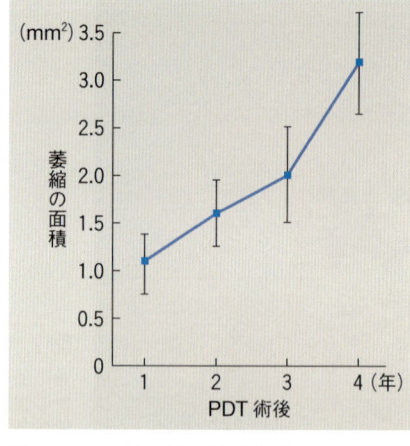

(図9と10の出典)
(Hayashi K, et al：Long-term results of photodynamic therapy for choroidal neovascularization in Japanese patients with pathological myopia. Am J Ophthalmol 2010；151：137-147.)

図9 PDT後の網脈絡膜萎縮の発生頻度　　**図10** PDT後の網脈絡膜萎縮の面積の推移

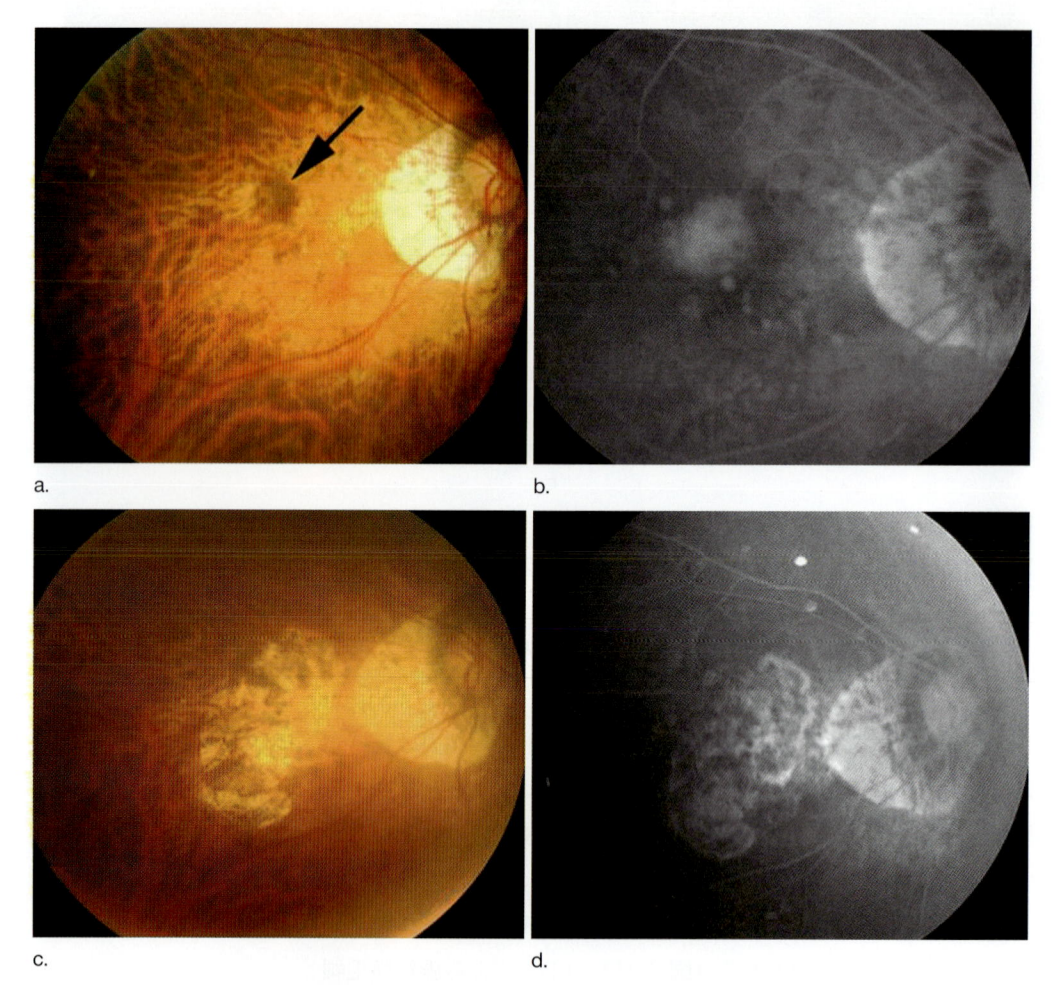

a.
b.
c.
d.

図11 PDT後にみられた網脈絡膜萎縮の拡大（59歳，女性．眼軸長31.9mm）
a. 中心窩下CNV．初診時視力0.3．
b. PDT前のFA．1乳頭径大を超えるCNVの過蛍光．
c. PDT 4年後．黄斑部に広範囲な網脈絡膜萎縮，視力0.05．
d. cのFA．網脈絡膜萎縮による過蛍光．

9. 近視性網膜脈絡膜萎縮　279

a.

b.

c.

d.

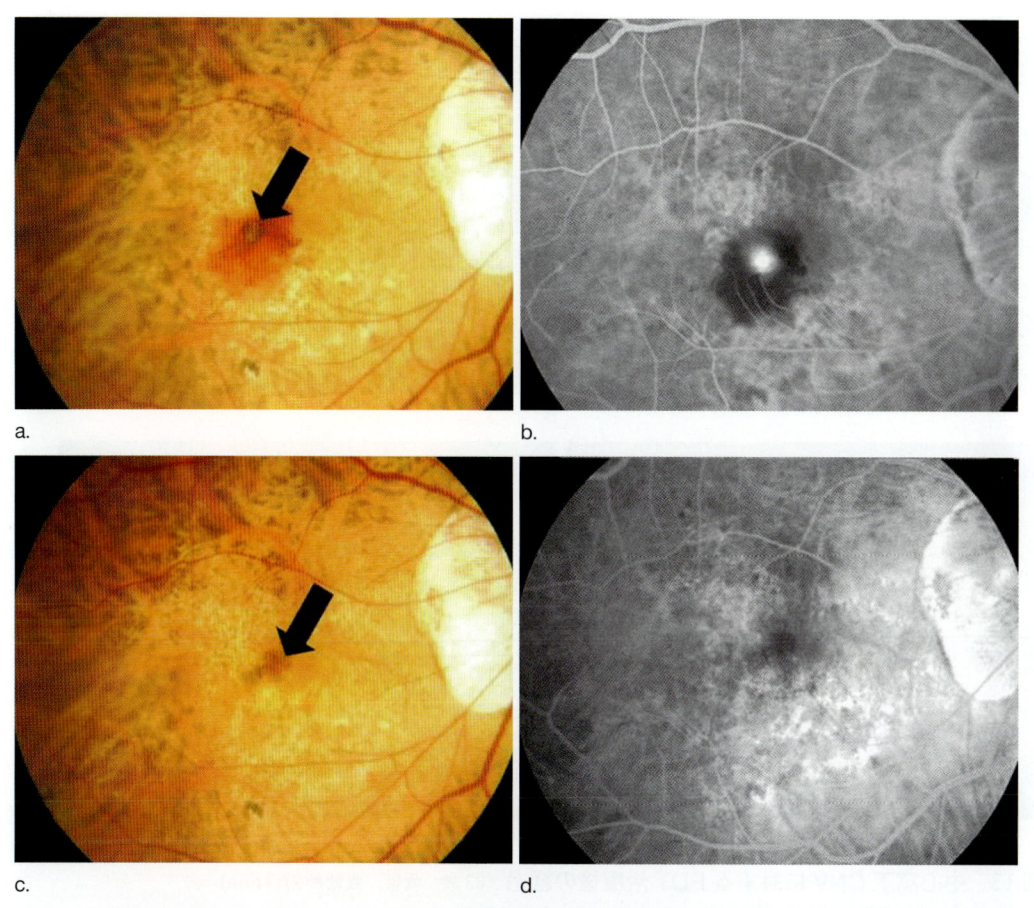

図12　近視性 CNV の IVB による治療で網脈絡膜萎縮の発生がみられなかった例（57歳，女性．眼軸長 30.2mm）
a. IVB 前．傍中心窩下に CNV，視力 0.3．
b. IVB 前 FA．傍中心窩下に小型の CNV による過蛍光．
c. IVB 3 年後．視力 0.8，網脈絡膜萎縮の発生はない．
d. IVB 3 年後の FA．CNV 過蛍光は消失．

療法：近年，抗 VEGF 療法により近視性 CNV に対する治療成績は飛躍的に進歩した．現在，保険適応外であるが，ヒト化 VEGF モノクローナル抗体であるベバシズマブ（アバスチン®）やベバシズマブの Fab 断片であるラニビズマブ（ルセンティス®）などによる治療報告が散見される．

　近視性 CNV に対するベバシズマブの硝子体内注入（intravitreal bevacizumab；IVB）の治療成績は良好であり，約半数弱の症例で 1 年後に 2～3 段階の視力改善が得られる[6]．さらに，傍中心窩の小型 CNV では治療に反応がよく，検眼鏡でも FA（fluorescein angiography；フルオレセイン蛍光造影法）でも完全に消失してしまう症例が時にみられることがある．このような症例では長期に経過をみ

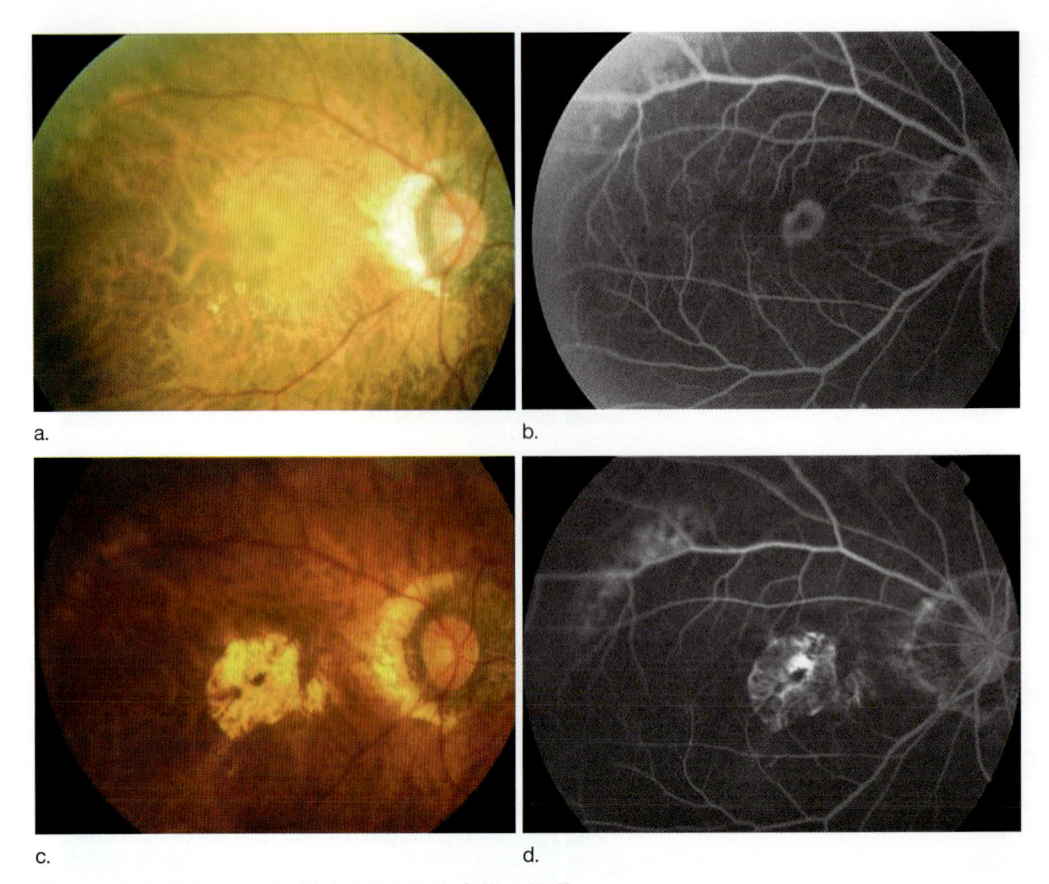

図13 中心窩下 CNV に対する PDT 治療後の経過 (63歳，女性．眼軸長 27.7 mm)
a. PDT 前．中心窩下に CNV，視力 0.1．
b. PDT 前 FA．中心窩下に 1 乳頭径大の CNV による過蛍光．
c. PDT 2 年後．視力 0.06．
d. PDT 2 年後の FA．FA で window defect となってみられる黄斑部網脈絡膜萎縮．

ても黄斑萎縮は発生せず，視力は良好に保たれることがある（図12）．

　われわれの調べでは，PDT 群および無治療群の 1 年後の視力を，発症時年齢と発症時視力をマッチングし比較すると，IVB 群では約半数の症例で 2 段階を超える視力の改善がみられ，1 年後の視力は IVB 群が自然経過群および PDT 群より有意に良好であった[6]．さらに 1 年後の CNV 周囲の網脈絡膜萎縮の発生頻度を解析すると，PDT 群では 50％と IVB 群の 15％に比較して高率に萎縮が発生し，この萎縮の発生頻度が視力予後に影響しているものと考えられる．

　さらに IVB 群および PDT 群の 2 年後の治療成績を CNV の位置と網脈絡膜萎縮に注目して調べると，中心窩下 CNV では 2 年後の網脈絡膜萎縮の発生頻度が PDT・IVB 群ともに高く（約 80％），その面積が広範囲であり，視力は PDT・IVB 群ともに維持程度であった（図13，14）．中心窩以外の CNV ではともに網脈絡膜萎縮の発生頻

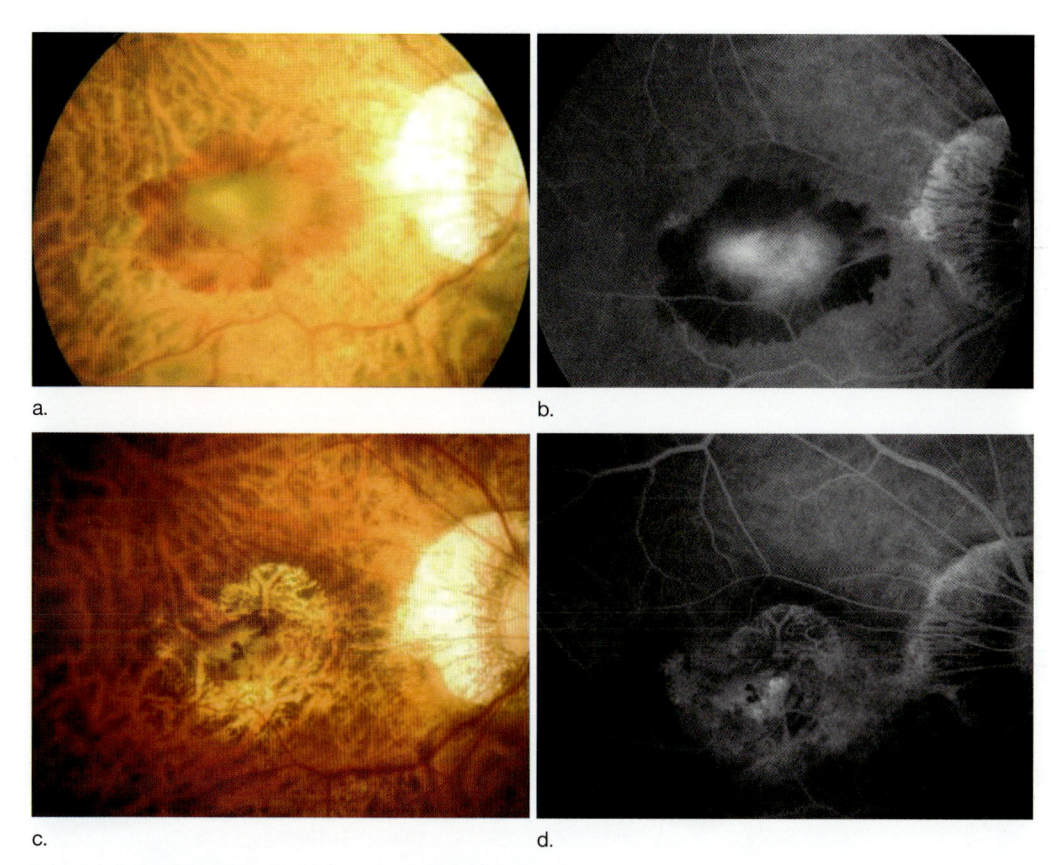

図14 中心窩下 CNV に対する IVB 治療後の経過 (41歳，女性．眼軸長 28.9 mm)
a. 中心窩下 CNV．初診時視力 0.08．
b. IVB 前の FA．2 乳頭径大を超える CNV の過蛍光．
c. IVB 2 年後．黄斑部に広範囲な網脈絡膜萎縮，視力 0.1．
d. IVB 2 年後の FA．網脈絡膜萎縮による過蛍光．

度は低率（PDT 群 25％ と IVB 群 6％）であったが，萎縮の範囲は PDT 群のほうが IVB 群より有意に広範囲であり，視力は PDT 群では維持，IVB 群では有意に改善した．このように中心窩下以外の CNV には IVB 群が著効するが，中心窩下 CNV には既存の治療法では治療後に CNV は収縮するが線維性瘢痕組織として黄斑部に残存してしまい，さらに長期的に瘢痕化した CNV 周囲に徐々に黄斑萎縮が発生するため，視力が低下することが多い[7]．そのため，中心窩下 CNV の治療には，今後さらに新たな方法が望まれる．

（林　憲吾）

10. 強度近視に伴う斜視

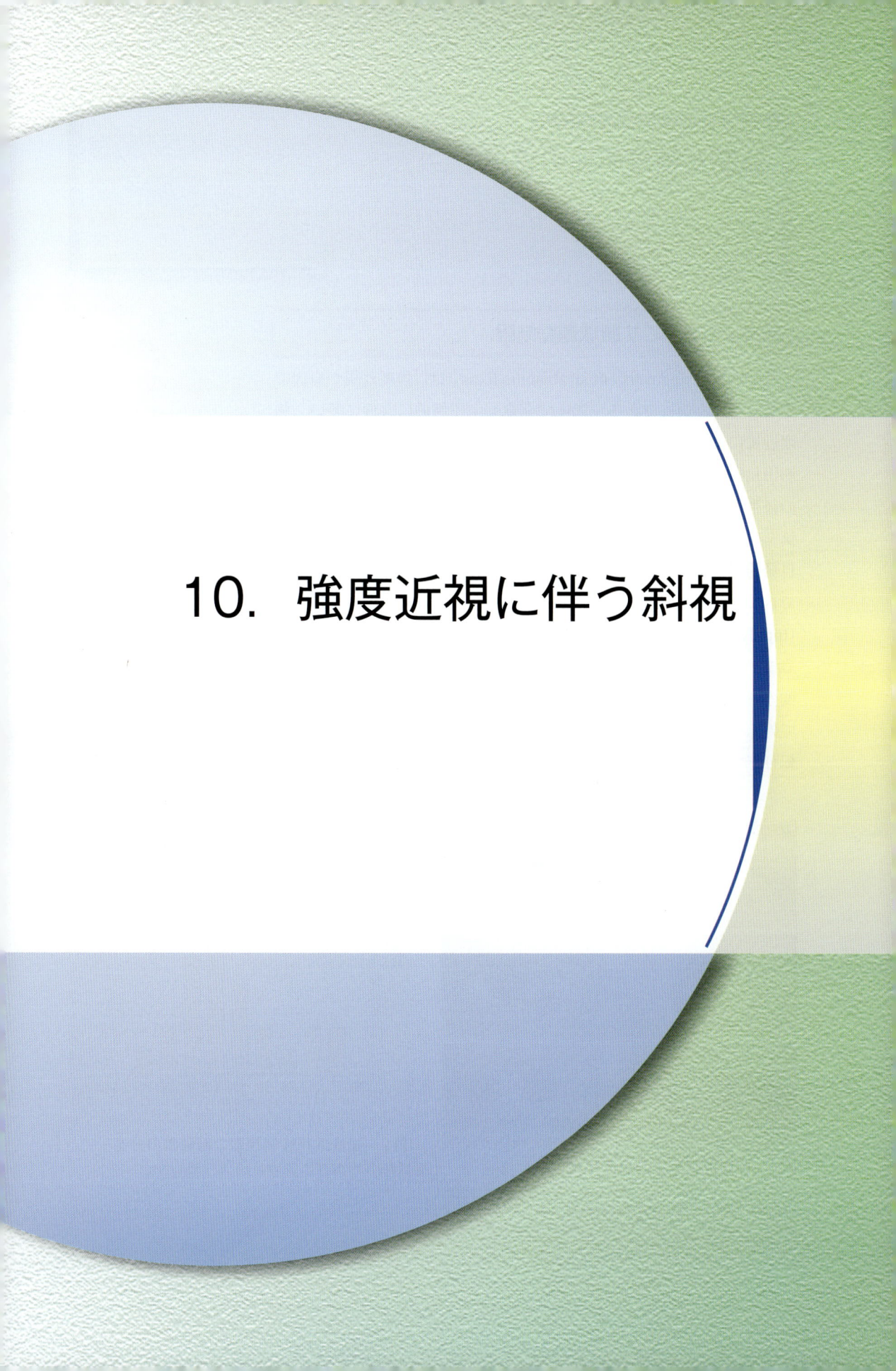

診断と検査所見の特徴

近視が引き起こす眼球運動制限

　固定内斜視（convergent strabismus fixus）は，強度近視が原因で生じる特殊な斜視である．成人で発症し，圧倒的に女性に多い．強度近視によって眼軸長が延長することにより，大きくなった眼球が筋円錐内に収まりきらなくなるため，上直筋と外直筋の間から眼球の後半部が筋円錐外に脱臼する．この脱臼の結果，眼球後極が耳上側を向くため，眼球は内下転位をとる．眼球が内下転位に固定され，自発的にせよ受動的にせよ，ほかのいずれの方向へも動かすことができない状態を固定内斜視と呼ぶ．しかし，これは強度近視性斜視（highly myopic strabismus）の最も進行した状態であり，そこに至るまでにはさまざまな中間型が存在する．最も軽症なものでは，軽度の機械的外転制限と内斜視を有するが，この場合には正中を越えて外転可能である．中等度の症例では眼球はかろうじて正中まで外転可能であるが，上転と外転方向に明らかな機械的運動制限を示す．

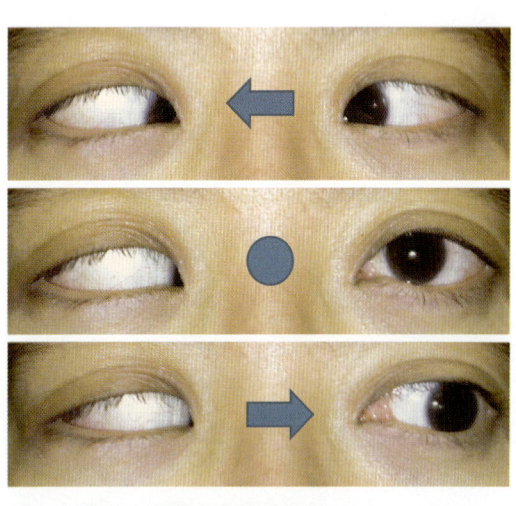

図1　強度近視患者の眼位写真（32歳，女性）
上図：右向き，中図：正面視，下図：左向き．右眼は固定内斜視，左眼は軽度の強度近視性斜視．右眼は内下転位に固定され，ほとんど動かないが，左眼は軽度の外転制限を示すだけである．

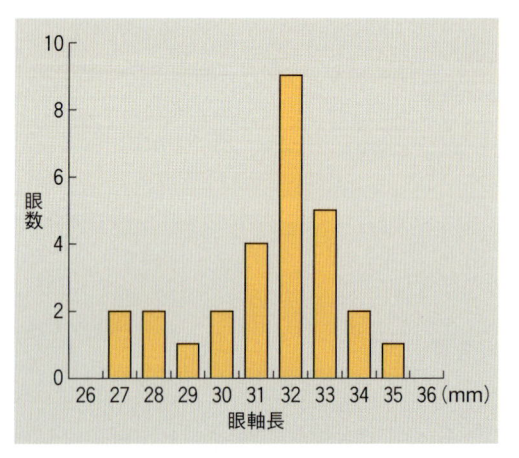

図2　強度近視性斜視眼の眼軸長の分布
眼軸長の平均は約32mm（27.9〜35.5mm）．

a. 水平断 MRI

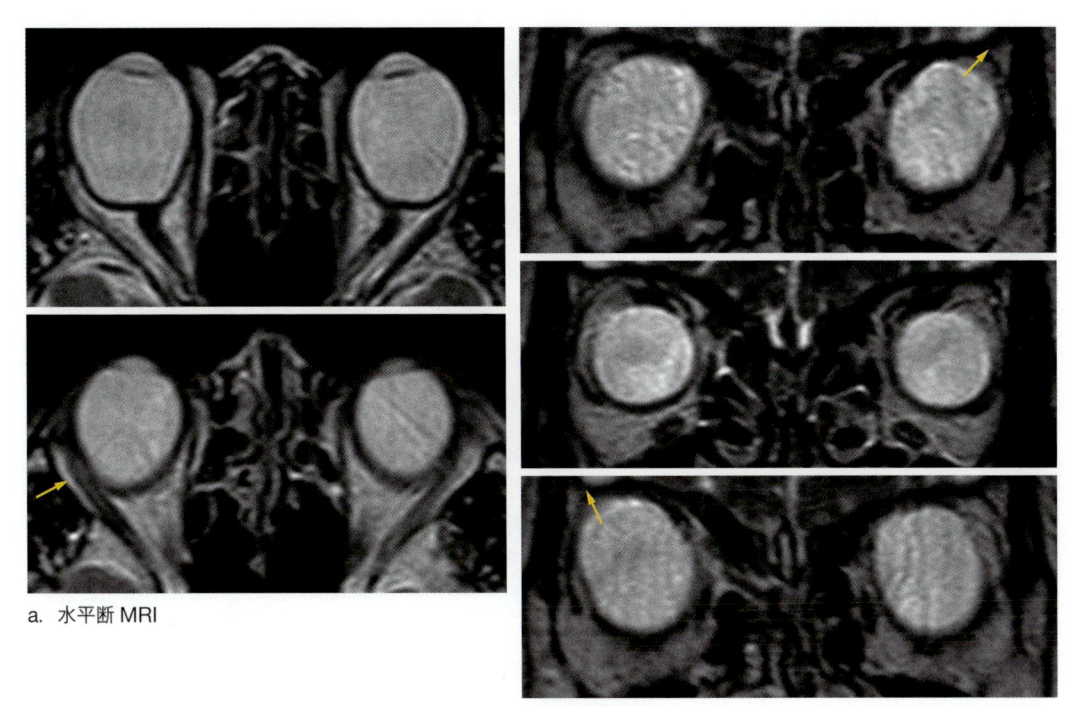

b. 冠状断 MRI

図3 軽度の両眼性強度近視性斜視（62歳，女性）
a. 水平断 MRI．上図は内直筋を含む平面で，下図はそれより6mm下方の平面．右眼（矢印）のみ，外直筋の筋腹が内直筋より下方に偏位している．
b. 冠状断 MRI．上図：右下向き，中図：正面視，下図：左下向き．正面視では外直筋が眼球の中心より下方に偏位している（中図）．さらに眼球を内下転させると，眼球は耳上側に偏位し，上・外直筋の間から筋円錐外に脱臼する（上図，矢印）．

図1の症例は，右眼は典型的な固定内斜視で，内斜視と下斜視が併存しているが，左眼はわずかな外転制限を示すのみの，軽度〜中等度の強度近視性斜視である．

一般に強度近視性斜視眼の場合，眼軸長は最短で27mm，最長では35mmを超える（図2）．ただし，眼軸長と眼球運動制限の程度に相関はなく，眼軸長が27mm程度でも固定内斜視になることがある．

画像診断

水平断と冠状断：図3a は，軽度の両眼性強度近視性斜視症例の水平断 MRI である．両眼とも眼軸が長く，右眼では外直筋筋腹が下方に偏位しているため，内直筋と外直筋が同一スライス内に存在しない．筋腹の最も太い部分でみると，外直筋は内直筋より2スライス分（約6mm）下方に偏位している．ただし，強度近視性斜視の診断には，冠状断 MRI のほうが適している．図3b は冠状断 MRI で，上から右下向き，正面視，左下向きの三つの眼位で記録したもので

a. 正面図　　　　　　　　　　　　b. 背面図

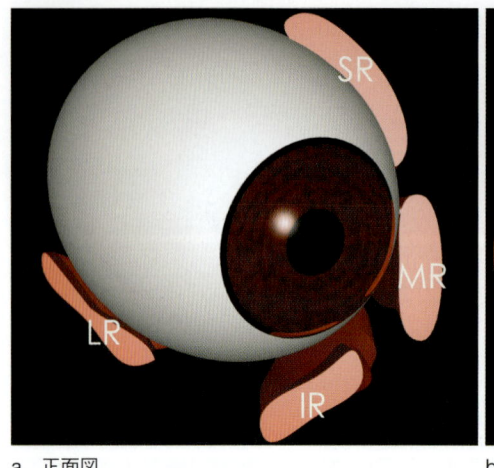

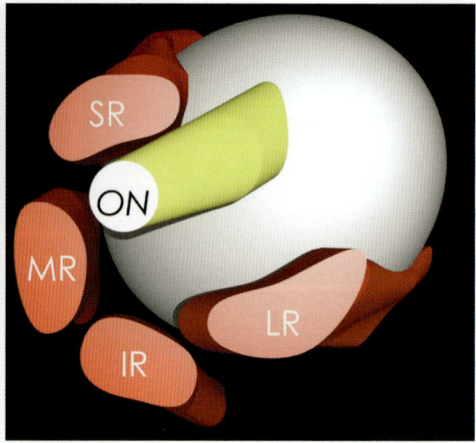

図 4　固定内斜視の右眼冠状断 MRI からの 3 次元再構築
SR：上直筋, LR：外直筋, IR：下直筋, MR：内直筋, ON：視神経.

ある．正面視（図 3b 中図）では，外直筋が眼球の中心よりやや下方に偏位しているだけであるが，右下向き（図 3b 上図）では，左眼が上・外直筋の間を抜けて，耳上側で筋円錐外に脱臼し，左下向き（図 3b 下図）では右眼が同様の状態になっている．このように，眼球の筋円錐外への脱臼は，眼位によって動的に変化するので，少なくともこの MRI で示したように，正面視・右下向き・左下向きの 3 方向で撮像しないと，診断がつきにくいことがある．外直筋と上直筋は脱臼した眼球に押しのけられ，外直筋は下方に，上直筋は鼻側に偏位する．眼球脱臼の程度が強いときは，外直筋は眼球のほぼ真下にまでくることもある．直筋はプーリー[*1]によって眼窩壁に固定されているため，通常は横方向には滑らないが，進行した固定内斜視ではプーリーが破壊されているため，大きな偏位が生じうる．
3 次元構築像：図 4 は，固定内斜視患者の右眼冠状断 MRI からの 3 次元再構築像である．背面図をみると，脱臼した眼球が上直筋と外直筋に挟まれ，外直筋は下から，上直筋は鼻側から眼球を支えている様子がよくわかる．眼球が外転しようとすると上直筋に阻まれ，上転しようとすると外直筋が邪魔になる．
重症度の指標：眼球の筋円錐外への脱臼の程度を定量化するには，何らかの指標が必要である．図 5 は，上直筋・眼球・外直筋の断面の中心 3 点を結んだ直線が，耳側眼窩壁に対してなす角を測定する方法を示したものである．この角度は，眼球が筋円錐外に脱臼する程度をよく表しているので，疾患の重症度を示す指標として利用す

[*1] プーリー（pulley）
直筋の筋腹が本来の走行から横滑りしないように支持する組織で，1989 年に Miller が発見した．その実体は，直筋の筋腹を包むスリーブ（Tenon 囊）と，それを眼窩壁に緩く結合する結合織である．後者はコラーゲン，エラスチン，平滑筋から構成される．プーリーがあるために，直筋の筋腹は眼窩壁への結合部位から大きく偏位することがない．

10. 強度近視に伴う斜視　287

表1　健常対照群と強度近視性斜視群の脱臼角の比較

	健常対照群	強度近視性斜視群
症例数	9	36
脱臼角（°）	105.2±8.4	179.9±30.8*
眼軸長（mm）	29.5±2.1	31.9±2.1

健常対照群は，強度近視だが斜視と眼球運動障害のないものである．強度近視性斜視群は，健常対照群に比べて有意に脱臼角が大きい．眼軸長に関しては，両群に有意差はない．
*$p<0.001$

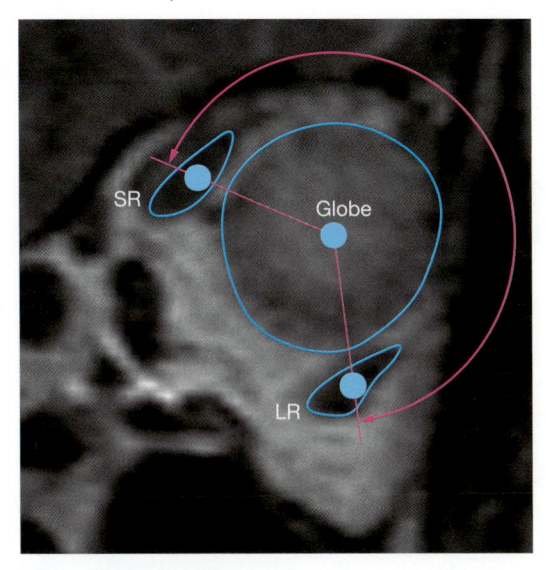

図5　脱臼角の測定方法
SR：上直筋，LR：外直筋，Globe：眼球．上直筋（S），眼球（G），外直筋（L）のそれぞれの面重心を求め，∠SGLが耳上側の眼窩壁に対してなす角度を脱臼角（赤矢印）という．

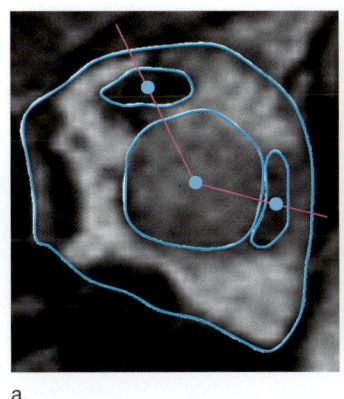

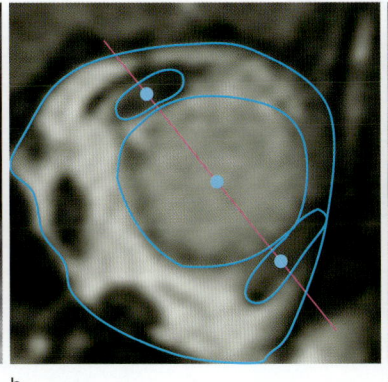

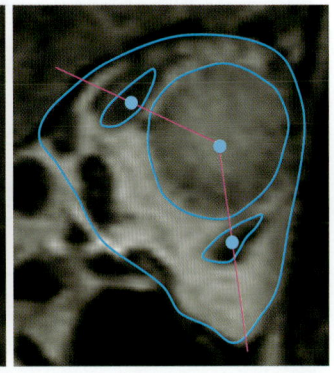

図6　脱臼角の比較
a．強度近視だが斜視のない健常対照．脱臼角 115°．
b．中等度の症例．脱臼角 180°．
c．固定内斜視．脱臼角 247°．

ることができる．脱臼角は，最大外転角と負の相関があり，外転障害が強いほど脱臼角が大きい．図6は，斜視のない強度近視眼と重症度の異なる強度近視性斜視眼の脱臼角を，MRI上で測定した結果である．対照群（斜視のない強度近視眼）と強度近視性斜視眼の脱臼角を比較すると表1のようになる．対照群の脱臼角は 105.2±8.4°なのに対し，症例群では 179.9±30.8°と大きく，両者の平均値の間には有意差がある．また，対照群と症例群の眼軸長に有意差はない．

カコモン読解　第18回 臨床実地問題 38

65歳の女性．正面視と左右注視時の眼位および右眼窩 MRI の写真を図 A，B に示す．右眼に対する手術方法で適切なのはどれか．

a 上直筋後転術　　b 下直筋後転術　　c 外直筋切除短縮術
d 上直筋切除短縮術　　e 上直筋と外直筋の筋腹縫着術

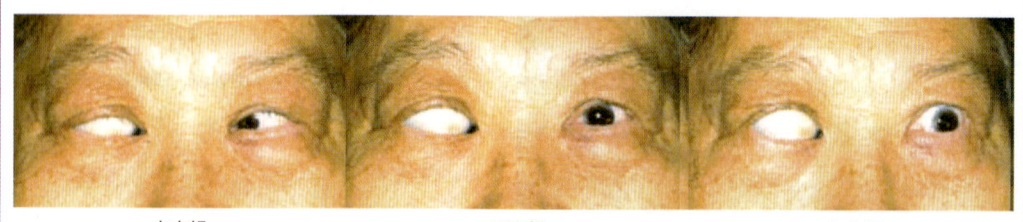

右方視　　　　　　　正面視　　　　　　　左方視
図 A

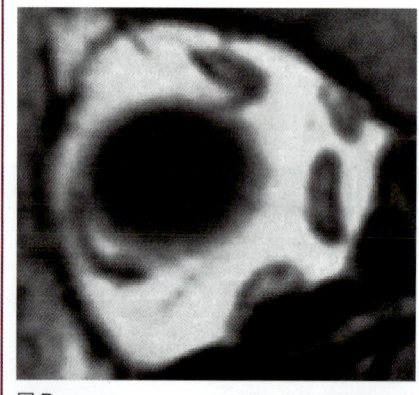

図 B

解説　図 A の眼位写真では，右眼が内下転位に固定されており，まったく動かない．左眼は，内転は正常だが，中等度の外転障害がある．なぜなら，左方視時に角膜耳側縁が外眼角に達しておらず，球結膜が少し見えているからである．図 B は右眼窩の冠状断 MRI で，外直筋が眼球に対して下方に偏位している．以上から本症は右固定内斜視と考えられるので，右眼に対しては上直筋と外直筋の筋腹縫着術を行うのが正しい．左眼も強度近視性斜視なので，両眼に同じ手術が必要になるであろう．

a の上直筋後転術は上斜視眼に行われるので誤り．b の下直筋後転術は，甲状腺眼症のように下直筋拘縮によって上転障害をきたしている場合には有効だが，本症では無効．c の外直筋切除短縮術および d の上直筋切除短縮術も固定内斜視に対しては無効である．

模範解答　e

10. 強度近視に伴う斜視　289

カコモン読解 第20回 臨床実地問題33

56歳の男性．数か月前から両眼の視力低下と眼位異常の増強とを主訴に来院した．生来視力は不良である．視力は両眼ともに眼前手動弁（矯正不能）．両眼に高度の白内障を認める．眼底は透視できない．眼位写真を図に示す．考えられるのはどれか．2つ選べ．

a 先天内斜視
b 両眼強度近視
c 両側外転神経麻痺
d 眼球牽引試験陽性
e MRI冠状断で外直筋の上方偏位

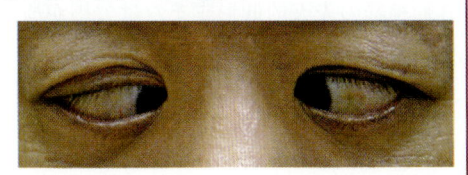

解説　生来視力不良とあるので，眼先天異常の可能性が高いが，選択肢のなかにないので，bの両眼強度近視を選ぶ．aの先天内斜視では両眼の視力障害は起こらないし，両眼が同時に内斜視になることはない．過去数か月間で進行した視力低下は白内障のためと考えられる．図の眼位写真からは，両側の外転障害があり，両眼とも内下転位で固定されているようなので，cの両側外転神経麻痺か，固定内斜視のどちらかである．ただし外転神経麻痺は，両側に生じた場合でも，内直筋の拘縮がない限り固視眼は正面を向くので，cは否定できる．以上から本症例は強度近視による固定内斜視と考えられる．そうすると，dの眼球牽引試験陽性は正しいが，eのMRI冠状断で外直筋の上方偏位は誤りである．強度近視性斜視では，外直筋は下方に偏位する．

模範解答　b, d

カコモン読解 第23回 一般問題66

牽引試験で陰性になるのはどれか．
a 斜位近視　　b 固定内斜視　　c 眼窩底骨折　　d Brown症候群
e Duane症候群

解説　牽引試験が陽性になる場合は，眼球に何らかの機械的運動制限がある．選択肢のうち，aの斜位近視は，外斜視患者が調節性輻湊を利用して，自分で眼位を正位にもち込もうとする現象である．機械的運動制限はない．両眼開放下では，過剰な調節のため見かけ上近視化する．近視の過矯正眼鏡を好んで掛けることもある．片眼

遮閉下では，過剰な調節は起こらない．bの固定内斜視は，眼球が筋円錐外に脱臼する結果，上転および外転が機械的に制限される．cの眼窩底骨折では，眼窩下壁の骨折部に下直筋が嵌頓し，上転方向に機械的制限が生じる．dのBrown症候群は，上斜筋腱の炎症性腫脹によって内上転方向に機械的運動制限を生じる．eのDuane症候群は，外転神経核および外転神経の先天的低形成または欠損が原因で，動眼神経の内転枝の一部が外直筋に異常神経支配を生じる．外直筋のうち，神経支配を受けていない部分では線維化が進行するので，機械的内転障害を生じる．

模範解答　a

（横山　連）

治療・管理方針

画像診断

　図1は典型的な強度近視性斜視のMRIである．水平断（**図1a**）では明瞭な眼軸長の延長が認められ，両眼が内転しているが，特に右眼の偏位が著しい．冠状断（**図1b**）では，両眼とも上直筋と外直筋の間隔が開いて，その間から眼球が筋円錐外に脱臼していることがわかる．このようなMRI像が得られたときに，強度近視性斜視の確定診断がつく．図2は同じ症例の眼位写真で，術前（**図2a**）の所見からは，右眼は内下転位に固定された固定内斜視であるが，左眼には軽度の外転障害を認めるのみであることがわかる．両眼の上外直筋縫着術施行後（**図2b**），第1眼位はほぼ正位に近く，右眼のみに軽度の外転障害が残存している．強度近視性斜視における眼球脱臼には水平直筋の前後転術は無効なので，行ってはならない．

手術治療

　強度近視性斜視の治療には，上外直筋縫着術が第一適応となる．本手術の目的は，上直筋と外直筋の筋腹を接着させて，筋円錐外に

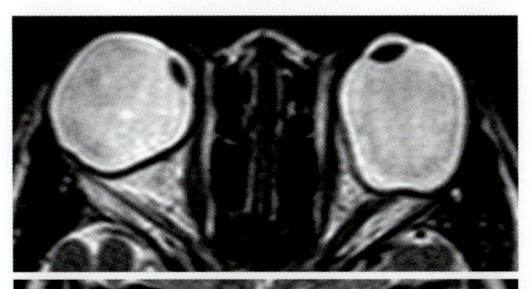

a. 水平断

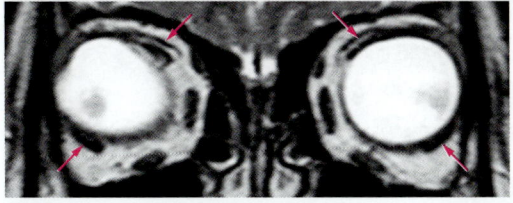

b. 冠状断

図1　強度近視性斜視のMRI（矢印：上直筋と外直筋）

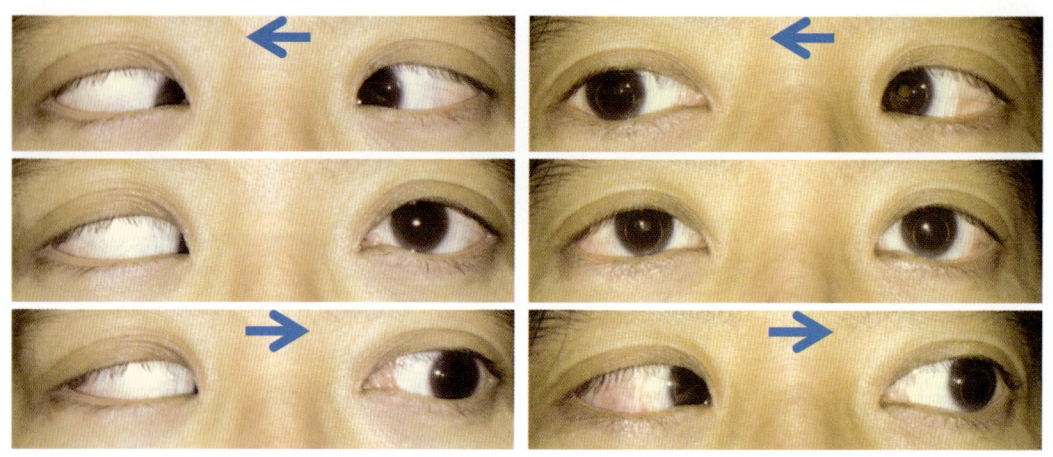

a. 術前　　　　　　　　　　　　　　　　　　　b. 両眼上外直筋縫着術後

図2　上外直筋縫着術前後の眼位写真（図1と同一症例）
上図：右向き，中図：正面視，下図：左向き．内直筋後転は行っていない．術前右眼は固定内斜視で，左眼は軽度の外転制限を有する強度近視性斜視である．

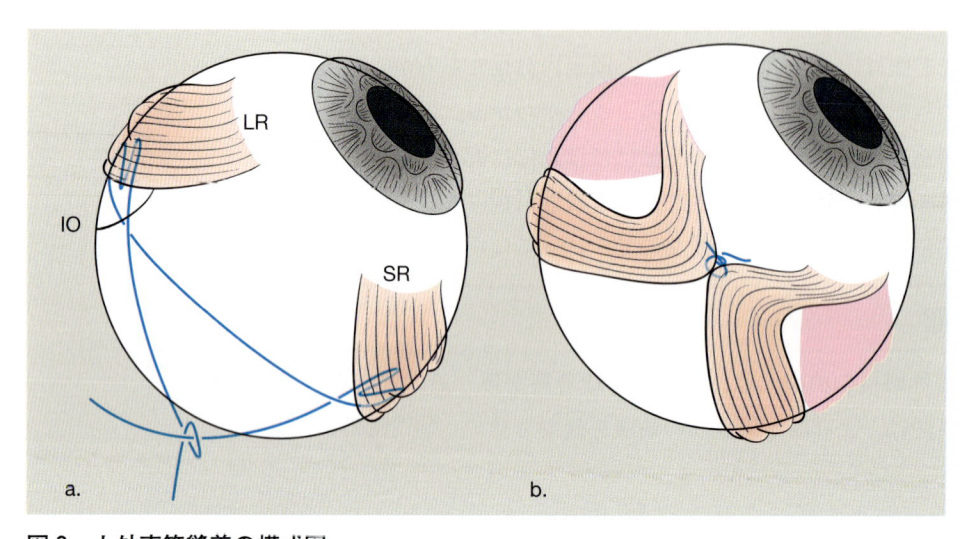

図3　上外直筋縫着の模式図
a. 上直筋と外直筋の各付着部から15mm後方の筋腹に通糸したところ．
b. 通糸した糸を結紮したところ．
LR：外直筋，SR：上直筋，IO：下斜筋付着部．

脱臼した眼球を整復することにある．図3aに示すように，まず上直筋と外直筋のそれぞれの付着部から15mm後方の筋腹に，通常の前後転と同様，筋縁から異なる距離で1本の糸を2回ずつ通糸する．このとき糸を結紮してはならない．結紮すると，筋腹の結合ができなくなるためである．各直筋に通糸する際，筋幅の少なくとも半分は糸を掛けずに残す．糸の結紮による筋の虚血やうっ血を避けるためである．さらに重要なことは，通糸を行う前に，少なくとも通糸位置の数mm奥まで，各直筋を十分に周囲組織から分離することで

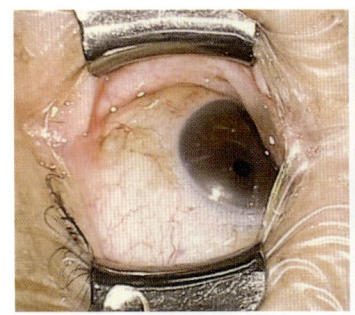

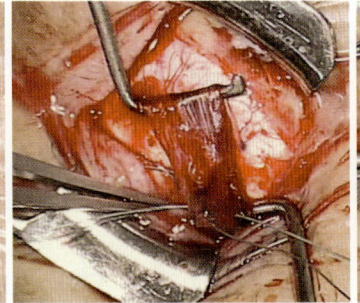

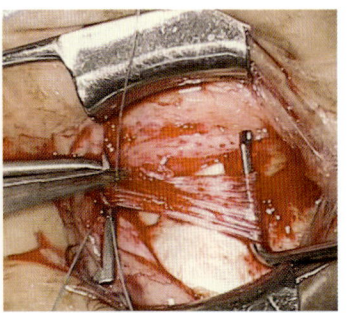

a. 術前眼位　　　b. 上直筋への通糸　　　c. 外直筋への通糸

d. 結紮　　　e. 術後眼位

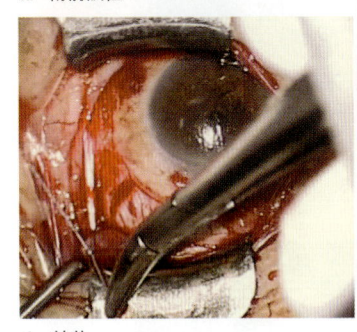

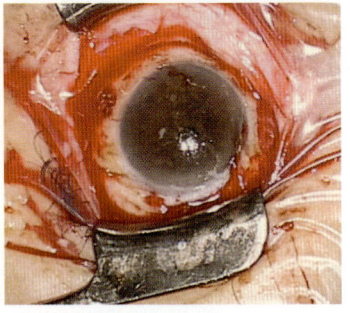

図4　上外直筋縫着術中写真

ある.分離が不十分だと,糸を結紮したときに筋に無理な力が掛かるため,直筋が縦に裂けたり,筋と腱の移行部で断裂したりすることがある.筋と周囲組織との分離が適切に行われていれば,二つの直筋を結合するのに,強い力は必要ない.図3bは,糸の結紮が終了した状態を示す.

図4は,以上の操作を写真で示している.手術前,眼球は内下転位をとっている(図4a).上直筋(図4b)と外直筋(図4c)をそれぞれ2本の斜視鈎で引き,筋腹に通糸してから糸を結紮すると(図4d),眼球が上外直筋の結合部に押されて,筋円錐内に整復される.糸を締めていくと眼球は徐々に正面を向き始め,最後に斜視が消失する(図4e).図5は,上外直筋縫着術前後のMRI冠状断像である.術後は眼球の脱臼がなくなり,眼球が筋円錐内に戻っていることがわかる.

上外直筋縫着には,通常の手術では起こらない局所解剖上の問題がある.眼球が内下転して,その後半部が耳上側に偏位しているため,通常は直筋に隠れて見えないはずの下斜筋(図6a)と上斜筋(図6b)の付着部と腱が露出している.直筋を周囲組織から分離するときに,誤ってこれらの腱を切除したり,直筋と一緒に斜筋に通糸したりすることがないよう注意が必要である.

両眼性の場合の手術:両眼性の強度近視性斜視症例で,片眼だけの

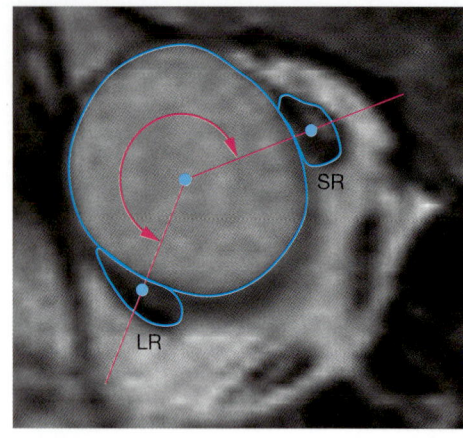

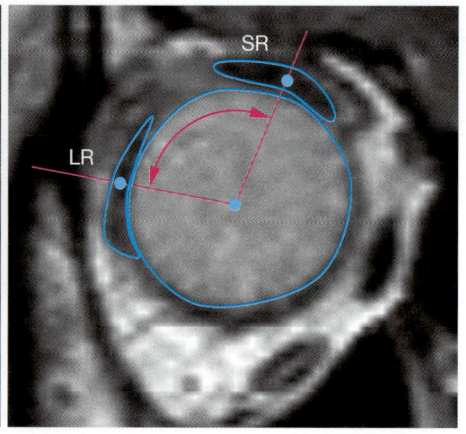

a. 術前スキャン　　　　　　　　　　b. 術後スキャン

図5　上外直筋縫着術前後の冠状断 MRI
眼球の脱臼角は術前206°が術後109°に改善し，眼球は筋円錐内に整復されている．

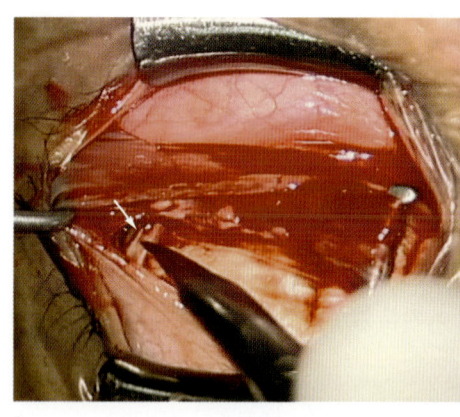

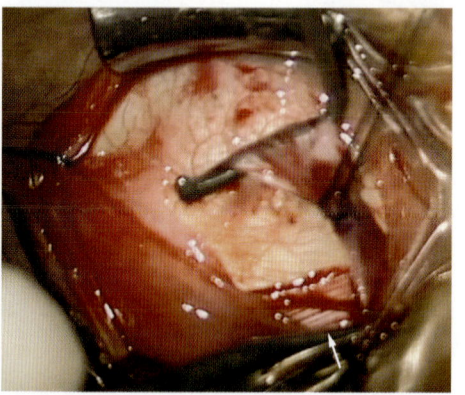

a.　　　　　　　　　　　　　　　　b.

図6　上斜筋と下斜筋の付着部
a. 下斜筋の付着部が外直筋の上縁より上方にある（矢印）．
b. 上斜筋の付着部が上直筋より耳側にある（矢印）．

上外直筋縫着術を行っても，斜視は完全には治癒しない．**図2**に示した症例は，両眼の上外直筋縫着を1回の手術で同時に行っているので，手術後数週間で眼位が改善した．しかし両眼を別々に手術する場合は，注意が必要である．**図7**は，両眼の強度近視性斜視に対して，左右眼を別々に手術した症例の，術後斜視角の推移を示している．まず右眼の手術を行うと，内斜視の斜視角は42Δから12Δまで減少したが，術前にはなかった18Δの上下斜視が出現した．これは，まだ左眼に上転障害が残っているためである．2回目に左眼の上外直筋縫着術を行うと，上下斜視はほぼ消失し，眼位は12Δの外斜位となった．この外斜偏位は徐々に減少し，2回目の手術後，約2か月で400秒の立体視が検出された．このように手術を2回に分

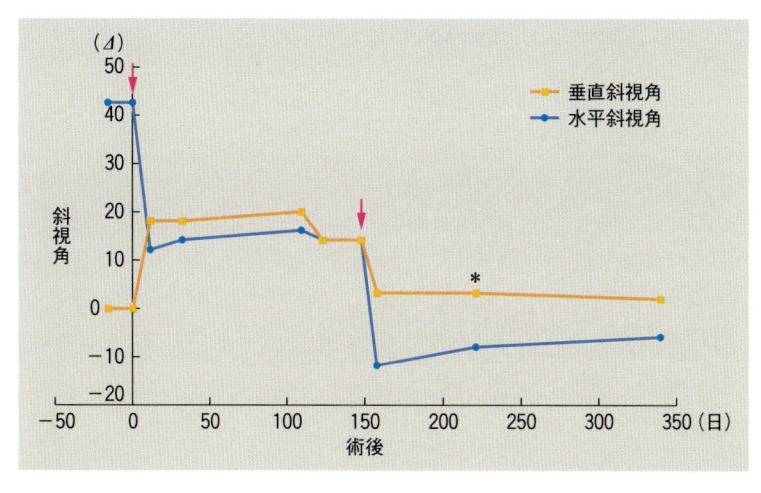

図7　術後斜視角の推移

矢印：右眼および左眼の上外直筋縫着術．術前水平斜視角は42Δ内斜視，垂直ずれなし．右眼手術後，水平斜視角は12Δ内斜視，垂直斜視角は18Δ．左眼手術後，水平斜視角は12Δ外斜位，垂直斜視角3Δ．2回目の手術後73日（*）で400秒の立体視が検出された．

けて行う場合，事前の説明で，2回目の手術が終了するまでは斜視は完治しないことを患者によく理解しておいてもらう必要がある．特に片眼手術後に上下斜視が生じる可能性が大きいので，この点を強調して伝える．

カコモン読解　第24回　一般問題17

眼鏡では快適な矯正が得られているが，コンタクトレンズを使用したときに，近方視時の負担が増加するのはどれか．
a　外斜位のある両眼近視　　　b　外斜位のある両眼遠視
c　外斜位のある両眼混合乱視　　d　外斜位のある右眼近視と左眼遠視
e　内斜位のある右眼近視と左眼遠視

解説　近視では，眼鏡を掛けたときに眼鏡調節（spectacle accommodation）と呼ばれる現象により，正視（コンタクトレンズ矯正眼，角膜屈折矯正手術眼を含む）に比べて近点が近くなる．遠視では逆に近点が遠くなる．したがって，近視の人はコンタクトレンズで矯正すると，近見時に眼鏡矯正と比べて余分の調節が必要となる．

aの外斜位のある両眼近視は，コンタクトレンズを使用した場合，眼鏡に比べて近方視時に必要な調節量が増加する．bは両眼遠視なので，このようなことはない．cは両眼混合乱視なので，眼鏡調節とは関連がない．dとeは近視と遠視の不同視なので，むしろ，コンタクトレンズのほうが不等像を生じにくいと考えられる．

模範解答　a

（横山　連）

文献

項目起始頁	文献番号	文献
		■ 総論と分類
2	1	Morgan IG, et al：Myopia. Lancet 2012；379：1739-1748.
2	2	Pan CW, et al：Worldwide prevalence and risk factors for myopia. Ophthalmic Physiol Opt 2012；32：3-16.
2	3	Saw SM, et al：Prevalence and risk factors for refractive errors in the Singapore Malay Eye Survey. Ophthalmology 2008；115：1713-1719.
2	4	Wong TY, et al：Prevalence and risk factors for refractive errors in adult Chinese in Singapore. Invest Ophthalmol Vis Sci 2000；41：2486-2494.
2	5	Liang YB, et al：Refractive errors in a rural Chinese adult population the Handan eye study. Ophthalmology 2009；116：2119-2127.
2	6	Vitale S, et al：Increased prevalence of myopia in the United States between 1971-1972 and 1999-2004. Arch Ophthalmol 2009；127：1632-1639.
2	7	中江　公ら：わが国における視覚障害の現状．厚生労働科学研究研究費補助金　網膜脈絡膜・視神経萎縮症に関する研究．平成17年度　総括・分担研究報告書．2006．p.263-270.
2	8	McBrien NA, et al：A longitudinal investigation of adult-onset and adult-progression of myopia in an occupational group. Refractive and biometric findings. Invest Ophthalmol Vis Sci 1997；38：321-333.
2	9	Ohno-Matsui K, et al：Association between shape of sclera and myopic retinochoroidal lesions in patients with pathologic myopia. Invest Ophthalmol Vis Sci 2012；53：6046-6061.
2	10	Curtin BJ：The posterior staphyloma of pathologic myopia. Trans Am Ophthalmol Soc 1977；75：67-86.
2	11	Moriyama M, et al：Topographical analyses of shape of eyes with pathologic myopia by high-resolution three dimensional magnetic resonance imaging. Ophthalmology 2011；118：1626-1637.
2	12	庄司義治：眼科診療の実際．上巻．東京：金原出版；1956．p.576.
2	13	Duke-Elder S, editor：Pathological Refractive Errors. St. Louis：Mosby；1970.
2	14	Tokoro T：Types of fundus changes in the posterior pole. In：Tokoro T, editor. Atlas of Posterior Fundus Changes in Pathologic Myopia. Tokyo：Springer-Verlag；1998. p.5-22.
2	15	Asakuma T, et al：Prevalence and risk factors for myopic retinopathy in a Japanese population：the Hisayama Study. Ophthalmology 2012；119：1760-1765.
2	16	Hayashi K, et al：Long-term pattern of progression of myopic maculopathy：a natural history study. Ophthalmology 2010；117：1595-1611, 1611 e1-4.
2	17	所　敬ら：病的近視診断の手引き．厚生省特定疾患網膜脈絡膜萎縮症調査研究班報告書．1987．p.1-14.
2	18	Weiss AH：Unilateral high myopia：optical components, associated factors, and visual outcomes. Br J Ophthalmol 2003；87：1025-1031.
2	19	Yamada M, et al：Prevalence of visual impairment in the adult Japanese population by cause and severity and future projections. Ophthalmic Epidemiol 2010；17：50-57.
2	20	Iwase A, et al：Prevalence and causes of low vision and blindness in a Japanese adult population：the Tajimi Study. Ophthalmology 2006；113：1354-1362.

項目起始頁	文献番号	文献
2	21	Smith EL 3rd, et al：Relative peripheral hyperopic defocus alters central refractive development in infant monkeys. Vision Res 2009；49：2386-2392.
2	22	Chia A, et al：Atropine for the treatment of childhood myopia：safety and efficacy of 0.5％, 0.1％, and 0.01％ doses（Atropine for the Treatment of Myopia 2）．Ophthalmology 2012；119：347-354.
2	23	Takano M, et al：Foveal retinoschisis and retinal detachment in severely myopic eyes with posterior staphyloma. Am J Ophthalmol 1999；128：472-476.
2	24	Kobayashi H, et al：Vitreous surgery for highly myopic eyes with foveal detachment and retinoschisis. Ophthalmology 2003；110：1702-1707.
2	25	Ikuno Y, et al：Vitrectomy and internal limiting membrane peeling for myopic foveoschisis. Am J Ophthalmol 2004；137：719-724.
2	26	Hirakata A, et al：Vitrectomy for myopic posterior retinoschisis or foveal detachment. Jpn J Ophthalmol 2006；50：53-61.
2	27	Ikuno Y, et al：Two-year visual results for older Asian women treated with photodynamic therapy or bevacizumab for myopic choroidal neovascularization. Am J Ophthalmol 2010；149：140-146.
2	28	Hayashi K, et al：Two-year outcomes of intravitreal bevacizumab for choroidal neovascularization in Japanese patients with pathologic myopia. Retina 2012；32：687-695.
2	29	Yoshida T, et al：Myopic choroidal neovascularization：a 10-year follow-up. Ophthalmology 2003；110：1297-1305.
2	30	Nakanishi H, et al：A genome-wide association analysis identified a novel susceptible locus for pathological myopia at 11q24.1. PLoS Genet 2009；5：e1000660.
■ 近視の疫学		
9	1	Morgan IG, et al：Myopia. Lancet 2012；379：1739-1748.
9	2	所　敬：1．定義．第Ⅱ章　単純近視．所　敬ら編著．近視　基礎と臨床．東京：金原出版；2012．p.46-47.
9	3	所　敬：3．屈折度の推移．第Ⅰ章　総論．所　敬ら編著．近視　基礎と臨床．東京：金原出版；2012．p.8-15.
9	4	Matsumura H, et al：Prevalence of myopia and refractive changes in students from 3 to 17 years of age. Surv Ophthalmol 1999；44（suppl 1）：s109-115.
9	5	Lin LL, et al：Prevalence of myopia in Taiwanese schoolchildren：1983 to 2000. Ann Acad Med Singapore 2004；33：27-33.
9	6	Morgan I, et al：How genetic is school myopia? Prog Retin Eye Res 2005；24：1-38.
9	7	Pan CW, et al：Worldwide prevalence and risk factors for myopia. Ophthalmic Physiol Opt 2012；32：3-16.
9	8	Ip JM, et al：Ethnic differences in the impact of parental myopia：findings from a population-based study of 12-year-old Australian children. Invest Ophthalmol Vis Sci 2007；48：2520-2528.
9	9	Nakanishi H, et al：A genome-wide association study for myopia and refractive error identifies a susceptibility locus at 15q25. Nat Genet 2010；42：902-905.
9	10	Solouki AM, et al：A genome-wide association study identifies a susceptibility locus for refractive errors and myopia at 15q14. Nat Genet 2010；42：897-901.

項目起始頁	文献番号	文献
9	11	Verhoeven VJ, et al：Large scale international replication and meta-analysis study confirms association of the 15q14 locus with myopia. The CREAM consortium. Hum Genet 2012；131：1467-1480.
9	12	Schache M, et al：Genetic association of refractive error and axial length with 15q14 but not 15q25 in the Blue Mountains Eye Study cohort. Ophthalmology 2013；120：292-297.
9	13	Ip JM, et al：Role of near work in myopia：findings in a sample of Australian school children. Invest Ophthalmol Vis Sci 2008；49：2903-2910.
9	14	Rose KA, et al：Outdoor activity reduces the prevalence of myopia in children. Ophthalmology 2008；115：1279-1285.
9	15	Sherwin JC, et al：The association between time spent outdoors and myopia in children and adolescents：a systematic review and meta-analysis. Ophthalmology 2012；119：2141-2151.
9	16	Wu PC, et al：Outdoor activity during class recess reduces myopia onset and progression in school children. Ophthalmology 2013；120：1080-1085.
9	17	Ngo CS, et al：A cluster randomised controlled trial evaluating an incentive-based outdoor physical activity programme to increase outdoor time and prevent myopia in children. Ophthalmic Physiol Opt 2014；34：362-368.
9	18	Yazar S, et al：Myopia is associated with lower vitamin D status in young adults. Invest Ophthalmol Vis Sci 2014；55：4552-4559.
9	19	Choi JA, et al：Low serum 25-hydroxyvitamin D is associated with myopia in Korean adolescents. Invest Ophthalmol Vis Sci 2014；55：2041-2047.
9	20	Vongphanit J, et al：Prevalence and progression of myopic retinopathy in an older population. Ophthalmology 2002；109：704-711.
9	21	Liu HH, et al：Prevalence and progression of myopic retinopathy in Chinese adults：the Beijing Eye Study. Ophthalmology 2010；117：1763-1768.
9	22	Gao LQ, et al：Prevalence and characteristics of myopic retinopathy in a rural Chinese adult population. Arch Ophthalmol 2011；129：1199-1204.
9	23	Asakuma T, et al：Prevalence and risk factors for myopic retinopathy in a Japanese population：the Hisayama study. Ophthalmology 2012；119：1760-1765.
9	24	Chen SJ, et al：Prevalence and associated risk factors of myopic maculopathy in elderly Chinese：the Shihpai Eye Study. Invest Ophthalmol Vis Sci 2012；53：4868-4873.
9	25	Chang L, et al：Myopia-related fundus changes in Singapore adults with high myopia. Am J Ophthalmol 2013；155：991-999.
9	26	Roberts CB, et al：Economic cost of visual impairment in Japan. Ophthalmology 2010；128：766-771.
9	27	Iwase A, et al：Prevalence and causes of low vision and blindness in a Japanese adult population：the Tajimi Study. Ophthalmology 2006；113：1354-1362.
9	28	若生里奈ら：日本における視覚障害の原因と現状．日本眼科学会雑誌 2014；118：495-501.
9	29	『VISION 2020』 http://www.who.int/blindness/partnerships/vision2020/en/
9	30	Doi H, et al：Ophthalmologic examinations in areas of Miyagi Prefecture affected by the Great East Japan Earthquake. JAMA Ophthalmol 2014；132：874-876.
■ 近視の本態としての眼軸延長と眼球の変形について，小児の場合を中心に教えてください			
15	1	Iwata H, et al：Diallele analysis of root shape of Japanese radish (*Raphanus sativus* L.) based on elliptic Fourier descriptors. Breed Sci 2000；50：73-80.

項目起始頁	文献番号	文献
15 — 2		Ishii K, et al：Quantitative evaluation of changes in eyeball shape in emmetropization and myopic changes based on elliptic Fourier descriptors. Invest Ophthalmol Vis Sci 2011；52：8585-8591.
15 — 3		Ishii K, et al：Relationship between changes in crystalline lens shape and axial elongation in young children. Invest Ophthalmol Vis Sci 2013；54：771-777.
15 — 4		Mutti DO, et al：Refractive error, axial length, and relative peripheral refractive error before and after the onset of myopia. Invest Ophthalmol Vis Sci 2007；48：2510-2519.

■ 近視の本態としての眼軸延長と眼球の変形について，成人の場合を中心に教えてください

18 — 1		Larsen JS：The sagittal growth of the eye. IV. Ultrasonic measurement of the axial length of the eye from birth to puberty. Acta Ophthalmol 1971；49：873-886.
18 — 2		Saka N, et al：Long term changes in axial length in adult eyes with pathologic myopia. Am J Ophthalmol 2010；150：562-568.
18 — 3		Saka N, et al：Changes of axial length measured by IOL master during 2 years in eyes of adults with pathologic myopia. Graefes Arch Clin Exp Ophthalmol 2013；251：495-499.
18 — 4		Spaide RF：Staphyloma：Part I. In：Spaide RF, et al, editors. Pathologic Myopia. New York：Springer；2013. p.167-176.
18 — 5		Ohno-Matsui K, et al：Staphyloma：Part II. Analyses of morphological features of posterior staphyloma in pathologic myopia analyzed by a combination of wide-view fundus observation and 3D MRI analyses. In：Spaide RF, et al, editors. Pathologic Myopia. New York：Springer；2013. p.177-185.
18 — 6		Curtin BJ：The posterior staphyloma of pathologic myopia. Trans Am Ophthalmol Soc 1977；75：67-86.
18 — 7		Hsiang HW, et al：Clinical characteristics of posterior staphyloma in eyes with pathologic myopia. Am J Ophthalmol 2008；146：102-110.
18 — 8		Moriyama M, et al：Topographic analyses of shape of eyes with pathologic myopia by high-resolution three-dimensional magnetic resonance imaging. Ophthalmology 2011；118：1626-1637.
18 — 9		Ohno-Matsui K：Proposed classification of posterior staphylomas based on analyses of eye shape by three-dimensional magnetic resonance imaging and wide-field fundus imaging. Ophthalmology 2014；121：1798-1809.

■ 遺伝的要因

26 — 1		Schwartz M, et al：X-linked myopia：Bornholm eye disease. Linkage to DNA markers on the distal part of Xq. Clin Genet 1990；38：281-286.
26 — 2		Young TL, et al：X-linked high myopia associated with cone dysfunction. Arch Ophthalmol 2004；122：897-908.
26 — 3		Guo X, et al：Nonsyndromic high myopia in a Chinese family mapped to MYP1：linkage confirmation and phenotypic characterization. Arch Ophthalmol 2010；128：1473-1479.
26 — 4		Ratnamala U, et al：Refinement of the X-linked nonsyndromic high-grade myopia locus MYP1 on Xq28 and exclusion of 13 known positional candidate genes by direct sequencing. Invest Ophthalmol Vis Sci 2011；52：6814-6819.
26 — 5		Young TL, et al：Evidence that a locus for familial high myopia maps to chromosome 18p. Am J Hum Genet 1998；63：109-119.
26 — 6		Young TL, et al：A second locus for familial high myopia maps to chromosome 12q. Am J Hum Genet 1998；63：1419-1424.

項目起始頁	文献番号	文献
26 - 7		Young TL, et al：Further refinement of the MYP2 locus for autosomal dominant high myopia by linkage disequilibrium analysis. Ophthalmic Genet 2001；22：69-75.
26 - 8		Heath S, et al：A novel approach to search for identity by descent in small samples of patients and controls from the same mendelian breeding unit：a pilot study on myopia. Hum Hered 2001；52：183-190.
26 - 9		Lam DS, et al：Familial high myopia linkage to chromosome 18p. Ophthalmologica 2003；217：115-118.
26 - 10		Abbott D, et al：An international collaborative family-based whole genome quantitative trait linkage scan for myopic refractive error. Mol Vis 2012；18：720-729.
26 - 11		Farbrother JE, et al：Linkage analysis of the genetic loci for high myopia on 18p, 12q, and 17q in 51 U.K. families. Invest Ophthalmol Vis Sci 2004；45：2879-2885.
26 - 12		Nurnberg G, et al：Refinement of the MYP3 locus on human chromosome 12 in a German family with Mendelian autosomal dominant high-grade myopia by SNP array mapping. Int J Mol Med 2008；21：429-438.
26 - 13		Naiglin L, et al：A genome wide scan for familial high myopia suggests a novel locus on chromosome 7q36. J Med Genet 2002；39：118-124.
26 - 14		Klein AP, et al：Linkage analysis of quantitative refraction and refractive errors in the Beaver Dam Eye Study. Invest Ophthalmol Vis Sci 2011；52：5220-5225.
26 - 15		Stambolian D, et al：Genomewide linkage scan for myopia susceptibility loci among Ashkenazi Jewish families shows evidence of linkage on chromosome 22q12. Am J Hum Genet 2004；75：448-459.
26 - 16		Hammond CJ, et al：A susceptibility locus for myopia in the normal population is linked to the PAX6 gene region on chromosome 11：a genomewide scan of dizygotic twins. Am J Hum Genet 2004；75：294-304.
26 - 17		Miyake M, et al：Association of paired box 6 with high myopia in Japanese. Mol Vis 2012；18：2726-2735.
26 - 18		Nakanishi H, et al：A genome-wide association analysis identified a novel susceptible locus for pathological myopia at 11q24.1. PLoS Genet 2009；5：e1000660.
26 - 19		Zhao F, et al：Evaluation of BLID and LOC399959 as candidate genes for high myopia in the Chinese Han population. Mol Vis 2010；16：1920-1927.
26 - 20		Wang Q, et al：Replication study of significant single nucleotide polymorphisms associated with myopia from two genome-wide association studies. Mol Vis 2011；17：3290-3299.
26 - 21		Yu Z, et al：Polymorphisms in the CTNND2 gene and 11q24.1 genomic region are associated with pathological myopia in a Chinese population. Ophthalmologica 2012；228：123-129.
26 - 22		Lu B, et al：Replication study supports CTNND2 as a susceptibility gene for high myopia. Invest Ophthalmol Vis Sci 2011；52：8258-8261.
26 - 23		Fan Q, et al：Genetic variants on chromosome 1q41 influence ocular axial length and high myopia. PLoS Genet 2012；8：e1002753.
26 - 24		Li Z, et al：A genome-wide association study reveals association between common variants in an intergenic region of 4q25 and high-grade myopia in the Chinese Han population. Hum Mol Genet 2011；20：2861-2868.
26 - 25		Shi Y, et al：Genetic variants at 13q12.12 are associated with high myopia in the Han Chinese population. Am J Hum Genet 2011；88：805-813.
26 - 26		Gao Y, et al：Common variants in chromosome 4q25 are associated with myopia in Chinese adults. Ophthalmic Physiol Opt 2012；32：68-73.

項目起始頁	文献番号	文献
26 - 27		Shi Y, et al：A genome-wide meta-analysis identifies two novel loci associated with high myopia in the Han Chinese population. Hum Mol Genet 2013；22：2325-2333.
26 - 28		Khor CC, et al：Genome-wide association study identifies ZFHX1B as a susceptibility locus for severe myopia. Hum Mol Genet 2013；22：5288-5294.
26 - 29		Solouki AM, et al：A genome-wide association study identifies a susceptibility locus for refractive errors and myopia at 15q14. Nat Genet 2010；42：897-901.
26 - 30		Hysi PG, et al：A genome-wide association study for myopia and refractive error identifies a susceptibility locus at 15q25. Nat Genet 2010；42：902-905.
26 - 31		Hayashi H, et al：Association of 15q14 and 15q25 with high myopia in Japanese. Invest Ophthalmol Vis Sci 2011；52：4853-4858.
26 - 32		Kiefer AK, et al：Genome-wide analysis points to roles for extracellular matrix remodeling, the visual cycle, and neuronal development in myopia. PLoS Genet 2013；9：e1003299.
26 - 33		Cheng CY, et al：Nine loci for ocular axial length identified through genome-wide association studies, including shared loci with refractive error. Am J Hum Genet 2013；93：264-277.
26 - 34		Fernandez-Robredo P, et al：Myopic choroidal neovascularization genetics. Ophthalmology 2008；115：1632.
26 - 35		Nakanishi H, et al：ARMS2/HTRA1 and CFH polymorphisms are not associated with choroidal neovascularization in highly myopic eyes of the elderly Japanese population. Eye (Lond) 2010；24：1078-1084.
26 - 36		Leveziel N, et al：Genetic factors for choroidal neovascularization associated with high myopia. Invest Ophthalmol Vis Sci 2012；53：5004-5009.
26 - 37		Miyake M, et al：Evaluation of pigment epithelium-derived factor and complement factor I polymorphisms as a cause of choroidal neovascularization in highly myopic eyes. Invest Ophthalmol Vis Sci 2013；54：4208-4212.
26 - 38		Akagi-Kurashige Y, et al：Vascular endothelial growth factor gene polymorphisms and choroidal neovascularization in highly myopic eyes. Invest Ophthalmol Vis Sci 2012；53：2349-2353.
26 - 39		Miyake M, et al：Vascular endothelial growth factor gene and the response to anti-vascular endothelial growth factor treatment for choroidal neovascularization in high myopia. Ophthalmology 2014；121：225-233.
■ 視覚環境		
33 - 1		Flitcroft DI：The complex interactions of retinal, optical and environmental factors in myopia aetiology. Prog Retin Eye Res 2012；31：622-660.
33 - 2		Hung LF, et al：Spectacle lenses alter eye growth and the refractive status of young monkeys. Nat Med 1995；1：761-765.
33 - 3		Gwiazda J, et al：Myopic children show insufficient accommodative response to blur. Invest Ophthalmol Vis Sci 1993；34：690-694.
33 - 4		Mutti DO, et al：Corneal and crystalline lens dimensions before and after myopia onset. Optom Vis Sci 2012；89：251-262.
■ 続発性に近視を生じる疾患		
40 - 1		Meredith SP, et al：Clinical characterization and molecular analysis of Wagner syndrome. Br J Ophthalmol 2007；91：655-659.
40 - 2		Rose PS, et al：Stickler syndrome：clinical characteristics and diagnostic criteria. Am J Med Genet 2005；138A：199-207.

項目起始頁	文献番号	文献
40 - 3		Watzke RC, et al：Punctate inner choroidopathy. Am J Ophthalmol 1984；98：572-584.
40 - 4		Gerstenblith AT, et al：Punctate inner choroidopathy：a survey analysis of 77 persons. Ophthalmology 2007；114：1201-1204.
40 - 5		Jampol LM, et al：Multiple evanescent white dot syndrome. I. Clinical findings. Arch Ophthalmol 1984；102：671-674.
40 - 6		Asano T, et al：High prevalence of myopia in Japanese patients with multiple evanescent white dot syndrome. Am J Ophthalmol 1985；100：29-37.
40 - 7		北市伸義：多発消失性白点症候群．眼科 2010；52：19-24.
40 - 8		Gass JD：Acute zonal occult outer retinopathy. Donders Lecture：The Netherlands Ophthalmological Society. Maasaricht, Holland, June19, 1992. J Clin Neuroophthalmol 1993；13：79-97.
40 - 9		李　丹傑ら：急性帯状潜在性網膜外層症．眼科 2010；52：49-55.
40 - 10		Gass JDM, et al：Acute zonal occult outer retinopathy：a long-term follow-up study. Am J Ophthalmol 2002；134：329-339.
40 - 11		Monson DM, et al：Acute zonal occult outer retinopathy. Surv Ophthalmol 2011；56：23-35.

■ 強度近視と弱度近視は同じ延長線上にある病態でしょうか？

51 - 1		Thorn F, et al：Myopia progression is specified by a double exponential growth function. Optom Vis Sci 2005；82：286-297.
51 - 2		Tokoro T, et al：Changes in ocular refractive components and development of myopia during seven years. Jpn J Ophthalmol 1969；13：27-34.
51 - 3		Gordon RA, et al：Refractive development of the human eye. Arch Ophthalmol 1985；103：785-789.
51 - 4		Chen YP, et al：Selective breeding for susceptibility to myopia reveals a gene-environment interaction. Invest Ophthalmol Vis Sci 2011；52：4003-4011.

■ 実験近視研究の進歩について教えてください

56 - 1		Funata M, et al：Scleral change in experimentally myopic monkeys. Graefes Arch Clin Exp Ophthalmol 1990；228：174-179.
56 - 2		世古裕子：実験近視．所　敬ら編．近視―基礎と臨床―．東京：金原出版；2012. p.179-205.
56 - 3		Yeh LK, et al：Knockdown of zebrafish lumican gene (zlum) causes scleral thinning and increased size of scleral coats. J Biol Chem 2010；285：28141-28155.
56 - 4		Veth KN, et al：Mutations in zebrafish lrp2 result in adult-onset ocular pathogenesis that models myopia and other risk factors for glaucoma. PLoS Genet 2011；7：e1001310.
56 - 5		Troilo D, et al：Visual deprivation causes myopia in chicks with optic nerve section. Curr Eye Res 1987；6：993-999.
56 - 6		Pardue MT, et al：High susceptibility to experimental myopia in a mouse model with a retinal on pathway defect. Invest Ophthalmol Vis Sci 2008；49：706-712.
56 - 7		Tekin M, et al：*SLITRK6* mutations cause myopia and deafness in humans and mice. J Clin Invest 2013；123：2094-2102.
56 - 8		Schippert R, et al：Relative axial myopia in Egr-1 (ZENK) knockout mice. Invest Ophthalmol Vis Sci 2007；48：11-17.
56 - 9		Fischer AJ, et al：Glucagon-expressing neurons within the retina regulate the proliferation of neural progenitors in the circumferential marginal zone of the avian eye. J Neurosci 2005；25：10157-10166.

項目起始頁	文献番号	文献
56 – 10		Seko Y, et al：*In vivo* and *in vitro* association of retinoic acid with form-deprivation myopia in the chick. Exp Eye Res 1996；63：443-452.
56 – 11		Seko Y, et al：Retinoic acid increases in the retina of the chick with form deprivation myopia. Ophthalmic Res 1998；30：361-367.
56 – 12		Bitzer M, et al：Visually induced changes in components of the retinoic acid system in fundal layers of the chick. Exp Eye Res 2000；70：97-106.
56 – 13		McFadden SA, et al：Acute effects of dietary retinoic acid on ocular components in the growing chick. Exp Eye Res 2006；83：949-961.
56 – 14		Wang F, et al：Effects of 530 nm green light on refractive status, melatonin, MT1 receptor, and melanopsin in the guinea pig. Curr Eye Res 2011；36：103-111.
56 – 15		Norton TT, et al：Light levels, refractive development, and myopia—A speculative review. Exp Eye Res 2013；114：48-57.
56 – 16		Seko Y, et al：Human sclera maintains common characteristics with cartilage throughout evolution. PLoS One 2008；3：e3709.

■ 超音波所見による眼軸長計測

項目起始頁	文献番号	文献
62 – 1		所　敬ら：病的近視診断の手びき．厚生省特定疾患網膜脈絡膜萎縮症調査研究班（班長　中島　章），昭和62年度報告書．1988.
62 – 2		Larsen JS, et al：The sagittal growth of the eye. IV. Ultrasonic measurements of the axial length of the eye from birth to puberty. Acta Ophthalmol 1971；49：873-886.
62 – 3		Tokoro T, et al：Changes in ocular refractive components and development of myopia during seven years. Jpn J Ophthalmol 1969；13：27-34.
62 – 4		Saka N, et al：Long-term changes in axial length in adult eyes with pathologic myopia. Am J Ophthalmol 2010；150：562-568.
62 – 5		Curtin BJ, et al：The posterior staphyloma of pathologic myopia. Trans Am Ophthalmic Soc 1977；75：67-86.
62 – 6		Hsiang HW, et al：Clinical characteristic of posterior staphyloma in eyes with pathologic myopia. Am J Ophthalmol 2008；146：102-110.
62 – 7		Moriyama M, et al：Topographic analysis of shape of eyes with pathologic myopia by high-resolution three-dimensional magnetic resonance imaging. Ophthalmology 2011；118：1626-1637.
62 – 8		Byrne SF, et al：Ultrasound of the eye and orbit. St. Louis；Mosby Year Book；1992. p.234-236.
62 – 9		Pruett RC, et al：Complications associated with posterior staphyloma. Curr Opin Ophthalmol 1998；9：16-22.

■ 高次収差，コントラスト感度

項目起始頁	文献番号	文献
74 – 1		前田直之：波面収差解析．結果の読み方．前田直之ら編．角膜トポグラファーと波面センサー．東京：メジカルビュー社；2002. p.109-119.
74 – 2		Kirwan C, et al：Higher-order aberrations in children. Am J Ophthalmol 2006；141：67-70.
74 – 3		He JC, et al：Wavefront aberrations in eyes of emmetropic and moderately myopic school children and young adults. Vision Res 2002；42：1063-1070.
74 – 4		Hartwig A, et al：Higher-order aberrations and anisometropia. Curr Eye Res 2013；38：215-219.

項目起始頁	文献番号	文献
74 － 5		Cheng X, et al：Relationship between refractive error and monochromatic aberrations of the eye. Optom Vis Sci 2003；80：43-49.
74 － 6		Li T, et al：Relationship between ocular wavefront aberrations and refractive error in Chinese school children. Clin Exp Optom 2012；95：399-403.
74 － 7		Hu JR, et al：Higher-order aberrations in myopic and astigmatism eyes. Zhonghua Yan Ke Za Zhi 2004；40：13-16.
74 － 8		Wei RH, et al：Higher order ocular aberrations in eyes with myopia in a Chinese population. J Refract Surg 2006；22：695-702.
74 － 9		Yazar S, et al：Comparison of monochromatic aberrations in young adults with different visual acuity and refractive errors. J Cataract Refract Surg 2014；40：441-449.
74 － 10		Elliott DB, et al：Contrast sensitivity and glare sensitivity changes with three types of cataract morphology：are these techniques necessary in a clinical evaluation of cataract? Ophthalmic Physiol Opt 1989；9：25-30.
74 － 11		Suttorp-Schulten MS, et al：Contrast sensitivity function in Graves' ophthalmopathy and dysthyroid optic neuropathy. Br J Ophthalmol 1993；77：709-712.
74 － 12		Maeda N, et al：Prediction of letter contrast sensitivity using videokeratographic indices. Am J Ophthalmol 2000；129：759-763.
74 － 13		Hiraoka T, et al：Contrast sensitivity and optical quality of the eye after instillation of timolol maleate gel-forming solution and brinzolamide ophthalmic suspension. Ophthalmology 2010；117：2080-2087.
74 － 14		Feizi S, et al：Effect of higher order aberrations on contrast sensitivity function in myopic eyes. Jpn J Ophthalmol 2009；53：414-419.
74 － 15		Stoimenova BD：The effect of myopia on contrast thresholds. Invest Ophthalmol Vis Sci 2007；48：2371-2374.
74 － 16		Liou SW, et al：Myopia and contrast sensitivity function. Curr Eye Res 2001；22：81-84.
74 － 17		Oshika T, et al：Contrast sensitivity function and ocular higher-order wavefront aberrations in normal human eyes. Ophthalmology 2006；113：1807-1812.
		■ 電気生理学的検査所見
91 － 1		Perlman I, et al：Retinal function in high refractive error assessed electroretinographically. Br J Ophthalmol 1984；68：79-84.
91 － 2		Westall CA, et al：Values of electroretinogram responses according to axial length. Doc Ophthalmol 2001；102：115-130.
91 － 3		Yamamoto S, et al：Cone electroretinogram to chromatic stimuli in myopic eyes. Vision Res 1997；37：2157-2159.
91 － 4		石川　恵ら：強度近視眼の黄斑部局所 ERG の分析．日本眼科学会雑誌 1990；94：1040-1047.
91 － 5		Kawabata H, et al：Multifocal electroretinogram in myopia. Invest Ophthalmol Vis Sci 1997；38：2844-2851.
91 － 6		Chen JC, et al：Delayed mfERG responses in myopia. Vision Res 2006；46：1221-1229.
91 － 7		Miyake Y, et al：Congenital stationary night blindness with negative electroretinogram. A new classification. Arch Ophthalmol 1986；104：1013-1020.
		■ 網膜脈絡膜血流動態
98 － 1		Shih YF, et al：Reduction in choroidal blood flow occurs in chicks wearing goggles that induce eye growth toward myopia. Curr Eye Res 1993；12：219-227.

項目起始頁	文献番号	文献
98 - 2		Nagaoka T, et al：The effect of ocular warming on ocular circulation in healthy humans. Arch Ophthalmol 2004；122：1477-1481.
98 - 3		Yoshida A, et al：Inward and outward permeability of the blood-retinal barrier in experimental myopia. Graefes Arch Clin Exp Ophthalmol 1996；234：s239-242.
98 - 4		Kitaya N, et al：Changes in blood-retinal barrier permeability in form deprivation myopia in tree shrews. Vision Res 2000；40：2369-2377.
98 - 5		Mori F, et al：Factors affecting pulsatile ocular blood flow in normal subjects. Br J Ophthalmol 2001；85：529-530.
98 - 6		Shimada N, et al：Reduction of retinal blood flow in high myopia. Graefes Arch Clin Exp Ophthalmol 2004；242：284-288.
98 - 7		Li H, et al：Retinal vessel caliber and myopic retinopathy：the blue mountains eye study. Ophthalmic Epidemiol 2011；18：275-280.
98 - 8		Dimitrova G, et al：Retrobulbar circulation in myopic patients with or without myopic choroidal neovascularisation. Br J Ophthalmol 2002；86：771-773.

■ OCT

105 - 1		Wolf S, et al：RADIANCE：a randomized controlled study of ranibizumab in patients with choroidal neovascularization secondary to pathologic myopia. Ophthalmology 2014；121：682-692.
105 - 2		Sayanagi K, et al：Spectral-domain optical coherence tomographic findings in myopic foveoschisis. Retina 2010；30：623-628.
105 - 3		Gaucher D, et al：Long-term follow-up of high myopic foveoschisis：natural course and surgical outcome. Am J Ophthalmol 2007；143：455-462.
105 - 4		Gao X, et al：Risk factors for development of full-thickness macular holes after pars plana vitrectomy for myopic foveoschisis. Am J Ophthalmol 2013；155：1021-1027.
105 - 5		Fujimoto S, et al：Postoperative optical coherence tomographic appearance and relation to visual acuity after vitrectomy for myopic foveoschisis. Am J Ophthalmol 2013；156：968-973.
105 - 6		Gaucher D, et al：Dome-shaped macula in eyes with myopic posterior staphyloma. Am J Ophthalmol 2008；145：909-914.
105 - 7		Imamura Y, et al：Enhanced depth imaging optical coherence tomography of the sclera in dome-shaped macula. Am J Ophthalmol 2011；151：297-302.
105 - 8		Ikuno Y, et al：Choroidal thickness in healthy Japanese subjects. Invest Ophthalmol Vis Sci 2010；51：2173-2176.
105 - 9		Margolis R, et al：A pilot study of enhanced depth imaging optical coherence tomography of the choroid in normal eyes. Am J Ophthalmol 2009；147：811-815.
105 - 10		Fujiwara T, et al：Enhanced depth imaging optical coherence tomography of the choroid in highly myopic eyes. Am J Ophthalmol 2009；148：445-450.

■ マイクロペリメトリー

111 - 1		Mainster MA, et al：Scanning laser ophthalmoscopy：clinical applications. Ophthalmology 1982；89：852-857.
111 - 2		石子智士ら：SLO を用いた Microperimetry. 日本眼科紀要 1996；47：355-362.
111 - 3		石子智士：マイクロペリメトリー．眼科プラクティス 21 眼底画像所見を読み解く．東京：文光堂；2008. p.142-145.

項目起始頁	文献番号	文献
111 – 4		Sato S, et al：Correlation between the ganglion cell-inner plexiform layer thickness measured with cirrus HD-OCT and macular visual field sensitivity measured with microperimetry. Invest Ophthalmol Vis Sci 2013；54：3046-3051.
111 – 5		Lumbroso B, et al：Understanding spectral OCT. Roma：I. N. C. Innovation-News-Communication s.r.l.；2007.
111 – 6		Timberlake GT, et al：Reading with a macular scotoma. II. Retinal locus for scanning text. Invest Ophthalmol Vis Sci 1987；28：1268-1274.

■眼鏡やコンタクトレンズによる近視矯正

122 – 1		Walline JJ, et al：Interventions to slow progression of myopia in children. Cochrane Database Syst Rev 2011；(12)：CD004916.

■オルソケラトロジー

130 – 1		Hiraoka T, et al：Contrast sensitivity function and ocular higher-order aberrations following overnight orthokeratology. Invest Ophthalmol Vis Sci 2007；48：550-556.
130 – 2		Santodomingo-Rubido J, et al：Myopia control with orthokeratology contact lenses in Spain：refractive and biometric changes. Invest Ophthalmol Vis Sci 2012；53：5060-5065.
130 – 3		Bullimore MA, et al：The risk of microbial keratitis with overnight corneal reshaping lenses. Optom Vis Sci 2013；90：937-944.
130 – 4		Cho P, et al：The longitudinal orthokeratology research in children (LORIC) in Hong Kong：a pilot study on refractive changes and myopic control. Curr Eye Res 2005；30：71-80.
130 – 5		Walline JJ, et al：Corneal reshaping and myopia progression. Br J Ophthalmol 2009；93：1181-1185.
130 – 6		Kakita T, et al：Influence of overnight orthokeratology on axial length elongation in childhood myopia. Invest Ophthalmol Vis Sci 2011；52：2170-2174.
130 – 7		Cho P, et al：Retardation of myopia in orthokeratology (ROMIO) study：a 2-year randomized clinical trial. Invest Ophthalmol Vis Sci 2012；53：7077-7085.
130 – 8		Smith EL 3rd, et al：Peripheral vision can influence eye growth and refractive development in infant monkeys. Invest Ophthalmol Vis Sci 2005；46：3965-3972.
130 – 9		Smith EL 3rd, et al：Effects of foveal ablation on emmetropization and form-deprivation myopia. Invest Ophthalmol Vis Sci 2007；48：3914-3922.
130 – 10		Hiraoka T, et al：Long-term effect of overnight orthokeratology on axial length elongation in childhood myopia：a 5-year follow-up study. Invest Ophthalmol Vis Sci 2012；53：3913-3919.

■薬物治療

151 – 1		Morgan IG, et al：Myopia. Lancet 2012；379：1739-1748.
151 – 2		Walline JJ, et al：Interventions to slow progression of myopia in children. Cochrane Database Syst Rev 2011；12：CD004916.
151 – 3		長谷部　聡：屈折矯正における基本．小児の近視予防．あたらしい眼科 2010；27：757-761.
151 – 4		Wiesel TN, et al：Myopia and eye enlargement after neonatal lid fusion in monkeys. Nature 1977；266：66-68.
151 – 5		Wallman J, et al：Extreme myopia produced by modest change in early visual experience. Science 1978；201：1249-1251.
151 – 6		Gil DW, et al：Muscarinic receptor subtypes in human iris-ciliary body measured by immunoprecipitation. Invest Ophthalmol Vis Sci 1997；38：1434-1442.

項目起始頁	文献番号	文献
151 - 7		Yin GC, et al：Muscarinic antagonist control of myopia：a molecular search for the M1 receptor in chick. Mol Vis 2004；10：787-793.
151 - 8		Lin HJ, et al：Muscarinic acetylcholine receptor 1 gene polymorphisms associated with high myopia. Mol Vis 2009；15：1774-1780.
151 - 9		Barathi VA, et al：Expression of muscarinic receptors in human and mouse sclera and their role in the regulation of scleral fibroblasts proliferation. Mol Vis 2009；15：1277-1293.
151 - 10		所 敬ら：弱度近視の発生機序とその治療の可能性．日本眼科学会雑誌 1998；102：796-812.
151 - 11		Lin HJ, et al：Muscarinic acetylcholine receptor 3 is dominant in myopia progression. Invest Ophthalmol Vis Sci 2012；53：6519-6525.
151 - 12		Stone RA, et al：Muscarinic antagonist effects on experimental chick myopia. Exp Eye Res 1991；52：755-758.
151 - 13		McBrien NA, et al：Expression of muscarinic receptor subtypes in tree shrew ocular tissues and their regulation during the development of myopia. Mol Vis 2009；15：464-475.
151 - 14		Stone RA, et al：Effects of nicotinic antagonists on ocular growth and experimental myopia. Invest Ophthalmol Vis Sci 2001；42：557-565.
151 - 15		Gallego P, et al：Scleral changes induced by atropine in chicks as an experimental model of myopia. Ophthalmic Physiol Opt 2012；32：478-484.
151 - 16		長谷部 聡：眼科医の手引．小児の近視進行は予防できるか．日本の眼科 2010；81：1027-1028.
151 - 17		長谷部 聡：One Point Advice 点眼による近視進行予防効果．眼科プラクティス 23 眼科薬物治療 A to Z．東京：文光堂；2008. p.289.
151 - 18		鳥居秀成ら：学校近視の現況に関する 2010 年度アンケート調査報告．日本の眼科 2011；82：531-541.
151 - 19		Fang YT, et al：Prescription of atropine eye drops among children diagnosed with myopia in Taiwan from 2000 to 2007：a nationwide study. Eye (Lond) 2013；27：418-424.
151 - 20		Lee JJ, et al：Prevention of myopia progression with 0.05% atropine solution. J Ocul Pharmacol Ther 2006；22：41-46.
151 - 21		Wu PC, et al：The long-term results of using low-concentration atropine eye drops for controlling myopia progression in schoolchildren. J Ocul Pharmacol Ther 2011；27：461-466.
151 - 22		Chia A, et al：Atropine for the treatment of childhood myopia：safety and efficacy of 0.5%, 0.1%, and 0.01% doses (Atropine for the Treatment of Myopia 2). Ophthalmology 2012；119：347-354.
151 - 23		Tong L, et al：Atropine for the treatment of childhood myopia：effect on myopia progression after cessation of atropine. Ophthalmology 2009；116：572-579.
151 - 24		Chia A, et al：Five-Year Clinical Trial on Atropine for the Treatment of Myopia 2：Myopia Control with Atropine 0.01% Eyedrops. Ophthalmology 2015 Aug 11. pii：S0161-6420(15)00675-2. doi：10.1016/j.ophtha.2015.07.004.
151 - 25		Chua WH, et al：Atropine for the treatment of childhood myopia. Ophthalmology 2006；113：2285-2291.
151 - 26		Siatkowski RM, et al：Safety and efficacy of 2% pirenzepine ophthalmic gel in children with myopia：a 1-year, multicenter, double-masked, placebo-controlled parallel study. Arch Ophthalmol 2004；122：1667-1674.
151 - 27		Tan DT, et al：One-year multicenter, double-masked, placebo-controlled, parallel safety and efficacy study of 2% pirenzepine ophthalmic gel in children with myopia. Ophthalmology 2005；112：84-91.

項目起始頁	文献番号	文献
151 – 28		Hosaka A：Myopia prevention and therapy. The role of pharmaceutical agents. Japanese studies. Acta Ophthalmol Suppl 1988；185：130-131.
151 – 29		Jensen H：Myopia progression in young school children. A prospective study of myopia progression and the effect of a trial with bifocal lenses and beta blocker eye drops. Acta Ophthalmol Suppl 1991；(200)：1-79.
151 – 30		Saw SM, et al：Interventions to retard myopia progression in children：an evidence-based update. Ophthalmology 2002；109：415-421；discussion 422-424；quiz 425-426, 443.
151 – 31		Ihara M, et al：Biological profiles of highly potent novel endothelin antagonists selective for the ETA receptor. Life Sci 1992；50：247-255.
151 – 32		矢野光夫：降圧薬としてのエンドセリン拮抗薬. 医学のあゆみ 1994；170：379-382.
151 – 33		上川床総一郎ら：ウシ毛様体筋に対する漢方製剤の作用. 日本眼科学会雑誌 1994；98：1061-1066.
151 – 34		Iuvone PM, et al：Effects of apomorphine, a dopamine receptor agonist, on ocular refraction and axial elongation in a primate model of myopia. Invest Ophthalmol Vis Sci 1991；32：1674-1677.
151 – 35		Fujikado T, et al：The effect of nitric oxide synthase inhibitor on form-deprivation myopia. Curr Eye Res 1997；16：992-996.
151 – 36		Becker B：Topical 8-bromo-cyclic GMP lowers intraocular pressure in rabbits. Invest Ophthalmol Vis Sci 1990；31：1647-1649.
151 – 37		Verhoeven VJ, et al：Genome-wide meta-analyses of multiancestry cohorts identify multiple new susceptibility loci for refractive error and myopia. Nat Genet 2013；45：314-318.

■ 周辺視，周辺網膜のデフォーカスについて教えてください

157 – 1		Smith EL 3rd, et al：Relative peripheral hyperopic defocus alters central refractive development in infant monkeys. Vision Res 2009；49：2386-2392.
157 – 2		Tepelus TC, et al：Effects of lenses with different power profiles on eye shape in chickens. Vision Res 2012；54：12-19.
157 – 3		Charman WN, et al：Peripheral refraction and the development of refractive error：a review. Ophthalmic Physiol Opt 2010；30：321-338.
157 – 4		Schmid GF：Association between retinal steepness and central myopic shift in children. Optom Vis Sci 2011；88：684-690.

■ 強度近視患者のIOL度数の目標値と計算式を教えてください

160 – 1		Yokoi T, et al：Evaluation of refractive error after cataract surgery in highly myopic eyes. Int Ophthalmol 2013；33：343-348.
160 – 2		吉村尚子ら：強度近視の白内障患者における近方視と術後の満足度について. 日本視能訓練士協会誌 2002；31：131-137.
160 – 3		Haigis W, et al：Intraocular lens calculation in extreme myopia. J Cataract Refract Surg 2009；35：906-911.
160 – 4		Petermeier K, et al：Intraocular lens power calculation and optimized constants for highly myopic eyes. J Cataract Refract Surg 2009；35：1575-1581.
160 – 5		Wang L, et al：Optimizing intraocular lens power calculations in eyes with axial lengths above 25.0 mm. J Cataract Refract Surg 2011；37：2018-2027.
160 – 6		Pearce JL, et al：Capsular fixated posterior chamber lenses in high myopia. Trans Ophthalmol Soc UK 1985；104：586-587.
160 – 7		Hayashi K, et al：Optimum target refraction for highly and moderately myopic patients after monofocal intraocular lens implantation. J Cataract Refract Surg 2007；33：240-246.

項目起始頁	文献番号	文献
160 - 8		Barrett GD, et al：An improved universal theoretical formula for intraocular lens power prediction. J Cataract Refract Surg 1993；19：713-720.
160 - 9		Saka N, et al：Long-term changes in axial length in adult eyes with pathologic myopia. Am J Ophthalmol 2010；150：562-568.
		■ 強膜補強術の動向について教えてください
165 - 1		Ando F, et al：Anatomical and visual outcomes after episcleral macular buckling compared with those after pars plana vitrectomy for retinal detachment caused by macular hole in highly myopic eyes. Retina 2007；27：37-44.
		■ 疫学
168 - 1		Buch H, et al：Prevalence and causes of visual impairment and blindness among 9980 Scandinavian adults：the Copenhagen City Eye Study. Ophthalmology 2004；111：53-61.
168 - 2		Klaver CC, et al：Age-specific prevalence and causes of blindness and visual impairment in an older population：the Rotterdam Study. Arch Ophthalmol 1998；116：653-658.
168 - 3		Cotter SA, et al：Causes of low vision and blindness in adult Latinos：the Los Angeles Latino Eye Study. Ophthalmology 2006；113：1574-1582.
168 - 4		Xu L, et al：Causes of blindness and visual impairment in urban and rural areas in Beijing：the Beijing Eye Study. Ophthalmology 2006；113：1134.
168 - 5		Krumpaszky HG, et al：Blindness incidence in Germany. A population-based study from Wurttemberg-Hohenzollern. Ophthalmologica 1999；213：176-182.
168 - 6		Green JS, et al：The burden of genetically determined eye disease. Br J Ophthalmol 1986；70：696-699.
168 - 7		Munier A, et al：Causes of blindness in the adult population of the Republic of Ireland. Br J Ophthalmol 1998；82：630-633.
168 - 8		Cedrone C, et al：Incidence of blindness and low vision in a sample population：the Priverno Eye Study, Italy. Ophthalmology 2003；110：584-588.
168 - 9		Hsu WM, et al：Prevalence and causes of visual impairment in an elderly Chinese population in Taiwan：the Shihpai Eye Study. Ophthalmology 2004；111：62-69.
168 - 10		Iwase A, et al：Prevalence and causes of low vision and blindness in a Japanese adult population：the Tajimi Study. Ophthalmology 2006；113：1354-1362.
168 - 11		石橋達朗ら：厚生労働科学研究費補助金難治性疾患克服研究事業　網膜脈絡膜・視神経萎縮症に関する研究：平成17年度研究報告書.
168 - 12		所　敬ら：病的近視診断の手引き. 厚生省特定疾患網膜脈絡膜萎縮症調査研究班報告書. 1987. p.1-14.
168 - 13		Avila MP, et al：Natural history of choroidal neovascularization in degenerative myopia. Ophthalmology 1984；91：1573-1581.
168 - 14		Hayashi K, et al：Long-term pattern of progression of myopic maculopathy：a natural history study. Ophthalmology 2010；117：1595-1611.
168 - 15		Asakuma T, et al：Prevalence and risk factors for myopic retinopathy in a Japanese population：the Hisayama Study. Ophthalmology 2012；119：1760-1765.
168 - 16		Vongphanit J, et al：Prevalence and progression of myopic retinopathy in an older population. Ophthalmology 2002；109：704-711.
168 - 17		Liu HH, et al：Prevalence and progression of myopic retinopathy in Chinese adults：the Beijing Eye Study. Ophthalmology 2010；117：1763-1768.

項目起始頁	文献番号	文献
		■ 近視性黄斑症の新分類
175 – 1		Ohno-Matsui K, et al：META-analysis for Pathologic Myopia (META-PM) Study Group：International photographic classification and grading system for myopic maculopathy. Am J Ophthalmol 2015；159：877-883.
175 – 2		Hayashi K, et al：Long-term pattern of progression of myopic maculopathy：A Natural History Study. Ophthalmology 2010；117：1595-1611.
		■ 眼底病変の進行過程
177 – 1		Avila MP, et al：Natural history of choroidal neovascularization in degenerative myopia. Ophthalmology 1984；91：1573-1581.
177 – 2		Tokoro T：Types of fundus changes in the posterior pole. In：Tokoro T, editor. Atlas of Posterior Fundus Changes in Pathologic Myopia. Tokyo：Springer-Verlag；1998. p.5-22.
177 – 3		Hayashi K, et al：Long-term pattern of progression of myopic maculopathy a natural history study. Ophthalmology 2010；117：1595-1611.
177 – 4		Curtin BJ：The posterior staphyloma of pathologic myopia. Trans Am Ophthal Soc 1977；75：67-86.
177 – 5		Moriyama M, et al：Topographic analyses of shape of eyes with pathologic myopia by high-resolution three-dimensional magnetic resonance imaging. Ophthalmology 2011；118：1626-1637.
177 – 6		Ohno-Matsui K, et al：Proposed classification of posterior staphylomas based on analyses of eye shape by three-dimensional magnetic resonance imaging and wide-field fundus imaging. Ophthalmology 2014；121：1798-1809.
177 – 7		Ohno-Matsui K, et al：International photographic classification and grading system for myopic maculopathy. Am J Ophthalmol 2015；159：877-883.
		■ 強度近視の健康関連 QOL
187 – 1		田中健吾：勤労者を対象とした心理的ストレス反応尺度の項目反応理論による検討．大阪経大論集 2012；63：137-150.
187 – 2		横井多恵：近視と健康関連 QOL．近視 基礎と臨床．東京：金原出版；2012. p.153-155.
187 – 3		He M, et al：Refractive error and visual impairment in school children in rural southern China. Ophthalmology 2007；114：374-382.
187 – 4		Robaci D, et al：Refractive error and patterns of spectacle use in 12-year-old Australian children. Ophthalmology 2006；113：1567-1573.
		■ 近視性 CNV／診断
194 – 1		Baba T, et al：Two-year comparison of photodynamic therapy and intravitreal bevacizumab for treatment of myopic choroidal neovascularization. Br J Ophthalmol 2010；94：860-870.
194 – 2		Ikuno Y, et al：Two-year visual results for older Asian women treated with photodynamic therapy of bevacizumab for myopic choroidal neovascularization. Am J Ophthalmol 2010；149：140-146.
194 – 3		Hayashi K, et al：Two-year outcomes of intravitreal bevacizumab for choroidal neovascularization in Japanese patients with pathologic myopia. Retina 2012；32：687-695.
194 – 4		Yoshida T, et al：Long-term visual prognosis of choroidal neovascularization in high myopia：a comparison between age groups. Ophthalmology 2002；109：712-719.
194 – 5		Cohen SY, et al：Etiology of choroidal neovascularization in young patients. Ophthalmology 1996；103：1241-1244.

項目起始頁	文献番号	文献
194	6	Baba T, et al：Optical coherence tomography of choroidal neovascularization in high myopia. Acta Ophthalmol Scand 2002；80：82-87.

■ 近視性 CNV／治療

項目起始頁	文献番号	文献
202	1	Gass JD：Biomicroscopic and histopathologic considerations regarding the feasibility of surgical excision of subfoveal neovascular membranes. Am J Ophthalmol 1994；118：285-298.
202	2	Yoshida T, et al：Myopic choroidal neovascularization：a 10-year follow up. Ophthalmology 2003；110：1297-1305.
202	3	Ohno-Matsui K, et al：Patchy atrophy and lacquer cracks predispose to the development of choroidal neovascularization in pathologic myopia. Br J Ophthalmol 2003；87：570-573.
202	4	Wakabayashi T, et al：Choroidal filling delay in choroidal neovascularisation due to pathological myopia. Br J Ophthalmol 2010；94：611-615.
202	5	Verteporfin in Photodynamic Therapy (VIP) Study Group：Photodynamic therapy of subfoveal choroidal neovascularization in pathologic myopia with verteporfin. 1-year results of a randomized clinical trial-VIP report no. 1. Ophthalmology 2001；108：841-852.
202	6	Verteporfin in Photodynamic Therapy (VIP) Study Group：Verteporfin therapy of subfoveal choroidal neovascularization in pathologic myopia. 2-year results of a randomized clinical trial-VIP report no.3. Ophthalmology 2003；110：667-673.
202	7	Ikuno Y, et al：Intravitreal bevacizumab for choroidal neovascularization attributable to pathological myopia：one-year results. Am J Ophthalmol 2009；147：94-100.
202	8	Wakabayashi T, et al：Different dosing of intravitreal bevacizumab for choroidal neovascularization because of pathologic myopia. Retina 2001；31：880-886.
202	9	Ruiz-Moreno JM, et al：Three versus one intravitreal bevacizumab injections as initial protocol to treat myopic choroidal neovascularization. Acta Ophthalmol 2012；90：e82-83.

■ 高齢者の近視性 CNV と AMD との違いについて教えてください

項目起始頁	文献番号	文献
207	1	Pan CW：Differential associations of myopia with major age-related eye diseases：the Singapore Indian Eye Study. Ophthalmology 2013；120：284-291.
207	2	高橋寛二ら（厚生労働省網膜脈絡膜・視神経萎縮症調査研究班加齢黄斑変性診断基準作成ワーキンググループ）：加齢黄斑変性の分類と診断基準．日本眼科学会雑誌 2008；112：1076-1084.
207	3	Gass JDM：Biomicroscopic and histopathologic considerations regarding the feasibility of surgical excision of subfoveal neovascular membranes. Am J Ophthalmol 1994；118：285-298.
207	4	Green RW, et al：Age-related macular degeneration histopathologic studies. Ophthalmology 1993；100：1519-1535.
207	5	森　隆三郎：加齢黄斑変性はこう読む．特集 光干渉断層計（OCT）はこう読む！あたらしい眼科 2009；26：613-623.

■ 近視性 CNV 発生の原因について教えてください

項目起始頁	文献番号	文献
211	1	Ohno-Matsui K, et al：Patchy atrophy and lacquer cracks predispose to the development of choroidal neovascularisation in pathological myopia. Br J Ophthalmol 2003；87：570-573.
211	2	Seko Y, et al：Induction of vascular endothelial growth factor after application of mechanical stress to retinal pigment epithelium of the rat *in vitro*. Invest Ophthalmol Vis Sci 1999；40：3287-3291.
211	3	Mammoto A, et al：A mechanosensitive transcriptional mechanism that controls angiogenesis. Nature 2009；457：1103-1108.
211	4	Ikuno Y, et al：Ocular risk factors for choroidal neovascularization in pathologic myopia. Invest Ophthalmol Vis Sci 2010；51：3721-3725.

項目起始頁	文献番号	文献
211 - 5		Wakabayashi T, et al：Choroidal filling delay in choroidal neovascularisation due to pathological myopia. Br J Ophthalmol 2010；94：611-615.
211 - 6		Miyake M, et al：Evaluation of pigment epithelium-derived factor and complement factor I polymorphisms as a cause of choroidal neovascularization in highly myopic eyes. Invest Ophthalmol Vis Sci 2013；54：4208-4212.
■ 治療／硝子体手術（総論）		
225 - 1		Ikuno Y, et al：Foveal anatomical status and surgical results in vitrectomy for myopic foveoschisis. Jpn J Ophthalmol 2008；52：269-276.
225 - 2		Michalewska Z, et al：Inverted internal limiting membrane flap technique for large macular holes. Ophthalmology 2010；117：2018-2025.
225 - 3		Kuriyama S, et al：Efficacy of inverted internal limiting membrane flap technique for the treatment of macular hole in high myopia. Am J Ophthalmol 2013；156：125-131.
■ 治療／強膜バックリング		
231 - 1		安藤文隆：黄斑円孔網膜剝離．眼科プラクティス 2 黄斑疾患の病態理解と治療．東京：文光堂；2005．p.142-145.
231 - 2		生野恭司：変性近視の硝子体手術．眼科プラクティス 2 黄斑疾患の病態理解と治療．東京：文光堂；2005．p.252-255.
231 - 3		山本貞子：黄斑円孔網膜剝離．眼科プラクティス 2 黄斑疾患の病態理解と治療．東京：文光堂；2005．p.256-261.
231 - 4		安藤文隆：黄斑円孔を伴う網膜剝離に対する黄斑プロンベ縫着術の適応と予後．臨床眼科医報 1984；78：1320-1324.
■ 近視性牽引黄斑症／手術時の病理所見から示された発症メカニズムを教えてください		
239 - 1		Hisatomi T, et al：A new method for comprehensive bird's-eye analysis of the surgically excised internal limiting membrane. Am J Ophthalmol 2005；139：1121-1122.
239 - 2		Hisatomi T, et al：Cellular migration associated with macular hole：a new method for comprehensive bird's-eye analysis of the internal limiting membrane. Arch Ophthalmol 2006；124：1005-1011.
239 - 3		Sakamoto T, et al：Triamcinolone-assisted pars plana vitrectomy improves the surgical procedures and decreases the postoperative blood-ocular barrier breakdown. Graefes Arch Clin Exp Ophthalmol 2002；240：423-429.
239 - 4		Sonoda KH, et al：Residual vitreous cortex after surgical posterior vitreous separation visualized by intravitreous triamcinolone acetonide. Ophthalmology 2004；111：226-230.
239 - 5		Hisatomi T, et al：Staining ability and biocompatibility of brilliant blue G；preclinical study of brilliant blue G as an adjunct for capsular staining. Arch Ophthalmol 2006；124：514-519.
239 - 6		Hisatomi T, et al：Brilliant blue g double staining enhances successful internal limiting membrane peeling with minimal adverse effect by low cellular permeability into live cells. Retina 2015；35：310-318.
239 - 7		Hisatomi T, et al：Ultrastructural changes of the vitreoretinal interface during long-term follow-up after removal of the internal limiting membrane. Am J Ophthalmol 2014；158：550-556.
■ 緑内障と近視性視神経症／治療・管理方針		
254 - 1		Rudnicka AR, et al：Automated static perimetry in myopes with peripapillary crescents-Part I. Ophthal Physiol Opt 1996；16：409-412.

項目起始頁	文献番号	文献
254 - 2		新田耕治ら：乳頭周囲網脈絡膜萎縮の静的視野に及ぼす影響―眼軸長との関係. 日本眼科学会雑誌 2006；110：257-262.
254 - 3		Ohno-Matsui K, et al：Long-term development of significant visual field defects in highly myopic eyes. Am J Ophthalmol 2011；152：256-265.
254 - 4		Ohno-Matsui K, et al：Imaging the retrobulbar subarachnoid space around the optic nerve by swept-source optical coherence tomography in eyes with pathologic myopia. Invest Ophthalmol Vis Sci 2011；52：9644-9650.
254 - 5		Ohno-Matsui K, et al：Acquired optic nerve and peripapillary pits in pathologic myopia. Ophthalmology 2012；119：1685-1692.
254 - 6		Kiumehr S, et al：*In vivo* evaluation of focal lamina cribrosa defects in glaucoma. Arch Ophthalmol 2012；130：552-559.
254 - 7		Nakazawa T, et al：Progression of visual field defects in eyes with different optic disc appearances in patients with normal tension glaucoma. J Glaucoma 2012；21：426-430.
254 - 8		Nakazawa T, et al：Different types of optic disc shape in patients with advanced open-angle glaucoma. Jpn J Ophthalmol 2010；54：291-295.
254 - 9		Kimura Y, et al：Retinal nerve fiber layer defects in highly myopic eyes with early glaucoma. Invest Ophthalmol Vis Sci 2012；53：6472-6478.
254 - 10		Jonas JB, et al：Parapapillary atrophy：histological gamma zone and delta zone. PLoS One 2012；7：e47237.

■ 強度近視眼の視神経障害の機序について，網膜神経節細胞を中心に教えてください

261 - 1		Marcus MW, et al：Myopia as a risk factor for open-angle glaucoma：a systematic review and meta-analysis. Ophthalmology 2011；118：1989-1994.
261 - 2		Ohno-Matsui K, et al：Long-term development of significant visual field defects in highly myopic eyes. Am J Ophthalmol 2011；152：256-265.
261 - 3		Tanaka Y, et al：Extreme thinning or loss of inner neural retina along the staphyloma edge in eyes with pathologic myopia. Am J Ophthalmol 2015；159：677-682.

■ 強度近視眼の視神経障害の機序について，視神経周囲の構造を中心に教えてください

263 - 1		Ohno-Matsui K, et al：Long-term development of significant visual field defects in highly myopic eyes. Am J Ophthalmol 2011；152：256-265 e1.
263 - 2		Freund KB, et al：Peripapillary detachment in pathologic myopia. Arch Ophthalmol 2003；121：197-204.
263 - 3		Shimada N, et al：Characteristics of peripapillary detachment in pathologic myopia. Arch Ophthalmol 2006；124：46-52.
263 - 4		Spaide RF, et al：Evaluation of peripapillary intrachoroidal cavitation with swept source and enhanced depth imaging optical coherence tomography. Retina 2012；32：1037-1044.
263 - 5		Shimada N, et al：Peripapillary changes detected by optical coherence tomography in eyes with high myopia. Ophthalmology 2007；114：2070-2076.
263 - 6		Ohno-Matsui K, et al：Acquired optic nerve and peripapillary pits in pathologic myopia. Ophthalmology 2012；119：1685-1692.
263 - 7		Ohno-Matsui K, et al：Imaging the retrobulbar subarachnoid space around the optic nerve by swept-source optical coherence tomography in eyes with pathologic myopia. Invest Ophthalmol Vis Sci 2011；52：9644-9650.
263 - 8		Curtin BJ：The posterior staphyloma of pathologic myopia. Trans Am Ophthalmol Soc 1977；75：67-86.

項目起始頁	文献番号	文献
263 – 9		Akagi T, et al：Peripapillary scleral deformation and retinal nerve fiber damage in high myopia assessed with swept-source optical coherence tomography. Am J Ophthalmol 2013；155：927-936.
		■ 近視性網膜脈絡膜萎縮／進行過程と予後
273 – 1		Hayashi K, et al：Long-term pattern of progression of myopic maculopathy：a natural history study. Ophthalmology 2010；117：1595-1611.
273 – 2		Hayashi K, et al：Photodynamic therapy with verteporfin for choroidal neovascularization of pathologic myopia in Japanese patients：comparison with nontreated controls. Am J Ophthalmol 2008；145：518-526.
273 – 3		Blinder KJ, et al：Verteporfin therapy of subfoveal choroidal neovascularization in pathologic myopia：2-year results of a randomized clinical trial—VIP report no.3. Ophthalmology 2003；110：667-673.
273 – 4		Lam DS, et al：Photodynamic therapy with verteporfin for subfoveal choroidal neovascularisation of pathologic myopia in Chinese eyes：a prospective series of 1 and 2 year follow up. Br J Ophthalmol 2004；88：1315-1319.
273 – 5		Hayashi K, et al：Long-term results of photodynamic therapy for choroidal neovascularization in Japanese patients with pathological myopia. Am J Ophthalmol 2010；151：137-147.
273 – 6		Hayashi K, et al：Comparison of visual outcome and regression pattern of myopic choroidal neovascularization after intravitreal bevacizumab or after photodynamic therapy. Am J Ophthalmol 2009；148：396-408.
273 – 7		Hayashi K, et al：Two-year outcomes of intravitreal bevacizumab for choroidal neovascularization in Japanese patients with pathological myopia. Retina 2012；32：687-695.

索引

あ行

アイリーア®	203
アカントアメーバ	150
アセチルコリン	151
圧迫因子	133
アトピー性皮膚炎	164
アトロピン	8, 139, 151−154
アバスチン®	203, 279
アプラネーションレンズ	145
アフリベルセプト	8, 203, 207
アベリノ角膜変性症	143
アマクリン細胞	57
アライメントカーブ	131, 133, 134
安藤式黄斑ブロンベ	166
石原忍	34
石原東眼式新仮名文字	34
遺伝の要因	26, 51
遺伝率	12
色収差	75
飲酒	172
インドシアニングリーン	106, 197, 200, 211, 268
雲霧	122, 123
液空気置換	227
エキシマレーザー	142, 144, 149
エクタジア	128
エッジリフト	134
エピケラトーム	142
エラスチン	286
遠視眼	81, 83
遠視性デフォーカス	138
円錐角膜	41, 77, 84, 89, 130, 141, 190
円柱成分	75
エンドセリンA受容体阻害薬	155
黄色ブドウ球菌	150
黄斑変性症	6
黄斑萎縮	178, 179, 185, 273, 275, 277
黄斑円孔	67, 106, 110, 165, 216, 217, 219, 222, 225, 226, 229, 230, 236, 239, 240
黄斑円孔網膜剝離	106, 107, 109, 165, 194, 222, 225, 231, 232
黄斑上膜	106, 110, 216, 217, 218, 222
黄斑低形成	42
黄斑剝離	239, 240
黄斑バックリング	233
黄斑バックル	231, 233
黄斑部萎縮	175

か行

黄斑部局所 ERG	91, 94, 95
黄斑部網脈絡膜萎縮	280
黄斑ブロンベ	165, 166, 233
黄斑分離	194, 239, 240
凹レンズ	126
オーストラリア	12, 35
オートレフラクトメータ	77, 169
オーバーナイトオルソケラトロジー	130
オーバー・レチノスコピー	123, 124
屋外活動	12, 58
オルソケラトロジー	125, 130, 139
オルソケラトロジー・ガイドライン	131
外斜視	49
外層分層黄斑円孔	238
外直筋	286, 288, 289, 291, 293
外直筋切除短縮術	288
回転対称	79
灰白色隆起病巣	208
学童期	10
学童近視	15
核白内障	77, 164
角膜厚	253
角膜エクタジア	128
角膜曲率	12, 15
角膜屈折力	2, 53, 62, 131
角膜屈折力マップ	81
角膜形状解析	75
角膜高次収差マップ	81
角膜後面収差	84
角膜混濁	5
角膜上皮下混濁	144
角膜前後面切開術	142
角膜前面	84
角膜中心屈折力	131
角膜トポグラファー	84, 132
角膜トポグラフィー	134
角膜内インレー	148
角膜内皮細胞	147
角膜不正乱視	77
角膜放射状切開術	149
角膜マイヤー像	81
角膜離心率	134
角膜 Axial Power マップ	81
過蛍光	196
下斜筋	293, 294

下直筋後転術	288
加齢黄斑変性	161
カテニンデルタ2遺伝子	28
カドヘリン	28
カニ爪様	141
カラーコードマップ	77
加齢黄斑変性	105, 169, 194, 199, 200, 202, 207
眼圧上昇	151
眼位ずれ	126
眼窩腫瘍	272
眼窩底骨折	290
眼球加温	102
眼球形状	181
眼球形態	62
眼球牽引試験	289
眼球高次収差マップ	81
眼球振盪	42
眼球電図	91
眼球の変形	15, 18
眼球モデル	16
眼鏡矯正	127
眼鏡調節	295
眼鏡レンズ	125
眼瞼下垂	40, 49
眼軸	18, 33, 36, 53, 59, 97, 137, 165, 196
眼軸長	2, 12, 15, 36, 51−53, 56, 62, 91, 92, 98, 102, 103, 139, 157, 162, 163, 169, 172, 177, 207, 211, 225, 236, 239, 254, 284, 291
眼軸長計測	62
眼軸長の視覚制御	7
眼循環	103
冠状断 MRI	285, 294
眼白子症	42
眼振	40, 49
完全型先天停在性夜盲症	57
完全型 CSNB	96, 97
完全矯正	122, 124
杆体応答	91
杆体視細胞	96
眼底自発蛍光	197, 268
眼底出血	117
眼底病変	6
眼トキソプラズマ症	199
眼内レンズ	40, 84, 115, 117, 160, 207
眼内レンズ定数	161
眼内レンズ挿入術	64
眼皮膚白子症	42

顔面紅潮	151	
機械近視	123	
機械的外転制限	284	
危険因子	12	
喫煙	164, 172	
基底外方プリズム作用	126	
基底内方プリズム作用	126	
球状角膜	141	
球状水晶体	41, 49	
急性帯状潜在性網膜外層症	47	
球面成分	75	
球面収差	78, 79, 80, 123, 136, 150, 164	
球面値	78	
球面様収差	78, 80	
球面レンズ	159	
共焦点レーザー走査型眼底装置	203	
強度近視	10, 19, 28, 41, 51, 67, 98, 114, 126, 160, 164, 165, 168, 181, 187, 190, 195, 202, 207, 211, 232, 236, 246, 247, 254, 261, 263, 284, 289	
強度近視眼	82, 83	
強度近視群	93	
強度近視性斜視	284, 285, 288, 291, 293	
強度近視の定義	51	
強度近視の有病率	11	
強膜	5	
強膜短縮術	232	
強膜バックリング	231	
強膜補強術	165	
極小切開硝子体手術	231	
局所 ERG	94	
曲率半径	131, 163	
巨大乳頭	246	
近見作業	12	
近視化	164	
近視型乳頭	255	
近視眼	82, 83	
近視矯正	122, 150	
近視人口	2, 33	
近視進行のパターン	52	
近視進行抑制	125, 137, 154	
近視性黄斑症	13, 175	
近視性黄斑部病変	5	
近視性黄斑分離症	8, 106, 107	
近視性黄斑変性	7, 33, 34, 170, 171, 174	
近視性屈折暗点	68	
近視性牽引黄斑症	64, 216, 223, 225, 236, 239, 241	
近視性コーヌス	195, 258, 271	
近視性視神経症	68, 73, 244, 259	
近視性中心窩分離症	109	
近視性脈絡膜新生血管	6, 8, 105, 106, 168, 179, 194, 202, 216, 273	
近視性網膜症	10, 168, 170, 171	
近視性網脈絡膜萎縮	254, 268	
近視性乱視	9	
近視性 CNV	8, 178, 179, 194, 195, 202, 207, 211, 212, 216, 273, 277, 279	
近視の定義	9	

近視の程度分類	5	
近視の有病率	9	
近視モデル	3	
近視予防法	34, 35	
近赤外光	216	
筋線維芽細胞	242	
筋腹縫着術	288	
空間周波数	85, 86	
空間周波数特性	84	
屈折暗点	70	
屈折矯正手術	89, 142	
屈折検査	158	
屈折度(数)	52, 102−104, 122, 172, 207	
屈折力	2, 51	
くも膜下腔	263, 265	
グリア環	226	
グリア細胞	229, 239−242	
クリスタリン	164	
グルカゴン産生アマクリン細胞	58	
グレア	150	
蛍光漏出	196	
傾斜乳頭	245	
傾斜乳頭症候群	70, 108−110	
形状評価法	15	
形態覚遮断近視	36, 56, 151	
軽度屈折異常群	93	
血圧上昇	151	
血管径	100, 104	
血管抵抗指数	100	
血管内皮増殖因子	45, 277	
血液網膜柵機能	102	
血液網膜柵内方透過性係数	102	
結紮	293	
結膜充血	141	
血流速度	99, 100, 104	
血流量	104	
ゲノムワイド関連解析	26, 55	
ケラト値	131, 133	
牽引黄斑症	67	
牽引試験	289	
牽引性網膜剥離	216, 221	
検影法	123, 157	
限界フリッカ値	47	
検眼レンズ度数	127	
限局性萎縮病変	6, 114, 116, 170, 171, 270	
限局性網脈絡膜萎縮	71, 175, 178, 179, 182, 185, 195, 268, 273, 274, 275, 276	
原発閉塞隅角緑内障	253	
抗血管内皮増殖因子	194, 203	
抗コリン作用薬	151	
高酸素透過性レンズ	130	
高次収差	74, 75, 78, 79, 84, 137, 145, 150	
光視症	46, 47	
光線力学療法	47, 202, 276	
酵素的硝子体分解療法	242	
高等学校生	9	
高度近視	195, 225, 229, 239	

高度近視黄斑症	240	
後囊下白内障	164	
後部強膜炎	23, 272	
後部硝子体剥離	223, 226, 239, 240	
後部硝子体皮質	242	
後部硝子体膜除去	236	
後部ぶどう腫	4, 18−20, 62, 70, 72, 94, 108, 163, 165, 172, 174, 179, 180, 195, 207, 216, 218, 225, 231, 232, 236, 250, 251, 254, 261, 275	
後部ぶどう腫の突出度の評価法	66	
後部ぶどう腫の分類	180	
後毛様体動脈	103, 104	
項目応答理論	188	
効用値	187	
高齢者	208, 253	
抗 VEGF 抗体	45	
抗 VEGF 抗体治療	32	
抗 VEGF 治療	211	
抗 VEGF 薬	194, 201, 203	
抗 VEGF(薬)療法	8, 105, 279	
コーヌス	258, 264, 271	
コーヌス内ピット	264	
コワ ER-80	94	
戸外活動	35	
固視	115	
固視視標	123	
固視ずれ	71	
固視点近傍	255	
固定内斜視	68, 284, 288−291	
古典的テスト理論	187	
コホート研究	35	
コマ収差	78, 79, 128, 136, 150	
コマ様収差	78, 79	
コラーゲン	27, 41, 43, 241, 286	
コリン作用遮断薬	151	
五苓散	156	
コロボーマ	40, 49	
コンタクトレンズ	122, 128, 295	
コンタクトレンズパワー	127	
コントラスト閾値	85	
コントラスト感度	74, 84, 137	
コントラスト感度曲線	86	
困難度	188	
コンポーネントマップ	85	

さ行

サーフェイスアブレーション	142	
座位	28	
最小輝度	85	
最大輝度	85	
最大視認力	160	
サイプレジン®点眼液	123	
細胞増殖抑制療法	242	
佐藤氏手術	149	
サル	3, 36, 56, 102, 137, 151, 240	
散瞳	151, 155	
散乱光	71	
ジオプトリー誤差	159	
視覚関連 QOL	190	

索引

自覚的検査	122
視覚障害の原因疾患	7
視覚誘発電位	91
色素上皮細胞	241, 242
色素変性	40
色素漏出	210
軸外収差	137, 157
軸外収差防止 PAL	125
シクロペントラート	151
視細胞	57
視細胞内節外節接合部	45, 47
矢状収差	78, 79
篩状板	255, 257, 261, 263, 265
視神経	263
視神経疾患	89
視神経乳頭	254
視神経乳頭小窩・黄斑症候群	220
視神経乳頭ピット	264
視性刺激遮断近視	56, 151
耳側楔状欠損	72
耳側偏位型	181
実験近視モデル	2, 56, 101
質調整生存年	187
失明	13
自動レフラクトメータ	123, 157, 158
自発蛍光	197
脂肪沈着	141
縞視標コントラスト感度	86, 87
視野	67
視野異常	109, 247
弱主経線	133
弱度近視	51
視野欠損	48
斜視	40, 42, 284, 293
斜視角	294, 295
斜位近視	289
斜乱視	78
充盈欠損	268, 271
収差	76
収差マップ	81
収縮期血流速度	103, 104
周辺視	157
周辺バックル	231
周辺（部）網膜	36, 138, 157
周辺部網膜のデフォーカス	58
周辺網膜色素変性	220
羞明	42
術後屈折誤差	162
術後斜視角	294, 295
術後の遠視化	163
漿液性網膜剝離	23, 218
上外直筋縫着術	291－293
小学生	9
小眼球	23
小球状水晶体	50
硝子体黄斑牽引	217, 218, 222
硝子体牽引	106, 216
硝子体索状物	216
硝子体手術	225
硝子体切除手術	165
硝子体皮質の除去	227

硝子体網膜ジストロフィ	42
硝子体網膜変性症	220
上斜筋	293, 294
小水晶体	41
上直筋	286, 288, 291, 293
上直筋後転術	288
上直筋切除短縮術	288
焦点誤差	159
小瞳孔	258
初期白内障	77
白子症	40, 42
シリコーンオイル	164, 228, 232
シリコーンハイドロゲル素材	128
視力障害	169
視力保健連盟	33
シンガポール	13, 28, 35
神経線維層欠損	245, 248
神経線維束障害型視野異常	68, 72
進行性脊椎後側彎	41
人工瞳孔	123
滲出型加齢黄斑変性	32
滲出型 AMD	207
新生血管抜去術	202
水晶体	16, 49, 51, 84, 253
水晶体屈折力	2, 53, 62
水晶体の異常	40
水晶体の菲薄化	38
水晶体偏位	41, 49, 50
水浸法	63, 163
錐体応答	91
錐体視細胞	96
垂直コマ	79
水平コマ	79
水疱性角膜症	149
頭蓋形成不全	43
スターバースト	148
ステロイド	47, 164
スリットスキャン式角膜形状測定装置	84
正弦波格子縞	85
正視化現象	54
正視眼	81
正常眼圧緑内障	244, 255
青色強膜	40, 49
成人進行性近視	2
赤緑試験	123
セグメント方式	63
絶対暗点	71, 274
ゼブラフィッシュ	57
線維柱帯切除術	260
前眼部 OCT	84
全ゲノム関連解析	156
全高次収差	80
潜在特性値	188
全視野 ERG	91, 96
浅前房	41
全層黄斑円孔	218, 221, 222, 237
選択的 M₃ 受容体阻害薬	152
先天コーヌス	109
先天性アミノ酸代謝異常症	44
先天停在性夜盲	49, 96, 97

先天内斜視	289
先天白内障	42
前房深度	12
双極細胞	57, 96
総コレステロール	172
走査レーザー検眼鏡	111, 182
双生児	12
相対的周辺屈折度	158
瘙痒	41
ソフトコンタクトレンズ	128, 140

た 行

台形虹彩	253
台湾	9
ダウン症候群	5, 40
他覚的検査	123
多局所 ERG	46, 48, 91, 94, 95
タクシャ（沢瀉）	156
多治見スタディ	7, 10
多焦点眼内レンズ	148
多焦点コンタクトレンズ	125
脱臼	49
脱臼角	287
脱臼した眼球	286
多発消失性白点症候群	45, 46
樽型	181
短軀	41, 50
短頸	41
単純型黄斑部出血	177
単純性出血	198
単焦点 IOL	160
単色視標	87
単色収差	74
弾性線維性仮性黄色腫	200
短波長感受性錐体	93
タンポナーデ	228, 235
チモロールマレイン酸塩	155
中学生	9
昼間視	82
中心暗点	46－48
中心窩	64
中心窩移動術	202
中心窩下 CNV	280, 281
中心窩脈絡膜血流	102
中心窩（網膜）剝離	229, 237
中心厚	163
中心視野障害	73
中心性漿液性脈絡網膜症	110
超音波 A モード法	63
超音波 B モード法	64, 66
超音波カラードップラ法	100, 101
超音波眼軸長計測	65
頂点距離	126
超広角走査レーザー検眼鏡	181
超高屈折率両面非球面レンズ	127
調節性輻湊	289
調節不全	155
調節ラグ	36, 37
長中波長感受性錐体	93
蝶ネクタイパターン	83

直接法	63
直乱視	78, 83
チロシナーゼ	42
ツパイ	56, 102, 152
低眼圧黄斑症	260
低眼圧症	272
低矯正	124
低蛍光	196
低コントラスト視力	86, 88
低次収差	75, 78, 79
低調節	37
低パワー IOL 度数	162
低コントラスト視力チャート	89
テトラフォイル	78, 80
デフォーカス	7, 36−38, 57, 138, 157, 158
電気生理学的検査	91
点状脈絡膜内層症	43, 44
等価音速	63
等価球面値	159
等価屈折率	63
東京医科歯科大学分類	218
瞳孔ブロック	41, 50
瞳孔領	80
動的視野測定	68
糖尿病	164
糖尿病網膜症	6, 94, 161, 169
倒乱視	78
トキソプラズマ抗体価	199
特殊眼鏡レンズ	128
特発性 CNV	199
ドップラ効果	99
ドップラシフト	99
ドパミン	13, 38, 57, 58, 156
ドライアイ	131, 146
トリアムシノロンアセトニド	202, 226, 240
トレフォイル	79
トロピカミド	152

な行

内境界膜	225, 238, 240, 242
内境界膜の断裂	223, 224
内境界膜剥離	236, 240
内斜視	284
内層分層黄斑円孔	216−218, 221, 222, 236, 238
軟骨形成不全症	43
難聴	43
ニコチン受容体	152
乳頭黄斑線維束欠損	256
乳頭黄斑線維束障害	73
乳頭陥凹拡大	246, 247
乳頭逆位症	109
乳頭周囲網脈絡膜萎縮	258, 259
乳頭出血	257

は行

ハードコンタクトレンズ	125, 128, 130
肺炎球菌	150
排尿障害	151
白色病巣	43
白点病変	47
拍動係数	100
拍動性眼血流量	98, 99, 103
白内障	40, 49, 79, 89, 164, 289
白内障手術	160
薄肉レンズの理論式	163
バックフラッシュニードル	226
バックリング	43, 231
バックル	166
ハムスター	152
波面収差	74
波面収差解析	75, 89
波面センサー	76
ハロー	148, 150
ハロゲン光	206
パワー誤差	159
斑状萎縮	115, 118
斑状網脈絡膜萎縮	195
東日本大震災	14
光干渉断層計	105, 195, 196, 202, 209, 225, 246, 254, 268
光凝固	202
光の回折	148
非球面レンズ	126
非結核性抗酸菌	150
久山町スタディ	10, 14, 168, 172
微小視野検査	111
微小循環障害説	261
鼻側階段	255
鼻側偏位型	181
ビタミン A	58
ビタミン D	13
ピット	73, 264
ピット黄斑症候群	217
非定型抗酸菌	150
非点収差	78, 80, 159
びまん性萎縮病変	6, 115, 170, 171, 174, 269
びまん性網脈絡膜萎縮	69, 71, 175, 177, 178, 182, 195, 268, 273, 274
ひょうたん型視野	73
病的近視	2, 4, 18, 67
病的近視の診断基準	5
豹紋様眼底（→紋理眼底）	
ヒヨコ	3, 51, 54, 56, 101, 151, 152
ピレンゼピン	139, 151, 152, 154
ピンホール効果	148
頻脈	151
フィッティングチェック	134
フィブリン	196, 201
フィブリンの析出	105
プーリー	286
フーリエ解析	15
フェムトセカンドレーザー	144
副交感神経遮断症状	151
輻湊運動	126
輻湊性調節	123
不正乱視	75, 77, 131
不等像	295
ブラチドリング	81
フラッシュ最大応答	91, 97
フラット K 値	133
プラトー虹彩	253
プリズム効果	126
フリッカ視野	70
ブリリアントブルー G	231, 240
フルオレセイン	102, 106, 135, 179, 196, 200, 208, 212, 268, 279
ブルズアイ	134
プレスオーコレクト®	130
相対的瞳孔ブロック	253
プロレート	133, 157, 158
ブロンベ	165, 166, 231, 233
分節状屈折型多焦点眼内レンズ	148
分層円孔	220
平滑筋	286
平均離心率	134
閉塞隅角緑内障	40, 41, 50
ベースカーブ	131, 133, 134
ベバシズマブ	8, 44, 203−205, 279
ペリフェラルカーブ	131, 133, 134
ペルーシド角膜辺縁変性	141
ベルテポルフィン	206
変視	235
偏心視域	115, 117
包括的健康関連 QOL	190
包括的尺度	188
紡錘型	181
傍中心暗点	46, 47
ぼけ像	56, 57
保護因子	12
ホモシスチン尿症	40, 44, 49
ポリープ状脈絡膜血管症	109

ま行

マーモセット	56
マイエメラルド	130
マイクロケラトーム	144, 150
マイクロペリメトリー	111
マウス	56
マキュエイド®	226, 231
マクロファージ	241
見かけの調節力	126
未熟児網膜症	253
ミドリン® M	152
ミドリン® P	123
脈絡膜厚	110
脈絡膜充盈欠損	268
脈絡膜出血	234
脈絡膜循環	98, 212
脈絡膜新生血管	30, 44, 45, 106, 175, 207, 219
脈絡膜動脈	98

索引

脈絡膜の菲薄化	211, 268
脈絡膜剝離	260
脈絡膜ひだ	272
脈絡膜菲薄化	109
脈絡膜毛細血管	177
脈絡膜毛細血管萎縮	269
脈絡（膜）毛細血管板	98, 212, 273
霧視	46, 155
ムスカリン受容体	151, 152
明度識別視野	70
メーカー推奨 IOL 定数	160
メラトニン	58
メラニン色素	42
網膜萎縮	218
網膜下液	108, 109, 195, 196, 201, 203, 204, 226, 227
網膜下出血	201, 210
網膜下線維増殖	45
網膜感度	114
網膜血管の直線化・狭細化	98
網膜血管微小皺襞	236
網膜血管様線条	41
網膜色素上皮	202, 205, 211
網膜色素上皮細胞	57, 232
網膜色素線条	200, 201
網膜色素変性	6, 94, 169
網膜出血	116, 177
網膜循環	98
網膜硝子体癒着	42
網膜静脈分枝閉塞	119
網膜神経節細胞	261
網膜神経線維層欠損	258
網膜中心動脈	104
網膜電図	47, 91
網膜内層障害	71
網膜の外層	92
網膜の内層	92
網膜の肥厚	217
網膜剝離	33, 41, 42, 49, 67, 77, 217–222, 232, 238
網膜復位率	165
網膜浮腫	195, 201
網膜分離	42, 216, 218–221, 224, 225, 229, 232, 236
網膜ぼけ仮説	36
網膜脈絡膜血流動態	98
網脈絡膜萎縮	118, 172, 174, 240, 268, 278, 281
目標矯正度数	133
文字コントラスト感度	86–88
モノビジョン	148
モルモット	56
紋理眼底	6, 97, 175, 177, 178, 182, 183, 195, 245, 246, 250, 273
紋理状	68

や行

屋外活動	12, 58
夜間視	82
夜盲	49, 96, 97
有水晶体眼内レンズ	128, 146
幼児期	15
読み書き困難	118

ら行

落屑緑内障	258
ラニビズマブ	8, 203, 204, 207, 279
律動様小波	91
リバースカーブ	131, 133, 134
リバースジオメトリー	130
リム	245, 258
リムノッチ	255
流行性角結膜炎	143
緑内障	6, 33, 41, 49, 50, 72, 73, 169, 246, 255, 259, 261
緑内障診療ガイドライン	244
緑内障性視神経症	244, 259
輪状締結	231
涙液分泌減少症	131
涙液変化	89
累進屈折眼鏡	139
累進屈折力レンズ	125
涙点プラグ	146
ルセンティス®	203, 279
レーザー虹彩切開術	41
レーザードップラ法	100, 104
レチノイン酸	56, 58, 155
裂孔原性網膜剝離	41
レトロモード眼底撮影	216, 217
連鎖解析	28
連鎖球菌	150
レンズ交換法	122
レンチキュラーレンズ	128
老視矯正	147
老視矯正用インレー	149
ロービジョン	169

わ行

歪視	179, 235, 260
悪い姿勢	39

数字

一塩基多型	155, 212
2 次収差	78, 79
2nd astigmatism	80
3 次収差	78, 79
三重視	79
3 世代以降の計算式	160
3D MRI	4, 19, 20, 62, 180
4 次収差	78, 80
4 ゾーン・リバースジオメトリーレンズ	131
4-DAMP	152
4-diphenyl-acetoxy-N-methyl-piperidine methiodide	151
4q25	29
7q36	27
11q24.1	27
12q21-q23	26
13-cis-レチノイン酸	58
13q12.12	29
15q14	12
17q21-q22	27
18p11.31	26
23andMe 社	29
25(OH)D	13
30-Hz フリッカ	92

ギリシャ文字

α オルソ®-K レンズ	130
β-PPA	258
γ-PPA	258

A–E

A 定数	161
a 波	93, 97
A モード法	19, 63
AC	131, 133, 134
AcrySof® MA60MA	162
acute zonal occult outer retinopathy	47
age-related macular degeneration	207
albinism	40, 42
alignment curve	131, 133
AMD	207, 210
angioid streaks	200, 201
Artiflex®	147
Artisan®	146, 147
A–Scan Plus®	63
ATOM1	154
Atropine for the Treatment of Myopia 1 Study	154
Avellino 角膜変性症	143
Avila（らの）分類	170, 177
axial length	163
AZOOR	40, 47
b 波	93, 97
B モード法	64
Barbados Eye Study	169
base curve	131, 133
B-Axial モード	65
BBG	227, 231
BC	131–133
BED	26
Beijing Eye Study	14, 168, 169, 172
bevacizumab	44
BICC1	30, 31
Bjerrum 領域	248, 255
BLID/LOC399959	27
Blue Mountains Eye Study	14, 168, 169, 172
blur theory	36
BMI	172
BMP2	30, 32, 155
BMP3	30, 31
BMP4	31

body mass index	172	CSV-1000	87	fundus autofluorescence	197
border tissue of Jacoby	264	*CTNND2*	28	Fyodorov 式	142, 149, 160
Bornholm eye disease	26	Curtin 分類	180, 254, 261, 265	gallamine	152
Bowman 膜	142	cycles/degree	86	ganglion cell complex	249, 256
BQ	156	*CYP26A1*	30, 32	Ganzfeld ドーム	91
Brilliant Blue G	227	D	177, 182, 273	GCC	249, 256
Brinkhorst 式	160	DDMS™	227	GCL	249
Brown 症候群	290	DH	257	genome-wide association study	26, 55, 156
Bruch 膜	177, 209, 211	diamond dusted membrane scrapers, Synergetics	226	*GJD2*	29-31
bull's eye	134	Differential Map	135, 136	Goldmann 視野計	68
C_3F_8	228, 230	diffuse chorioretinal atrophy	177, 273	Goldmann-Favre 病	220
C57BL/6J	58	*DLG2*	30, 31	Goldmann perimeter	68
CACNA1D	30, 32	*DLX1*	31	GP	68
CBP	44	dome-shaped macula	108, 218	*GPR143*	42
CBS	44	Duane 症候群	290	*GPR179*	58
CD55	30, 31	E 値	134	*GRIA4*	30, 31, 155
CDI	100	EBM	34	*GRM6*	57
CEI	134	EDI-OCT	108	Grönblad-Strandberg 症候群	200
central island	136	Ehlers-Danlos 症候群	40, 41, 49, 200	Gullstrand 模型眼	63
central serous chorioretinopathy	110	electro-oculogram	91	GWAS	26, 55, 156
CFF	47, 70	electroretinogram	47, 91	Haigis 式	160, 163
CHD7	32	ellipsoid zone	45, 48, 106, 238	Handan Study	14
choroidal filling defect	268, 270	emmetropization	2, 36	Hartmann 像	75, 76, 81
choroidal neovascularization	8, 44, 45, 106, 194, 202, 207, 211, 273	empty vitreous	42	Hartmann-Shack 型波面センサー	75, 84
CHRNG	32	enhanced depth imaging	108, 110	HCL	130
circumferential marginal zone	58	EOG	91	Heidelberg Retina Flowmeter	100
classic CNV	179, 199, 202	Epi-LASIK	142, 143	heritability	12
classic pattern	196	epipolis laser *in situ* keratomileusis	142	high Dk レンズ	130
CMZ	58	ERG	47, 91	highly myopic strabismus	284
CNDP2	30, 32	ETDRS チャート	88	high myopia	28
CNV	44, 45, 106, 185, 194, 199-201, 204, 205, 207	E-value	134	high-penetration OCT	105
		evidence-based medicine	34	Hisayama Study	10, 14, 168, 172
COH1	44	Eye Disease Prevalence Study Group	169	Hoffer Q 式	160, 163
Cohen 症候群	40, 44			hole ICL	147
COL11A1	43			Holladay I 式	160, 163
COL11A2	43	**F-J**		Holladay II 式	160
COL1A1	27			horizontal coma	79
COL2A1	43	FA	196, 208, 212, 268-270, 279	HP-OCT	105, 106, 110
Color Doppler Imaging	100	FAF	197	Humphrey 視野	251, 254, 257, 259
common myopia	28	*FBN1*	40	Humphrey 視野検査	247
complete congenital stationary night blindness	57	FDM	56, 151	IA	197, 212, 268-270
compression factor	133	FDM マウス	58	ICC	73, 263, 264
congenital stationary night blindness	97	femto second	144	ICC-コーヌス境界部位	264
		fibrillin-1	40	ICG	211, 212
Consortium for Refractive Error and Myopia	12, 29	filling defect	268	ICL	146, 147
		final common pathway	261	ILM	225, 226, 238
convergent strabismus fixus	284	FK406	156	image shell	157
Copenhagen City Eye Study	169	Flexivue Microlens™	149	implantable collamer lens	146, 147
corneal eccentricity index	134	fluorescein angiography	196, 208, 212, 268, 279	indocyanine green angiography	197, 212, 268
cpd	86			inner plexiform layer	249
CREAM	12, 29	form-deprivation myopia	56, 151	internal limiting membrane	225, 238
critical flicker frequency	47	Fourier 解析	15	International Society for Clinical Electrophysiology of Vision	91
critical flicker fusion frequency	70	fovea-sparing internal limiting membrane peeling	229, 236	intrachoroidal cavitation	73, 217, 261, 263, 264
Crouzon 病	49	Framingham 研究	35		
CRT® レンズ	130	FS レーザー	144, 145	intraocular lens	40
CSC	110	FSIP	229, 236	intravitreal bevacizumab	279
CSNB	96, 97	Fuchs 斑	172, 174, 175, 203, 204, 271		
CSNB1	57	full-field ERG	91		
CSPG2	42				

intrinsically photosensitive retinal ganglion cell	58	maia™	111-113	off-axis astigmatism	159
inverted 法	231	Marchesani 症候群	50	ON	263
inverted ILM flap 法	229, 230	Marfan 症候群	40, 49	on 型双極細胞	57, 96
IOL	40	Mariotte 盲点	46-48, 72	OPs	91, 93
IOL 定数	160	McCune-Albright 症候群	40	optic disc hemorrhage	257
IOLMaster®	20, 63, 162, 163, 169	mCNV	30, 32, 105	optic nerve	263
IPL	249	MD	254	optimized axial length	163
ipRGCs	58	mean deviation	254	Orinda Study	35
IRT	188	mean sensitivity	254	orthokeratology	130
ISCEV	91	mechanical tension theory	38	oscillatory potentials	91
item response theory	188	META-analysis for Pathologic Myopia	5, 175	outdoor activity	35
IVB	279, 281	META-PM	5, 175		
		MEWDS	40, 45, 46		

K-O

		MF	106, 107		
		MH	225	## P-T	
KAMRA™ inlay	148	MHRD	106, 225, 231		
KCNJ2	30, 32	microperimeter-1	111	P	178, 274
KCNMA1	31	minimum incision vitreous surgery	231	PABPCP2	31
KCNQ5	30, 31, 155	MIVS	231	pACD	161
KNHANES	13	modulation transfer function	84	PAL	125
Korea National Health and Nutrition Examination Survey	13	Mooren 潰瘍	141	PA-PAL	125
KRAS	44	MP-1	111, 112	patchy atrophy	179
lacquer crack lesion	195, 197, 198	MRI	15, 285, 291, 294	patchy chorioretinal atrophy	178, 274
lacquer cracks	106, 170-172, 174, 175, 177, 178, 202, 207, 211, 212, 273, 274	MS	254	PAX6	27
		MTF	84	PC	131-134
		MTM	216	PCCA	30, 32
LAMA2	30, 31, 155	multifocal ERG	94	PD 142893	156
Landolt 環シミュレーション	79, 81	multiple evanescent white dot syndrome	45, 46	PDE11A	30, 31
LASEK	142, 143	MYO1D	30, 31	PDT	47, 202, 276, 278, 280
laser-assisted subepithelial keratectomy	142	myopic choroidal neovascularization	30, 105, 179	PEDF	212
Laser Doppler Flowmetry	100, 101	myopic foveoschisis	106, 107	Pediatric Quality of Life Inventory	189
Laser Doppler Velocimetry	99	myopic traction maculopathy	8, 216	PedsQL	189
laser in situ keratomileusis	136, 142, 190, 207	MYP locus	26	peripapillary atrophy	245, 246
LASIK	136, 142, 144, 149, 190, 207	National Eye Institute-Refractive Error Quality of Life	191	peripapillary chorioretinal atrophy	258, 259
Lc	177, 182, 211, 273, 274	nerve fiber layer defect	245, 248, 258	peripapillary pit	254
LDF	100, 101	NFLD	245, 248, 258	peripheral curve	131, 133
LDV	99	NHVQoL	190	peripheral hyperopic defocus	137, 138
LE-4100	94	NO 放出薬	156	peripheral refraction theory	137
lens-induced myopia	36, 56, 151	Noonan 症候群	40, 44	phakic IOL	146, 147
lenslet array	76	normal-tension glaucoma	255	PHD	138
LENTIS® Mplus	148	notching	245, 246	PhNR	93
LIM	56, 151	NPLOC4	31	photo bleaching	206
L, M-錐体	93	NTG	255	photodynamic therapy	47, 202, 276
LOC100506035	30, 31	Nursing Home Vision-Targeted Health Related Quality of Life	190	photopic negative response	93
logMAR 値	88, 89	NYX	57	photorefractive keratectomy	142
Los Angels Latino Eye Study	169	OA	42	PIC	40, 43, 44
LRIT3	58	oblieque astigmatism	159	pigment epithelium-derived factor	212
LRRC4	30, 31	OCA	42	pirenzepine	151
LUM	27	occult CNV	209, 210	PLOC4	30
M₁〜M₅ 受容体	151	OCT	4, 105, 195, 196, 202, 209, 213, 217, 225, 229, 236, 246, 247, 254, 256, 263, 268-270	POBF	98
MA	178, 179, 275			positively aspherized-PAL	125
macular atrophy	178, 179, 275			posterior staphyloma	180
macular hole	225			posterior vitreous detachment	226
macular hole (and) retinal detachment	106, 225, 231	OCT/SLO	111, 112, 114	PPA	245, 246, 250, 258, 259
		ocular albinism	42	Prader-Willi 症候群	40
Macular Integrity	113	oculocutaneous albinism	42	predominantly classic CNV	200
macular integrity assessment	111			preferred retinal locus	115, 117
				Prentice の法則	126
				Priverno Eye Study	169
				PRK	142, 144, 149
				PRL	115, 117

progressive addition lens	125	SETMAR	30, 31	transepithelial PRK	142
prolate 形状	133, 157, 158	SF	161	tree shrew	56, 152
protein-unbound fluoresccin	102	SF-12	189	trefoil	79
PRSS56	30, 31, 155	SF-36	189	TRPM1	57
pseudoxanthoma elasticum	200	SF$_6$	228	TSNIT グラフ	250
PTPN11	44	SFRP1	31	TTO	189
PTPRR	30, 32	SG	189	Type 1 CNV	207
pulley	286	Shihpai Eye Study	14, 169	type II コラーゲン	43
pulsatile ocular blood flow	98	SHISA6	30, 31	Type 2 CNV	194, 199, 202, 207, 208, 210
punctate inner choroidopathy	43, 44	short wave-length automatic perimetry	254		
PVD	226	silver clip	231	**U-Z**	
Q 値	133	Singapore	14		
QALYs	187	Singapore Cohort Study of the Risk Factors for Myopia	35	UD-8000	63
QKI	30, 31	single nucleotide polymorphisms	155, 212	universal formula	163
QOL 尺度	188	SIX6	30, 31, 155	uveal effusion	23
QOV	74, 122, 137	sling procedure	231	vascular endothelial growth factor	8, 45, 105, 194, 203, 211, 277
quality adjusted life years	187	SLITRK6	58	VCM1	190
Quality of Life Impact of Refractive Correction	191	SLO	111	VEGF	105, 194, 203, 211, 277
quality of vision	74, 122, 137	Smolek/Klyce	132	VEP	91
radial keratotomy	142, 149	SNP	155	VERIS™	94
radial reflective gradient	125	SNPs	212	vertical coma	79
RAF1	44	SNTB1	29	VF-11	190
Raindrop®	148, 149	SOS1	44	VIPR2	29
Raine Study	13	spectacle accommodation	295	VIP Study	202, 277
RASGRF1	29, 30, 31	spectral-domain OCT	94, 196	VISION 2020	14
RAS/MAPK	44	SRK 式	160	Vision Core Measure 1	190
RBFOX1	30, 31	SRK II 式	160	Vision in Preschoolers Study	277
RC	131, 133	SRK/T 式	160, 163	Vision Quality of Life Index	190
RDH5	30, 31, 155	SS-OCT	229	Vision-Specific Functioning	190
reduced-fluence PDT	202	standard automatic perimetry	254	VisQoL	190
Refractive Status and Vision Profile	190, 191	Standard Gamble	189	visual evoked potential	91
relative peripheral refraction	158	Stickler 症候群	40, 42, 43	Visual Function Index	190
residual stromal bed	143	subarachnoid space	263	visual regulation of axial length	7, 36, 157
retinal ganglion cell	261	subretinal fibrosis	45	vitreous fluorophotometry	102
retinal pigment epithelium	202, 211	SWAP	254	Vogt-小柳-原田病	23, 110, 272
reverse curve	131, 133	swept-source OCT	4, 229, 254	volume rendering	22
reverse geometry	130	Sydney Myopia Study	12	Wagner 症候群	40, 42
RGC	261	T	177, 273	Wnt/β-カテニン経路	28
RGR	31	Tajimi Study	169	wavefront-guided LASIK	145, 146, 150
ridge	265	TAK-044	156	Weill-Marchesani 症候群	40, 41, 49
rim notch	255	target power	133	window defect	197, 268, 280
RK	142, 149	tear reservoir zone	132	X 連鎖性強度近視	28
RMS	80	Tenon 嚢	233	X-linked high myopia	28
root mean square	80	Terrien 角膜変性	141	Xq28	26
RORB	30, 32	tessellated fundus	177	ZBTB38	31
Rotterdam Study	169	tetrafoil	80	ZC3H11A	29
RPE	202, 211	TGFBR2	40	ZENK	58
RRG	125	TGF-β receptor II	40	Zernike 係数	78, 79
rs2010963	32	TGIF	27	Zernike 多項式	75
RSB	143	the 36-Item Short-Form Health Survey	189	Zernike のピラミッド	78
RSVP	190	Thompson 式	160	ZFHX1B	29
Rubinstein-Taybi 症候群	40, 44	tilted disc syndrome	109	ZIC2	30, 31
S-錐体	93	Time Trade Off	189	Zinn 小帯	40, 41
S0～S4	218, 221, 223	TJP2	30, 31	ZMAT4	30, 31
SAP	254	TMDU 分類	218	ZNRF3	30
SAS	263	TOX	30, 31		
scanning laser ophthalmoscope	111	T-PRK	142		
scleral curvature	254, 261				
SD-OCT	94, 106, 196				

中山書店の出版物に関する情報は，小社サポートページをご覧ください．
http://www.nakayamashoten.co.jp/bookss/define/support/support.html

---

専門医のための眼科診療クオリファイ　28
近視の病態とマネジメント

2016年3月3日　初版第1刷発行 ©〔検印省略〕

シリーズ総編集………大鹿哲郎
　　　　　　　　　　大橋裕一
編集…………………大野京子
発行者………………平田　直
発行所………………株式会社 中山書店
　　　　　〒112-0006　東京都文京区小日向4-2-6
　　　　　TEL 03-3813-1100（代表）　振替 00130-5-196565
　　　　　http://www.nakayamashoten.co.jp/

本文デザイン・装丁……藤岡雅史（プロジェクト・エス）
印刷・製本…………中央印刷株式会社

ISBN 978-4-521-73925-0
Published by Nakayama Shoten Co., Ltd.　　　　　　Printed in Japan
落丁・乱丁の場合はお取り替えいたします

・本書の複製権・上映権・譲渡権・公衆送信権（送信可能化権を含む）は株式会社中山書店が保有します．

JCOPY　<（社）出版者著作権管理機構　委託出版物>
本書の無断複写は著作権法上での例外を除き禁じられています．複写される場合は，そのつど事前に，（社）出版者著作権管理機構（電話 03-3513-6969，FAX 03-3513-6979，e-mail: info@jcopy.or.jp）の許諾を得てください．

本書をスキャン・デジタルデータ化するなどの複製を無許諾で行う行為は，著作権法上での限られた例外（「私的使用のための複製」など）を除き著作権法違反となります．なお，大学・病院・企業などにおいて，内部的に業務上使用する目的で上記の行為を行うことは，私的使用には該当せず違法です．また私的使用のためであっても，代行業者等の第三者に依頼して使用する本人以外の者が上記の行為を行うことは違法です．

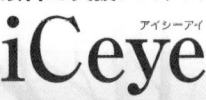

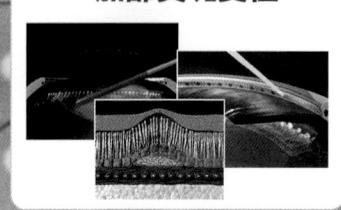

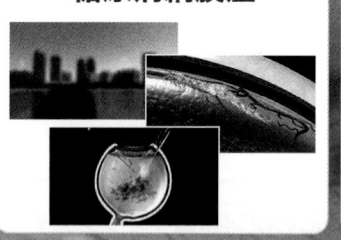